Günther Mayer / William Burkhardt

Gesundheit als Weg

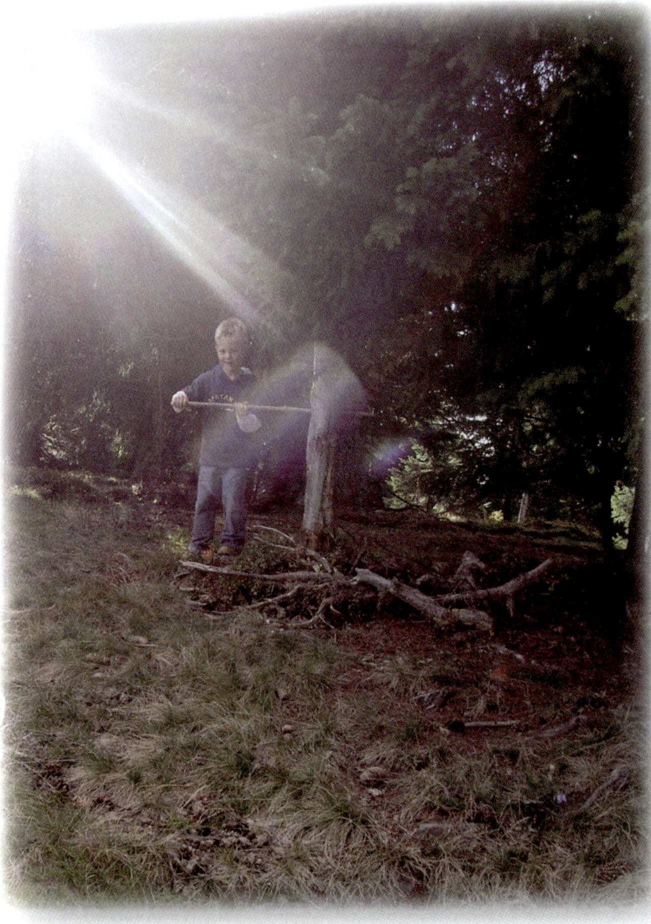

Mirko im Licht

Günther Mayer / William Burkhardt

Gesundheit als Weg

Gesundheit ist kein Zufall, Krankheit kein Schicksal

Wissen, was krank macht
Gesundheit stärken
Natürlich heilen

PAZA

Günther Mayer / William Burkhardt
Gesundheit als Weg

Diese „Schweizer-Ausgabe" ist bis einschliesslich Seite 307 (Kapitel 8) identisch mit dem Basiswerk „Gib der Gesundheit eine Chance" von Günther Mayer. Ab dem Kapitel 9 (Seite 308) wurde der Inhalt von William Burkhardt nach seinen persönlichen Erfahrungen, Einstellungen und nach den spezifischen Gegebenheiten der Schweiz modifiziert.

1. Auflage April 2009

Illustrationen: Mirjam Trautz

Umschlaggestaltung, Bildredaktion, Satz und Layout:
PAZA-Verlag, Andrea Zagmester, Sachsenheim

Druck & Bindung:
Druckwerk Süd GmbH & Co. KG, Wangen im Allgäu

Buchbestellungen:
Naturheilpraxis William Burkhardt, Ebni 14, CH-9053 Teufen,
Tel.: +41 71 333 25 42, www.heilpraktiker.ch, william@heilpraktiker.ch

ISBN: 978-3-9808783-5-7

Inhaltsverzeichnis

Vorwort von Prof. Dr. Christian Hechtl

Auf dieses Buch haben viele Menschen gewartet. Höchstwahrscheinlich verlängern Sie Ihr Leben bei guter Gesundheit wesentlich, wenn Sie dieses Buch vielleicht mehrfach lesen und die Veränderungen, die es in Ihrem Leben bewirken wird, akzeptieren und verwirklichen.

Naturgemäß formuliert man ein Vorwort nur positiv, trotzdem erlaube ich mir auch meine kritischen Überlegungen und zusätzlichen Botschaften einzubringen.

1. Beim Überfliegen des Buches fällt auf, dass wir manchmal und zwar abwechselnd in der „Sie" und manchmal in der „Du" Form angesprochen werden. Im ersten Augenblick meinen wir wohl, dass die „Sie"Form dem seriösen Inhalt des Buches wohl besser entsprechen würde. Bei der weiteren Lektüre wird dann klar, dass uns in wichtigen Abschnitten das „Du" einander näher bringen und den Inhalt intensiver vermitteln kann. Also akzeptieren wir doch die literarische Freiheit des Autors und sein Gefühl für die Nähe.
2. In der Einleitung (sowie in manchen Kapiteln) äußert sich Herr Mayer sehr kritisch gegenüber der Schulmedizin, der Pharmazie und manchen gesundheitsbezogenen Institutionen. Dabei geht er teilweise sehr weit und unterstellt, dass der gesunde Mensch vielleicht überhaupt nicht gewollt ist, weil ganze Wirtschaftszweige von der Krankheit leben. Für diese Auffassung hat er viele Belege gefunden und einige literarische Fundstellen genannt. Rechtzeitig zieht Herr Mayer aber noch die Notbremse und räumt ein, dass es auch unter den Schulmedizinern noch viele anständige, dem Eid des Hippokrates verpflichtete Kollegen gibt. Den Begriff Kollege wähle ich bewusst, weil ich die so genannte alternative Medizin genauso respektiere wie die konservative. Gemäß dem Motto: „Wer heilt, hat recht".
3. Ein besonderer Verdienst des Buches ist die klare Herausstellung der physiologischen Bedeutung des Bindegewebes für unsere physikalische Existenz und unsere Gesundheit. Zu wenig wissenschaftliche Arbeiten sind darüber vorhanden bzw. allgemein bekannt.

   Dabei wird deutlich, dass die ausschließliche Auswertung einer Blutprobe, ohne Berücksichtigung der Gewebeflüssigkeit, zur diagnostischen Beurteilung bei weitem nicht ausreicht. Es wäre wünschenswert, wenn der Hausarzt der Zukunft die diagnostischen Möglichkeiten zur Bewertung des Bindegewebe-Milieus ergänzend zur Blutuntersuchung nutzen würde und damit auch Therapiewege einschlägt, die nicht nur symptomatisch sondern ursächlich ausgerichtet sind. Ich bedanke mich bei Herrn Mayer in unser aller Namen, dass er auf dieses große Forschungsgebiet hinweist.

4. Der Bereich des Wassers mit den inneren Schwingungen der Wassermoleküle nimmt bei meinem Vorwort natürlich einen besonderen Raum ein. Dafür bitte ich um Nachsicht. Herr Mayer und ich haben in diesem Bereich gemeinsam mit seiner Frau, Gerlinde Kormann, eine Seelenverwandtschaft entdeckt. Sachlich sei es mir erlaubt, auf den Hechtl-Report zu verweisen, der ein Forschungsvorschlag an die Nationale Forschungsgesellschaft (National Science Fondation – NSF) in Arlington ist und unter www.hechtl.com nachgelesen werden kann.
5. In diesem Zusammenhang hat Herr Mayer auch die Bedeutung des Wassers für das Leben in hervorragender Weise erkannt. Die besondere Struktur des Zellwassers wird in Zukunft noch mehr an Bedeutung gewinnen. Heute schon wissen wir sicher, dass z.B. der Impuls eines Mikrowellenschocks diese Struktur zerstört und dabei das Leben der Zelle abrupt beendet.
6. Besonders dankbar sind meine Wasserkollegen und ich Herrn Mayer, dass er in seinem Buch dem Thema Wasser einen beachtlichen Raum schenkt. Es ist eine Tatsache, dass Wasser in der medizinischen Ausbildung kaum vorkommt. Wir fragen uns alle, wie man Medizin lernen, verstehen und zum Wohl der Menschen anwenden will, wenn man über Wasser so wenig weiß.

Zu diesem Buch, das ich mit Begeisterung gelesen habe, möchte ich Herrn Mayer meine Wertschätzung zum Ausdruck bringen. Ich bin mir sicher, dass jeder Leser vom Inhalt einen großen Nutzen haben wird und dem Autor, wenigstens virtuell, eine wohl verdiente Auszeichnung vergibt. Dabei wird Herr Mayer meinen begeisterten Überschwang vielleicht nicht akzeptieren, weil seine Ausführungen zum großen Teil auf den Arbeiten anderer beruhen, die er wissenschaftlich sauber zitiert. Vor dem Hintergrund der vielen, an der Universität Princeton (USA) erbrachten Leistungen, darf ich aber darauf hinweisen, dass die Relativitätstheorie des Herrn Einstein auch auf den Arbeiten anderer aufbaut. Nebenbei bemerkt ist die erste Veröffentlichung Einsteins zur Relativitätstheorie nur sieben Seiten lang und umfasst darin auch das Grundlagenwissen anderer Forscher. Wir stehen alle auf den Schultern unserer Vorgänger. Es ist eben der Verdienst des Autors, dass er in diesem Buch dieses Wissen zusammengefasst, gewürdigt und in verständlicher Form veröffentlicht hat.

Dr. Ing./Princeton Christian Hechtl
Dipl. Ing. Univ. und Dipl.-Wirtsch. Ing. Univ.
Professor of Engineering M.A. / Univ. Princeton (USA)

Einleitung

„Ich wünsche Ihnen den Mut und die Kraft zur selbstverantwortlichen Wandlung." Dieser Wunsch steht am Ende meines Buches „Erwarte ein Wunder", und ich äußere ihn bewusst nochmals am Anfang dieses Buches. Er soll die Brücke zwischen beiden Werken herstellen und die inhaltlichen Zusammenhänge symbolisch zum Ausdruck bringen.

Die Bereitschaft zur Wandlung, hin zu mehr Selbst-Verantwortung und zur Kultivierung der Denk- und Lebensweise ist wichtiger denn je, wenn wir der Gesundheit eine Chance geben wollen.

Es ist offensichtlich, dass die politischen Gesundheitssysteme nicht mehr in der Lage sind, die immer größer werdenden Probleme um den Gesundheitszustand der Bevölkerung zu lösen. Trotz des weltweit ungeheuer hohen technischen und finanziellen Aufwands, ist man beim Streben nach Gesundheit nicht viel weiter gekommen.

Ob unsere politischen Systeme „Gesundheit für die Bevölkerung" überhaupt anstreben, und ob die wirtschaftlich und politisch mächtigen Lobbyisten überhaupt ein Interesse an einem anhaltend hohen Gesundheitsniveau großer Bevölkerungsschichten haben, kann hier nicht erschöpfend diskutiert werden. Aber insgesamt drängt sich einem inzwischen doch der Verdacht regelrecht auf, dass die Volksvertreter die Interessen der großen Konzerne zunehmend über die Interessen der Bürger stellen könnten. Da tun sich Fragen auf:

- Warum werden wir trotz besserer medizinischer Versorgung nicht gesünder, sondern kränker?
- Warum werden trotz immer größerer Investitionen die Krankheiten nicht weniger, sondern mehr?
- Warum gibt es trotz jahrzehntelanger Forschung nicht weniger Kranke, sondern mehr?
- Warum schaden die üblichen Behandlungen oft mehr als sie nützen?
- Wohin geht denn der so hoch gepriesene Fortschritt der modernen Medizin?
- Ist es wirklich wahr, was Karl Krafeld und Stefan Lanka in ihrem Buch „Impfen und AIDS: Der neue Holocaust" beschreiben, dass noch niemand ein Virus nachweisen konnte, dass es keine Beweise für die Infektionstheorie gibt? Welchen Zweck hätten dann Impfungen? Was sind dann Influenza, AIDS, Vogelgrippe usw.? Mit dieser Auffassung kann ich zwar noch nicht richtig umgehen, zu gegenteilig sind die Meinungen, aber bis zur endgültigen Klärung muss man auch diese Mög-

lichkeit in Erwägung ziehen.

Je mehr man sich mit dieser Thematik auseinandersetzt, desto stärker gewinnt man den Eindruck, dass die medizinische Wissenschaft unbewusst einen Irr-Weg eingeschlagen hat. Oder dass es tatsächlich Interessengruppen gibt, die zur Erreichung ihrer egoistischen Ziele bewusst vom richtigen Weg ablenken. Ist es dann nicht widersinnig, dass die Bevölkerung diese Interessen mit 15,5 Prozent ihres Einkommens in Form des Krankenversicherungsbeitrags auch noch finanziert? Warum wird denn das Gesundheitswesen ständig reformiert? Das geschieht doch nicht zur Verbesserung des Gesundheitszustands der Bevölkerung, sondern vielmehr zur Deckung der immer höher werdenden Kosten unseres „Gesundheitswesens“ und somit auch zur Einkommenssicherung der Medizin- und Pharma-Industrie. Das ist jedenfalls ein höchst ungesunder Zustand.

Es ist leicht verständlich, dass der größte Industriebereich, das so genannte Gesundheitswesen, nur mit den Kranken Geschäfte machen kann, nicht aber mit den Gesunden, und auch nicht mit den Toten. Ein dauerhaft Kranker bringt der Medizinindustrie mehr ein als ein Gesunder. Heilung würde den wirtschaftlichen Erfolg verringern. Könnten die Marketingstrategen da nicht auf die Idee kommen, den Leicht- und Schwerkranken unter allen Umständen als Kunden zu erhalten und ihn mit endlosen Diagnosemaßnahmen bei der Stange zu halten? Dabei wird dem Kunden und Patienten der Eindruck vermittelt, dass er mit den vielen Untersuchungen gut „behandelt“ wird, bis er irgendwann Diagnose mit Therapie verwechselt.

Tatsächlich haben in der Regel die herkömmlichen Diagnose- und Therapiemaßnahmen mit dem wahren Heilbestreben nichts zu tun.

- Statt über die wahren Ursachen aufzuklären, werden lediglich Risikofaktoren wie Rauchen, Cholesterin, Übergewicht usw. diskutiert und beanstandet.
- Statt der Ursache werden Symptome behandelt, oft mit Mitteln, die außer den Nebenwirkungen keine Wirkungen zeigen.

Der modernen Medizin gelingt es aber zweifellos immer besser, den Kranken vor einem frühen Tod zu bewahren. Aber nicht tot zu sein bedeutet nicht zwangsläufig gut zu leben, und noch weniger, gesund zu sein. Das Dasein vieler Kranker kann man oft nicht mehr als Leben bezeichnen, sondern eher als ein Dahinvegetieren.

Diese Kritik richtet sich nicht an die sich redlich bemühenden, feinfühligen Mediziner, die oft sehr hart arbeiten. Auch sie werden nicht über alle

medizinischen Möglichkeiten umfassend informiert und haben oft auch nicht die Zeit, sich nebenher noch mit Themen zu beschäftigen, die über die wissenschaftliche Lehrmeinung hinausgehen und diese zu hinterfragen.

Auch ihnen wurden und werden wichtige Erkenntnisse und Informationen vorenthalten – bereits während des Studiums und danach. Und auch sie werden mit gezielten Falschinformationen überschüttet. Die an Gewinnmaximierung orientierten klassischen wirtschaftlichen und so genannten wissenschaftlichen Lehranweisungen (Dogmen) bestimmen das medizinisch-therapeutische Konzept, an das sich der Arzt schon wegen seines Haftungsrisikos zu halten hat. Es geht hier wirklich nicht darum, die Ärzte der klassischen Medizin anzuprangern. Im Gegenteil: Das Interesse von Ärzten und Professoren an einer ganzheitlich orientierten Medizin und die Kombination von klassischer Allgemeinmedizin mit Naturheilverfahren in der Therapie haben trotz allem in den letzten Jahren zugenommen. Ebenfalls ausgenommen von dieser Kritik ist die hohe Kunst der Notfallmediziner und Chirurgen. Diese haben einen Qualitätsstandard erreicht, der bewundernswert ist.

Kann und darf es aber sein, dass sich Volksvertreter und andere Verantwortliche in ihren Entscheidungen mehr an den Interessen der Lobbyisten orientieren und weniger am Wohl der Bevölkerung?

Kann und darf es sein, dass unter dem Deckmantel der Wissenschaftlichkeit Krankheit erhalten und vielleicht sogar in Kauf genommen wird, statt dass sie verhindert und geheilt wird? Unter einem anderen Deckmantel, nämlich dem „Schutz der öffentlichen Gesundheit", werden immer härtere Gesetze eingeführt, welche die Verbreitung von Informationen über die vielfältigen Naturheilverfahren und deren Anwendungen verbieten sollen. Muss man den Verantwortlichen Unwissenheit oder gar Unfähigkeit zum ganzheitlichen Denken unterstellen? Die Antwort auf diese Frage kann nicht Gegenstand dieses Buches sein. Muss es auch nicht, da es zu den Fehlentwicklungen unserer Gesundheitspolitik bereits viele seriöse Informationen und Bücher gibt. Eine kleine, sehr empfehlenswerte Auswahl davon:

* „Heilen verboten, Töten erlaubt" von Kurt G. Blüchel, C. Bertelsmann Verlag, München.
* „Die Krebsmafia – Intrigen und Millionengeschäfte mit einer Krankheit" von den Autoren Christian Bachmann und Frederic Vester, Fischer Taschenbuch Verlag, Frankfurt.
* „Die Cholesterinlüge" von Prof. Dr. Med. Walter Hartenbach, Herbig Verlagsbuchhandlung, München.

* „Das volle Leben – Lebensqualität in der Zivilisation“ von Dr. Johann G. Schnitzer, Azeb Schnitzer, Zeppelinstr. 88, 88045 Friedrichshafen.
* „Impfen und Aids: Der neue Holocaust“ von Karl Krafeld und Stefan Lanka, klein-klein-verlag, Langenargen.

Viel wichtiger ist es mir dagegen, dem interessierten Laien die „Grundlagen ganzheitlicher Medizin“ näher zu bringen, und die wichtigsten Regeln zur Förderung der Gesundheit und zur Heilung der Krankheit zu erklären. Es soll ein Leitfaden zur Neu-Orientierung unseres medizinischen Denkens sein. Ohne diese Neuorientierung ist echte Vorbeugung, Regeneration und Heilung nicht möglich. Dieses Wissen ist Voraussetzung für die eigenverantwortliche Wandlung im Sinne einer Verhaltensänderung, die notwendiger ist denn je.

Möchtest Du normal sein oder gesund?

Wer Verantwortung übernehmen will, muss informiert sein. **Nur wer informiert ist, kann selbst nach Lösungen für sich und sein Wohlergehen suchen.**

Jeder Einzelne muss sich so ausbilden, dass er selbst in der Lage ist, zwischen Scharlatanerie und Kompetenz seiner Berater zu unterscheiden. Er muss in der Lage sein, sich von der Umklammerung der wirtschaftlich orientierten, so genannten „Gesundheitssysteme“ zu befreien.

- Befreien Sie sich aus der Abhängigkeit. Lassen Sie sich nicht zum „ewig Kranken“ machen, den das System braucht, um weiter funktionieren zu können.
- Warten Sie nicht, bis Sie der Leidensdruck zur Handlung zwingt. Informieren Sie sich vorher. Bemühen Sie sich um Gesundheit, solange Sie noch gesund sind.
- Falls erforderlich, ändern Sie rechtzeitig Ihre Lebensweise.
- Übernehmen Sie selbst Verantwortung für Ihr Leben, für Ihre Gesundheit, sonst tun es andere Menschen oder Institutionen für Sie. Wer weiß, ob dann immer Ihr Wohl im Vordergrund steht?
- Lassen Sie sich Ihre Freiheit nicht nehmen, gerade wenn es um Ihre Gesundheit geht.

Man muss für den Weg der Gesundung nicht unbedingt Medizin studieren. Er setzt aber voraus, dass der Betroffene sich in alle Richtungen informiert. Das ist keine einfache Sache, zumal es nicht einmal in den Schulen Ansätze zur wahren Gesundheitsaufklärung gibt. Das „Einmaleins“ des gesunden Lebens wird nicht gelehrt.

Sämtliche Lebensfunktionen werden im Bindegewebe reguliert und aufrechterhalten. **Das System der Grundregulation** nach Prof. Alfred Pischinger ist daher maßgebend für Gesundheit und Leistungsfähigkeit oder für Krankheit. In diesem Zusammenhang gewinnt das **Milieu des Bindegewebes** seine umfassende Bedeutung. Mit diesen und anderen Themen die damit in Verbindung stehen, werden hier die Grundlagen ganzheitlicher Medizin vermittelt.

Wohlfühlen und hohe Lebensqualität trotz Zivilisation.

Wenn Sie dieses Buch gelesen haben, werden Sie ein Wissen besitzen, das die bestehenden Informationslücken schließt. Damit werden Sie in der Lage sein, den direkten Weg zur dauerhaften Gesundheit zu erkennen. Ob Sie diesen Weg gehen und wie Sie ihn gehen – schnell oder langsam – liegt allein in Ihrer Hand. Ihr zukünftiger Gesundheitszustand wird Ihnen das Ergebnis Ihrer Entscheidung zeigen.

Dieses Buch soll den Suchenden neugierig machen und zum Studium anregen. Und es soll ihm Wege aufzeigen, die nicht nur gesundheits- und leistungsfördernd sind, sondern auch lebensrettend sein können.

Wenn man versteht, wie Krankheit entsteht,
kann man Gesundheit besser erhalten.

Bei den meisten hier beschriebenen Erkenntnissen und Methoden handelt es sich meist nicht um brandneue Entdeckungen, sondern überwiegend um die Enthüllung von Fakten aus der medizinischen Wissenschaft und aus der Erfahrungsheilkunde, die entweder bisher nicht genügend beachtet, oder von bestimmten Interessengruppen bewusst verschleiert, unterdrückt, totgeschwiegen, oder gar bekämpft werden.

Neuen Entdeckungen wird oft so viel Aufmerksamkeit geschenkt, dass man das gute und bewährte alte Wissen allzu leicht vergisst. Auch wenn das Neue bald widerlegt wird, verdeckt der bleibende Eindruck des Neuen immer noch die Sicht auf die Wahrheit. Deshalb soll dieses Buch an Altbekanntes und Bewährtes erinnern, aber auch neue Erkenntnisse vermitteln.

Die Bewältigung der Probleme in unserem Gesundheitswesen
ist ohne die Einbeziehung der Naturheilkunde nicht möglich.

Wer sich um Gesundheit bemüht, muss wissen, dass das Leben ein dynamischer Prozess ist, der ständig Einflüssen und Veränderungen unterliegt. Deshalb ist Gesundheit kein statischer Zustand, genauso wenig wie Krankheit. Somit ist ein absoluter Gesundheitszustand nicht erreichbar und kann auch nicht das Ziel der Bemühungen sein. Vielmehr entspricht das Ziel der vereinfachten Definition der Salutogenese: Den körperlich-geistigen und seelischen Zustand mehr in den Bereich Gesundheit zu bringen und weiter weg vom Bereich der Krankheit.

Daraus folgt: Es ist besser, die Gesundheit zu fördern, und dafür die idealen Voraussetzungen zu schaffen, als die Krankheit mit zerstörerischen Mitteln zu bekämpfen und darauf zu hoffen, dass Gesundheit im Ergebnis übrig bleibt.

Gesundheit fördern statt Krankheit bekämpfen.

Dazu schreibt Dr. Johann G. Schnitzer in seinem Buch „Der alternative Weg zur Gesundheit" www.dr-schnitzer.de/awg001.htm: *„In Wirklichkeit bleibt oft nicht einmal der Patient selbst übrig, weil er die heroische Bekämpfung seiner Krankheit nicht überlebt hat."*

Es ist aber nicht damit getan, den Volksvertretern, den Verantwortlichen der Krankheitsinstitutionen oder sonst irgendjemandem die Schuld an unserer Gesundheitssituation zu übertragen. Das bringt keine Lösung. Wir müssen erkennen, was das Hauptproblem unserer Zeit ist: **Der Mensch lebt nicht mehr artgerecht.**

- Unser Leben orientiert sich nicht mehr an der Ordnung und am Rhythmus der Natur.
- Das Wissen über unsere eigene Natur geht immer mehr verloren, und damit das Wissen über die natürlichen Wege, Gesundheit zu erhalten bzw. sie wieder zurück zu gewinnen.
- Der Mensch wird in der Regel gesund geboren, im Laufe seines Lebens sammelt er im Körper aber Giftstoffe und Schlacken, die er so ohne weiteres nicht mehr los wird (ca. 20 bis 25 kg).
- Der Mensch ist träge, wenn es um seine Gesundheit geht. Er kümmert sich erst darum, wenn er sie nicht mehr hat. Und dann soll der Arzt helfen – und schnell die Heilung herbeiführen.
- Immer mehr Menschen sind körperlich meist passiv, arbeiten am Schreibtisch, ernähren sich aber wie Schwerarbeiter.
- Der Mensch ruiniert seine Umwelt und beklagt sich, wenn er selbst unter dieser Belastung zugrunde geht.

Es wird höchste Zeit, dass wir zur Besinnung kommen. Die folgenden Erklärungen sollen den Weg weisen zur Änderung des Bewusstseins und des Verhaltens.

Schon jetzt betone ich ausdrücklich, dass die hier beschriebenen Betrachtungen und therapeutische Methoden nicht den Anspruch erheben, alle Krankheiten sofort zu heilen, und ewige Gesundheit erreichen zu können. Es sind auch keine Allheilmittel, die andere Maßnahmen überflüssig machen. Aber sie haben keine schädlichen Nebenwirkungen und funktionieren nach der Vorgabe:

Wer die Regulationssysteme günstig beeinflusst,
schafft die beste Voraussetzung für jede Art von Heilung.

Zell- und Organschäden lassen sich auch damit nicht in allen Fällen beheben. Sehr wohl sind diese Methoden aber meist in der Lage, begonnene Krankheits- und Degenerationsprozesse zu stoppen und in Richtung Gesundheit umzulenken.

Ohne die Berücksichtigung der hier beschriebenen Prinzipien lassen sich Krankheitsprozesse nicht dauerhaft umstimmen. Ob mit deren Anwendung Gesundheit je wieder erreicht wird, hängt zum einen vom Grad der bestehenden Entartung ab, zum anderen von der Intensität und Konsequenz der therapeutischen Durchführung. Aber denken Sie daran: Mit dem richtigen Bewusstsein gibt es in den allermeisten Fällen einen Weg zurück zu mehr Gesundheit, Wohlbefinden und Vitalität. Auch wenn Sie bisher anders informiert wurden.

Gesundheit ist ein Geschenk, das man sich selber machen muss.

Schwedisches Sprichwort

Dieses Buch möge Sie in Ihrem Bemühen um eigenverantwortliche Wandlung stärken und Sie auf dem Regenerationsweg zur bestmöglichen Gesundheit und zur höchsten Lebensqualität unterstützen.

„Gib der Gesundheit eine Chance"

Günther Mayer

1. Das System der Grundregulation

Einen entscheidenden Impuls für mein Verständnis über die Gründe des Heil-Seins und des Krank-Seins und über die grundlegenden therapeutischen Prinzipien der Naturheilkunde, gab mir die Erkenntnis vom System der Grundregulation.

Besonders das Buch von Prof. Dr. med. Alfred Pischinger „Das System der Grundregulation" und die Forschungen von Prof. Hartmut Heine veranlassten mich, dieses bedeutungsvolle System zu studieren, und die Erkenntnisse bewusst in mein Leben, wie in meine Praxisarbeit einzubringen.

Wegen seiner außerordentlichen und entscheidenden Bedeutsamkeit für die Erhaltung von Gesundheit und für die Entwicklung von Krankheit, stehen die detaillierten Erklärungen zum System der Grundregulation absichtlich an erster Stelle dieser Beschreibung. In diesem Kapitel steckt die Kernaussage dieses Buches, deshalb bitte ich Sie liebe Leser: Verinnerlichen Sie diesen theoretischen Inhalt, auch wenn der Stoff etwas „trocken" wirken mag. Denn dieses Wissen wird Ihre Lebensqualität positiv beeinflussen.

Gesundheit ist kein Zufall, Krankheit kein Schicksal.

Wer das einfache Funktionsprinzip der Grundregulation versteht, kann es sofort und ohne besonderen Aufwand für sein Heil-Sein nutzen. Die Ursachen von Krankheitsentstehung, die Wirkprinzipien der Selbstheilungsprozesse, die ganzheitlichen Therapieansätze sowie die Voraussetzungen für Gesundheit werden dadurch verständlich. Und man erkennt, dass Heil-Sein oft anders funktioniert als uns üblicherweise vermittelt wird. Wer das System der Grundregulation kennt, hat den Schlüssel zur Gesundheit in der Hand.

Das System der Grundregulation ist der gemeinsame Nenner von Lebensenergie (Vitalität) – Gesundheit – Krankheit.

Für die Wiederholung einzelner Aussagen in manchen Kapiteln dieses Buches bitte ich schon jetzt um Verständnis. Sie sind notwendig, um die Themeninhalte der jeweiligen Kapitel auch für Querleser plausibel und nachvollziehbar zu halten.

1.1 Was ist das System der Grundregulation?

Bei allen Lebewesen, so auch beim Menschen, wird die Qualität sämtlicher biologischer Abläufe durch die Qualität des Zusammenspiels aller Einzel-Systeme des Organismus bestimmt.

Wenn Körper, Geist und Seele in Harmonie sind,
entsteht eine große Kraft, die das Leben meistert.

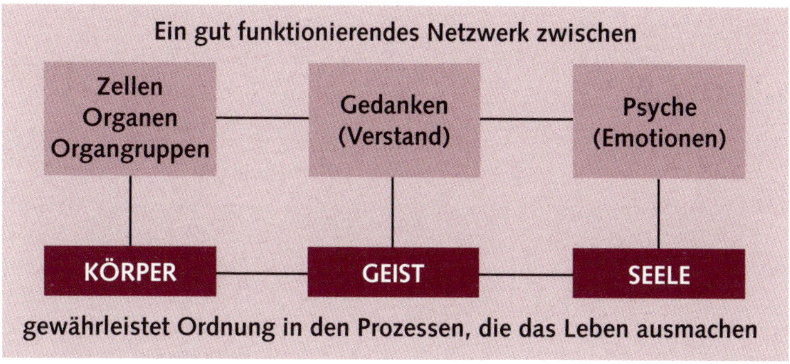

Ein gut funktionierendes Netzwerk zwischen Körper, Geist und Seele gewährleistet Ordnung in den Prozessen, die das Leben ausmachen. Diese Aussage gibt bereits vor, worauf man achten muss, wenn es darum geht, ein Leben im Gleichgewicht, also in der Balance, anzustreben.

Im menschlichen Organismus ist es das Bindegewebe, das die netzartige Verbindung zwischen allen Einzelsystemen herstellt.

1. **Der Austausch sämtlicher Informationen (Nerven, Energie, Emotionen) und Stoffe (Nährstoffe, Sauerstoff, Schlacken usw.) zwischen den Einzelsystemen, hin zu den Zellen und weg von den Zellen, findet im Bindegewebe statt.**
2. **Die Regulation aller biologischen Abläufe, einschließlich der Regulation der Selbstheilungsprozesse, findet im Bindegewebe statt.**

Das bedeutet, dass alles, was sich im menschlichen Organismus abspielt, im/vom Bindegewebe geregelt wird. Dies betrifft z.B.: Säure-Basen-Haushalt – Mineralstoffhaushalt – Stoffwechsel – Sauerstoffversorgung – Temperaturregulation – Hormonhaushalt – Wasserhaushalt – Energiehaushalt – Immunsystem – Lymphsystem – Verdauung – Atmung – Herz-Kreislauf – Ausscheidung – Nerven – Emotionen – usw.

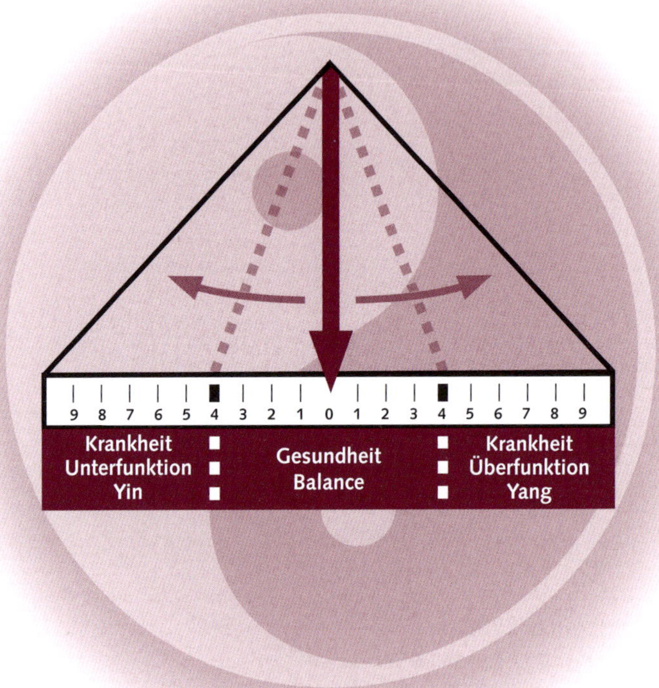

Ob das dynamische Pendel des Lebens sich mehr innerhalb des Sektors Gesundheit bewegt, oder ob es den Grenzbereich verlässt, und wie stark es dann in Richtung Krankheit ausschlägt, hängt vor allen Dingen vom Zustand des Bindegewebes ab.

Uns interessieren dabei die Antworten auf folgende Fragen:

a) Wie kann der Organismus das Pendel in einer mittleren, gesunden Position halten?
b) Welche Faktoren können das Gleichgewicht stören?
c) Was unternimmt der Organismus, um das Ungleichgewicht zu beseitigen?
d) Was können wir tun, um den Organismus in dieser Bemühung zu unterstützen?

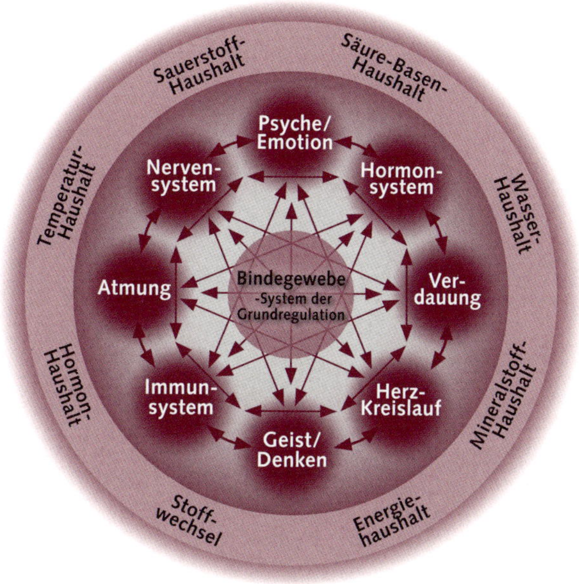

Prof. Dr. med. Alfred Pischinger (1899-1983) beschreibt **das Bindegewebe als Resonanzboden, auf dem sämtliche Lebensfunktionen geregelt werden.** Seine Aussage bringt die umfassende und essentielle Bedeutung dieses allgemein gering geschätzten Gewebes zum Ausdruck. Nährboden oder Urmeer, über das die Zellen versorgt werden, sind Formulierungen, die dasselbe bedeuten.

Die Wertschätzung des Bindegewebes wird aber wesentlich größer, wenn man weiß, dass Bindegewebe auch als „Mutter-Gewebe" oder „Matrix" bezeichnet wird. Bei der Entwicklung des Embryos gehen alle Gewebearten für Knochen, Stützgewebe, Blut, Lymphe, Zellen, Organe usw. aus dem Bindegewebe hervor. **Der gesamte Körper entsteht aus diesem „Mutter-Gewebe".**

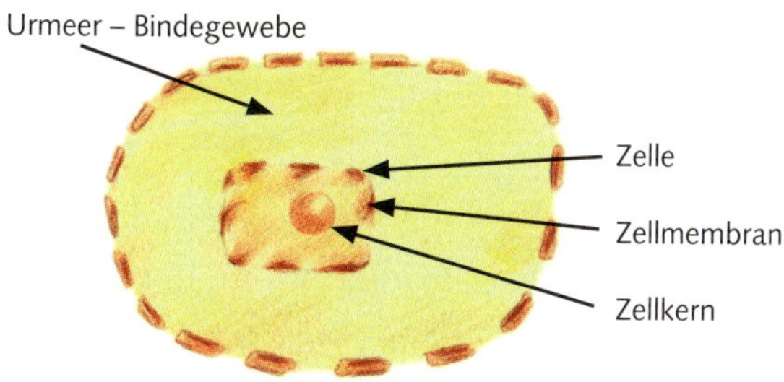

Die Zelle schwimmt quasi im Urmeer-Bindegewebe und wird von ihm versorgt.

Bereits jetzt lässt sich feststellen: Das Bindegewebe ist wesentlicher Bestandteil eines Systems, das sämtliche Zell- und Organfunktionen reguliert.

Diese Tatsache erklärt die Wurzeln (Entstehung) der Begriffe „Grundsubstanz" und „System der Grundregulation".

Das Bindegewebe ist der Grund oder die Basis für alle Lebensfunktionen.

Das Bestreben des Organismus zur Erhaltung der biologischen Ordnung aller Lebensfunktionen wird im Bindegewebe geregelt.

Funktionseinheiten und Funktionsweise des Systems der Grundregulation

Unter dem Begriff „System der Grundregulation" fasst Prof. Alfred Pischinger die einzelnen Funktionseinheiten zusammen, die gemeinsam mit dem Bindegewebe an der Regulation aller biologischen Abläufe beteiligt sind.

1. Bindegewebe (weiches und festes Bindegewebe), bestehend aus:
   - Bindegewebszellen
     - mobile Zellen des Immunsystems: Mastzellen, Granulozyten, Plasmazellen, Makrophagen, Lymphozyten
     - ruhende Zellen für die Stützfunktion: Fibroblasten, Fibrozyten, Histiozyten
   - Grundsubstanz: eine homogene Flüssigkeit, ist idealerweise im Sol-Zustand (eine Lösung mit Mikro-Teilchen, bei der die flüssigen Anteile höher sind als im Gel-Zustand. Der jeweilige Zustand wird wesentlich vom Säure-Basen-Haushalt bestimmt)
   - Proteoglykane (Zuckermoleküle)
2. Blutgefäße (Kapillare)
3. Lymphgefäße
4. Nerven

Letztlich sind auch sämtliche Organe bzw. Organsysteme am System der Grundregulation beteiligt.

Die Begriffe Bindegewebe und Grundsubstanz werden in der folgenden Beschreibung (wie in anderen Publikationen) oft gleichbedeutend verwendet. Wobei genau genommen die Grundsubstanz nur die homogene Flüssigkeit darstellt, ohne die Bindegewebszellen.

Grundlagen zum Verständnis des Systems der Grundregulation

Um die ganzheitliche Bedeutung des Systems der Grundregulation und dessen Funktionsweise im Detail zu verstehen, sind folgende Grundlagen erforderlich:

1. Sämtliche organspezifischen Zellen sind umgeben von der Grundsubstanz des Bindegewebes. An keiner Stelle des Körpers berühren sich die Zellen gegenseitig, es besteht immer ein Zwischenraum, der mit Grundsubstanz ausgefüllt ist. (Diesen, mit Bindegewebe ausgefüllten Zwischenraum, nennt die Medizin Interstitium. Die Grundsubstanz wird auch als extrazelluläre Flüssigkeit - außerhalb der Zelle befindlich - bezeichnet.)

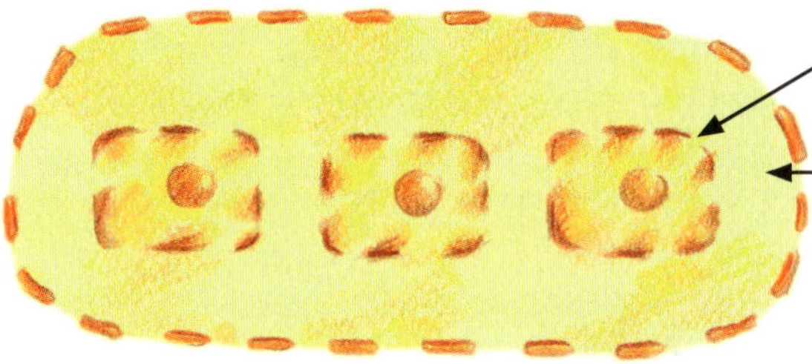

Organzellen sind umgeben von Bindegewebe.

2. **Die Versorgung und Entsorgung der Zellen wird im Bindegewebe geregelt.** Sämtliche Organzellen erhalten Ihre Nährstoffe und Informationen also nie direkt. Die Versorgung der Zellen über die Blutgefäße und Nerven erfolgt immer indirekt durch die umgebende Grundsubstanz des Bindegewebes. Von dort werden die lebensnotwendigen Stoffe durch die Zellmembran in die Zelle eingeschleust.

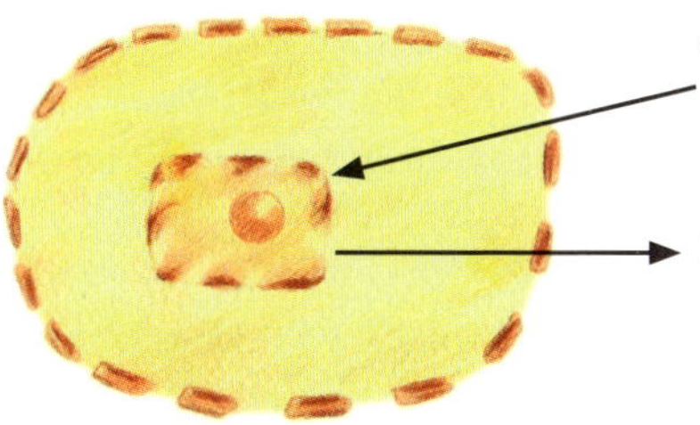

Die Versorgung der Zelle mit Nährstoffen und Sauerstoff erfolgt über das Bindegewebe. Ebenso die Entsorgung der Zellstoffwechselschlacken.

3. An keiner Stelle des Körpers berühren Nerven, Blutgefäße und Lymphgefäße die spezifischen Zellen (Parenchym) direkt.
   Diese Transportleitungen enden immer in der Grundsubstanz des Bindegewebes mit einem räumlichen Abstand zur Zelle.

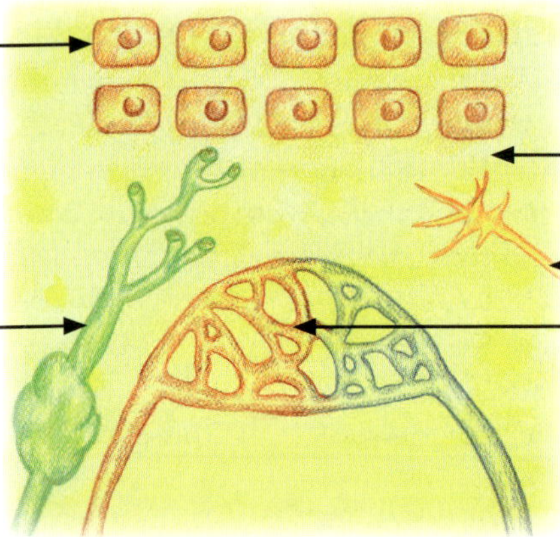

Mit anderen Worten: Jedes Molekül das vom Blutgefäß kommt und für die Zelle bestimmt ist, kann nur über das Bindegewebe zur Zelle gelangen. Ist das Bindegewebe (die Transitstrecke) rein, gelangen die Moleküle ungehindert und vollwertig am Zielort an.

Weil Nährstoffe, (Mineralstoffe, Vitamine, Enzyme usw.), Sauerstoff und Wasser von den Transportleitungen immer nur ins Bindegewebe abgegeben werden, dient das Bindegewebe auch als Vorratsspeicher, aus dem sich die Zelle je nach Bedarf bedient. Dieser Speicher sollte also immer die notwendigen Substanzen vorrätig halten, damit auch bei kurzfristigem Mehrbedarf die **Zellversorgung** gewährleistet ist. Allerdings ist die Haltbarkeit der Substanzen relativ kurz, deshalb muss für kontinuierlichen Nachschub gesorgt werden.

Das Bindegewebe übernimmt zudem die Funktion eines **Filters** (Kläranlage). Dieser Filter hält bis zu einem gewissen Grad unerwünschte Stoffe, wie Gifte, Säuren, freie Radikale usw., von den Zellen fern.

So wie die Versorgung der Zelle immer durch das Bindegewebe erfolgt, werden auch die zur Ausscheidung bestimmten Abbauprodukte (Zellstoffwechsel-Schlacken, meist Säuren und Kohlendioxyd) über das Bindegewebe **entsorgt.**

Auch in diese Richtung dient das Bindegewebe als Speicher, der die Schlackenstoffe und Säuren von der Zelle aufnimmt, filtert, überschüssige Säure neutralisiert und dann dem Blut und der Lymphe zur Abholung/Ausscheidung bereitstellt. Diese Schlackenstoffe sollten den Speicherplatz möglichst nur kurz belegen, damit es zu keiner Verunreinigung des Milieus kommt.

Sowohl bei der Versorgung wie bei der Entsorgung nimmt das Wasser, das wir trinken, eine Schlüsselrolle ein. Wasser transportiert die Nährstoffe in die Zellen. Wasser schwemmt die Schlacken aus der Zelle heraus. Wassernot oder schlechte Wasserqualität verursacht daher viele Stoffwechselprobleme.

Hier wird schon deutlich, dass die Zelle, aber auch das Blut, die Lymphe und Nerven von der Beschaffenheit des Bindegewebe-Milieus abhängig sind, wie eine Pflanze von der Beschaffenheit des Bodens auf dem sie wächst.

Alle stofflichen Substanzen, alle Nervenimpulse, Energien und energetischen Informationen, die für die Zellen bestimmt sind oder von den Zellen abgegeben werden, müssen also durch das Bindegewebe hindurch transportiert werden. Auch sämtliche Abwehrzellen des Immunsystems sowie Enzyme, Hormone, Bakterien werden im Bindegewebe aktiviert und zum Ort des Bedarfs transportiert. Das Bindegewebe wird deshalb auch als **Transitstrecke** bezeichnet.

Aus all diesen Gründen ist das Bindegewebe ein Hauptort des Stoffwechsels. Dort findet **die Regulation** für den Austausch, für die Übergabe der Stoffe statt. Der jeweilige Empfänger (Zelle, Kapillare, Lymphgefäß, Nerven) kann dort die Lieferungen entgegen nehmen. Dadurch ist das Bindegewebe auch das vermittelnde Organ, das ganzheitlich und gleichzeitig wirkt. Das gesamte Konzept sämtlicher Lebensfunktionen ist dort immer anwesend und sämtliche Lebensfunktionen werden dort situationsgerecht reguliert. **Daraus erklärt sich auch die zutreffende Bezeichnung Grundregulations-System oder System der Grundregulation.**

4. Das Milieu bzw. der Zustand des Bindegewebes bestimmt somit die Qualität der Zellen und der Zellfunktionen, aber auch die Qualität des Blutes, der Nerveninformationen und des Immunsystems. Damit bestimmt das Bindegewebe die Qualität des Lebens.

> Die Fähigkeit des Systems der Grundregulation zur harmonischen Regulation sämtlicher biologischer Abläufe in unserem Körper entscheidet über Gesund-Sein oder Krank-Sein, über Leben und Tod.

Kurz und gut:
Alles, was aus dem Blut und von den Nerven für die Zelle bestimmt ist, muss durch das Bindegewebe hindurch transportiert werden, um in die Zellen zu gelangen.

Dasselbe gilt in umgekehrter Richtung: Alles, was aus den Zellen ausgeschieden wird, muss zunächst im Bindegewebe „geklärt" und dann durch das Bindegewebe hindurch zu den Ausscheidungsorganen abtransportiert werden.

Entscheidend für Gesundheit und Krankheit ist der Zustand des Systems der Grundregulation.

Wegen der Filter- und Transportfunktion wird das Bindegewebe bzw. die Grundsubstanz auch als Transitstrecke, Molekularsieb oder Extrazelluläre Matrix (EM) bezeichnet.

Es muss uns bewusst sein, dass das Bindegewebe nur dann eine gute Transitstrecke bieten und ein guter Regulator sein kann, wenn sein Milieu in einem idealen Sol-Zustand (flüssiger Lösungszustand) ist. Nur dann können die Zellen und Organe optimal versorgt und deren Schlacken entsorgt werden. Nur ideale Milieu-Verhältnisse gewährleisten bestmögliche Zell-Leistungen, die den biologischen Ansprüchen gerecht werden.

Bereits an dieser Stelle möchte ich deutlich machen, was im Folgenden noch mehrfach zum Ausdruck kommt: Der Zustand des Milieus wird ganz wesentlich durch unsere Lebensweise bestimmt. Deshalb kann es uns nicht gleichgültig sein, wie wir leben, was wir essen, trinken und einatmen, und welchen inneren und äußeren Einflüssen wir uns aussetzten.

Das System der Grundregulation - Schema

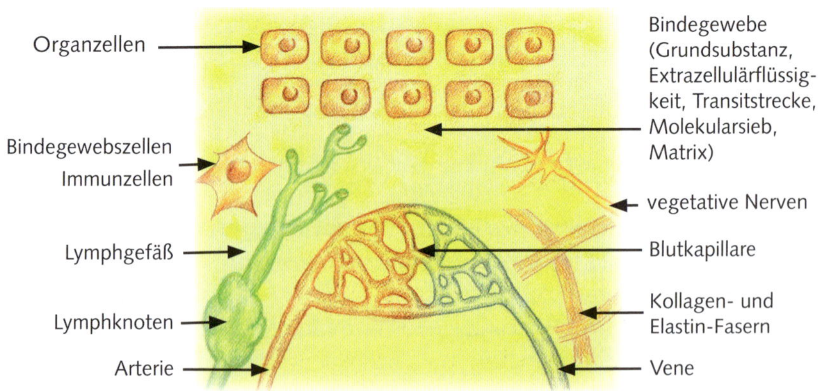

Die Bedeutung gesunder Kapillare

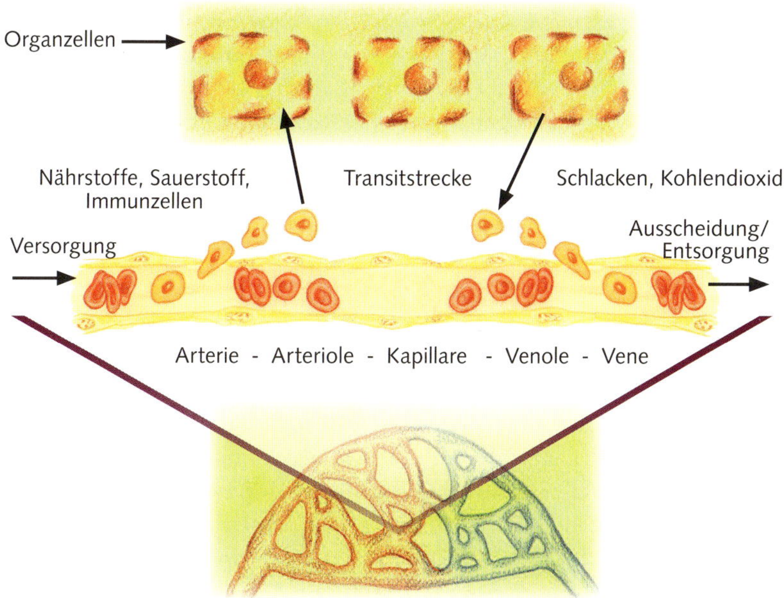

a) Gesunde Kapillarwände sind durchlässig für Immunzellen, Sauerstoff und Zell-Nährstoffe.
b) Gesunde Kapillare nehmen Schlacken aus den Zellen und Bindegewebe auf und bringen sie zur Ausscheidung.

> „Die Zelle ist unsterblich. Es ist bloß die Flüssigkeit, in der sie schwimmt, die degeneriert. Wenn man diese Flüssigkeit in Abständen erneuert und den Zellen die nötige Nahrung gibt, so wird der Puls des Lebens nach allem, was uns bisher bekannt ist, ewig schlagen."
>
> Dr. Alexis Carrel

Der Nobelpreisträger Dr. Alexis Carrel konnte nachweisen, dass lebendige Zellen lange Zeit funktionsfähig bleiben, auch wenn sie sich außerhalb ihres ursprünglichen Lebensumfeldes befinden. Voraussetzung: Es müssen der richtige Nährboden (Milieu) vorhanden und alle giftigen Substanzen beseitigt sein. Dieser Beweis war die Grundlage zur Organverpflanzung. Für seine spezielle Technik bei Gefäß- und Organtransplantationen erhielt Carrel 1912 den Nobelpreis für Medizin und Physiologie.

Auch wenn es ewiges Leben nicht geben wird, so kann die Bedeutung des Systems der Grundregulation und des Milieus auf die Zellgesundheit nicht eindrucksvoller beschrieben werden.

Metapher

In einem hochinteressanten Vortrag hat der Stoffwechselexperte Roland Lorimer aus Brislach in der Schweiz die Stoffwechselvorgänge sehr anschaulich und allgemeinverständlich dargestellt. Seine symbolhafte Darstellung übernehme ich gerne, um die Zusammenhänge zwischen dem Stoffwechsel und dem System der Grundregulation zu verdeutlichen.

Eine der vorher genannten Kernaussagen zum Grundregulations-System lautet:

Jedes Molekül, das vom Blutgefäß kommt und für die Zelle bestimmt ist, kann nur über/durch das Bindegewebe zur Zelle gelangen. Ist das Bindegewebe, die Transitstrecke, rein und im Fließgleichgewicht, so erreichen die Moleküle ungehindert und vollwertig den Zielort. Ist dagegen die Flüssigkeit des Bindegewebes wegen Übersäuerung eingedickt, dann ist die Transitstrecke verstopft, der gesamte Stoffaustausch ist behindert oder kommt zum Erliegen.

Im übertragenen Sinn ist dies vergleichbar mit der Situation, dass man, um von der Wohnung zum Arbeitsplatz zu kommen, die Wohnung verlässt, und dann auf der Straße zum Arbeitsplatz gelangt. Ist die Straße frei, wird der Arbeitsplatz ohne Behinderung in kürzester Zeit und pünktlich erreicht. So kann man seine Aufgaben stressfrei als Teil des Ganzen erfüllen. Und nur bei optimalen Voraussetzungen kann das gesamte System optimal funktionieren.

Ist der Weg zum Arbeitsplatz jedoch blockiert, weil beispielsweise die Müllabfuhr oder die öffentlichen Verkehrsmittel streiken, dann wird der Arbeitsplatz nicht pünktlich erreicht. Die allgemeine Versorgung läuft dann nicht ohne Stress und Behinderung ab, das System erstickt bald im eigenen Dreck.

Nicht anders ergeht es der Zelle und dem Grundregulations-System, wenn das Bindegewebe vermüllt ist.

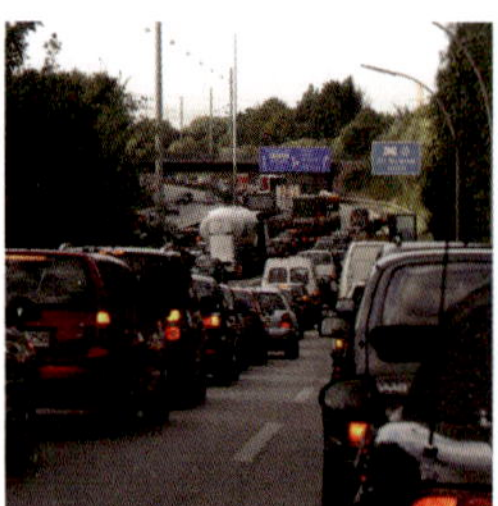

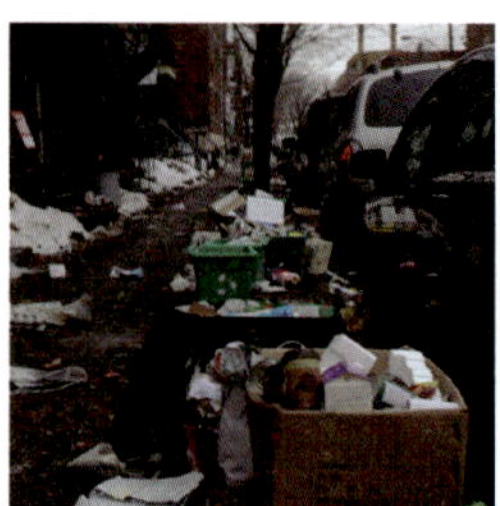

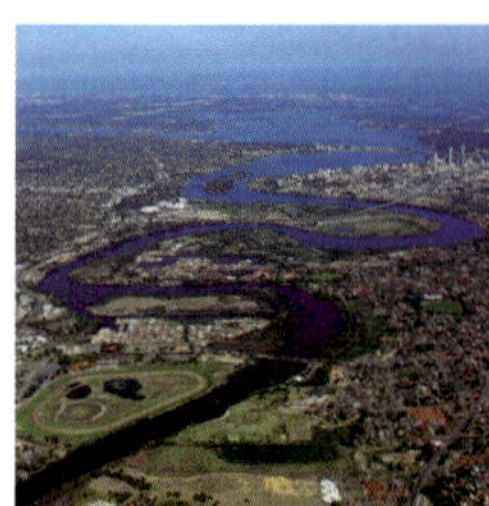

Mikroskopisch: Die Versorgung der Zelle erfolgt vom Blutgefäß über das Bindegewebe zur Zelle. Die Entsorgung verläuft umgekehrt, also von der Zelle über das Bindegewebe zum Blut-/Lymphgefäß.

Makroskopisch: Jede Zelle ist mit einem Haus vergleichbar, das nur über die Verkehrswege erreicht und versorgt werden kann. Freie Wege im Bindegewebe gewährleisten für jede Zelle eine optimale Versorgung und Entsorgung (Stoffwechsel).

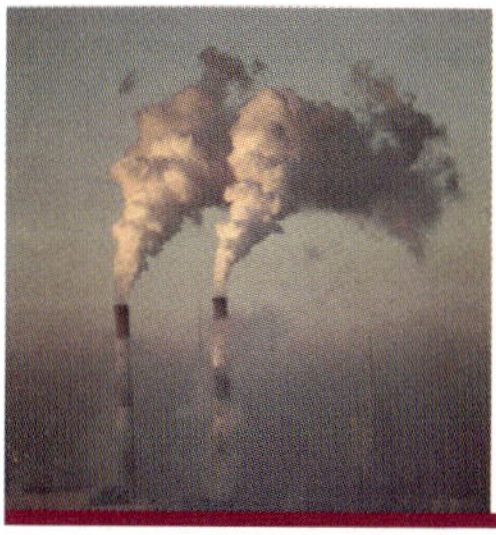

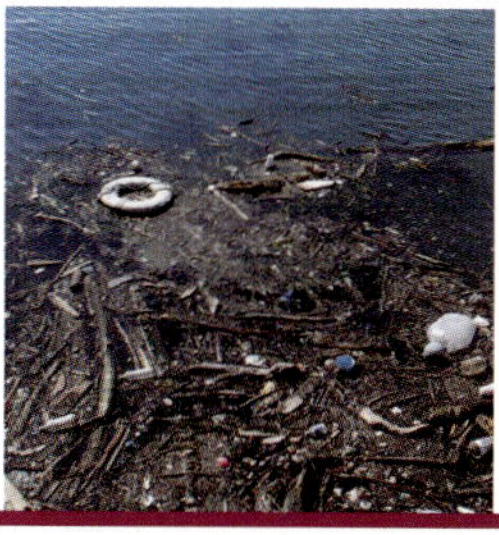

Der Mensch schafft sich Lebensumstände, in denen es verstärkt zur Anhäufung negativer Einflüsse kommt, wie Stress, Gewalt, Umweltgifte. Der Mensch ruiniert seine Umwelt und beklagt sich, wenn er selbst an dieser Belastung zugrunde geht.

FAKTEN ...

... Durchschnittlich sammelt der Mensch in seinem Leben 20 bis 25 kg „Abfall" an und lagert diesen in der Matrix (Bindegewebe) ab.

... Dadurch können Makro- und Mikronährstoffe nicht mehr ungehindert und gleichzeitig zur Zelle gelangen; die Verschmutzung nimmt zu und die Umgebung wird sauer.

... Die saure Umgebung fördert die Bildung freier Radikale – die Übersäuerung schreitet voran, der Alterungsprozess wird sichtbar.

... Krankheiten entstehen durch eine Umgebung, die der Zelle nicht zuträglich ist.

... Pflegen Sie Ihren „Staat", es ist Ihre Lebensqualität.

Roland Lorimer bio. med. Stoffwechseltherapie, lorivital@tele2.ch, ++41 +61 783 06 06

Blut und Gewebeflüssigkeit für die Diagnose

Zu Klarstellung möchte ich festhalten, dass die Grundsubstanz im Bindegewebe (von manchen auch als Lymphflüssigkeit bezeichnet) von allergrößter und oft unterschätzter Bedeutung ist. Meist werden jedoch nur die Blutwerte gemessen und diagnostisch ausgewertet.

Das Blut hat im gesamten Steuerungsprozess des Lebens zweifelsfrei auch eine besondere Bedeutung, die ich hier absichtlich nicht in den Vordergrund stelle, weil darüber sehr viel bekannt ist und veröffentlicht wurde. Aber die entsprechenden Werte des Bindegewebes müssten noch mehr wahrgenommen, untersucht und zusammen mit dem Blut ausgewertet werden, wie es in vielen Naturheilpraxen angestrebt wird.

Dabei sind die Wechselbeziehungen besonders interessant und wichtig. Ich bin mir sicher, dass sich dadurch, sowohl für die Diagnose wie auch für die Therapie, bedeutungsvolle Erkenntnisse ergeben. Diesbezüglich wären Dissertations- und Habilitationsarbeiten förderungswürdig, anstelle der heute oft üblichen Standardarbeiten zum Dr. med..

1.1.1 Stoffwechsel

Der Begriff Stoffwechsel wird im Allgemeinen meist auf die chemische Umwandlung der Nahrung in den Verdauungsorganen begrenzt. Durch diese Vereinfachung wird auch eine Stoffwechselstörung als Verdauungsstörung verstanden, und wer regelmäßig Stuhlgang hat, ist der Meinung, er habe einen guten Stoffwechsel.

In den Stoffwechselprozessen geschieht aber viel mehr. Angefangen bei der Nahrungsaufnahme bis zur Erzeugung von Lebensenergie und Ausscheidung der dabei entstehenden Stoffwechselendprodukte, ist es ein weiter Weg mit vielen sensiblen Prozessen und Stationen, die über das System der Grundregulation gesteuert werden.

Eine vereinfachte Darstellung soll die Abläufe beim „Wechsel der Stoffe" verdeutlichen:

Aufbauender Stoffwechsel (Anabolismus)

a) Die Stoffe wechseln den Ort

- Der Stoffwechselprozess beginnt mit der Nahrungsaufnahme im Mund (bzw. mit der Aufnahme von Sauerstoff, Wasser, Erdmagnetenergie, Licht/Biophotonen).
- Die Stoffe wechseln einer natürlichen Gesetzmäßigkeit folgend den Ort, beispielsweise vom Mund über die Speiseröhre in den Verdauungs-

trakt (Magen, Dünndarm, Dickdarm, Leber usw.). Von dort weiter ins Blut, in die Grundsubstanz (Transitstrecke), und weiter in die Zelle.
- Bei diesem Wechsel der Stoffe in die Zelle, hat die Zellhülle, die Zellmembran, eine wichtige Funktion. Zur Aufnahme lebensnotwendiger Nährstoffe kann sie, je nach Bedarf, durchlässig sein oder sich von der Umgebung abschotten.

b) Die Stoffe wechseln (verändern) ihre Zusammensetzung
- Bei jeder dieser Stationen wechseln die Stoffe aber auch ihre Zusammensetzung. Nach und nach erfolgt mit Hilfe der Verdauungssäfte eine Umwandlung. So werden Eiweiße zu Aminosäuren aufgespalten, Kohlenhydrate zu Glykogen abgebaut, und Fette zu Fettsäuren. Mineralstoffe, Spurenelemente, Vitamine, Enzyme werden mit Hilfe der Verdauungssäfte für eine „zellgerechte" Verwendung aufbereitet und der Zelle als Nährstoff zur Verfügung gestellt.
- Das Bindegewebe ist Transitstrecke, wird aber auch als Speicher und Vorratsraum verwendet, in dem die Stoffe für die Zelle zur Abholung bereitgestellt werden.

Ergebnis des aufbauenden Stoffwechsels:
Umwandlung und Aufbau von Substanzen, die dem Wachstum (Zellerneuerung und Produktion von Lebensenergie), der körperlich-geistigen Entwicklung, der Gesundheit und Leistungsfähigkeit des Menschen förderlich sind. Voraussetzung dazu ist allerdings, dass die notwendigen Stoffe für diesen Wechsel auch zugeführt werden.

In ähnlicher Weise wechseln die Stoffe, die zur Ausscheidung bestimmt sind, den Ort und die Zusammensetzung:

Abbauender Stoffwechsel (Katabolismus)

a) Die Stoffe wechseln den Ort
- Der abbauende Stoffwechsel beginnt in der Zelle mit der Energieproduktion.
- Die bei der Energie-Erzeugung entstehenden Schlacken und Kohlensäuren wechseln den Ort von der Zelle ins Bindegewebe (Transitstrecke), und von dort weiter über das Blut- und Lymphsystem zu den jeweiligen Ausscheidungsorganen wie Niere, Leber, Darm, Lunge, Haut usw.
- Auch hier ist die Zellmembran in der Lage, die Ausscheidung der Abbauprodukte, meist Säuren, zu regulieren. Übersäuerte Zellen können nur wenig Energie produzieren, deshalb ist Müdigkeit ein erstes Symptom der Übersäuerung!

b) Die Stoffe wechseln (ändern) ihre Zusammensetzung

- Auch die Stoffwechselschlacken wechseln auf den verschiedenen Stationen ihre Zusammensetzung: Säuren werden neutralisiert, Gifte an harmlose Stoffe gebunden, für die Ausscheidung aufbereitet und den Ausscheidungsorganen „ausscheidungsgerecht" zur Verfügung gestellt.
- Das Bindegewebe (Grundsubstanz) wird auch hier als Speicher (Müll-Zwischenlager) genutzt, in dem die Stoffe zum Abtransport bereit gestellt werden.

Ergebnis des abbauenden Stoffwechsels:
Produktion von Lebensenergie sowie Abbau und Ausscheidung von Abfallstoffen/Stoffwechselschlacken, die in der Zelle entstehen.

In den Stoffwechselprozessen laufen also alle biochemischen Reaktionen ab, die den Organismus aufbauen, versorgen und die notwendige Lebensenergie erzeugen.

Der aufbauende und abbauende Stoffwechsel sollte beim Erwachsenen möglichst im dynamischen Gleichgewicht sein. Überwiegt der abbauende Stoffwechsel, dann herrscht der Zellabbau vor. Damit einhergehend kommt es zu Energieverlust, Alterung und Organ-Rückbildung. Dieses Ungleichgewicht entsteht meist durch Mangel an natürlichen Nährstoffen/Energiespendern, den der Organismus ausgleichen muss, indem er als Notlösung körpereigene Stoffe umbaut/abbaut.

Der Mensch kann auf Dauer die Energie nicht aus sich selbst heraus erzeugen, er ist auf Energiezufuhr von außen angewiesen. Aufbauende Prozesse können nur erhalten werden, wenn mit der Nahrung Wirkstoffe bzw. Energien aufgenommen werden, die uns nur die lebende Natur liefern kann. Pflanzen nutzen mit Hilfe des Chlorophylls die Sonnenenergie zum Aufbau energiereicher Stoffe (Photosynthese – Biophotonen), deshalb sind pflanzliche Lebensmittel die besten Energiespender.

Der Zellaufbau und Zellabbau ist auch noch unter dem Aspekt der Entschlackung zu beachten. Bekanntlich werden pro Sekunde ca. 10 Millionen Zellen abgebaut, die durch neue Zellen ersetzt werden. Das bedeutet: 10 Millionen Zellen müssen entsorgt werden. Ist die Stoffwechselleistung eingeschränkt, bleiben die alten Zellen und deren Rückstände (Purine –> Harnsäure) im Bindegewebe, belasten das Milieu und damit das Regulationssystem. Die neuen Zellen können sich nicht entfalten. Die Entwicklung chronischer Krankheiten

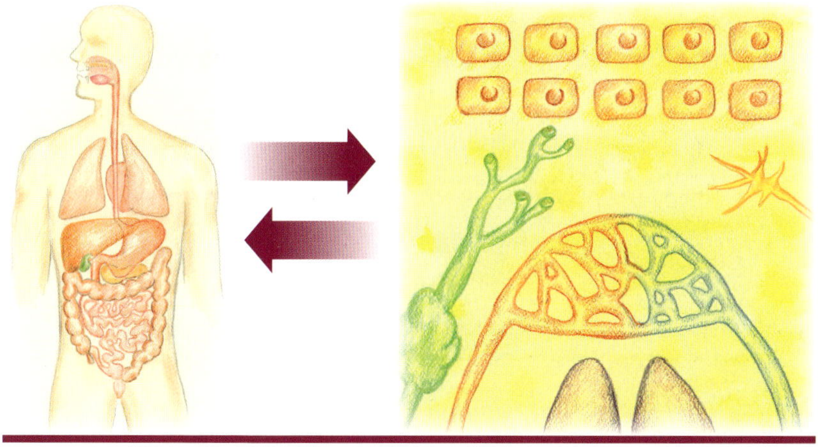

In den vielen Stoffwechselprozessen wechseln die Stoffe sowohl ihre Zusammensetzung als auch den Ort.

bis zum Krebs ist vorprogrammiert. Der massive Zellverfall muss besonders bei der Chemotherapie deshalb mit wirkungsvollen ausleitenden Maßnahmen begleitet werden.

Der aufbauende Stoffwechsel beginnt mit der Nahrungsaufnahme im Mund, setzt sich in der Speiseröhre und in den Verdauungsorganen Magen, Dünndarm, Dickdarm und weiter im Blut über das Bindegewebe in die Zellen fort.

Der abbauende Stoffwechsel beginnt in den Zellen mit der Energieproduktion, Schlacken und Kohlensäure werden über die Blut- oder Lymphgefäße zu den Ausscheidungsorganen gebracht und ausgeschieden.

Gesundheit ist gewährleistet, wenn alle Stoffwechselvorgänge optimal funktionieren:

- Die Verdauung – Transport der Nährstoffe durch das Bindegewebe – die Versorgung der Zelle – der Zell-Stoff-Wechsel mit der Umwandlung der Nährstoffe in Lebensenergie – die Entsorgung von Schlacken aus der Zelle und aus der Grundsubstanz über die Ausscheidungsorgane. Aufbau und Abbau sind im Gleichgewicht.

Organzellen stehen mit ihrer Umgebung in wechselseitiger Beziehung.

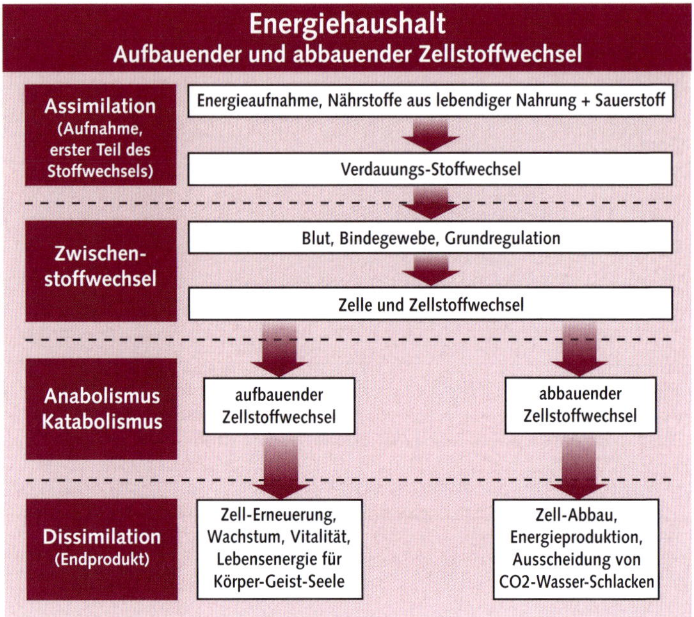

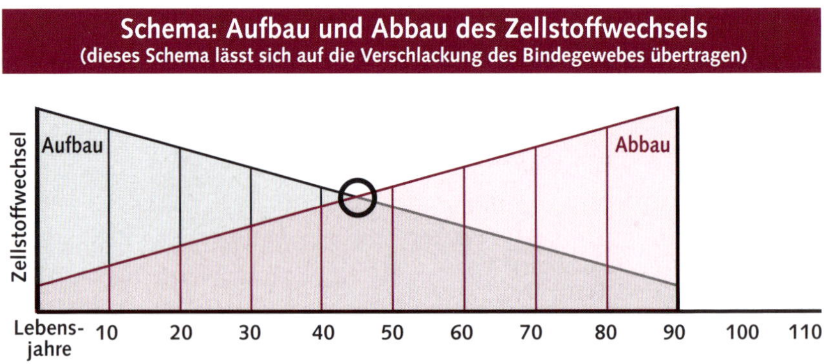

Der aufbauende Stoffwechsel (Wachstum, Entwicklung, Energie) ist in der Jugend größer als der abbauende. Mit zunehmendem Alter verschieben sich die Verhältnisse.

○ Schwelle/Schnittstelle, an der der Abbau größer wird als der Aufbau.
Anti-Aging = Verschiebung der Schwelle nach rechts

Verschiebe die Schwelle nach rechts

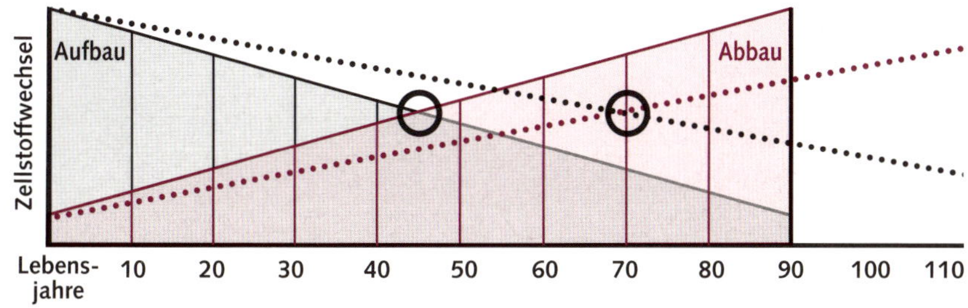

Ziel: Den aufbauenden Stoffwechsel möglichst lange auf hohem Niveau zu erhalten.
Aufbauende Prozesse können nur erhalten werden, wenn mit der Nahrung Wirkstoffe/Energie aufgenommen werden, die uns nur die lebende Natur liefern kann (Elektronen-Aufnahme ist größer als die -Abgabe). Optimale Nährstoffversorgung, ausgeglichener Wasser- und Säure-Basen-Haushalt, Antioxidantien, Bewegung, Sauerstoff, Psychohygiene usw., fördern den Aufbau und verlangsamen den Abbau. Die Funktion des Systems der Grundregulation bleibt erhalten und damit die Gesundheit, Leistungsfähigkeit und Lebensqualität. Die Lebenserwartung steigt.

Entdecke und nutze Deine optimale Lebensqualität

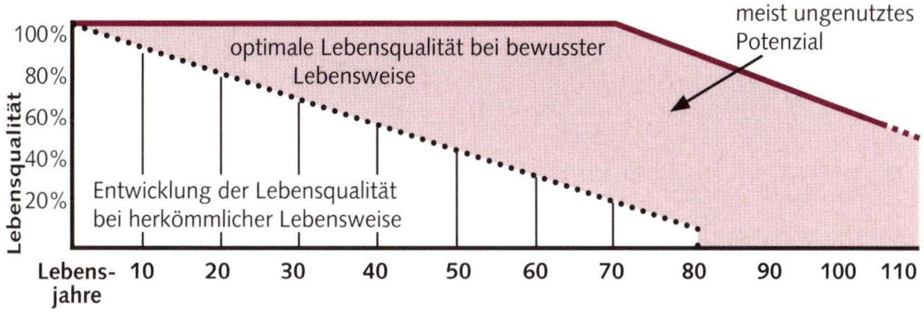

Viele Menschen geben sich mit 40% und weniger der möglichen Lebensqualität und Fitness zufrieden. Sie ahnen nicht, wie groß ihr Potenzial ist.
Durch eine bewusste Lebensweise, unter Berücksichtigung der hier beschriebenen Fakten, lässt sich dieses Potenzial entdecken und nutzen.

1.2 Bindegewebe

1.2.1 Bindegewebe ist viel mehr als nur ein Füll- und Stützgewebe, es ist das Medium des Lebens

Um der ganzheitlichen Bedeutung des Bindegewebes im Zusammenhang mit dem „System der Grundregulation" gerecht zu werden, ist es notwendig, seine Funktionen näher zu betrachten.

Die existenzielle Bedeutung dieser Gewebeart wird in medizinischen Kreisen viel zu wenig beachtet. Aber nicht nur der Therapeut, auch jeder interessierte Laie sollte mehr Verständnis für das größte Organsystem des Körpers entwickeln. Nur wenn wir die Funktionsweise des Bindegewebes verstehen, können wir den Entwicklungsprozess von Krankheiten verstehen, deren Entstehung frühzeitig erkennen, stoppen und in Richtung Gesundheit umlenken.

Nur mit diesem Verständnis sind wir in der Lage, die Erhaltung und Entstehung von Gesundheit bewusst und effektiv zu beeinflussen und echte Gesundheitsvorsorge selbstverantwortlich zu praktizieren.

Unter der Bezeichnung Bindegewebe werden verschiedene Gewebearten zusammengefasst, die im Gesamtsystem Mensch jeweils unterschiedliche Aufgaben erfüllen. Allgemein unterscheidet man jedoch nur zwischen:

a) dem weichen (lockeren) Bindegewebe und
b) dem straffen Bindegewebe.

Fälschlicherweise wird dem Bindegewebe meist nur eine Füll- und Stützfunktion zugestanden, dem höchstens bei optischen oder kosmetischen Problemen, wie Zellulitis, Doppelkinn, hängendem, schlaffen Bauch, Krampfadern, Gebärmuttersenkung usw. Beachtung geschenkt wird. Diese einseitige Sichtweise wird jedoch der komplexen Bedeutung des Bindegewebes nicht gerecht.

Wenn man den Begriff Bindegewebe nur unter dem Gesichtspunkt seiner mechanischen Funktion betrachtet, ist er vielleicht sogar irreführend. Besser erscheint mir in diesem Fall die Bezeichnung Grundgewebe, die einige Medizinforscher verwenden. Versteht man den Begriff „Binde-Gewebe" aber als das, was er bedeutet, dann wird damit die alles ver-bindende Funktion dieses Gewebes ausgedrückt – und damit auch dessen ganzheitliche Bedeutung.

Aus diesem Grund muss eine bereits erkennbare – mechanische **Bindegewebsschwäche**, von der auch zunehmend jüngere Menschen betroffen sind, ernst genommen werden, weil sie ein alarmierendes Signal für eine schwerwiegende und generelle Fehlentwicklung ist.

Alle Bindegewebearten, sowohl das weiche, wie auch das straffe, bestehen aus:

a) **Bindegewebszellen**

aa) mobile Zellen, wie Mastzellen, Granulozyten, Plasmazellen, Makrophagen, Lymphozyten (Zellen des RES). Sie sind überwiegend am Immunsystem beteiligt.

ab) ruhende Zellen, wie kollagene- und elastische Fasern, Fibroblasten, Fibrozyten, Histiozyten, Fettzellen. Sie haben überwiegend Stützfunktionen.

b) **Grundsubstanz** (Prof. Heine nennt sie Extrazelluläre Matrix)

ba) Lymphe (bildet sich aus der Grundsubstanz)

bb) Proteoglykane (Zuckermoleküle mit Proteinbestandteil)

Fettgewebe

Vorwiegend im weichen Bindegewebe werden auch Fettzellen eingelagert. Sie erfüllen die Aufgabe, Fett zu speichern, und es bei Bedarf zur Energieproduktion abzugeben.

Bei übermäßiger Ansammlung belasten die Fettzellen jedoch die Funktion des Systems der Grundregulation, indem sie die Fließeigenschaft der Grundsubstanz behindern und die Transitstrecke verstopfen.

Verbinden sich viele Fettzellen miteinander, bildet sich Fettgewebe, das wie alle Gewebearten mit Blutgefäßen versorgt wird. Wegen des dadurch erheblich größeren Netzes an Blutgefäßen, geht die Fettleibigkeit (Adipositas) immer auch mit einer zusätzlichen Belastung des Herz-Kreislaufsystems einher.

Sehr schlanke Menschen (Sportler) haben einen Fettanteil von etwa zehn Prozent, Normalgewichtige von etwa 15 bis 25 Prozent, Fettleibige teilweise weit über 50 Prozent.

Fettgewebe erfüllt im Wesentlichen drei Funktionen:

1. Fett wird zur Energieproduktion benötigt. Das Fettgewebe dient daher als **Energiespeicher**, auf den der Organismus bei Nahrungsmangel zurückgreifen und damit bis zu 40 Tage ohne Nahrung auskommen kann.
2. Fettgewebe ist ein schlechter Wärmeleiter, und damit ein guter **Isolator**, der vor schnellem Verlust der Körperwärme schützt.
3. An bestimmten Stellen dient Fettgewebe auch als Druckpolster **(Fettpolster)**, wie an Fußsohlen, Gelenken und Gesäß. Manche Organe (z.B. Niere) sind zum Schutz und zur Stabilisierung auch in einem Fettpolster eingebettet.

Zellen des Bindegewebes

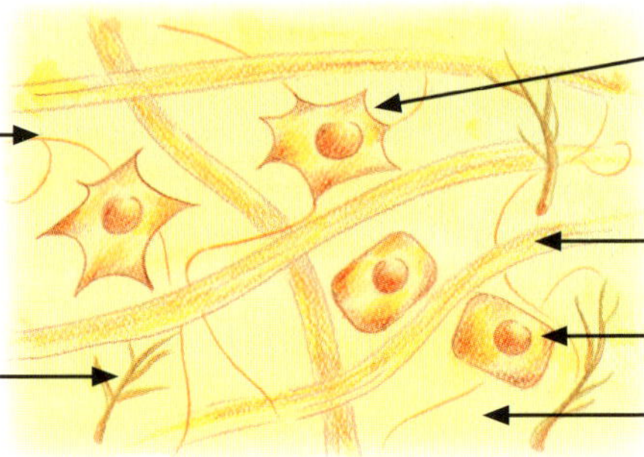

❶ Mobile Zellen des Immunsystems (RES): Mastzellen, Granulozyten, Plasmazellen, Makrophagen, Lymphozyten

❷ Ruhende Zellen zur Stützfunktion:
 2a) Kollagene Fasern
 2b) Elastische Fasern, Fibroblasten
 Fibrozyten, Histiozyten, (Fettzellen sind nicht dargestellt)
 2c) Proteoglykane (Zuckermoleküle mit Proteinbestandteil)

❸ Grundsubstanz (Extrazelluläre Matrix), Lymphe (bildet sich aus der Grundsubstanz)

1.2.2 Das Bindegewebe ist ein aktives Organ

Je nach Funktion des Gewebes sind die Mengenverhältnisse der Bestandteile unterschiedlich. Dabei dominiert immer die Struktur, die für die jeweilige Funktion benötigt wird.

- So dominiert beim **„straffen Bindegewebe"** der elastische und kollagene Faseranteil gegenüber der Grundsubstanz. Diese Gewebeart trifft man vorwiegend bei Muskeln, Sehnen, Bändern, Bandscheiben und Gelenkknorpeln an. Der hohe Faseranteil wird den Anforderungen der Druck- und Zug-Belastungen, z.B. bei körperlicher Aktivität, am besten gerecht.
- Dagegen dominiert beim **„weichen Bindegewebe"** die Grundsubstanz gegenüber dem Faseranteil. Das weiche Bindegewebe, das, bezogen auf das gesamte Bindegewebe, anteilsmäßig überwiegt, umschließt die Organe, Zellstrukturen, Nerven, Blutgefäße. Ferner füllt es die Zwischenräume und stabilisiert den Organverbund.

<u>Beide</u> Gewebearten übernehmen wichtige Funktionen im System der Grundregulation. Das bedeutet, dass das Bindegewebe kein passives, sondern ein le-

bendiges Organ ist, das sich aktiv an den biologischen Regulations-Prozessen beteiligt und die Funktionen maßgeblich mitbestimmt.

Das Bindegewebe sorgt mit seinen Funktionseinheiten innerhalb des Systems der Grundregulation für die Ordnung wichtiger Lebensprozesse. Wegen seiner Bedeutsamkeit kann ich hier auf die teilweisen Wiederholungen aus obiger Beschreibung nicht verzichten.

Das Bindegewebe dient:

1. **Als Speicherorgan** (Vorratskammer).
   - Für alle Nährstoffe, die für die Versorgung der Zelle bestimmt sind
   - Für alle Zellstoffwechsel-Abfallprodukte (Schlacken, Kohlensäure), die für die Ausscheidung (Entsorgung) bestimmt sind.
2. **Als Filter- und Klärfunktion** (Molekularsieb). Stoffwechselprodukte, welche die Zelle oder das Blut schädigen könnten, werden herausgefiltert, „geklärt", evtl. für kurze Zeit gelagert und so früh wie möglich zur Ausscheidung gebracht.
3. **Als Transportmedium** (Transitstrecke) beim Stoff- und Informationsaustausch.
   - Nährstoffe, Sauerstoff, Wasser, Nervenimpulse, hormonelle Impulse und energetische Informationen werden von den Blutkapillaren und Nerven zu den Zellen transportiert.
   - Stoffwechselschlacken werden von den Zellen abtransportiert und über die Blutkapillare bzw. Lymphbahnen zur Ausscheidung gebracht. Eine wegen Ausscheidungsschwäche entstehende Verschlackung des Bindegewebes kann die Transportwege erheblich behindern/verstopfen.
   - Die in der Zelle produzierte Lebensenergie wird an den Ort des Bedarfs weitergeleitet.
   - Vernetzung des gesamten Systems Mensch.
4. **Zur Regulation des Säure-Basen-Gleichgewichts durch Neutralisierung** (Pufferung) der Säuren.
   - Die im Speicher „Bindegewebe" gelagerten Mineralstoffe binden/neutralisieren überschüssige Säuren. Die dabei entstehenden Produkte werden als Schlacken bezeichnet.
   - Diese Schlacken werden mit dem Blut und der Lymphe zur Ausscheidung gebracht. Bei starkem Säureüberschuss, der nicht mehr neutralisiert werden kann, wird diese im Bindegewebe zwischengelagert.
   - Im Notfall, z.B. bei Mineralstoffmangel, opfern sich auch Bindege-

webszellen, vorwiegend Fibroblasten, zur Neutralisation der Säuren (ausführliche Beschreibung siehe Kapitel 3.1 Säure-Basen-Gleichgewicht).

5. **zur Regulation** sämtlicher biologischer Abläufe. Mit Hilfe der nervalen, hormonellen und emotionalen Impulse werden die Stoffwechselvorgänge im kybernetischen Regelsystem des Bindegewebes verarbeitet. Im Bindegewebe wird die Versorgung und Entsorgung der Zellen reguliert.
6. **der Regeneration**. Das Regelsystem im Bindegewebe steuert die Selbstheilungsbestrebungen des Organismus durch Anpassung und Kompensation.
7. **zur Reparatur**. Die Bindegewebszellen reparieren Verletzungen/Gewebeschäden durch Wundheilung, Narbenbildung usw.
8. **für mechanische Aufgaben**, wie Ausgleich von Druck- und Zugeinwirkungen bei körperlicher Aktivität.
9. **als Füll- und Stützgewebe** (Fibroblasten, Fibrozyten, Histiozyten)
10. **dem Immunsystem**: Im Bindegewebe befinden sich wichtige Zellen des Immunsystems (Mastzellen, Granulozyten, Plasmazellen, Makrophagen, Lymphozyten), die in ständiger **Abwehrbereitschaft** gegen schädigende Einflüsse sind. Die Qualität des Bindegewebes bestimmt die Stärke der Abwehrkraft und Regenerationsfähigkeit.

Das Bindegewebe ist die Lebensbasis aller Zellen.

Das Bindegewebe macht den Körper zu einer Ganzheit, zu einem zusammenwirkenden System, in dem die Stoffe ausgetauscht und Informationen mit Lichtgeschwindigkeit verbreitet werden.

Das Milieu des Bindegewebes bestimmt unsere emotionale und körperliche Lebensqualität und Leistungsfähigkeit.

1.2.3 Grundsubstanz und Homöostase – die Aufrechterhaltung des inneren Milieus

Der Anteil des Bindegewebes, den Prof. Pischinger als Grundsubstanz und Heine als Extrazelluläre Matrix (EM) (Mutterboden) bezeichnet, ist im Idealfall in einem eher flüssigen Sol-Zustand. Die ideale Beschaffenheit dieses inneren Milieus und dessen Erhaltung bezeichnet man als Homöostase.

Sämtliche Bemühungen des Regelsystems zielen darauf ab, die Homöostase aufrecht zu erhalten, also das innere Milieu und damit die ideale Beschaffenheit der Umgebung der Zellen und der Zellbestandteile zu gewährleisten.

Zur Erfüllung dieser Aufgaben setzt das Regelsystem sämtliche Funktionseinheiten und Organe ein, die an Prozessen beteiligt sind, wie:

- Säure-Basen-Haushalt
- Mineralstoff- und Vitaminhaushalt
- Stoffwechsel
- Sauerstoffversorgung
- Körpertemperatur-Regulation
- Hormonhaushalt
- Wasserhaushalt
- Energiehaushalt
- Immunsystem
- Lymphsystem
- Verdauung
- Atmung
- Herz-Kreislaufsystem
- Ausscheidung
- Nerven
- Emotionen - etc.

Bei günstigen Voraussetzungen spielt dieses Orchester unter der Leitung des Grundregulations-Systems perfekt zusammen und gewährleistet so die Homöostase. Diesen Zustand bezeichnen und empfinden wir als Gesundheit.

Durch die Netzwerkfunktion des Bindegewebes bilden die Systeme eine untrennbare Einheit, die sich gegenseitig bedingen. Eine perfekt funktionierende Regulationseinheit ist jederzeit in der Lage, den dynamischen inneren und äußeren Einflüssen des Lebens schnell und unauffällig zu begegnen und selbst stärkere Störeinflüsse zu bereinigen.

Es liegt an uns, unserem Bewusstsein und unserer Denk- und Lebensweise, ob wir dieses System der Grundregulation in seiner Bemühung unterstützen oder behindern.

Solange die Zusammensetzung des Bindegewebes im homogenen Fließgleichgewicht ist, ist es unmöglich, krank zu werden.

1.2.4 Grundsubstanz und Lymphe

Lymphe ist eine Flüssigkeit (Körperwasser), die sich aus der Grundsubstanz des Bindegewebes bildet und einen wesentlichen Teil des Immunsystems und der Entgiftung darstellt.

Eiweiße, Fette, Fremdstoffe, Mikroben und andere Moleküle sind in ihrer molekularen Struktur teilweise zu groß und können deshalb vom Bindegewebe nicht in die winzigen Blutgefäße übertreten. Diese „nicht blutgängigen“ Strukturen werden mit der Flüssigkeit der Grundsubstanz, die jetzt als Lymphflüssigkeit bezeichnet wird, von den Lymphgefäßen aufgenommen, abtransportiert und dem Lymphsystem (z.B. Lymphknoten) zur Filterung und immunologischen „Verarbeitung" zugeleitet.

Nach der „Bereinigung" wird die Lymphflüssigkeit wieder dem Bindegewebe als Grundsubstanz zugeführt. Die Transportwege sind: Lymphgefäße, Lymphknoten, Hohlvene, Herz, Arterien, Kapillare, Bindegewebe. Das Lymphsystem nimmt daher eine Schlüsselrolle bei sämtlichen Entgiftungs- und Abwehrfunktionen ein.

Mit der Lymphflüssigkeit werden die für die Ausscheidung bestimmten großmolekularen Stoffe aus dem Bindegewebe entfernt. Der Anteil der Lymphflüssigkeit an der Gesamtmenge der auszuscheidenden Flüssigkeit beträgt rund zehn Prozent. Die restlichen 90 Prozent werden von den Blutgefäßen (Kapillare) aufgenommen, über den Blutkreislauf abtransportiert und zur Ausscheidung gebracht.

Allgemein wird angenommen, das Blut sei das alles mit allem verbindende Medium in unserem Organismus. Diese Funktion erfüllt das Bindegewebe jedoch in viel größerem Maße. Gelegentlich wird das Bindegewebe bzw. die Grundsubstanz nicht ganz korrekt als Lymphe bezeichnet. In diesem Sinne hat Josef Angerer in den 1960er-Jahren schon festgestellt: „Wenn bisher das Blut im Mittelpunkt der Betrachtung stand, so wird es in Zukunft die Lymphe sein".

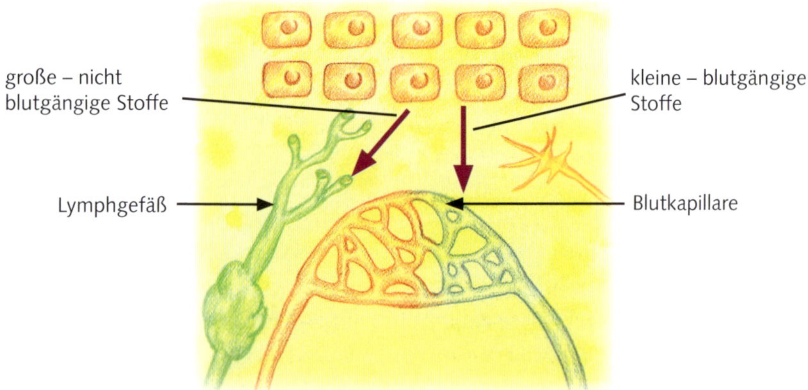

Großmolekulare, „nicht blutgängige" Stoffe werden von der flüssigen Grundsubstanz, die für diesen Zweck jetzt Lymphe heißt, aufgenommen und zur Ausscheidung gebracht. Lymphe ist also „Körperwasser", das aus der Grundsubstanz hervorgeht.

1.2.5 Bindegewebszellen regulieren das Säure-Basen-Gleichgewicht

Im Kapitel 3.1 wird die umfassende Bedeutung des Säure-Basen-Gleichgewichts ausführlich beschrieben. Zum besseren Verständnis des speziellen Zusammenhangs zwischen den Bindegewebszellen und dem Säure-Basen-Gleichgewicht wird jedoch bereits hier darauf eingegangen.

Es ist längst nachgewiesen, dass innerhalb des Systems der Grundregulation auch das Säure-Basen-Gleichgewicht geregelt wird. Ein wichtiger Regulator sind dabei die Bindegewebszellen, vor allem die Fibroblasten.

Bei akutem Säure-Überschuss sorgen die Fibroblasten für eine schnelle Entsäuerung, indem sie sich opfern und ihre Basenstoffe zur Neutralisation der Säure abgeben. Übersäuerung hat also zur Folge, dass Fibroblasten und Mineralstoffe im Bindegewebe abgebaut werden, was sich zuerst in kosmetischen/ästhetischen Problemen zeigt wie Hautprobleme, Falten, Cellulitis oder Haarausfall, und später zu gesundheitlichen Beschwerden führt, wie Gelenkprobleme, Immunschwäche etc.

Übersäuerung zeigt sich zuerst als kosmetisches Problem, später als gesundheitliches.

So wird auf Kosten der Bindegewebszellen der neutrale pH-Wert im **Gewebe** und im **Blut** wieder hergestellt, damit die biologischen Prozesse normal ablaufen können. Die so gebundenen (neutralisierten) Säuren werden im Idealfall nach und nach über die Niere ausgeschieden.

Bei Basen-Überschuss werden die Bindegewebszellen zur Erhaltung des pH-Gleichgewichts dagegen wieder **aufgebaut**.

So gesehen hat das Bindegewebe einerseits einen regulierenden Einfluss auf den Säure-Basen-Hauhalt. Andererseits nimmt der Säure-Basen-Haushalt Einfluss auf die Qualität des Bindegewebes.

Warum werden diese Zusammenhänge nicht beachtet, wenn es um die weit verbreiteten Probleme der Bindegewebsschwäche geht? Dabei geht es nicht nur um kosmetische Belange der Haut, sondern vielmehr um die Bindegewebsschwächung von Organen, Muskeln, Sehnen, Bänder, Gelenken und Knochen, und vor allem um die Erhaltung der regulierenden Eigenschaften dieses Gewebes. Immer wenn es um die Regulationsfähigkeit geht, um körperliche und geistige Leistungsfähigkeit, Abwehrkraft, Beweglichkeit, Elastizität, Körperhaltung, Spannung, Entspannung, Orthopädie und Kosmetik/Schönheit, gilt es, das Bindegewebe und speziell das Säure-Basen-Gleichgewicht in die Betrachtung mit einzubeziehen.

Es ist also kein Schicksal, meist auch kein genetisches Problem, wenn das Bindegewebe nicht nur in Bezug auf die Regulationsfähigkeit, sondern auch aus kosmetischer und orthopädischer Sicht schwach ist. Die selbst bei jungen Menschen weit verbreitete Bindegewebsschwäche und die Anfälligkeit für Sportverletzungen, auch bei gut trainierten Sportlern, findet durch die allgemeine Nichtbeachtung des Säure-Basen-Gleichgewichts ihre Erklärung.

Bei Säure-Überschuss werden Fibroblasten abgebaut, folglich wird das Bindegewebe schlaff.

Bei Basenüberschuss werden Fibroblasten aufgebaut, folglich wird das Bindegewebe stabil.

1.2.6 Bindegewebe und Altern

Der Alterungsprozess lässt sich nicht aufhalten. Wir können jedoch mit einer Sanierung des Bindegewebes dafür sorgen, dass er im natürlichen Rahmen und Tempo abläuft. Schönheit und Jugendlichkeit setzen ein gesundes Bindegewebe voraus. Dazu müssen die Nähr- und Sauerstoffversorgung sowie der Wasserhaushalt im Gleichgewicht sein. Nicola Sautter: *„So können wir mit 40, 50 oder 60 Jahren altersentsprechend aussehen und nicht mit einem vertrockneten Apfel verwechselt werden.“*

Wenn wir mit unserer Ernährungsweise nicht für einen ausgeglichenen Säure-Basen-Haushalt sorgen, dann werden Bindegewebszellen zur Aufrechterhaltung der Homöostase geopfert.

Eigentlich ist es egal, ob Sie das Bindegewebe und damit das System der Grundregulation wegen der Gesundheit, der Schönheit oder als Anti-Aging-Maßnahme in Hochform halten; das Ergebnis ist immer Gesundheit, dem biologischen Alter entsprechende Schönheit, Leistungsfähigkeit und Vitalität.

1.2.7 Bindegewebe und Immunsystem

Bindegewebszellen dienen aber nicht nur als Füll- und Stützgewebe sowie als Säure-Puffer. Ihre oben beschriebene Bedeutung für das Immunsystem und die Selbstheilung wird viel zu wenig beachtet. Der Zustand und die Qualität des Bindegewebes bestimmen die Abwehrkraft und Regenerationsfähigkeit.

Die flüssige Konsistenz der Grundsubstanz bietet beste Bedingungen für die Beweglichkeit der mobilen **Immunzellen** des Bindegewebes (Mastzellen, Granulozyten, Plasmazellen, Makrophagen, Lymphozyten). Bei optimalen Milieu-

Verhältnissen sind die Immunzellen in der Lage, sich schnell und ohne Hindernisse an den Ort des Bedarfs bewegen zu können und schädigende Einflüsse abzuwehren. Auch aus dieser Sicht ist die Erhaltung der flüssigen Konsistenz der Grundsubstanz und damit der Homöostase von wesentlicher Bedeutung, wenn es um die Reaktionsfähigkeit und Stärke des Immunsystems geht.

Das Bindegewebe ist also der Ort der Abwehr-Reaktionen und somit auch **der Ort aller Entzündungsvorgänge**. So gesehen ist eine Entzündung immer als Versuch der Milieu-Bereinigung und Reparatur von Bindegewebsschäden zu verstehen. Diese Fähigkeit sollte nicht durch chemische Anti- oder Gegenmittel (zu Antimittel siehe Kapitel 3.8), wie Cortison, Antibiotika usw., gewaltsam unterdrückt oder gar zerstört werden.

In diesem Zusammenhang sei ergänzend darauf hingewiesen: Auch die sich im Blut befindlichen Leukozyten können zur Neutralisation überschüssiger Säure geopfert werden. Diese Immunzellen haben, ähnlich wie die Fibroblasten, die Fähigkeit, sich aufzulösen und durch das Spenden ihrer Basenstoffe den pH-Wert im Gewebe und im Blut im Gleichgewicht zu halten. Eine Störung im Säure-Basen-Gleichgewicht geht also immer mit einer geschwächten Abwehrkraft einher.

Bei Säure-Überschuss werden Leukozyten abgebaut, folglich wird das Immunsystem geschwächt.

Diese Erkenntnisse über die Zusammenhänge zwischen Abwehrkraft und Milieu sollten bei der Bewertung von Schmerzzuständen, Entzündungen und Störungen des Immunsystems immer Berücksichtigung finden.

Gelingt es uns, durch eine natürliche Denk- und Lebensweise dem Regulationssystem die Chance zum Gleichgewicht zu geben, was höchste Blut- und Gewebe-Qualität voraussetzt, dann ist Gesundheit kein Zufall und Krankheit kein Schicksal. Es liegt also an jedem selbst, ob er die perfekt angelegten Selbstheilungskräfte behindert oder unterstützt. Wir haben es in der Hand (oder doch im Kopf?), in welche Richtung die Reise geht.

Wir dürfen uns nicht über ein schwaches Bindegewebe und/oder über ein schwaches Immunsystem beklagen, wenn wir zulassen, dass das Bindegewebe ständig ausgelaugt wird; wenn wir zulassen, dass sich die Fibroblasten und Leukozyten ständig opfern müssen, nur weil wir uns nicht basenreich (natürlich) ernähren.

Aus dem Zustand des Bindegewebes kann man Rückschlüsse auf den Zustand der Grundsubstanz, des Säure-Basen-Haushaltes und des Immunsystems ziehen.

1.2.8 Grundsubstanz und Proteoglykane

Proteoglykane (PGs) sind Bestandteile der Grundsubstanz. Diese großen Zuckermoleküle mit einem Proteinbestandteil sind an allen lebenswichtigen Funktionen, wie Zellwachstum, Biorhythmus, Geweberegeneration, Immunsystem, Wundheilung, Wasserhaushalt usw. beteiligt.

Im „gesunden Zustand", beispielsweise bei optimalem Zuckerstoffwechsel, idealem pH-Wert und ausgeglichenem Wasserhaushalt, sind die PGs bürstenähnlich entfaltet. In dieser Form können sie ihre regulierenden Aufgaben vollständig wahrnehmen.

Die Fähigkeit der PGs, Wasser gut binden zu können, ist ein besonders wichtiger Aspekt bei der Regulation des gesamten Wasserhaushaltes. Die PGs nehmen das Wasser auf, speichern es und stellen es bei erhöhtem Bedarf, beispielsweise während starker körperlicher Aktivität, dem bedürftigen Körperbereich zur Verfügung. Allerdings erfolgt die Wasserverteilung nach einer hierarchischen Ordnung: Lebenswichtige Organe werden vorrangig versorgt.

Ist das Wasserangebot durch das Trinken von reinem Wasser ausreichend, dann sind die Erhaltung der flüssigen Konsistenz der Grundsubstanz (Gewebsflüssigkeit), sowie eine hohe Elastizität und eine hohe Druckresistenz des Gewebes gewährleistet.

Bezüglich der hier beschriebenen Wasser-Speicherfähigkeit der Proteoglykane (PGs), darf das Bindegewebe nicht als Wasserspeicher missverstanden werden, der, vergleichbar mit dem eines Kamels, bis zur Neige ausgeschöpft werden kann.

Das, was die Proteoglykane beim Menschen leisten, ist lediglich die Fähigkeit, das aufgenommene Wasser bei Bedarf an ein Gebiet, ein Organ oder Zellen abzugeben, welche in dem Moment einen höheren Bedarf haben. Bei der Erfüllung dieser Aufgabe werden die Proteoglykane selbst trocken. Wird dieser Wasserverlust nicht innerhalb von kurzer Zeit wieder ausgeglichen, degenerieren sie und gehen zugrunde. Weil die vertrockneten PGs die Transitstrecke (das Molekularsieb) verstopfen, ist eine krankmachende Störung im Grundregulations-System die Folge.

> „Wasser ist der wichtigste Bestandteil des menschlichen Körpers."
> Faridun Batmanghelidj

Bezüglich des Zuckerstoffwechsels wirkt sich eine einseitige Ernährung mit überwiegend isolierten Kohlenhydraten (Einfachzucker – Monosaccharide) nicht nur auf das allgemeine Stoffwechselgeschehen negativ aus. Zu viele Einfachzucker aus einer kohlenhydratreichen Nahrung führen zur unphysiologischen Vermehrung der Proteoglykane im Bindegewebe. Dadurch verändert sich das Verhältnis fester und flüssiger Bestandteile der Grundsubstanz, so dass sich der ideale Sol-Zustand in Richtung Gel-Zustand verändert. Die Transitstrecke (Molekularsieb) wird, ähnlich wie bei der Verschlackung durch Säuren, verstopft, was die Ver- und Entsorgung der Zellen, sowie die Regulationsfähigkeit erheblich einschränkt.

Diese Art der Verstopfung der Transitstrecke ist auch der Hauptgrund für die Entstehung von Diabetes – und nicht, wie allgemein angenommen, ein Insulinmangel (mehr dazu im Kapitel 7.5 Diabetes).

Egal, ob durch Wassermangel, einen gestörten Zuckerstoffwechsel oder Säureüberschuss, in allen Fällen zerfallen die PGs. Bestehen derartige Störeinflüsse über längere Zeit (chronisch), dann belasten diese funktionslosen und degenerierten PGs die Grundsubstanz in oben genannter Weise und behindern das System der Grundregulation bis zur Regulationsstarre.

> Das Milieu der Grundsubstanz ist je nach Beschaffenheit sowohl die Ursache von Gesundheit als auch von Krankheit.

Dies sind wichtige Gründe, die uns veranlassen sollten, alles zu unternehmen, um die Funktionsfähigkeit der PGs und die Homöostase aufrecht zu erhalten. Natürliche vollwertige und basenreiche Ernährung, Entsäuerungsmaßnahmen und ausreichende Trinkmengen reinen Wassers sind dazu Grundvoraussetzungen.

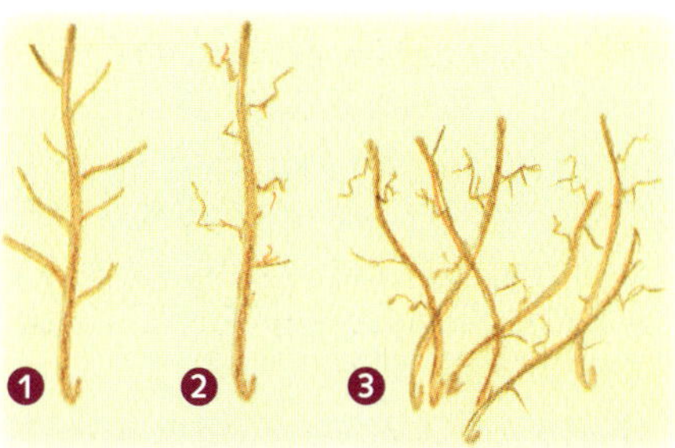

❶ Proteoglykane (PGs) in gesundem Zustand, bürstenähnlich entfaltet

❷ Degenerierte, vertrocknete PGs

❸ Eine krankhafte Vermehrung der PGs führt zur Verstopfung der Transitstrecke und behindert den Zuckerstoffwechsel und die Regulationsfähigkeit

Proteoglykane sind große Zuckermoleküle mit einem Proteinbestandteil, die an allen lebenswichtigen Funktionen beteiligt sind.

1.2.9 Proteoglycane und Glyconährstoffe

Die universitäre Forschung vertritt folgende Ansicht: „Alle Krankheiten sind Zellkrankheiten. Je besser die Zelle erforscht ist, umso besser können Krankheiten bekämpft werden“. Die Zellforschung, die mit öffentlichen Mitteln in

Millionen-Höhe gefördert wird, ist das Maß aller Dinge; in der Zelle wird die Ursache der Krankheit gesucht und gleichzeitig ein patentierbares Medikament entwickelt, das zum Forschungsergebnis passt. (Werden eigentlich die Förderbeiträge in die öffentlichen Kassen zurückbezahlt, wenn mit dem Medikament, das ein Ergebnis des Forschungsauftrages ist, Milliardenumsätze gemacht werden?). Dass die Zelle als Krankheitsursache nicht die ganze Wahrheit ist, wurde hoffentlich deutlich genug mit der Beschreibung des Systems der Grundregulation dargestellt.

Nachdem man jahrzehntelang vorrangig den Zellkern und das Zellinnere erforscht hat, wird seit einiger Zeit die Aufmerksamkeit vermehrt auf die Zelloberfläche gerichtet. Und hier insbesondere auf die zuckerhaltigen Moleküle, die Proteoglykane (PGs).

Wie im vorigen Kapitel beschrieben, haben die Proteoglykane vielfältige Funktionen im System der Grundregulation, die bei weitem noch nicht in allen Details erforscht sind.

Neben dem Wasserhaushalt beeinflussen sie die Aktivität der Immunzellen und die Regulation der Hormonproduktion. Sie werden für die Energieproduktion in den Zellen benötigt und fördern den Informationsaustausch zwischen den Zellen. Sie verleihen dem Bindegewebe eine große Widerstandskraft gegenüber Druckbelastungen und sind wesentlicher Bestandteil der Gelenk-Knorpel. Daher auch die enge Beziehung bei Arthrose und Bandscheiben-Degeneration.

Universität Ulm 13.11.2003 Pressemitteilung – Warum Bandscheiben degenerieren: „ ... *Das Innere der Bandscheibe besteht aus einem wasserreichen gel-artigen Gewebe, dem relativ zellarmen Nucleus pulposus (Gallertkern der Bandscheibe), der reich an verzweigten Riesenmolekülen (Proteoglykanen) ist. Diese verzweigten Molekülaggregate bilden die Voraussetzung für die große Wasserspeicherfähigkeit der Bandscheibe und verleihen dem Gewebe die große Widerstandskraft gegenüber Druckbelastung. ...*“

Diese Aussage zeigt, welche Bedeutung die Funktionsfähigkeit der Proteoglykane und die Quantität und Qualität des Trinkwassers auf unsere Gesundheit hat.

Außerdem hat man festgestellt, dass krankhafte Veränderungen der Proteoglykane auch negative Auswirkungen zeigen bei Krebs, Infektionskrankheiten, Arteriosklerose und bestimmten Nervenkrankheiten. Medizinische Studien belegen, dass beispielsweise der Glyconährstoff Fucose (nicht zu verwechseln mit Fruktose) bei Krebs Erfolg versprechend ist.

Zum Aufbau der aus Eiweiß (Protein) und Zucker (Glyco) bestehenden Proteoglykane und zur Erhaltung ihrer Funktionsfähigkeit benötigen diese neben Wasser vor allem die lebensnotwendigen Glyconährstoffe.

Von den weit über 200 Glyconährstoffen sind nur acht lebensnotwendig (essentiell): Glukose, Galaktose, Mannose, Xylose, Fucose, N-Azetylglukosamin, N-Azetylgalaktosamin, N-Azetylneuraminsäure.

Mit den üblichen Lebensmitteln nehmen wir meist nur noch zwei der essentiellen Zucker in ausreichender Menge auf, nämlich Glukose und Galaktose. Die anderen sechs kann ein gesunder Körper zwar in komplizierten Stoffwechselprozessen unter hohem energetischem Aufwand aus anderen Substanzen herstellen, aber dazu müssen ideale enzymatische und energetische Voraussetzungen gegeben sein, die eher die Ausnahme sind.

Besteht ein Mangel an Glyconährstoffen und an Wasser, dann degenerieren die Proteoglycane – der Abbau ist größer als der Aufbau. Das hat eine Dysbalance, ein Ungleichgewicht, zur Folge, das, wie bereits erwähnt, zu vielfältigen Krankheiten führen kann.

Aufgrund dieser Erkenntnisse baut die Pharmaindustrie in ihren Chemielabors bereits Zuckermoleküle nach und lässt sie patentieren. Warum nehmen wir auch hier nicht das Angebot der Natur an? In jeder Pflanze sind Glyconährstoffe enthalten, die wir mit der Ernährung aufnehmen können, vorausgesetzt es handelt sich um natürliche und vollwertige Lebensmittel. An dieser Stelle landen wir wieder bei Fragen, die im Kapitel 3.4 noch ausführlich behandelt werden: „Gibt es überhaupt noch vollwertige Lebensmittel?" und „Brauchen wir Nahrungsergänzungsmittel?"

Wenn die Nährstoff-Versorgung und hier speziell die Glyconährstoff-Versorgung nicht mit der Ernährung sichergestellt werden kann, dann kann meines Erachtens auf Ergänzungsmittel, die den Mangel ausgleichen und aus natürlichen Quellen wie Früchten und Pflanzen stammen, nicht verzichtet werden.

Es sei hier aber ausdrücklich an die Ganzheitlichkeit erinnert. Das Problem sind nicht die Zellen, nicht die Proteoglykane und nicht die Gene, und bei den Gelenken und Bandscheiben ist es nicht die mechanische Belastung und Abnutzung. Das Problem liegt eindeutig in der Nährstoff-, Wasser- und Sauerstoffversorgung und im Milieu des Bindegewebes, das die Qualität der Zell-Versorgung und Regulationsfähigkeit (Transportfähigkeit der Substanzen) bestimmt. Die empfindlichen Proteoglykane vor Übersäuerung und Schädigung durch freie Radikale zu schützen und durch natürliche Glyconährstoffe und Antioxidantien zu stärken, sollte Teil jeder Vorsorgemaßnahme oder Therapie sein.

1.2.10 Die Grundsubstanz als Informations-Speicher und ~Leiter

Die molekulare Struktur des „Gewebewassers“ (Grundsubstanz) ist ein idealer Informations-Speicher und Informations-Leiter. Dr. Masaru Emoto belegt diese Tatsache durch seine faszinierenden Experimente und kommt diesbezüglich zu folgenden Ergebnissen:

- Wasser speichert alle energetischen Informationen.
- Die Schwingungen der Worte/Sprache, der Musik, der Gedanken und jede Art von Energie beeinflussen Wasser stärker als jedes andere Element.
- Entsprechend dem Informationsinhalt der Schwingung verändert sich die Kristallstruktur der Flüssigkeit.
- Ist die Information harmonisch aufbauend, dann entsteht ein schönes und klares Kristallbild, die molekulare Struktur bleibt erhalten. Ein Zeichen der Ordnung. Die Moleküle können ihre Aufgabe optimal erfüllen.
- Ist die Information chaotisch und zerstörerisch, dann entsteht ein chaotisches, ungeordnetes Kristallbild, die molekulare Struktur bricht zusammen. Ein Zeichen der Unordnung.

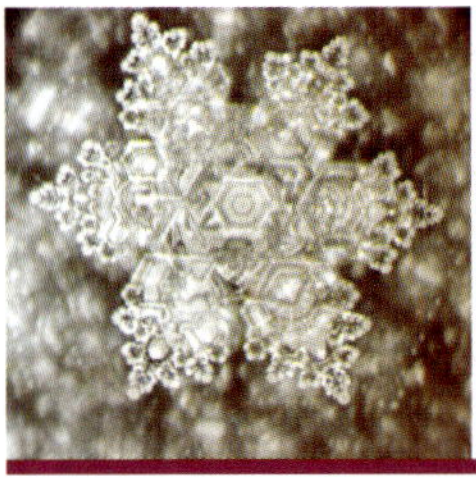

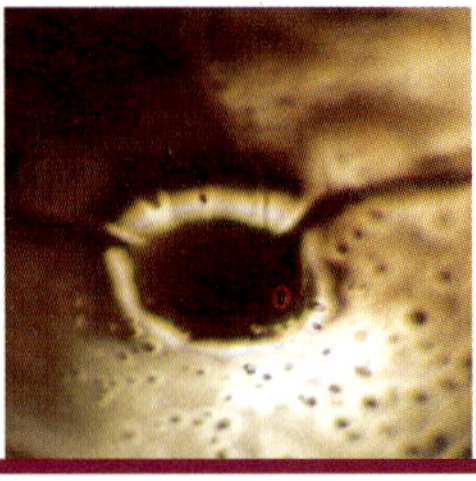

Bild links:
Wasserkristalle vom Quellwasser des japanischen Flusses Saijo.

Bild rechts:
Wasserkristalle vom Unterlauf des japanischen Flusses Shinano in Stadtnähe.

Bildquelle: Wasserkristalle, Masaru Emoto
ISBN 978-3-936862-90-4, Koha-Verlag

Wenn wir jetzt berücksichtigen, dass der Mensch zu mehr als 75 Prozent aus Gewebewasser besteht, dann wird klar, dass das leistungsfähige Netzwerk des Bindegewebes alle energetischen Informationen speichert. Dabei kann es nicht unterscheiden zwischen harmonischen, aufbauenden Informationen und chaotischen und zerstörerischen. Es wird grundsätzlich alles gespeichert.

Bereits geringste Informationsveränderungen (Energieveränderungen) breiten sich mit Lichtgeschwindigkeit im ganzen Körper aus und verändern das Regulationsverhalten.

Je nach Qualität und Inhalt wirken energetische Informationen entweder als Heilimpuls oder als Störimpuls.

Wir sollten deshalb nicht leichtfertig mit unseren eigenen Gedanken, Worten und Handlungen umgehen. Denn alles, was wir denken, sprechen und tun, löst in unserer Umgebung (Mensch, Tier, Pflanze) und bei uns selbst immer eine entsprechende Wirkung im inneren Milieu aus. Aus diesem Grund sollten wir auch nicht leichtfertig damit umgehen, wenn es um die Gestaltung unserer Umgebung geht. Es ist eben überhaupt nicht egal, in welcher Umgebung wir uns aufhalten, und mit wem, oder mit was wir uns beschäftigen.

Wenn der Mensch in Harmonie und Liebe ist, wenn wir „Ordnung" senden und empfangen, dann wird auch unser Körper „in Ordnung" sein. Das Regulationssystem kann die Homöostase aufrechterhalten und Balance garantieren. Vorausgesetzt: Auch die stofflichen Voraussetzungen sind gegeben.

1.2.11 Störfelder – das Bindegewebe speichert Informationen

Emotionaler Stress, Angst, Ärger, Hass, Elektrosmog, geopathische Störungen, wie Erdstrahlen und Wasseradern, sind Beispiele für energetische Informationen, die als Störimpulse das innere Milieu negativ verändern können. Dies umso mehr, wenn die „Abwehrkraft", also das Milieu und damit die Regulationsfähigkeit, bereits vorgeschädigt ist. In gleicher Weise wirken auch Entzündungsherde an Mandeln, Zähnen, Darm, Narben etc. wie Dauer-Störsender, die im ganzen Körper ausstrahlen können (siehe Kapitel 2.2.3 Entzündungs-Herd).

Werden derartige Störeinflüsse vom Betroffenen nicht rechtzeitig erkannt und beseitigt, verändern sie die molekulare Struktur des Gewebewassers in Richtung Gel-Zustand. Die gesamte biologische Ordnung geht verloren. In der Folge kommt es unter anderem **zur zunehmenden Verschlackung des Milieus,** bei der die PGs, wie beschrieben, degenerieren. Im weiteren Verlauf folgen **unphysiologische Zellreaktionen.** Das System der Grundregulation ist dann gestört, und Krankheitsprozesse sind vorprogrammiert.

Die Entartung der Grundsubstanz ist der Auslöser aller degenerativen Prozesse.

Auch wenn das Störfeld beseitigt werden kann, ist dieser krankmachende Prozess noch nicht beendet. Der Grund dafür ist, dass das Gewebewasser die Störinformationen dauerhaft speichert. Folglich muss das Abgespeicherte gelöscht, umgestimmt oder durch Heilinformationen überlagert werden.

Auf diese Wirkungsweise der Informationsübertragung in positiver Form ist auch die Homöopathie begründet. Auch wenn in der Substanz des homöopathischen Mittels keine Moleküle mehr nachgewiesen werden können, ist die Information des Wirkstoffes dennoch vorhanden und sendet seine ihm spezifische Heil-Botschaft aus, die der erfahrene Homöopath nutzen kann.

Die hohe Kunst der Erhaltung von Gesundheit besteht also darin, den Organismus in stofflicher und energetischer „Ordnung" zu halten oder zurückzubringen, und ihn so in seinen Bemühungen zu unterstützen, dass sich die Selbstheilungskräfte in jeder Situation durchsetzen und die biologische „Ordnung" aufrecht erhalten können.

Der Informationsinhalt im Trinkwasser

Wenn wir unter dem Gesichtspunkt „Informationsinhalt" unser Trinkwasser (Leitungswasser und Flaschenwasser) betrachten, dann wird die weit reichende Problematik dieses Informationsträgers verständlich. Durch Chemie- und Strahlen-Behandlung, sowie durch schädliche Umwelteinflüsse wird das Wasser nicht nur stofflich belastet, sondern es enthält dann auch kaum noch harmonische, lebensfördernde Informationen. Es ist weitgehend degeneriert und nicht mehr „in Ordnung". Diese degenerativen Informationen nimmt unser Gewebewasser auf und verbreitet sie mit Lichtgeschwindigkeit im gesamten Organismus mit den bereits beschriebenen degenerativen Folgen. Welche Bedeutung das Wasser sonst noch auf unser Leben hat, ist im Kapitel 3.6 „Wasser" ausführlich beschrieben.

1.2.12 Umstimmung und Löschung der Störfelder

Wegen der Speicherung negativer Informationen müssen wir aber nicht resignieren. Unser Organismus hat mehrere körpereigene Abwehr-Möglichkeiten, die imstande sind, Störfelder zu löschen oder umzustimmen.

Oft reicht eine geringe Umstellung der Lebensweise, um dem Regulationssystem wieder die Chance zu geben, Abwehrkräfte aufzubauen, die es für eine Umstimmung von Störeinflüssen benötigt.

Ist das Regulationssystem in der Lage, Fieber zu erzeugen, kann schon allein diese Funktion in den meisten Fällen eine natürliche Umstimmung bewirken. Durch die Erhöhung der Körpertemperatur verändert sich die molekulare Struktur des Gewebewassers vom krankmachenden Gel-Zustand wieder in Richtung Sol-Zustand.

In diesem Zusammenhang wird auch verständlich, warum sich bei einer Senkung der Körpertemperatur im Sinne einer Unterkühlung die unterschiedlichsten Krankheiten entwickeln können, angefangen bei einer Erkältung.

Erklärung: Das Gewebewasser verändert sich bei niederen Temperaturen in Richtung Gel-Zustand, was eine Behinderung der Regulationsfähigkeit und Schwächung des Immunsystems zur Folge hat.

Mit einer durch Fieber hervorgerufenen positiven Milieu-Änderung verlieren gespeicherte Fehlinformationen ihre Kraft und werden bald gelöscht.

Deshalb ist auch aktives Schwitzen durch Bewegung und Muskelarbeit oft das Mittel der Wahl. Auch Wärmebehandlungen beruhen auf diesem Prinzip. Eine Unterdrückung des Fiebers mit chemischen Mitteln, wie es üblicherweise praktiziert wird, blockiert diese Selbstheilkräfte und hält das Störfeld weiterhin am Leben.

Welche therapeutischen Methoden geeignet sind, wird im Kapitel 9 beschrieben. Vorab nur soviel: Gesunde Ernährung, ausreichend reines, harmonisches Wasser, Psychohygiene, Stressreduzierung und energievolle Beziehungen wirken wie Radikalenfänger, die krankmachende Störfelder und Fehlinformationen löschen und unschädlich machen können.

Ergänzend helfen energetische Therapiemethoden, wie Pflanzenheilkunde, Homöopathie, Akupunktur, Reflexzonentherapie, Lichttherapie, Farbtherapie, Heilmagnetismus, Schröpfen, Kneippsche Reize etc. All diese Therapien nutzen das Phänomen der schnellen Informationsübertragung und sorgen mit kleinen Heil-Reizen für eine „Umstimmung" der Stör-Impulse in Heil-Impulse. Dies führt zurück in die ungestörte Regelfähigkeit, zurück zur gesundheitserhaltenden Homöostase.

Es versteht sich von selbst, dass eine energetische „Umstimmung" nur dann optimal funktionieren kann, wenn auch die stofflichen Voraussetzungen gegeben sind. Das bedeutet, dass ausreichend Nährstoffe zur Verfügung stehen müssen. Ferner darf das System durch grobstofflichen „Müll" wie Säuren und Gifte noch nicht derart blockiert sein, dass bereits eine **Regulationsstarre** vorliegt.

Mit diesen Erkenntnissen ist es auch nicht verwunderlich, wenn die Erfahrungsheilkunde schon seit langem erkannt hat, dass bei allen Krankheitsprozessen ein belastetes Bindegewebe anzutreffen ist, und dass dem System der Grundregulation bei allen Heilvorgängen eine bedeutende Rolle zukommt.

Bei allen Krankheitsprozessen ist ein belastetes Bindegewebe anzutreffen.

Alle ganzheitlich orientierten Therapiemethoden sind bestrebt, das innere Milieu wieder ins Gleichgewicht zu bringen und damit optimale Bedingungen für eine ideale Regulationsfähigkeit zu schaffen.

1.3 Das Regelsystem

1.3.1 Der Regelkreis

Die Regulation der Organfunktionen erfolgt bekanntlich nicht zufällig. Alle biologischen Funktionen des Lebens werden nach einer vorgegebenen, der Natur des Menschen entsprechenden „Ordnung“ reguliert. Das Zusammenspiel der einzelnen Systeme, die durch die netzwerkartige Verbindungsfunktion des Bindegewebes eine untrennbare Einheit bilden, arbeitet ähnlich einem Regelsystem, das wir von technischen Geräten kennen. Beispiel Heizung: Der Sensor ermittelt den Ist-Zustand der Raumtemperatur. Die zentrale Soll-Vorgabe ist auf die Soll-Temperatur von 21° Celsius eingestellt. Bei einer Differenz zwischen Ist-Zustand und Soll-Vorgabe korrigiert der Wärme-Regler den Ausgangswert der Heizung, damit die Raumtemperatur von 21° Celsius erreicht wird.

Ähnlich läuft es beim menschlichen Regelsystem ab:

1. Ein Sensor ermittelt den aktuellen Ist-Zustand als Eingangswert der biologischen Werte, wie Körpertemperatur, Hormonwerte, Wasserhaushalt, Sauerstoffversorgung usw.
2. Eine zentrale Soll-Vorgabe gibt den einzuhaltenden Idealwert oder den erlaubten Toleranzbereich vor, die den idealen biologischen Werten des gesunden Menschen entsprechen.
3. Bei einer Differenz zwischen Ist-Zustand und Soll-Vorgabe korrigiert der Regler den Ausgangswert, der die Lebendigkeit ausmacht und als Gesundheit oder Krankheit zum Ausdruck kommt.

Wer die Funktionen des Systems der Grundregulation versteht, hat den Schlüssel zur Gesundheit in der Hand.

Die Anforderung an das menschliche Regelsystem ist immer die Erhaltung des Lebens bzw. der Lebensfunktionen, und Erhaltung der relativen Gesundheit.

Der Regler hat den Ausgangswert nach den Sollwerten dynamisch und symptomfrei einzustellen und das Gleichgewicht aller Körperfunktionen zu erhalten, dann ist das Leben und die Gesundheit gewährleistet.

Beispiel: Ein eisiger Wintertag, die Außentemperatur beträgt Minus 10° Celsius. Die Körpertemperatur soll aber konstant 37° Celsius betragen. Würde das Regulationssystem nicht funktionieren, würde der Körper bald auf die Außentemperatur abkühlen. Die Gesundheit und das Leben wären in Gefahr.

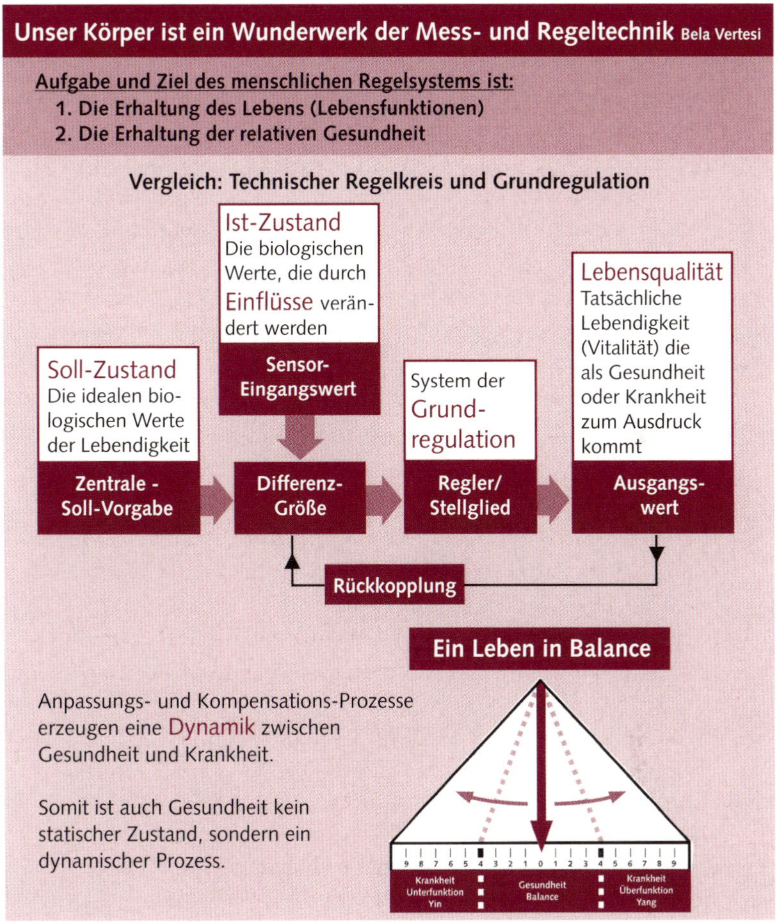

Die **Sensoren** sind vorwiegend im Bindegewebe und somit im ganzen Körper verteilt. Sie erfassen sämtliche chemischen, physikalischen und energetischen Zustände als **Ist-Zustand**. Wobei es sich hier nicht um statische Zustände handelt, sondern um dynamische, sich ständig verändernde Werte, die sich durch die unterschiedlichsten und wechselhaften inneren und äußeren Einflüsse ergeben.

In den **zentralen Einrichtungen** des Gehirns (z.B. in Hypophyse, Epiphyse, Hypothalamus), aber auch in den Genen und im Bindegewebe sind die biologischen Toleranzbereiche der individuellen **Soll-Vorgabe** gespeichert, die das Maß der Gesundheit darstellt.

Das Grundregulations-System übernimmt mit Hilfe von Funktions-Einheiten, wie vegetatives Nervensystem, Immunsystem, Hormon- und Enzymsystem usw., die **Regler**-Funktion. Dieser Regler ist bestrebt, auf die sich verändernden äußeren und inneren Einflüsse durch unsere Lebensumstände, die Witterung oder starke Emotionen (siehe Kapitel 2.2 Einflüsse) angemessen und dynamisch zu reagieren. Er versucht so, die Ist-Werte innerhalb der Toleranzgrenzen zu halten, Störeinflüsse auszugleichen und damit die Gesundheit zu erhalten.

Diese Grundregulationsfunktion entspricht dem, was wir unter **Selbstheilungskraft** oder Abwehrkraft verstehen. Je besser und stärker die Regulationsfähigkeit ist, umso besser ist die Gesundheit, und umso besser ist dann die Fähigkeit zur Selbstheilung. Deshalb sollten wir alles daran setzen, dieser Funktion die besten Bedingungen anzubieten.

Zu den wichtigsten Aufgaben der Grundregulation gehört die Erhaltung des Gleichgewichts sämtlicher Stoffwechselvorgänge und Lebensfunktionen, wie: Körpertemperatur, Wasserhaushalt, Sauerstoffversorgung, Säure-Basen-Haushalt, Hormonhaushalt, Mineralstoffhaushalt, Immunsystem, Energiehaushalt usw., die eine Schlüsselrolle für das Leben und die Gesundheit einnehmen.

Um trotz der teilweise lebensfeindlichen Einflüsse existieren zu können, hat der Organismus Methoden entwickelt, die das Überleben sichern.

Das Ziel der Regelung ist die Erhaltung des Lebens, und dies möglichst unauffällig, also ohne Krankheitssymptome, bei bester Leistungsfähigkeit und Wohlbefinden. Fühlt sich der Mensch aber nicht wohl, dann ist möglicherweise die Regulationsfähigkeit eingeschränkt, und das Regulationssystem kann diesen Ansprüchen nicht in allen Punkten gerecht werden. Oder die Selbstheilungskräfte sind gerade dabei, mit massiveren, oft nicht mehr symptomfreien Regulationsmaßnahmen, die Ordnung wieder herzustellen.

Da jeder Mensch andere konstitutionelle Voraussetzungen und Lebensumstände mitbringt, sind die Soll-Vorgaben und Toleranzgrenzen logischerweise individuell verschieden. Allein deshalb ist das Bestreben einiger medizinischer Kreise, die Festlegung von allgemein gültigen Normwerten und Gleich-Behandlung aller Patienten, immer in Frage zu stellen.

Aufgrund der Funktion des Regelsystems wird auch verständlich, dass das Leben ein dynamischer Prozess ist, und damit einer ständigen Wandlung unterliegt. So ist auch Gesundheit nicht als ein fest stehender absoluter Zustand zu verstehen, den es mit aller therapeutischen „Gewalt" anzustreben gilt.

Gesundheit ist eher die erfolgreiche Bemühung der Regelsysteme, die körperlichen, geistigen und seelischen Ist-Werte möglichst nahe an die Soll-Vorgabe heran zu bringen. Je weiter sich die Ist-Werte von der Soll-Vorgabe entfernen, umso weiter entfernen wir uns von Gesundheit und nähern uns der Krankheit.

Krankheitssymptome sind also

a) entweder Zeichen einer Störung im System der Grundregulation, oder

b) Zeichen einer aktiven Regulationsbemühung der Selbstheilungskräfte

Solange die Zusammensetzung des Bindegewebes im homogenen Fließgleichgewicht ist, ist es unmöglich, krank zu werden.

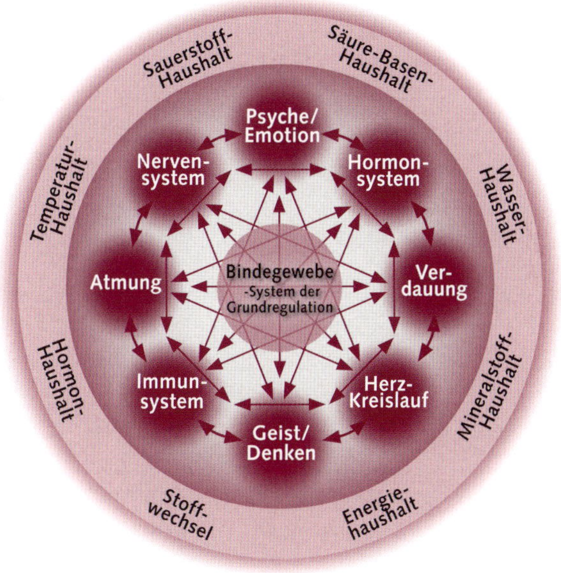

Alle Einzelsysteme bilden durch die netzwerkartige Verbindungsfunktion des Bindegewebes eine untrennbare Einheit, die hier als „das System der Grundregulation" bezeichnet wird.

Das ungehinderte (störungsfreie) Zusammenspiel dieser Einheit sorgt für die Aufrechterhaltung sämtlicher biologischer Vorgänge im System Mensch – für Vitalität und Gesundheit.

Die Einzelsysteme stehen also in ihrer Funktionsfähigkeit in einer gegenseitigen Abhängigkeit. Störungen in einem Einzelsystem bewirken immer auch Störungen im gesamten System und umgekehrt.

Die Botschaft des Systems der Grundregulation

Alles in unserem Leben ist geprägt von den Gegensätzen, von der Zweiheit.

Es scheint der Reiz unseres Daseins zu sein, zu lernen, diese Gegensätze zu überwinden und in Harmonie umzuwandeln.

1.3.2 Anpassung

Die unglaubliche Anpassungsfähigkeit des Regelsystems auf die vielfältigen, in ihrer Intensität und Art ständig wechselnden Einflüsse, ist eine der wunderbarsten Einrichtungen zur Erhaltung der Gesundheit und letztlich zur Erhaltung des Lebens. Diese Fähigkeit können wir nicht hoch genug schätzen und pflegen.

Egal, ob es sich um innere oder äußere Einflüsse oder um die Harmonie störende oder fördernde Reize handelt, das hoch vernetzte Regelsystem ist immer bestrebt, den hohen biologischen Anforderungen gerecht zu werden.

Sind die Einflüsse nicht widernatürlich, und ist das System voll funktionsfähig, dann werden die Reize immer unauffällig, also symptomfrei beantwortet. Die individuellen Normwerte werden eingehalten, auch wenn die Einflüsse Extremwerte erreichen. Dieser Zustand drückt sich in „wohl fühlen", in optimaler psychischer und physischer Leistungsfähigkeit aus.

Die Anpassungsfähigkeit des Regelsystems erhält Gesundheit und Leben.

Das beste Training zur Erhaltung der Regulationsfähigkeit ist ein dynamisches, abwechslungsreiches, „bewegtes" Leben, das die polaren Aspekte Yin und Yang zum Inhalt hat. Wechselnde Einflüsse, wie Ernährung und Fasten, Bewegung (Aktivität) und Ruhe, Wärme und Kälte, sowie Feuchtigkeit und Trockenheit, fordern die Systeme zur Reaktion heraus. Dagegen lässt jeder statische Zustand, jede Einseitigkeit die Systeme erlahmen. Natürlich ist bei beiden Aspekten zu beachten: „Allzu viel ist ungesund".

Um ein erlahmtes System wieder in Schwung zu bringen, gibt es auch bekannte therapeutische Methoden der Volksheilkunde.

Ein Beispiel dafür sind die Kaltwassergüsse nach Pfarrer Sebastian Kneipp. Mit diesem Haut-Kälte-Reiz aktiviert das Regulationssystem alle Organe, die zur Erhaltung der Körpertemperatur erforderlich sind: Bindegewebe, vegetatives Nervensystem, Hormonsystem, Immunsystem, Herz-Kreislaufsystem, Energiehaushalt. Sie müssen reagieren, um diesem Reiz zu begegnen und das Gleichgewicht wieder herstellen.

Aufgrund dieser starken Reaktion werden im Körper Stauungen (Blockaden) beseitigt, erlahmte Fließeigenschaften von Blut, Lymphe und Energie, die für viele Beschwerden verantwortlich sind, kommen wieder in Schwung – und damit auch das gesamte Stoffwechselgeschehen. Eine bedeutende Reaktion ist dabei die Anregung zur Ausscheidung aller ungesunden Stoffe. Der ganze Körper wird belebt, gekräftigt und widerstandsfähiger. Die Erkenntnisse, Empfehlungen und Anwendungen von Pfarrer Kneipp (1821 bis 1897) sind aktueller denn je. Es lohnt sich, seine Wasserheilkunde anzuwenden.

Ähnliches geschieht in der Sauna: Dort wird der Organismus zunächst mit hohen Außentemperaturen konfrontiert. Das Regelsystem stellt den gesamten Organismus auf Kühlung ein, öffnet dazu die Hautporen und leitet Kühlflüssigkeit (Schweiß) nach außen. Von einer Sekunde zur anderen kommt es im Kaltwasserbecken zum Kältereiz. Das Regelsystem muss hier sehr schnell reagieren und die Körperfunktionen an die extrem unterschiedlichen Umstände anpassen. Die Hauptwirkung liegt auch hier in der Aktivierung des gesamten Regulationssystems, und in der Beseitigung eines gestörten Fließgleichgewichts.

Sauna hat also eine hervorragende Reizwirkung auf das Regelsystem. Wer jedoch eine entschlackende Ausscheidung anstrebt, muss wissen, dass ein aktives Schwitzen durch körperliche Aktivität effektiver ist als das passive Schwitzen in der Sauna.

Angeregt durch die vielfältigen äußeren und inneren Einflüsse des Lebens laufen solche und ähnliche Prozesse in unserem Organismus ständig in unterschiedlicher Form und Stärke weitgehend unauffällig ab. Diese Regulationsfähigkeit zur Anpassung an die Lebensumstände ist der Grund, warum manchmal, trotz widriger Umstände, die Körperfunktionen normal ablaufen, und wir uns wohl fühlen. Die Anpassungsfähigkeit ist ein Teil der Selbstheilungskräfte.

Es muss uns aber bewusst sein, dass das System umso intensiver reagieren muss, je extremer die Reize sind. Im Gegensatz zu den kurzen therapeutische Reizen, wie sie beispielsweise Kneipp empfiehlt, sind die unnatürlich intensiv und chronisch wirkenden Einflüsse, die das moderne Leben mit den Umweltbelastungen mit sich bringt, ein bedeutender Stressfaktor für das Regelsystem, der unnötig viel Energie verbraucht und deshalb möglichst vermieden werden sollte.

1.3.3 Die Dynamik des Lebens

Salutogenese – Die Dynamik zwischen Gesundheit und Krankheit

Ein lebender Organismus ist also ständig wechselnden Einflüssen ausgesetzt und damit permanent gefährdet, ins Ungleichgewicht zu kommen. Zur Erhaltung einer relativen Ordnung (Homöostase) ist das Regelsystem ständig am Ausbalancieren. Somit ist das gesamte Leben ein dynamischer Prozess, der zeitlebens Wandlungen unterliegt.

Ein <u>entweder</u> Gesund-Sein <u>oder</u> Krank-Sein gibt es als statischen Zustand nicht. Die dynamischen Prozesse erzeugen immer nur relative Ergebnisse: Entweder ist man mehr oder weniger gesund.

Ob das dynamische Pendel des Lebens sich innerhalb des Sektors Gesundheit bewegt, oder ob es den Grenzbereich verlässt und wie stark es dann in Richtung Krankheit ausschlägt, das wird durch die jeweilige Bereitschaft (Disposition) geprägt, die sich in einem mehr oder weniger starken System der Grundregulation ausdrückt.

Je harmonischer das Milieu des Bindegewebes ist, desto stärker ist die Regulationsfähigkeit des Grundregulations-Systems – und umso widerstandfähiger, anpassungs- und kompensationsfähiger ist dann der Gesamtorganismus gegen jede Art von Störeinflüssen.

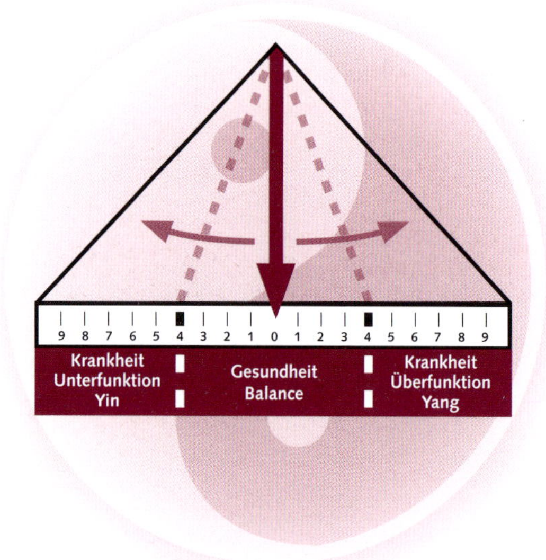

Dabei interessieren uns die Antworten auf folgende Fragen:

a) Wie kann der Organismus das Pendel in der Mitte halten?
b) Welche Faktoren können das Gleichgewicht stören?
c) Was unternimmt der Organismus, um ein zu starkes Ausschlagen des Pendels und damit ein Ungleichgewicht zu beseitigen?
d) Was können wir tun, um den Organismus in dieser Bemühung zu unterstützen?

Da eine absolute Gesundheit nicht erreichbar ist, müssen die therapeutischen Bemühungen sie auch nicht anstreben. Vielmehr geht es darum, die besten Voraussetzungen für eine optimale Regulationsfähigkeit zu schaffen, entsprechend der Salutogenese – die Lehre von der Gesundheit, im Gegensatz zur Pathogenese, der Lehre von der Krankheit.

> Das Ziel der Salutogenese lautet:
> Den körperlichen, geistigen und seelischen Zustand mehr in den Bereich Gesundheit (Mitte) bringen und weiter weg vom Bereich der Krankheit.

1.3.4 Kompensation

Organe und Organgruppen sind im System Mensch innerhalb der Grundregulation für bestimmte Aufgaben vorgesehen. Meist erfüllen sie jedoch mehrere Funktionen gleichzeitig. So ist beispielsweise die Niere für das Filtern und Ausscheiden der harnpflichtigen Stoffe zuständig. Im Dünndarm finden die meisten Resorptionsvorgänge statt. Die Leber ist das Entgiftungsorgan, in dem das Blut gereinigt wird. Die Lunge ist zur Sauerstoffaufnahme und Abgabe von Kohlendioxid bestimmt usw.

Ist ein einzelnes Organ in einer speziellen Funktion geschwächt, dann gewährleistet die Netzwerkgemeinschaft „Grundregulation“ die Aufrechterhaltung dieser Funktionen durch Kompensation. Das Regelsystem ist in diesem Notfall in der Lage, andere Organe oder Untersysteme einzubeziehen und die Organschwäche zumindest teilweise auszugleichen.

> Gestörte Organfunktionen können durch „Ersatzorgane“ kompensiert werden.

Die „Ersatzorgane“ übernehmen dann die wichtigsten Aufgaben bis der Schaden wieder repariert ist. Sie können aber nie als vollwertiger Ersatz verstanden werden; die Kompensation ist immer nur ein Notbehelf für eine hoffentlich vorübergehende Zeit der Störung.

Beispiele für die Anpassungs- und Kompensationsfähigkeit

1. Niere:

Bei einer Nierenschwäche kann beispielsweise die Haut bis zu einem gewissen Grad einen Teil der Ausscheidungsaufgaben übernehmen. Die Haut wird deshalb in der Naturheilkunde auch als Ersatzniere bezeichnet. Dadurch erklärt sich, warum Hautprobleme als ein Symptom einer „Entgiftungs-Störung“ zu beurteilen sind, bei dem immer auch die Niere in die Therapie mit einbezogen werden muss. Was nützt es also, wenn die Haut nur mit Salben behandelt, die Entgiftung aber nicht unterstützt wird?

2. Sauerstoffmangel:

Sauerstoffmangel im Blut und somit auch in den Zellen versucht, das Regelsystem zu kompensieren durch:

1. Verstärkung der Atmung, und/oder
2. Erhöhung des Blutdrucks, und/oder
3. Erhöhung des Herzrhythmus (Puls), und/oder
4. Vermehrung der roten Blutkörperchen

So gesehen ist hoher Blutdruck keine Krankheit, sondern ein Symptom für die Störung „Sauerstoffmangel". Was nützt es dann, den Blutdruck mit Medikamenten künstlich zu senken, wenn diese Medikamente nicht in der Lage sind, die Blutqualität und die Sauerstoffversorgung zu verbessern? Die Kompensationsfähigkeit ist wie die Anpassung ein Teil der Selbstheilungskräfte.

Diese Beispiele zeigen, dass der Organismus immer mehrere Notfallprogramme hat, auf die er zurückgreifen kann, sofern das Regelsystem den Anforderungen gerecht wird. Da die Fähigkeit zur Anpassung und Kompensation individuell mehr oder weniger stark ausgeprägt sein kann, lässt sich im Einzelfall auch nicht voraussagen, wann welche Krankheit bei wem ausbricht, und ob sie überhaupt ausbricht.

Die Anpassungs- und Kompensationsfähigkeit des Organismus ist eine wunderbare Einrichtung, die wir nicht mutwillig durch Ignoranz der Krankheitszeichen überstrapazieren sollten.

Ergänzend sei bemerkt: In der Anpassungs- und Kompensationsfähigkeit unterscheiden sich lebende Organismen von technischen Geräten. Das komplexe vernetzte System eines lebenden Organismus hat die Fähigkeit zur Regulation und Kompensation. Es ist in der Lage, Schwächen einzelner Teile auszugleichen und dadurch das Leben zu bewahren. Technische Geräte werden dagegen sofort funktionsunfähig, wenn ein Teil ausfällt.

Aufgabe und Ziel des Regelsystems ist:
1. Die Erhaltung des Lebens (Lebensfunktionen)
2. Die Erhaltung der relativen Gesundheit (mehr gesund als krank)

Das Regelsystem und Laborwerte

Solange die Regulationsfähigkeit noch einigermaßen funktioniert, werden die chemisch-physikalischen Soll-Vorgaben eingehalten, und damit auch die Normen der Labor-/Blutwerte. Diese Tatsache führt nicht selten zu Missverständnissen zwischen Patient und Arzt.

Der Patient fühlt sich nicht wohl. Der anfangs symptomfreien, stillen Anpassung und Kompensation folgen zunächst scheinbar harmlose Zeichen, wie Müdigkeit, Schwitzen, Hautausschlag, Schnupfen, Husten, Durchfall usw. Diese Symptome nennen wir zwar Krankheit, in Wirklichkeit sind es aber Zeichen der Kompensation oder der Selbstheilungsbemühungen des Organismus, die auch als solche anzuerkennen sind.

Da die Laborwerte in der Norm sind, kommt der Arzt zu keinem Befund. Nicht selten wird in dieser Situation der Patient entweder als Simulant verdächtigt, oder es wird die Psyche, das Alter, die Abnutzung usw. als möglicher Grund vorgeschoben.

Die Regulationsfähigkeit täuscht also Gesundheit vor, obwohl wichtige Organe vielleicht schon längst nicht mehr richtig funktionieren und ihre Aufgabenbereiche bereits durch Kompensation ersetzt werden.

Das bedeutet, dass sich die Krankheit mit den herkömmlichen Untersuchungen erst dann feststellen lässt, wenn das Milieu bereits so stark geschädigt ist, dass das Regulationssystem nicht mehr die Kraft hat, die Anpassungs- und Kompensationsfähigkeit zu erhalten. Dann sind bereits größere Systeme in Mitleidenschaft gezogen. Nicht selten ist dann der Krankheitsprozess schon so weit fortgeschritten, dass eine Besserung kaum noch erreicht werden kann.

Normwerte des Blutes täuschen oft Gesundheit vor.
In Wirklichkeit sind es Ergebnisse gut funktionierender
Anpassungs- und Kompensationsleistungen des Regelsystems.

Die Kompensationsfähigkeit geht sogar so weit, dass sich Schmerzen und andere Symptome erst dann bemerkbar machen, wenn die Organ-Funktion bereits um 70 Prozent reduziert ist. Das heißt, erst wenn ein Organ oder eine Funktion nur noch 30 Prozent seiner eigentlichen Leistungsfähigkeit bringt, bemerken wir es überhaupt. Wie viele Menschen leben auf diesem Niveau? Wäre es nicht besser, frühzeitig Maßnahmen zu ergreifen, die Organfunktionen in Richtung 100 Prozent gewährleisten?

Erst wenn ein Organ nur noch zu 30% funktioniert zeigt sich der Schmerz.

Medizin einzunehmen, wenn ihr krank seid,
ist wie das Graben eines Brunnens, wenn ihr durstig seid.
Chinesische Weisheit

1.3.5 Konstitution

Die Gesamtverfassung eines Menschen wird als Konstitution bezeichnet. Wenn in der medizinischen Literatur die Konstitution beschrieben wird, beziehen sich die Autoren meist ausschließlich auf die Erbanlage. Bei genauer Betrachtung ist die Konstitution aber die Summe aus:

a) der **Erbanlage**, d. h. der angeborenen Belastung von vorausgegangenen Generationen und

b) den **erworbenen Eigenschaften,** die durch die Denk- und Lebensweise, sowie durch die Lebensumstände (Einflüsse) geprägt wurden.

Beide Faktoren kommen in der Qualität der Grundsubstanz zum Ausdruck.

Es ist bekannt und auch logisch, dass sich sowohl die Erbanlage als auch die erworbenen Eigenschaften gegenseitig beeinflussen. So wirken sich erbliche Belastungen auf die Ordnung des Grundregulations-Systems negativ aus. Umgekehrt kann sich eine Belastung der Grundregulation negativ auf die Erbsubstanz auswirken.

Jeder Mensch trägt also erworbene und ererbte Eigenschaften in sich, die seinen körperlichen und psychischen Gesamtzustand prägen, sowie seine Persönlichkeitsentwicklung (Wesen) mitbestimmen. Diese Merkmale machen ihn zum Individuum. Die Konstitution kann demnach auch die Tendenz zur Gesundheit wie zu bestimmten Krankheiten begünstigen. Damit erklärt sich auch, dass ein und dieselbe Krankheitsursache bei verschiedenen Menschen unterschiedliche Krankheiten auslösen oder keine. Das bedeutet: Ob überhaupt eine Krankheit auftritt und wenn ja, welche, wird von der jeweiligen Konstitution bestimmt.

Die allgemeine Medizin würde gut daran tun, bei der Beurteilung und Behandlung von Krankheiten wieder den ganzen Menschen zu erfassen und auf seine „Eigenart" einzugehen. Statt der Einheitsbehandlung, bei der alle über einen Kamm geschoren werden, müssen wieder die individuellen Unterschiede des Menschen Berücksichtigung finden.

Die Konstitutionslehre und Konstitutionstherapie, wie sie Dr. Bernhard Aschner beschreibt, behandelt beispielsweise den schlanken, mageren Menschen (Astheniker) anders als den stämmigen, dicken (Pykniker), den blonden anders als den dunkel- oder rothaarigen, die Frau anders als den Mann, den Jungen anders als den Alten. Es wird also der körperliche und psychische Gesamteindruck des Menschen berücksichtigt, der wichtige Informationen für die Diagnose und Therapie liefert.

Auch bei der in der Naturheilkunde praktizierten Methode der Augendiagnose (Irisdiagnose) werden, entsprechend der Irisfarbe, drei Grund-Konstitutions-Typen unterschieden:

a) Lymphatische Konstitution (blaue Iris)
b) Hämatogene Konstitution (braune Iris)
c) Mischkonstitution (blau-braun/grüne Iris)

Aus diesen Grundformen lassen sich noch weitere Varianten unterscheiden, die zusätzliche detaillierte Hinweise zur Konstitution geben können:

a) Die Disposition: Sie ist die ererbte oder erworbene Bereitschaft des Organismus für bestimmte Erkrankungen.
b) Die Diathese: Sie ist die ererbte und erworbene Bereitschaft des Organismus zu krankhaften Reaktionen bzw. Regulationsstörungen bestimmter Organe.

„Die Iris als Spiegel der Konstitution."
Josef Karl

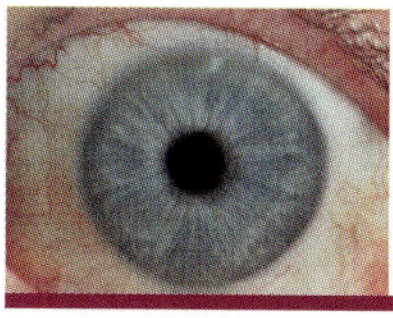

Lymphatische Konstitution mit neurogener Disposition

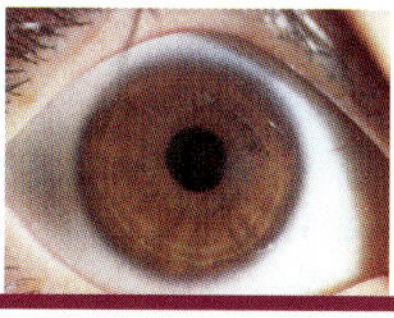

Hämatogene Konstitution mit spastischer Diathese

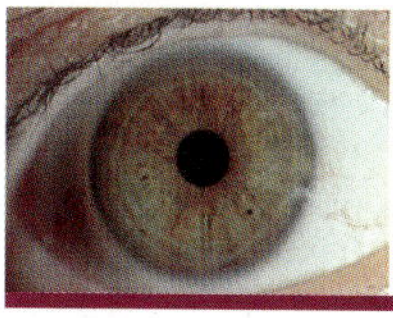

Misch-Konstitution

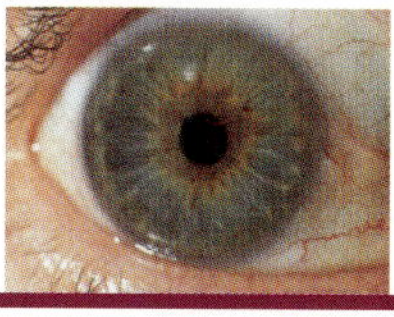

Lymphatische Konstitution mit Übersäuerungs-Diathese

Bildquelle: Felke Institut, Gerlingen, www.felke-institut.de

Mit herkömmlichen Laborergebnissen lassen sich die Konstitutionstypen nicht unterscheiden. Diese Unterscheidungen setzen voraus, dass die Medizin auch das bewährte Erfahrungsgut aus jahrhundertealten Methoden (nicht nur der Irisdiagnose) anerkennt. Sie setzen weiter voraus, dass sich der Therapeut dem Patienten zuwendet, dass er ihn beobachtet. Die daraus entstehende Erfahrungsheilkunde wäre in Verbindung mit den modernen Diagnose- und Therapietechniken eine erstrebenswerte Kombination für die Heilerfolge.

> Zwei Hauptaufgaben hat die medizinische Wissenschaft:
> 1. Fortschritte zu machen.
> 2. Bewährte Erfahrungen möglichst in Vollständigkeit zu erhalten, zu vermitteln und mit dem jeweiligen Zeitwissen in Einklang zu bringen.
>
> Dr. Bernhard Aschner (1883-1960)

Lassen Sie sich nicht einreden, dass alle Krankheiten, deren Ursachen scheinbar nicht erklärbar und therapierbar sind, vererbt wären, und man nichts dagegen machen könne. Das bedeutet nur, dass die moderne Medizin diese Krankheiten nicht beherrscht. Wenn überhaupt, dann ist es nur ein verschwindend geringer Prozentsatz aller Krankheiten (manche Medizinforscher gehen von nur zwei Prozent aus), die auf erblichen Belastungen zurückzuführen sind.

Die Annahme (Behauptung), dass die Konstitution und die daraus entstehenden Erkrankungen in allen Fällen unveränderbar sind, ist ein großer Irrtum und für den Betroffenen bei der Suche nach Lösungen nicht gerade motivierend. Klar, dass manifestierte Schäden oder Gen-Defekte kaum umkehrbar sind. Aber es ist wichtig zu verstehen, dass die Konstitution zwar wesentlich, aber nicht ausschließlich von den Erbfaktoren geprägt wird. Ihre Entwicklung hängt, wie oben beschrieben, auch wesentlich von den Einflüssen unserer Lebensumstände ab, auf deren Reize das gesamte System Mensch ununterbrochen reagieren muss. Eine therapeutische Sanierung des Bindegewebe-Milieus, unter anderem mit der Beseitigung von Erbgiften, kann die Voraussetzung für eine Verbesserung der konstitutionellen Verfassung schaffen. Das bedeutet:

> Durch die Stärkung des Systems der Grundregulation können durch Erbfaktoren entstandene Schwächen kompensiert und somit die Gesamt-Konstitution verbessert werden.

2. Die Suche nach den Ursachen

Auch wenn wir jetzt wissen, dass alle Erkrankungen hauptsächlich durch Belastungen der Grundsubstanz und der sich daraus entwickelnden Fehlfunktionen des Regulationssystems entstehen, sollten wir uns mit dieser Erkenntnis nicht zufrieden geben. Erst wenn wir auch wissen, welche Faktoren die Grundsubstanz belasten, können wir die verursachende Störung, sofern möglich, meiden oder beheben und gezielte, effektive Maßnahmen zur Regeneration anwenden.

In meinem Buch „Erwarte ein Wunder" wurden die **„7 Säulen der Gesundheit"** als wesentliche Aspekte beschrieben, die in hohem Maße auf unsere Lebensqualität Einfluss nehmen:

1. **Psychohygiene – die geistige Einstellung zum Leben**
2. **Ernährung und Fasten**
3. **Bewegung und Regeneration, Schlaf**
4. **Luft/Sauerstoff**
5. **Wasser**
6. **Erd-Magnet-Energie**
7. **Sonnen-Licht-Energie**

Die dort beschriebenen Aussagen werden hier nochmals bekräftigt, teilweise ergänzt, von einem anderen Standpunkt betrachtet und in anderen Zusammenhängen dargestellt.

2.1 Welche Ursachen behindern das Regulationssystem?

Sie haben sicher bereits erkannt, dass es mit dem Begriff „Ursache" so eine Sache ist. Wer behauptet, die Ursache einer Krankheit zu kennen, unterliegt meist schon dem ersten Irrtum.

Wenn man versucht, allgemeine Erklärungen für mögliche Ursachen der Krankheiten zu finden, landet man bei unzähligen Theorien und Möglichkeiten. Einmal werden Hormonstörungen vorgeschoben, dann die Nerven, die Psyche, die Gene, der Verschleiß, das Rauchen, die Ernährung, der Stress, der hohe Blutdruck, ferner Viren, Bakterien, Pilze oder der Darm, das Säure-Basen-Gleichgewicht, Gifte, Entzündungsherde usw. Je nach Fachausbildung des Betrachters steht dabei immer das entsprechende Thema im Vordergrund.

Bei tiefer gehender Überlegung sind die oben genannten Beispiele in Wirklichkeit alles keine Ursachen, sondern lediglich Risikofaktoren, die entweder bereits Folge einer Störung sind oder Krankheitsauslöser, die quasi das Fass zum

Überlaufen bringen. So ist auch das System der Grundregulation nicht die erste Ursache, weil es dahinter weitere Faktoren gibt, die dieses System belasten, und die ebenso hinterfragt werden müssen.

Was ist, wenn das Fass voll ist und überläuft?

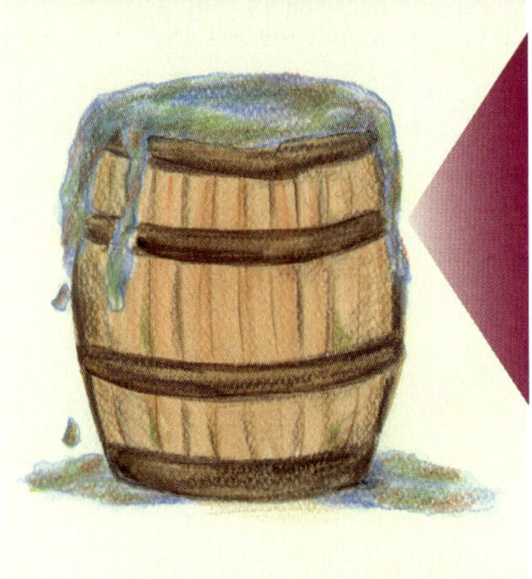

- **Psychischer Stress,**
- **Übersäuerung, freie Radikale,**
- **Fehlernährung, Wassermangel,**
- **chemische Medikamente, Impfschäden,**
- **Hormonstörungen, Schwermetalle,**
- **Umweltgifte, Darmbelastungen,**
- **Strahlenbelastungen, Elektrosmog,**
- **Erdstrahlen, klimatische Einflüsse,**
- **Erbfaktoren**

<u>Folgen dieser Einflüsse:</u> Allergie, Krebs, Autoimmunkrankheiten; neurologische, psychische, chronische Erkrankungen.

Belastungen des Bindegewebe-Milieus entwickeln sich meist aus komplexen Negativ-Einflüssen. Ein einzelner Faktor, der als Krankheitsauslöser definiert wird, darf nicht als einzige Ursache beurteilt und bekämpft werden. Er ist vielleicht nur der sprichwörtliche „Tropfen, der das Fass zum Überlaufen bringt". Erst wenn sich die negativen Einflüsse summieren, wird die Regulation beeinträchtigt. Nur eine umfassende Bereinigung des Milieus bringt Aussicht auf Erfolg, dann bekommt das Regelsystem einzelne Faktoren wie Pollen usw., wieder in den Griff.

Sicher gehören Ernährung und Psychohygiene zu den Faktoren, denen man eine Schlüsselrolle zuweisen kann. Es ist auch richtig und widerspricht sich nicht, wenn man Stress, die Psyche, den Darm, das Säure-Basen-Gleichgewicht usw. ins Zentrum der Aufmerksamkeit lenkt, schließlich beeinflusst sich alles gegenseitig und vereint sich in seiner Wirkung im System der Grundregulation.

Nur sollte man nicht den Fehler machen und lediglich einzelne Faktoren auswählen, diese dann zum Sündenbock machen und stur darauf pochen, dass mit dem Ausschalten dieses einen Faktors alle Probleme beseitigt sind, wie es manche Autoren und Referenten darstellen und manche Therapeuten auch praktizieren. Der Mensch ist ein komplexes Wesen, das einzelne Faktoren meist gut kompensieren kann. Erst wenn sich diese summieren, wird die Regulation beeinträchtigt.

Nehmen wir als Beispiel nur den Kopfschmerz. Ist eine Verspannung die Ursache, eine Übersäuerung, die Halswirbelsäule, ein Energiestau – oder eine Energieblockade? Oder vielleicht der Wind, die Hormone, der Stress, die Angst, ein Tumor?

Eine eindeutige Antwort wird es bei der Frage nach der Krankheitsursache wohl in den seltensten Fällen geben. Jeder einzelne Aspekt könnte hinterfragt werden, irgendwann werden wir dann philosophische, esoterische oder religiöse Erklärungen bemühen und schließlich bei Adam und Eva ankommen. Dies ist nicht ironisch gemeint, letztlich ist die Erkennung der Ursache auch eine Frage des Bewusstseins. Je mehr wir uns auf die Suche machen, umso höher entwickelt sich das Bewusstsein, umso tiefer ergründen wir die verursachenden Faktoren.

Deshalb sollte man den Begriff „Ursache", auch in dieser Beschreibung nicht so eng, nicht so wörtlich nehmen. Wenn wir zunächst diejenigen Faktoren meiden und beseitigen, auf die wir direkten Einfluss nehmen können, weil dies in unserer Macht steht, dann sind wir dem Ziel einer ursächlichen Behandlung sehr nahe.

2.2 Einflüsse

Vom Augenblick der Zeugung bis zum Tod ist der Mensch einer Vielzahl von Lebensumständen (Einflüssen) ausgesetzt, die, je nach Qualität und Quantität, fördernd oder schädigend auf uns einwirken. Das heißt: Sie sind in der Lage, den chemisch-physikalischen und energetischen Ordnungszustand mehr oder weniger zu beeinflussen, und damit auch das Milieu des Bindegewebes zu verändern. Das Regelsystem muss auf diese Einflüsse ständig und dynamisch reagieren, mit dem Ziel, die Ordnung und das Gleichgewicht zu erhalten bzw. wieder herzustellen.

Will man den Auswirkungen der Einflüsse auf unseren Körper auf den Grund gehen, müssen Antworten auf Fragen gesucht werden, wie:

1. Welche Faktoren und Einflüsse besitzen krankmachende Eigenschaften?
2. Wie entstehen krankheitsfördernde Milieubedingungen?
3. Warum ist das Bestreben der Regelsysteme, die Harmonie des inneren Milieus aufrechtzuerhalten, nicht immer erfolgreich?

Folgende Beispiele sollen einige Lebensumstände bewusst machen, die im Regelsystem Reaktionen provozieren.

2.2.1 Klassische Einflüsse

a) **Innere Einflüsse:** Angst, Depression, Minderwertigkeitsgefühl, emotionale Konflikte usw.
b) **Äußere Einflüsse:** Stress, Überanstrengung, Kälte, Hitze, Wind, Feuchtigkeit, Geopathie (Erdstrahlen), usw.
c) **Neutrale Einflüsse:** Mangel bzw. Überfluss an Nahrung, Sauerstoff, Wasser, Bewegung, Schlaf, usw.

Auf diese „klassischen Einflüsse" ist der menschliche Organismus seit Urzeiten eingestellt, sie hat es schon immer gegeben und wird es auch in Zukunft immer geben. Damit kann der gesunde Organismus umgehen, die kennt er, dafür hat er Antworten und Lösungsprogramme.

Wenn die klassischen Einflüsse nicht ein natürliches Maß an Intensität und Dauer überschreiten, dann stellen sie für ein funktionierendes Regulationssystem kein Problem dar. Selbst bei kurzfristigen Extremsituationen können die Regelsysteme die Probleme kompensieren und die Organfunktionen an die jeweilige Situation dynamisch anpassen. Am Beispiel Sauna wird die extreme Regelfähigkeit deutlich.

Aber auch hier sollten wir bedenken, dass die Systeme nicht unendlich belastbar sind. Irgendwann wird auch das stärkste Energiesystem, die stärkste Batterie, das stärkste Abwehrsystem schwach und kann dann den normalen Anforderungen nicht mehr gerecht werden. Deshalb sollten chronische Überreizungen frühzeitig erkannt und abgestellt werden.

2.2.2 Moderne Einflüsse

a) **Toxische Belastungen** (Schadstoff-Belastungen) wie künstliche Düngemittel, Pflanzen-„Schutzmittel", chemische Medikamente, Antibiotika, Hormone, Impfung, industrielle Umwelt-Verschmutzung.
b) **Strahlenbelastungen** wie Sendestationen, Handy, radiologische Untersuchungen, Elektrosmog usw.
c) **Körperliche Verletzungen** wie Operationen, Schönheitsoperationen, Piercing, Tattoos.
d) **Psychische Belastungen** wie Arbeitsstress, Mobbing, soziale Isolierung, Single-Dasein, Lärm, „giftige" Beziehungen zu Energie raubenden Menschen.
e) **Mangel an den Urenergien** Sonnenlicht- und Erdmagnetenergie und das Ignorieren der natürlichen Ordnung durch eine unnatürliche Lebensweise.

Diese „modernen Einflüsse“ sind überwiegend un-natürlicher Art. Darauf hat unser Organismus noch keine richtige Antwort, er kennt sie nicht, das Regelsystem ist dafür noch nicht optimal entwickelt. Die Evolution wird noch einige Zeit brauchen, um sich auf diese „modernen Einflüsse“ einzustellen.

Beim kranken Menschen ist das Regulationssystem meist durch mehrere belastende Faktoren gestört, deshalb sollten vom Betroffenen alle Anstrengungen unternommen werden, sie zu reduzieren.

Um die negativen Auswirkungen dieser unnatürlichen Einflüsse weitgehend gering zu halten, gibt es nur zwei Wege:

1. Moderne Einflüsse möglichst meiden.
2. Das System der Grundregulation und die Zellen so zu stärken, dass sie auch diesen unnatürlichen Belastungen gewachsen sind und deren negative Wirkungen kompensieren können.

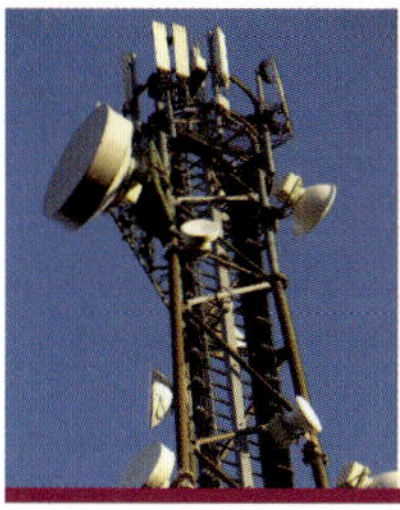
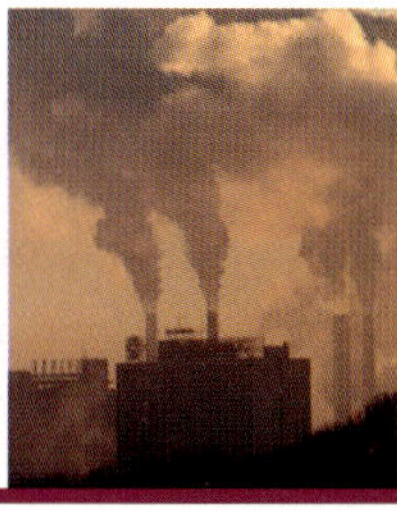
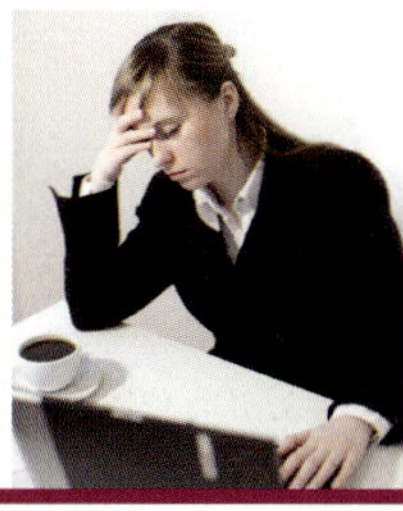
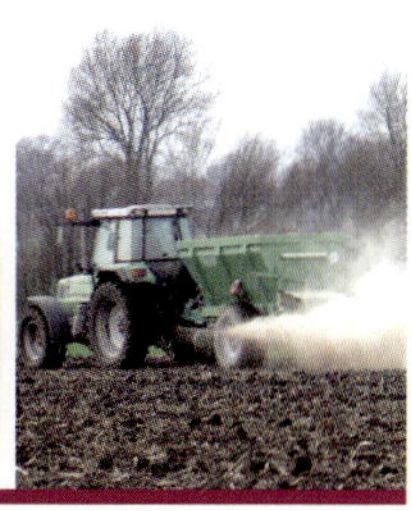

Gesunde Anreize

Bei der Aufzählung der Einflüsse darf man in diesem Zusammenhang aber nicht nur an die krankmachenden Störeinflüsse denken, und dabei die positiven Einflüsse mit aufbauender und heilender Wirkung übersehen.

Glücksgefühle, eine Liebesbeziehung, Freude, Erfolgserlebnisse, angenehme Wärme, das Licht der Sonne, reines Wasser, aromatische Düfte, harmonische Musik, ein gutes Buch, usw. sind Beispiele für positive Einflüsse. Selbst kleine Stress-Reize, die das Regulationssystem in Schwung halten (Beispiel Sauna, Kneippsche Güsse, Eustress, …) sind gesunde Anreize, deren Bewältigung sich positiv auswirken. Allerdings gilt auch bei diesen Einflüssen: „Allzu viel ist ungesund“.

„Alles ist ein Gift und nichts ist ein Gift. Es kommt allein auf die Dosis an.“
Paracelsus

Mit anderen Worten: Die Dosis bestimmt, ob ein Mittel ein Heilmittel, oder ein Gift ist, oder ob ein Einfluss ein Heilreiz oder Störfeld ist.

2.2.3 Entzündungsherd

Die Aufzählung der klassischen und modernen Einflüsse muss noch um eine Sonderform von Störeinflüssen ergänzt werden. Der so genannte Entzündungsherd ist ein in der Medizin leider zu wenig beachteter Störfaktor, der an der Entstehung zahlreicher Krankheiten beteiligt ist.

Als „Herd“ wird eine krankhafte, lokale Organ-Veränderung mit chronischer Entzündung im Bindegewebe beschrieben. Dieser „Herd“ bringt das gesamte Milieu des Bindegewebes in Unordnung, und wirkt so als Störfeld auch in entfernten Körperbereichen. Über kurz oder lang löst er eine krank machende Wirkung aus (siehe auch Kapitel 1.2.11 Störfelder, Bindegewebe speichert Informationen).

Typische „Herd-Organe“ sind Zähne, Mandeln, Darm, Blinddarm und alle Narben. Grundsätzlich kann aber jede chronische Entzündung als Herd Störimpulse aussenden. Das Immun- oder Regulationssystem muss ständig gegen die Entzündungsgifte oder Nervenreize, die von den Herden ausgehen, ankämpfen. Das bedeutet, dass ein Herd dem Organismus sinnlos viel Energie raubt. Mit der Zeit wird deshalb das Abwehrsystem erheblich geschwächt und kann seine Aufgabe nicht mehr erfüllen. Die Kontrolle über anwesende Gifte und Keime geht verloren, das degenerierte Milieu blockiert die Regulationsfähigkeit. Es kommt zu den verschiedensten Allgemeinerkrankungen wie Rheuma, Asthma, Herzschwäche, Krebs ....

Resonanzkette

Wichtig in diesem Zusammenhang ist auch das Verständnis für die von Dr. Dietrich Volkmer in seinem Buch „Herd, Focus, Störfeld“ (Verlag Books on Demand) beschriebenen Resonanzketten. Dieses Prinzip erklärt das komplexe Zusammenspiel aller Organsysteme, was wieder einmal die Netzwerkfunktion des Bindegewebes herausstellt und erklärt, dass ein Symptom in einem bestimmten Körperbereich durch eine davon entfernt liegende Organ- oder Milieustörung ausgelöst werden kann.

Volkmer beschreibt ein konkretes Beispiel: „Ein Patient mit ständigen Schwellungen am Fuß wurde lange vom Orthopäden erfolglos behandelt. Homöopathische Mittel für die Niere ließen die Schwellung verschwinden“. Diese Aussage zeigt, dass der Ort des Symptoms (Fuß) nicht mit der auslösenden Ursache (Niere) verwechselt werden darf.

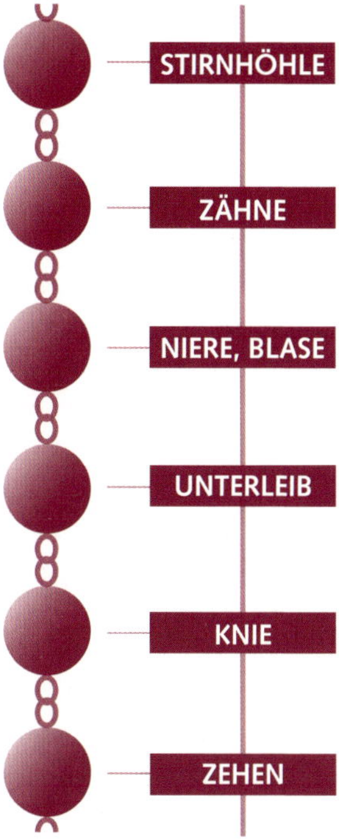

Dieses Bild soll veranschaulichen, dass alle Organe in Unruhe versetzt werden, wenn ein Organ gestört wird. Ist der auslösende Faktor stark, werden auch die anderen Organe entsprechend stark in Mitleidenschaft gezogen.

Volkmer beschreibt folgende Resonanzketten:

1. Stirnhöhle – Zähne (Frontzähne) – Niere, Blase – Hoden, Nebenhoden, Prostata/Gebärmutter, Eierstöcke – Knie hinten – kleiner Zeh.
2. Auge – Keilbeinhöhle – Zähne (Eckzähne und Prämolaren, die zwei vorderen Backenzähne, jeweils oben und unten) – Leber, Gallenblase – Hüfte – Knie – großer und kleiner zweiter Zeh.
3. Mund, Rachen – Kiefernhöhle – Zähne (obere Molaren, die hintersten Backenzähne oben, sowie die unteren Prämolaren) Magen, Bauchspeicheldrüse – Brust – großer Zeh, zweiter Zeh.
4. Nase – Siebbeinzellen – Zähne (obere Prämolaren, untere Molaren) – Lunge – Dickdarm – Blinddarm – Lendenwirbelsäule – Schulter, Ellenbogen, Zeigefinger, Daumen – Thymus-Drüse.
5. Zunge – Mittelohr, Innenohr – Weisheitszähne – Herz – Dünndarm – Schulter, Ellenbogen, kleiner Finger – Nebennieren – Energiehaushalt.

Neben der Narbenentstörung ist die Sanierung der Zahn- und Mandel-Herde, insbesondere die Sanierung der Darmherde (Darmmilieu, Darmflora), notwendiger Bestandteil einer ganzheitlichen Behandlung, vor allem beim chronisch Kranken.

2.2.4 Energiekrisen – selbst verursacht

Unsere zivilisierte Denk- und Lebensweise mit all ihren Nebenwirkungen ist es also, die uns am Gesundsein und unbeschwerten Sein hindert. Eine Lebensweise, die sich nicht an der Ordnung und am Rhythmus der Natur orientiert, hat die Tendenz, das Regulationssystem über das normale Maß zu belasten und unnötig viel Energie (Kraft) zu rauben, die den lebenswichtigen Funktionen nicht mehr zur Verfügung steht.

Unter hohem energetischem Aufwand bemüht sich das Regulationssystem, das ideale Milieu im Bindegewebe und die Regulationsfähigkeit aufrecht zu erhalten. Bei dieser Energieverschwendung wird das gesamte System Mensch in Mitleidenschaft gezogen. Die Leistungsfähigkeit der körperlichen, geistigen und emotionalen Kräfte wird dabei mehr und mehr geschwächt.

Das Regelsystem ist kaum mehr in der Lage, einfache Aufgaben, wie z.B. Pollen, Klimawechsel, Stimmungsschwankungen, Säure-Basen-Haushalt usw. in den Griff zu bekommen. Ein derart gestresstes Regulationssystem kann die Selbstheilungskräfte nicht mehr zur Entfaltung bringen. Die dadurch entstehenden so genannten „Zivilisationskrankheiten“ bedrohen die Gesundheit und letztlich auch das Leben.

Nur eine regenerative Therapie, mit der die Gifte, Schlacken/Säuren aus der Zelle und aus dem Bindegewebe herausgelöst und über die Lymph- und Blutbahn zur Ausscheidung gebracht werden, kann die katastrophalen Folgen einer „Energiekrise“ verhindern.

Diese Erkenntnisse sollten uns aber nicht resignieren lassen. Im Gegenteil, diese Erkenntnisse bieten die Chance zur bewussten Umstimmung. Jeder selbst kann die Umstimmung bei sich vornehmen.

Sobald wir anerkennen, dass Krankheiten nicht nur ein von außen kommendes Problem oder etwas ausschließlich Fremdbestimmtes sind, haben wir den Schlüssel in der Hand und verstehen:

1. Wir haben die Gesundheitsprobleme durch unsere Lebensweise selbst verursacht.
2. Wir können die Gesundheitsprobleme durch eine Veränderung der Lebensweise auch selbst wieder abstellen.

Das ist unsere Chance. Es liegt an jedem selbst, ob er sie nutzt oder nicht.

Beantworten Sie sich selbst die Fragen:

1. Wer oder was behindert Sie, Änderungen in Ihrer Denk- und Lebensweise vorzunehmen, die beispielsweise eine Bereinigung des Systems der Grundregulation zum Ziel haben? Sind es die alten Gewohnheiten, der Partner, gesellschaftliche Zwänge, oder…?
2. Sind Sie bereit, umzukehren und selbst etwas zu verändern, was vielleicht über Jahre und Jahrzehnte durch Gewohnheit zu einer widernatürlichen Lebensweise geführt hat?
3. Geben Sie lieber die Verantwortung für Ihre Gesundheit an andere Personen und Institutionen ab, obwohl Sie genau wissen, dass von dort keine Lösung zu erwarten ist?

Wie lauten Ihre Antworten?

Bedenken Sie bitte, dass es nichts nützt, wenn Sie den äußeren Umständen, Institutionen oder anderen Personen die Schuld zuweisen. Sie müssen selbst die Verantwortung für Ihr Wohl und Wehe übernehmen und entsprechend handeln. Sonst tun es andere Personen oder Institutionen für Sie. Wer weiß, ob dann immer Ihr Wohl im Vordergrund steht?

Alle wollen Gesundheit, nur wenige sind bereit, auf alte Gewohnheiten zu verzichten.

Kein Arzt, kein Heilpraktiker, auch sonst kein Therapeut, Lebenspartner oder Freund kann eine Veränderung Ihrer Lebensweise für Sie vornehmen, geschweige denn die Verantwortung für die Folgen tragen.

Auch wenn Ihnen Freunde Hilfe anbieten, und wenn sie es noch so gut meinen: Hilfe kommt nur aus Ihnen selbst. Gleichwohl können Freunde bzw. Helfer den Weg zur Wandlung aufzeigen und Sie darin unterstützen. Aber individuelle Verhaltensweisen, vor allem Gewohnheiten verändern und den Weg der Neuorientierung gehen muss jeder selbst. Sind Ihnen Ihre Macht, diese Chance und Ihre Verantwortung bewusst?

Heilung ist nicht möglich,
wenn wir sie nicht selbst initiieren,
wenn wir dafür die Verantwortung abgeben,
wenn wir andere tun lassen, was nur wir selbst tun können.

2.2.5 Ein gesunder Organismus verträgt alles

Ein gesundes Bindegewebe-Milieu bringt gesunde Zellen hervor, die der Krankheit keine Chance geben. Daher sollten wir alles daransetzen, ein vollkommen gesundes Milieu und damit vollkommene Gesundheit auf allen Ebenen zu schaffen. In diesem idealen Zustand findet das Regulationssystem auf jede Art von Reiz (Einfluss) die passende Antwort. Das Problem beginnt dann, wenn die Regelfähigkeit vorbelastet ist und nicht im Vollbesitz ihrer Abwehr-Kräfte.

So werden Erreger (z.B. Bakterien) erst dann zu Krankheitserregern, wenn das Milieu krank ist. Dort gedeihen sie und können ihre krankmachende Wirkung entfalten.

Der Chemiker und Hygieniker Max von Pettenkofer (1818-1901) hat den Beweis dazu angetreten und vor seinen Hörern eine Kultur von Cholera-Bakterien geschluckt, ohne krank zu werden. Er war sich sicher, dass sein inneres Milieu den Bakterien keine geeignete Umwelt bietet, und dass sein Immunsystem (Abwehrkraft) trotz des gefährlichen Einflusses der Cholera-Erreger stark genug ist, ihn zu schützen.

„Das Milieu ist alles, die Mikrobe aber nichts."
Claude Bernard (1813-1878)

Nach Hans Hugo Seyle (1907-1982) ist jede Krankheit das Ergebnis eines Wechselspiels dreier voneinander völlig unabhängiger Faktoren:

1. Ein **Einfluss,** der krankmachende Eigenschaften besitzt
2. Krankheitsfördernde **Milieu**-Bedingungen
3. Ein **Regulationssystem**, das dem Einfluss durch Anpassungs- und Abwehrreaktionen begegnet

Die natürlichste Art der Heilung ist: Gesundheit stärken, statt Krankheit bekämpfen.

Krankheit kann sich also nur entwickeln, wenn die Faktoren 1. (Einfluss) und 2. (Milieu) stärker sind als Faktor 3. (Abwehrkraft/Regulation).

Umgekehrt bedeutet dies: Krankheit kann sich nicht entwickeln, wenn der Faktor 3 stärker ist als die Faktoren 1 (Einfluss) und 2 (Milieu) zusammen.

Aus diesem Zusammenspiel erklärt sich auch, warum der eine Patient eine schwere Krankheit relativ schnell übersteht, während ein anderer lange leidet. Es ist offensichtlich, dass der schneller Genesende auf Selbstheilungskräfte zurückgreifen kann, die der andere nicht besitzt.

Um es noch einmal deutlich zu machen: Mit der Aussage „Ein gesunder Körper verträgt alles“ soll unterstrichen werden, dass ein Grundregulations-System in Hochform sich auch durch stärkste Reize nicht aus der Balance bringen lässt. Es ist unmöglich, krank zu werden.

Krankheit ist der Ausdruck gestörter Regulationsfähigkeit zur Anpassung an die biologischen Anforderungen.

„Wenn wir unserem Körper helfen, die Schlacken völlig aus dem Körper zu entfernen, können wir buchstäblich essen, was wir wollen und trotzdem eine gute Gesundheit erhalten. Dies ist wesentlich besser und einfacher als vor und nach jeder Mahlzeit neu darüber nachzudenken, was wir essen und trinken sollen und was nicht, ob von einem wichtigen Enzym in unserer Nahrung genügend enthalten ist etc. Es gibt Diäten, die so kompliziert und verwirrend sind, dass sie einen sehr starken Willen benötigen, um sie nicht wieder abzubrechen.“ (Zitat aus dem Buch von Sang Whang „ Reverse Aging“)

2.3 Erkenne die Macht der Gewohnheiten

Gewohnheiten sind Handlungen, die wir tun oder Gedanken die wir denken, ohne dass wir sie bewusst registrieren. Gewohnheiten entstehen durch Wiederholungen, die anfangs bewusst getan oder gedacht wurden. Bereits nach 20 bis 40 Wiederholungen entwickeln sich daraus unbewusste Verhaltensweisen, die schnell ein Teil unserer Persönlichkeit werden.

Es lohnt sich, von Zeit zu Zeit seine eigenen Gewohnheiten genauer (bewusst) anzuschauen und zu prüfen, ob die unbewussten Verhaltensweisen noch der Lebens-Zielsetzung entsprechen und für die Gesundheit noch förderlich und nützlich sind.

Positive förderliche Gewohnheiten können wir beibehalten, sie erleichtern uns das Leben. Handlungsabläufe werden so mit geringstem Energieaufwand erledigt. Sie erfordern keine besondere Aufmerksamkeit und Konzentration, ermüden nicht und werden meist stressfrei erledigt. Beispiele sind die automatischen körperlich-geistigen Handlungen beim Autofahren, Klavier spielen, im Beruf, Sport usw. Das dadurch freigewordene Energiepotenzial kann für bewusste Handlungen und für die bewusste Weiterentwicklung und Neuorientierung sinnvoll genutzt werden.

Dort, wo meine Aufmerksamkeit ist, ist meine Energie.
Dort, wo meine Energie ist, ist meine Aufmerksamkeit.

2.3.1 Die Lebensweise wird von Gewohnheiten bestimmt

Dagegen sollten wir negative, schädliche Gewohnheiten, die unsere Persönlichkeitsentwicklung hemmen, hinterfragen: Warum konnten sie sich überhaupt einprägen? Welchen Zweck haben sie einmal erfüllt? Welchen Zweck erfüllen sie heute? Ist jetzt der richtige Zeitpunkt, sie loszulassen? Bin ich jetzt bereit, sie durch neue, förderliche Gewohnheiten zu ersetzen?

Gewohnheiten lassen sich durch bewusste Entscheidungen ändern.

In dem Moment, in dem wir uns dieses automatische Tun und Denken bewusst machen, und die Bereitschaft zur Neuorientierung (Neuprogrammierung) mitbringen, haben wir den Schlüssel in der Hand, mit dem sich alte negative Gewohnheiten auflösen und in neue, förderliche umwandeln lassen.

Mit neuem Denken und neuen Verhaltensweisen ergeben sich neue Lebenserfahrungen. Durch bewusst getroffene Entscheidungen, deren Inhalt 20 bis 40 Mal wiederholt wird, entwickeln sich neue Gewohnheiten, in deren Folge sich auch die Persönlichkeit entsprechend verändert. Wer sich seiner Gewohnheiten bewusst ist, bestimmt sein Leben.

> Sobald wir bereit sind Gewohnheiten zu verändern,
> ist der Weg frei zu Gesundheit und Glück.

2.3.2 Gewohnheiten ändern, bevor es der Leidensdruck tut

Alte negative Gewohnheiten sind mit die größten Behinderungen auf dem Weg zur Gesundung. Viele Menschen pflegen ein Leben lang ihre alten Gewohnheiten, auch wenn sie noch so schädlich sind. Sie (an)erkennen das schädliche unbewusste Verhalten erst, wenn der Leidensdruck unerträglich groß ist. Und sie lösen sich, wenn überhaupt, erst davon, wenn das Leid sie dazu zwingt. Nicht selten ist es dann für eine Erfolg versprechende Wende zu spät.

Erst wenn Lungenkrebs diagnostiziert wird, hört man mit dem Rauchen auf. Erst wenn Darmkrebs diagnostiziert wird, ändert man die Ernährung. Erst nach drei überlebten Herzinfarkten reduziert man den Stress und ändert die Ernährung. Erst nach der x-ten Operation kommt man auf die Idee, nach alternativen Lösungen zu suchen.

Warum warten wir passiv auf das Heil-Sein und lassen uns erst durch das Leid zur Aktivität zwingen? Warum geben wir die Verantwortung für unsere Gesundheit an die so genannten Gesundheitsexperten ab und verlassen uns blind auf zweifelhafte Laborergebnisse?

- **Wäre es nicht besser, sich frühzeitig, solange man noch gesund ist, für seine Gesundheit zu interessieren und nicht erst dann, wenn sie nicht mehr vorhanden ist?**
- Wäre es nicht einfacher, sich frühzeitig über die Konsequenzen schädlicher Gewohnheiten Klarheit zu verschaffen und rechtzeitig, mit Mut zur Wandlung, eine Wende anzustreben?
- Wäre es nicht besser, selbst Verantwortung für sich zu übernehmen, sich umfassend zu informieren, damit der eigene Verstand zusammen mit dem eigenen „inneren Arzt" den zukünftigen Lebensweg vorgeben kann?

Wenn wir unser Leben nicht umstellen und „nicht in Ordnung" bringen, hat Gesundheit keine Chance.

Die stärksten Klebstoffe sind Gewohnheiten,
man kommt nur schwer von ihnen los.

Wir müssen erkennen, dass Gewohnheiten selbst programmierte Verhaltensweisen sind, die nur wir selbst wieder umprogrammieren können. Haben Sie den Mut zur Umkehr und zum Aufbruch in eine frische lebendige Zukunft, mit neuen förderlichen Erfahrungen.

Die Wandlung vom Krank-Sein zum Gesund-Sein erfordert die Veränderung von Gewohnheiten.

Viele Menschen klammern sich aber auch an ihre Krankheiten, die sie brauchen, um Zuwendung, Aufmerksamkeit und Mitleid zu gewinnen. Hier kann ich nur betonen: Man kann auch auf andere Weise Aufmerksamkeit erlangen. Es scheint, dass Kranksein heute „normal" ist. Machen Sie eine Ausnahme, indem Sie nicht „normal" sind. Fallen Sie auf durch Gesundheit, Vitalität und körperliche und geistige Leistungsfähigkeit. Sie wirken anziehend, werden bewundert, manchmal auch beneidet. Diese Eigenschaften und Erfahrungen geben Ihnen zusätzliche Motivation und Energie den Weg zu dauerhafter Gesundheit weiter zu gehen. Sie haben es nicht mehr notwendig, Mitleid zu erhaschen.

Die Kraft der Gewohnheiten positiv zu nutzen, indem man sich bewusst Verhaltensweisen angewöhnt, die der Gesundheit förderlich sind, ist unsere Hausaufgabe.

Die tägliche Bewegung in der freien Natur, basen- und photonenreiche Ernährung, ausreichend reines Wasser trinken, Psychohygiene, Besinnung über die geistigen Einstellung zum Leben, sind Beispiele, die bisherigen Gewohnheiten zu überdenken. Erweitern oder/und ändern Sie diese Liste nach Ihren individuellen Bedürfnissen und machen Sie Verhaltensweisen zur Routine, die Sie auf dem Weg zum Glücklichsein und zur Gesundheit weiterbringen.

Wie würde sich unsere Gesellschaft wohl verändern, wenn wir unsere Kinder in allen Bereichen des Lebens mit Liebe an solche positive fördernde Gewohnheiten heranführen würden?

Wenn es Dir gelingt
die Gewohnheiten eines Menschen zu beeinflussen,
dann kannst Du sein Leben beeinflussen.

Wenn wir weiter so denken,
wie wir bisher gedacht haben,
dann werden wir weiter so handeln.

Wenn wir weiter so handeln,
wie wir bisher gehandelt haben,
dann werden wir weiter das erhalten,
was wir bisher erhalten haben.

Wir können aber die Probleme von heute
nicht mit den gedanklichen Mustern von gestern lösen,
denn durch sie sind sie entstanden.

Michael Ehrenberger

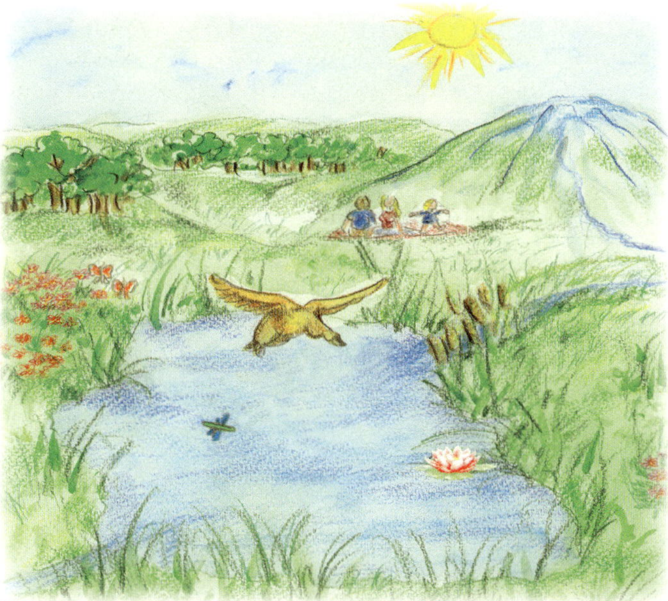

Ein gesundes Bindegewebe-Milieu, bietet einem Biotop gleich, einen idealen Lebensraum für sämtliche Zellen und deren Funktionseinheiten. Voraussetzung zum Wohlfühlen und Gedeihen.

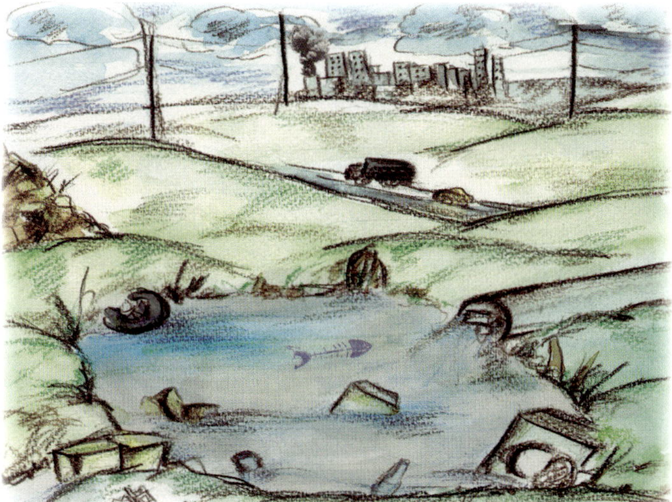

In einem „vermüllten" Milieu kann sich kein gesundes Leben entwickeln. Dieser Lebensraum lässt die Zellen ersticken. Nur eine Sanierung des Milieus kann dauerhafte Gesundheit zurückbringen.

3. Bedeutende Krankheits-Faktoren

In den Ausführungen des vorangegangenen Kapitels „Einflüsse" ging es vordergründig darum, die Lebensumstände aufzuzeigen, die das Grundregulations-System zu verarbeiten hat, und die die Regulationsfähigkeit dermaßen stören können, dass es zu negativen Milieu-Veränderungen im Bindegewebe kommt.

Im Folgenden sollen einige gravierende Faktoren im Detail beschrieben werden, die durch unsere **moderne Lebens- und Verhaltensweise** eine folgenschwere Rolle als Krankheitsursache spielen.

Mit dem **Säure-Basen-Gleichgewicht**, mit **Stress, Ernährung, freien Radikale, Trinkwasser, Bewegung, chemischen Medikamenten und Elektrosmog** wird immer noch so unbewusst umgegangen, dass sie oft zu lebensbedrohenden Risikofaktoren werden. Die Auswirkungen dieser Risikofaktoren können nicht deutlich genug herausgestellt werden.

3.1 Das Säure-Basen-Gleichgewicht

Bei den bisherigen Ausführungen wurde das Thema Säure-Basen-Gleichgewicht immer wieder in den Vordergrund gestellt, jedoch ohne auf Details einzugehen. In diesem Kapitel möchte ich dies nun nachholen, allerdings nur in dem Umfang, wie es für das Verständnis im Zusammenhang mit dem System der Grundregulation erforderlich ist. Zur generellen Erklärung des Säuren-Basen-Gleichgewichts gibt es bereits gute Informationen, von denen einige im Literaturverzeichnis genannt sind.

Wie bereits mehrfach erklärt wurde, ist jeder Heilversuch, bei dem der Säure-Basen-Haushalt nicht berücksichtigt wird, ohne dauerhaften Erfolg. Seit ich in meiner Praxis die Dunkelfeld-Blutuntersuchung nach Prof. Enderlein durchführe, wird mir täglich bewusst gemacht, dass das innere Milieu und die Regulationsfähigkeit im Wesentlichen vom Säure-Basen-Haushalt bestimmt werden.

> Das Säure-Basen-Gleichgewicht ist die Voraussetzung
> für alle Lebensvorgänge und Grundvoraussetzung zur Erhaltung
> bzw. Wiederherstellung der Gesundheit.

Neue Impulse gab es für mich auch in jüngster Zeit von Bela Vertesi, einem kreativen und konsequenten Forscher aus München, der sich außergewöhnlich intensiv dafür engagiert, dass die Zusammenhänge zwischen dem Säure-Basen-Gleichgewicht und der Mikrozirkulation von der breiten Öffentlichkeit verstanden werden. Vertesi kann mit seinen allgemein verständlichen Vorträgen, Schriften und äußerst einfachen, aber effektiven Produkten dem nach Gesundheit strebenden Menschen ein entscheidender Wegweiser sein, im präventiven Sinne mehr für seine Gesundheit zu tun oder bereits bestehende „gesundheitliche Schieflagen" wieder in den Griff zu bekommen.

Bei der Beschreibung dieses Themas soll hier nicht so sehr auf die chemischen Details eingegangen werden, da sonst die Allgemeinverständlichkeit und die ganzheitliche Sicht verloren gehen, die wir aber brauchen, um die Zusammenhänge zu verstehen.

Alles was den einzelnen Menschen betrifft,
betrifft die ganze Schöpfung und umgekehrt.

3.1.1 Was sind Säuren, was sind Basen?

- **Säure** ist eine chemische Verbindung, in der das Element Wasserstoff (positiv geladene Wasserstoff-Ionen = H+) beteiligt ist, z.B. Schwefelsäure $\mathbf{H}_2SO_4$, Zitronensäure $C_6\mathbf{H}_8O_7$. Säure erzeugt auf der Zunge einen sauren Geschmack. Aber nicht jede Säure sollte mit der Zunge getestet werden. Die ungefährlichere Methode ist die Verwendung von Lackmuspapier.
- Säure färbt das Lackmuspapier rot.
- **Die Base oder Lauge** ist ebenfalls eine chemische Verbindung, in der Sauerstoff (O) und Wasserstoff (H) als Hydroxylgruppe (negativ geladene OH-Ionen = OH-) und in der Regel auch Mineralstoffe (z.B. Na) vorkommen. Die chemische Formel für Natronlauge lautet NaOH, für Kalilauge KOH, für Magnesiumhydroxyd $MgOH_2$. In der Chemie ist das Gegenteil von sauer nicht süß, sondern basisch oder alkalisch.
- Basen färben das Lackmuspapier blau.

Der pH-Wert

Die Maßeinheit für Säuren und Basen wird mit dem pH-Wert (Potentia Hydrogenii) angegeben, mit den Skalenwerten von pH 1 bis pH 14. Die Stärke der Säure oder Base hängt also von der Konzentration (dem Potential) der

Wasserstoff-Ionen (H+) ab.

So liegt bei pH 1 die höchste H+ Konzentration und niedrigste OH- Konzentration vor. Bei pH 14 ist es genau umgekehrt.

Bei pH 7 sind gleich viele H+ Ionen und OH- Ionen vorhanden. In diesem neutralen Zustand verhält sich eine Flüssigkeit auch neutral, das bedeutet, dass sie gegen andere Substanzen nicht aggressiv ist. Je weiter sich die Verhältnisse von dieser Mitte entfernen, umso aggressiver wird die Flüssigkeit.

Sauerstoff und Mineralstoffe machen also den wesentlichen Unterschied, ob aus einer Flüssigkeit eine Base oder eine Säure wird. Insbesondere Mineralstoffe haben die Fähigkeit, den Säureträger Wasserstoff zu verdrängen und dadurch die Aggressivität einer Säure zu mindern.

Beispiel: Gibt man in eine Säure Mineralstoffe, dann kommt es zur Gasentwicklung, bei der Wasserstoff entweicht. Somit reduziert sich die Wasserstoffkonzentration und der pH-Wert steigt in Richtung basisch.

Dieser Aspekt wird beim Thema Säuren-Basen-Gleichgewicht noch von großer Bedeutung sein.

Der pH-Wert

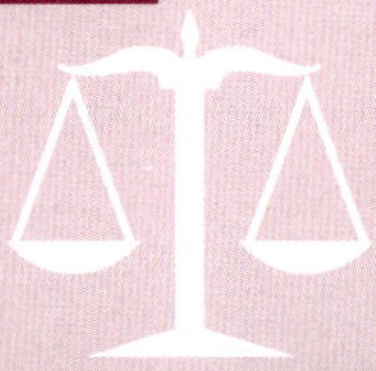

1 - 2 - 3 - 4 - 5 - 6 - 7 8 - 9 - 10 - 11 - 12 - 13 - 14

- **der pH-Wert von Säuren liegt unter 7,0**
- **der pH-Wert von Basen liegt über 7,0**
- **der pH-Wert von 7,0 wird als neutral bezeichnet**

Der pH-Wert ist die Maßeinheit für die saure, neutrale oder basische (alkalische) Reaktion einer Lösung.

3.1.2 Neutralisation und Pufferung

Zur Erhaltung des Säure-Basen-Gleichgewichts im menschlichen Organismus ist die Neutralisation die wohl wichtigste chemische Funktion im Stoffwechselgeschehen. Die Neutralisationsvorgänge werden vom so genannten Puffersystem reguliert, das die Entstehung extremer lebensgefährlicher pH-Wert-Verschiebungen verhindert.

Wie funktioniert Neutralisation?

Bringt man eine Säure und eine Base zusammen, dann entsteht immer Salz und Wasser. Beispielsweise verbinden sich bei der Neutralisation von Salzsäure (HCl) mit Natronlauge (NaOH) die chemischen Elemente Natrium (Na) und Chlorid (Cl) und es entsteht Kochsalz (NaCl). Die Mineralstoffe (Na und Cl) verdrängen dabei die Wasserstoff (H)- und Sauerstoff (O)- Anteile, die sich ebenfalls verbinden, und es entsteht Wasser H_2O.

Durch Neutralisation entstehen aus zwei gefährlichen ätzenden Flüssigkeiten, wie Salzsäure und Natronlauge, zwei harmlose Produkte, nämlich Wasser und Salz.

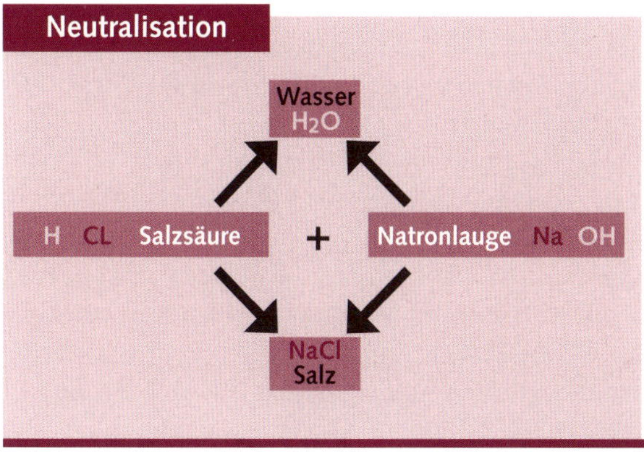

Bringt man Säuren und Laugen zusammen, entsteht immer Salz und Wasser.

Neutralisation findet in unserem Körper ständig statt, sie ist überlebensnotwendig. Deshalb müssen wir dem Körper die besten Bedingungen anbieten, damit er diese Aufgabe optimal erfüllen kann.

Stoffwechsel und Entsäuerung

In den Stoffwechselprozessen werden, wie in Kapitel 1.1.1. beschrieben, die mit der Nahrung aufgenommenen Substanzen in zellgerechte Nährstoffe umgewandelt, die in den Zellen zusammen mit Sauerstoff und Wasser Lebensenergie erzeugen.

Bei diesen Umwandlungsprozessen wird aber nicht nur Lebensenergie erzeugt. Es entstehen auch Abfallprodukte in Form verschiedener Säuren (Kohlensäure, Harnsäure, Milchsäure, usw.), die aus den Zellen über das Bindegewebe und danach durch die Entgiftungs- und Ausscheidungsorgane Niere, Lunge, Leber, Darm, Haut ausgeschieden werden müssen. Allerdings können diese Organe die Säuren nur ausscheiden, wenn sie vorher mittels Mineralstoffen auf einen bestimmten physiologischen pH-Wert gepuffert/neutralisiert wurden (z.B. für die Niere mindestens auf pH 4,5), weil es sonst zu Verätzungen kommen könnte.

Prinzip der Entsäuerung:

a) Säuren können nur neutralisiert werden, wenn ausreichend Mineralstoffe zur Verfügung stehen.
b) Säuren können nur dann ausgeschieden werden, wenn sie vorher auf einen bestimmten pH-Wert gepuffert/neutralisiert wurden.

Basenflut

Bei idealen Voraussetzungen sorgt das Regulationssystem dafür, dass zur Entsäuerung das Bindegewebe etwa alle drei Stunden mit Basenstoffen durchflutet wird. Dabei werden die im Bindegewebe zwischengelagerten Säure-Schlacken neutralisiert und ausscheidungsfähig gemacht. So bleibt das Milieu des Bindegewebes und Blutes im physiologischen Gleichgewicht (Homöostase).

Das bedeutet, dass zur Erhaltung der Pufferfähigkeit im gesamten Bindegewebe immer ausreichende Mengen an Basenstoffen anwesend sein bzw. über die Nahrung zugeführt werden müssen. Ist dies nicht der Fall, dann belasten die sauren Schlacken die Grundsubstanz und im weiteren Verlauf auch das Blut.

3.1.3 Säure-Basen-Gleichgewicht und Ernährung

Im nachfolgenden Kapitel 3.3 wird das Thema Ernährung gesondert beschrieben. Hier nur soviel vorweg:

Die Erhaltung der Pufferkapazität setzt natürlich voraus, dass immer ausreichend Basenstoffe mit der Nahrung zugeführt werden. Wo sonst sollen die Mineralstoffe herkommen? Der Körper kann sie nicht selbst produzieren. Eine vollwertige, basenreiche Nahrung ist dabei die Grundlage. Erst ein vollkommener Stoffwechsel mit der vollkommenen Umwandlung der Nahrung sowie günstige Transportbedingungen im Bindegewebe und Blut können die entsprechende Nährstoff-Versorgung der Zelle gewährleisten.

„Wir leben von dem, was wir verdauen, nicht von dem, was wir essen."
Wilhelm Kanne

Gerade der Mangel an Mineralstoffen und Vitaminen in unserer Nahrung ist ein Problem unserer Zeit. Die ideale Versorgung mit Basenstoffen über die übli-

Tabelle – Übersicht (Kurzfassung) Säure-bildende und Basen-bildende Nahrungsmittel							
Säuren-bildende Nahrungsmittel				Basen-bildende Nahrungsmittel			
Fleisch und Milchprodukte		Mehl und Teigwaren		Gemüse		Früchte	
Schweinefleisch	-38	Reis geschält	-39	Rettich	+39	Feigen	+28
Rindfleisch	-34	Roggenmehl	-16	Gurke	+31	Apfelsine	+9
Fisch	-20	Weißbrot	-10	Sellerie	+14	Trauben	+8
Hartkäse	-18	Haferflocken	-9	Tomate	+13	Kirsche	+4
Quark	-17	Vollkornbrot	-6	Rote Rübe	+11	Birne	+4
		Nudeln weiß	-6	Karotte	+10	Apfel	+4
		Nudeln Vollkorn	-2	Kartoffel	+8		
				Blumenkohl	+3		

(ausführliche Nahrungstabelle siehe Kapitel 3.3.4)

che Ernährung ist nicht mehr gewährleistet. Trotz eines Überangebots an Nahrungsmitteln leiden wir unter einer chronischen Mangelernährung, es besteht ein Defizit an Vitalstoffen.

Aus zweierlei Gründen benötigen wir vollwertige Nährstoffe:

1. Zur Energieproduktion in den Zellen.
2. Zur Erhaltung der Neutralisationsfähigkeit, und damit zur Erhaltung des Säure-Basen-Gleichgewichts und Kontrolle freier Radikale.

„An vollen Töpfen verhungern."

Buchtitel von Hans-Günter Berner

In diesem Zusammenhang gilt zu beachten: Die industrielle Verarbeitung unserer Lebensmittel macht aus einem natürlichen, vollwertigen und Basen spendenden Lebensmittel meist ein denaturiertes, Säure bildendes Nahrungsmittel. Mit der dazu in direktem Zusammenhang stehenden Veränderung unserer Ernährungsgewohnheiten entwickeln sich Stoffwechselprozesse mit chronischem Säure-Überschuss und dementsprechendem Mangel an Pufferbasen.

Wenn sich dieser Prozess unbeachtet über Monate, Jahre, Jahrzehnte aufbaut, ist eine katastrophale Krankheitskarriere vorprogrammiert.

3.1.4 Harnsäure als Beispiel

Tote Zellen werden im Eiweißstoffwechsel in Purine und schließlich in Harnsäure abgebaut. Ernähren wir uns mit viel tierischen Lebensmitteln, beispielsweise mit Muskelfleisch, Wurst usw., dann nehmen wir immer einen hohen Anteil an totem Zellmaterial auf und produzieren im Stoffwechsel zwangsläufig große Mengen Harnsäure.

Aber auch die körpereigenen Zellen werden in Harnsäure abgebaut. Da mit zunehmendem Alter der Zellabbau zunimmt, nimmt damit auch das Harnsäureproblem zu. Bekanntlich spielt die Harnsäure bzw. Übersäuerung bei allen chronischen Krankheiten, besonders bei Krebs, eine große Rolle.

Daher sind alle Maßnahmen, welche die Aufnahme von totem Zellmaterial reduzieren und den physiologischen Abbau der körpereigenen Zellen fördern und zur Ausscheidung bringen, möglichst zu nutzen.

Im gesunden Stoffwechselprozess wird ein Teil der Harnsäure über die Nieren ausgeschieden (60-90 Prozent). Der Rest von 10- 40 Prozent wird im Darm durch die Darmbakterien abgebaut.

Übersteigt die Summe der über die Lebensmittel und/oder chemischen Medikamente zugeführten Purine, zusammen mit den körpereigenen Purinen (400 mg/Tag), die Ausscheidungs- und Speicherfähigkeit des Körpers (max. 1200 mg/Tag) kommt es zum Überschuss an Harnsäure im Blut (Hyperurikämie), die das Blut nicht mehr abtransportieren und zur Ausscheidung bringen kann. Es kommt zu Ablagerungen im Bindegewebe, in Gelenken, Sehnen und Nieren. Folge: Gicht und andere Säurekrankheiten.

Bereits an dieser Stelle wird, neben einer basisch orientierten Ernährung, die Bedeutung einer gesunden Darmflora und einer effektiven Nierentätigkeit zum Abbau und Ausscheidung der Säuren deutlich.

3.1.5 Erstaunliche Leistungen des Regelsystems

Ist es nicht erstaunlich, dass unser Organismus diese Belastungen, die wir ihm durch unsere Lebens- und Ernährungsweise zumuten, überhaupt so lange und gut kompensieren kann?

Ist es nicht erstaunlich, dass das Regulations-System unseres Körpers immer wieder erfolgreich „Notdienste“ und „Feuerwehren“ einsetzt, welche die lebensnotwendigsten Funktionen trotz aller Belastungen in Gang halten?

Ist es nicht erstaunlich, wie sich das System Mensch immer wieder um Harmonie und Heilung bemüht? Ein Wunder der Schöpfung! Wir sollten diese Fähigkeit nicht mutwillig überstrapazieren.

Hier möchte ich nochmals in Erinnerung rufen, dass uns Krankheiten nicht aus heiterem Himmel befallen. Krankheiten benötigen einen Nährboden (Milieu), auf dem sie sich allmählich, oft unbemerkt über Jahre und Jahrzehnte entwickeln können. Je mehr das Milieu aus dem Gleichgewicht kommt, umso mehr werden auch die Regulationsfähigkeit und damit die Anpassungs- und Kompensationsfähigkeit gestört und die Selbst-Heilungsprozesse behindert.

3.1.6 Das Säure-Basen-Gleichgewicht im Blut

Neben dem Bindegewebe ist das Blut ein ebenso bedeutender Ort im System der Grundregulation. Es ist für mich auch ein Wunder, wie es unser Organismus immer wieder schafft, einen Saft (Blut) herzustellen, der trotz der beschriebenen Belastungen, relativ konstant einen pH-Wert von 7,35 bis 7,45 aufweist.

Wenn man weiß, dass jede extreme pH-Wert-Veränderung im Blut, sowohl in die saure, als auch in die basische Richtung, das Leben gefährdet, wird deutlich, welch große Bedeutung die Einhaltung dieser Normwerte hat. Bei Überschreitung der Toleranzgrenzen geht es nicht nur um gesund oder krank sein, sondern um Leben und Tod. Der Organismus unternimmt deshalb alle Anstrengungen, um diese Normwerte des Blutes einzuhalten. Dazu setzt er alle Anpassungs- und Kompensations-Möglichkeiten ein, damit es nicht zu lebensgefährlichen Verhältnissen kommt.

Aus diesem Grund sind auch „normale“ Blut-Messwerte nicht immer aussagekräftig und kein Garant für Gesundheit. Die Werte weichen erst von der Norm ab, wenn alle körpereigenen Regulationsversuche gescheitert sind. Wer echte Gesundheitsvorsorge betreiben will, muss also handeln, bevor die Krankheit in Erscheinung tritt, und bevor die Blutwerte außerhalb der Norm sind. Diese Aussage bezieht sich auf alle Laborwerte, nicht nur auf die Blut-pH-Werte.

Das Säure-Basen-Gleichgewicht des Blutes

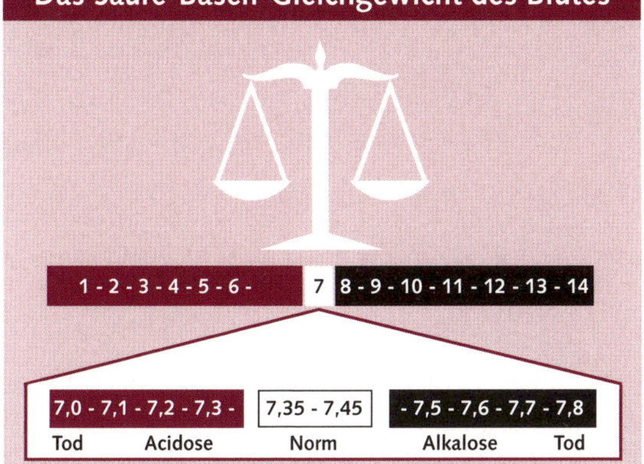

Das Regulationssystem unternimmt alles, um den eng begrenzten pH-Normwert des Blutes von 7,35 bis 7,45 einzuhalten.

Übersäuerung des Blutes

Da der pH-Wert des Blutes in direkter Abhängigkeit zum Säure-Basen-Haushalt des Bindegewebes steht, muss man bei der Betrachtung des Blutes in erster Linie das Milieu des Bindegewebes beachten, wenn man neutrale Verhältnisse (pH 7,35 – pH 7,45) im Blut erreichen will. So führt ein Säure-Überschuss im Bindegewebe direkt zur Übersäuerung der Blutzellen. Aber auch umgekehrt: Wird zu viel Säure mit dem Blut angekarrt, belastet dies das Bindegewebe.

Einen Blut-pH-Wert unter 7,35 bezeichnet man als Übersäuerung (Azidose). Die roten Blutkörperchen beginnen in diesem Milieu zusammen zu kleben, sie werden starr und unbeweglich.

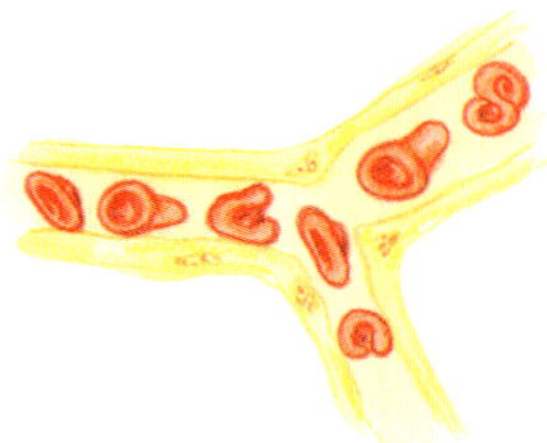

Gesunde, bewegliche rote Blutkörperchen

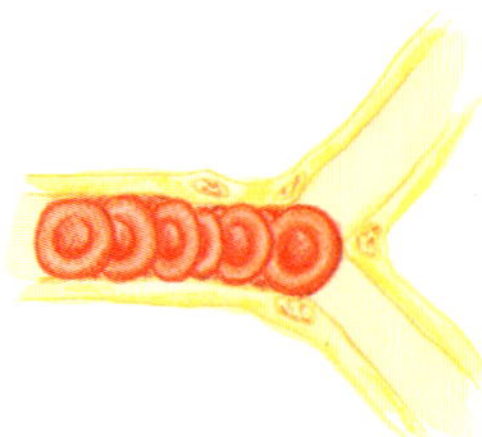

Ab einem pH-Wert unter 7,35 beginnen die roten Blutkörperchen zusammenzukleben, starr und unbeweglich zu werden.

Mit zunehmender Übersäuerung des Blutes nehmen auch die lebensbedrohenden Zustände zu. Ab einem pH-Wert von unter 7,0 können die Lebensfunktionen nicht mehr aufrechterhalten werden. Das Blut kann wegen der Zusammenballung der roten Blutkörperchen dann nicht mehr durch die feinen Blutgefäße (Kapillare) fließen, und so die Zellnährstoffe und den Sauerstoff auch nicht mehr zu den Zellen transportieren. An dieser Unterversorgung gehen zuerst die Zellen, und als Folge davon die Organe zugrunde. Diese Durchblutungskatastrophe ist also in Wirklichkeit eine Übersäuerungskatastrophe des Bindegewebes. In größerem Ausmaß, besonders am Herzmuskel, kann dies den Tod bedeuten. Dieselben Entwicklungen finden natürlich auch bei einer Untersäuerung (Alkalose) statt, die ab einem Blut-pH-Wert von 7,8 tödliche Folgen hat. Allerdings ist eine Untersäuerung unter normalen Umständen kaum möglich, es sei denn, es liegen schwerste Organschäden vor.

Aus diesen Gründen sollten wir alles dafür tun, um dem Bindegewebe und damit auch dem Blut, die idealen Bedingungen zu bieten, die sie zur Erhaltung des Säure-Basen-Gleichgewichts brauchen. Die Ernährung nimmt hier eine Vorrangstellung ein, sowohl bei der Gesundheitsvorsorge, als auch bei einer Basistherapie.

Wie schafft es das Blut, das Säure-Basen-Gleichgewicht zu halten?
Die Erhaltung des Säure-Basen-Gleichgewichts in den Geweben und Säften (Homöostase), funktioniert in allen Organbereichen immer nach demselben Prinzip. Allerdings ist beim Blut zu berücksichtigen, dass die Erythrozyten bezüglich des pH-Wertes dem Zustand der Gewebe entsprechen, während sich das Blut-Plasma dazu genau gegenläufig (umgekehrt proportional) verhält.

Erklärung: Der Gehalt an Wasserstoff-Ionen (H+) bestimmt den Grad einer Säure. Fehlen in den roten Blutkörperchen (Blutzellen) Mineralstoffe, dann wandern die Wasserstoff-Ionen (H+) vom Plasma in die Blutzellen. Dadurch wird in der Zelle das Verhältnis der Wasserstoff-Ionen (H+) zur Hydroxylgruppe (OH-) in die saure Richtung verschoben, im Plasma dagegen in die basische Richtung.

Auf den einfachen Nenner gebracht: Bei Mineralstoffmangel übersäuern die Zellen, die Blutflüssigkeit, das Plasma, wird dagegen basisch.

Bei herkömmlichen Blutuntersuchungen wird meist nur der pH-Wert des Plasmas gemessen. Deshalb bleibt eine Übersäuerung der Blutzellen lange unentdeckt.

Oberflächlich gesehen sind die Unterschiede der pH-Werte zwischen Zelle, Bindgewebe und Blut scheinbar gering, aber trotzdem von großer Bedeutung:

- Zelle	pH ca. 6,9
- Bindegewebe	pH 7,09 bis 7,29
- Blut	pH 7,35 bis 7,45

Das Säure-Basen-Gleichgewicht wird sowohl im Blut als auch im Gewebe erhalten:

1. Durch Neutralisation bzw. Pufferung der Säuren.
   Erster Schritt der Regulationsmaßnahme zur Erhaltung des Milieus/der Gesundheit.
2. Durch Ausscheidung der Säure und Schlackenstoffe über das Bindegewebe und über die Ausscheidungsorgane Niere, Leber, Darm, Lunge, Haut. Zweiter Schritt der Regulationsmaßnahme zur Erhaltung des Milieus/der Gesundheit.

Bei der Säure-/Schlacken-Ausscheidung nimmt die Niere eine besondere Stellung ein. Die gesamte Blutmenge wird ständig durch die Niere geleitet. Bei diesem Durchfluss filtert die Niere die zur Ausscheidung bestimmten Säuren und Schlacken aus dem Blut (Blutwäsche). Aus diesem Grund wird von manchen

Therapeuten die Harnanalyse als eine gute Diagnosemöglichkeit zur Ermittlung des inneren Milieus gesehen (siehe Kapitel 3.1.14 Urintest).

Übrigens werden in der Notfallmedizin, wenn es um Widerbelebung geht, Störungen des Säure-Basen-Gleichgewichts unter anderem durch Baseninfusionen behoben. Lassen wir es doch erst gar nicht soweit kommen und sorgen vorher dauerhaft für ideale Voraussetzungen (Vor-Sorge), damit sowohl im Blut als auch im Bindegewebe jederzeit ausgeglichene Verhältnisse herrschen.

Wären diese idealen Bedingungen immer gegeben, dann müssten wir uns über zivilisationsbedingte Krankheiten keine Gedanken machen. Die Durchblutung, das gesamte Stoffwechselgeschehen, das Immunsystem und die Regulation in der Grundsubstanz würden optimal funktionieren – wir würden vor Lebensenergie nur so strotzen.

Wenn aber diese idealen Bedingungen nicht gegeben sind, wenn die Sauerstoff-, Nährstoff- und Mineralstoffversorgung unzureichend ist, wenn die Ausscheidung gestört ist und dadurch ein Säure-Überschuss besteht, müssen wir das noch weiter hinterfragen: Wie schafft es das Blut trotzdem, die engen Grenzen des pH-Wertes (7,35 bis 7,45) einzuhalten?

Antwort: Es werden körpereigene Notprogramme und Heilversuche aktiviert, die in der Lage sind, die Balance (Norm, Toleranzgrenze) eine gewisse Zeit lang zu halten und Mängel zu kompensieren.

„Ich fühle mich so ausgelaugt!"

Wer dieses Gefühl hat, kennt bereits die Lösung seiner Probleme:

- Die innere Stimme meldet: **Mein Körper ist nicht fit!**
- Der innere Arzt liefert die Diagnose: **Dem Körper fehlen Laugen!**

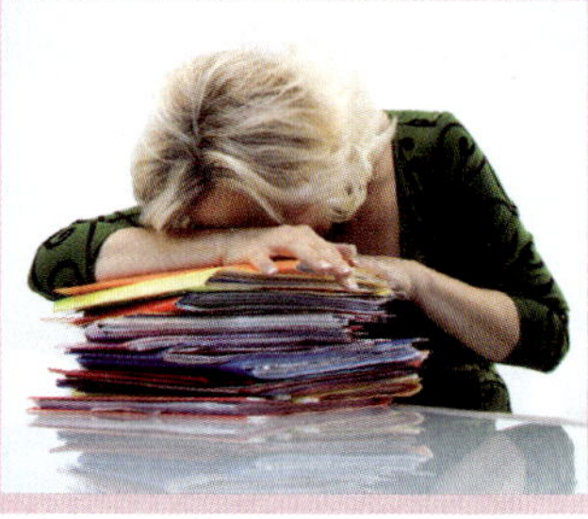

3.1.7 Der erste Heilversuch: „Ablagerung"

Bestehen über längere Zeit Sauerstoffmangel und Mangelernährung, bei der die zur Neutralisation des Säureüberschusses notwendigen Mineralstoffe nicht zugeführt werden, dann startet der Organismus sein erstes Notprogramm zur Erhaltung des neutralen Blut pH-Wertes.

Der erste Heilversuch:
Die im Blut bzw. im Gewebe nicht gepufferten Säuren werden im Bindegewebe als Schlacken zwischengelagert.

Der Betroffene fühlt sich in diesem Zustand zwar nicht richtig krank, aber auch nicht gesund.
Es zeigen sich scheinbar harmlose, unspezifische Symptome wie:

- Müdigkeit, das Gefühl energielos, ausgelaugt, übersäuert zu sein
- Stimmungsschwankungen, Depressionen
- kalte Hände und Füße, Verspannungen, Muskelverhärtungen
- geschwächtes Immunsystem, Anfälligkeit für Krankheiten
- beginnende Entzündungen, Schwellungen (der Körper versucht zusätzlich mit Wassereinlagerungen die Säure zu „verdünnen“), Schmerzen (Säurekristalle führen zu Reizungen an Gelenken und Nerven)

Auch wenn die Laborwerte normale Ergebnisse liefern, müssen diese Symptome bereits als Beginn einer Krankheitsentwicklung, gleichzeitig aber auch als Heilversuch des Organismus gegen die Übersäuerung verstanden werden. Das Regelsystem versucht unter allen Umständen, den Blut-pH-Wert neutral zu halten. In diesem Fall <u>auf Kosten des Milieus im Bindegewebe und der vollen Leistungsfähigkeit.</u>

Erst wenn die basischen Voraussetzungen wieder gegeben sind, werden diese Säure-Schlacken aus dem Zwischenlager Bindegewebe durch Neutralisation herausgelöst, und über das Blut oder die Lymphe zur ordnungsgemäßen Ausscheidung gebracht.

Sie erkennen sicher das Problem unserer Zeit:

- Krisenzeiten und Mangelernährung trotz voller Töpfe sowie
- Stress trotz, oder gerade wegen der technischen „Hilfsmittel“,

sind keine befristeten Phasen oder kurzfristig auftretende Erscheinungen mehr, sondern sie sind chronisch und langfristig. Das ständige Überangebot an Säuren kann das Blut und das Bindegewebe wegen fehlender Pufferbasen nicht mehr „ordnungsgemäß“ verarbeiten. Früher oder später erzeugen diese aggressiven Substanzen starke Durchblutungsstörungen und Organschäden. Das Milieu des Bindegewebes und damit die Regulationsfähigkeit wird immer mehr belastet.

Ob die not-wendigen basischen Voraussetzungen zur natürlichen Entschlackung (Neutralisation) je wieder eintreten, liegt ausschließlich an der betroffenen Person selbst. Ohne bewusste Änderung der Lebens- und Ernährungsweise wird sie sich aus dieser Notlage nicht befreien können.

Will man also in diesem Zustand eine Heilung aus ganzheitlicher Sicht erreichen, sind zwei Maßnahmen erforderlich:

1. Verringerung des Säureangebotes
2. Genügend Zufuhr von Nährstoffen und Sauerstoff, damit
   a) die Zellen versorgt werden
   b) die Säure neutralisiert und ausgeschieden werden kann.

Es dürfte wohl für jeden verständlich sein, dass mit der herkömmlichen „Wohlstandsernährung" und/oder mit chemischen Gegen- oder „Anti-Mitteln" diese Heilungsvoraussetzungen nicht erfüllt werden können.

Krankheit ist ein Heilversuch!

Erster Heilversuch:

- Die Säuren aus dem Blut werden im Bindegewebe deponiert, damit das Blut, das oberste Priorität hat, seinen pH-Wert von 7,35 halten kann.

Folge:

- Im Gewebe kommt es zu Entzündungen und Schmerzen.
- Die Transitstrecke verstopft.

3.1.8 Der zweite Heilversuch: „Entmineralisierung"

Wenn der Betroffene und/oder der Therapeut immer noch nicht versteht, was ihm der Körper durch die Symptome mitteilen will, wenn er also die Botschaft der Krankheitszeichen noch immer nicht „wahr" nimmt, dann entwickelt sich das Geschehen immer mehr in Richtung Säurekatastrophe. Das Bindegewebe und Blut übersäuern immer mehr, das Grundregulations-System wird immer stärker geschwächt, die Zellen und Organe können ihre Aufgaben längst nicht mehr in vollem Umfang erfüllen.

Irgendwann reicht auch der Notbehelf „Ablagerung" nicht mehr aus, um die Säure von den Zellen und vom Blut fernzuhalten. Weil die Mülldeponie – das Bindegewebe – mit Säure-Schlacken voll ist, bzw. die Schlacken-Konzentration in der Gewebsflüssigkeit zu groß ist, kann es die weiter anfallenden Säuren nicht mehr aufnehmen. Dann kommt es im Blut zu einem Säurestau. Jetzt ist nicht nur die Gesundheit bedroht; jetzt geht es um Leben und Tod.

Aber die Selbstheilungskräfte des Organismus geben „noch" nicht auf, sie ziehen alle Register ihrer Regulationsfähigkeit, um den Blut-pH-Wert einigermaßen in der Norm zu halten.

Das nächste Geschütz im Kampf um Leben und Tod ist **der zweite Heilversuch:**

Die Entmineralisierung der körpereigenen Minerallager.

Zur Kompensation der Mangelernährung werden jetzt aus Knochen, Gelenken, Bandscheiben, Bindegewebsfasern, Immunzellen, Haaren, Nägeln usw. die körpereigenen Mineralstoffe als Pufferbasen zur Neutralisation der Säuren abgebaut.

Die Mineralstoff spendenden Organe und Zellen werden im wahrsten Sinne des Wortes „ausgelaugt". Sie werden für die Erhaltung der Fließeigenschaft des Blutes und des Lebens ihrer Funktionsgrundlage beraubt und geopfert.

In gewisser Weise opfern sich im fortgeschrittenen Stadium selbst die roten Blutkörperchen (Hämoglobinpuffer), indem auch sie ihre Basenstoffe und den Sauerstoff zur Erhaltung des Milieus abgeben.

Die Säurestarre der roten Blutkörperchen mit ihrer katastrophalen Entwicklung zu Durchblutungsstörungen, Herzinfarkt und Hirnschlag, ist die logische Folge eines vorhersehbaren Prozesses.

Diese Bedeutungen der roten Blutkörperchen als Teil des Puffersystems, und die aus der Entmineralisierung entstehenden Folgen, sind die Hauptursachen der häufigsten Krankheiten. Leider finden diese Tatsachen immer noch viel zu wenig Beachtung.

Durch Entmineralisierung entstandene Schäden an den Organen oder Geweben nennen wir also Krankheit. Je größer der Schaden ist, umso schwerer erleben wir die Krankheit. Erkennen wir denn dann trotzdem noch das Heilbestreben und den Notbehelf des Körpers wegen Mineralstoffmangels, die hinter einem solchen Prozess stehen?

Es ist bekannt, dass das Regulationssystem diese Organ-, Gewebe-/Knochen-Schäden durch Entzündungsprozesse mit Hilfe von Bakterien und Pilzen reparieren will. So ist es kein Wunder, wenn bei zunehmender Übersäuerung die chronischen Entzündungen überhand nehmen. Erkennen wir auch hier das Heilbestreben – **die Reparatur der Gewebeschäden durch Entzündung?** Dann nämlich wird verständlich, dass Gegen- oder „Anti"-Mittel wie Antibiotika oder Cortison zwar die Entzündung hemmen, in Wirklichkeit aber einen natürlichen **Heilungsprozess** unterbrechen.

Wird die Ursache – Übersäuerung durch Nährstoff- und Mineralstoffmangel – nicht behoben, entwickelt sich der zerstörerische Prozess in einer Teufelsspirale immer weiter, und die Schäden durch Entmineralisierung werden immer größer. Bei diesen Kompensationsbemühungen des Regulationssystems spielt die Qualität des Lebens jetzt keine Rolle mehr, nur das Überleben zählt.

Krankheit ist ein Heilversuch!

Hält der Zustand des Basen- bzw. Mineralstoffmangels länger an, dann schaltet der Körper auf ein weiteres Notprogramm um.

Zweiter Heilversuch:
- Zur Erhaltung des Lebens (Blut pH-Wert 7,35), werden Mineralstoffe von den Mineralstoffspeicher-Organen wie Wirbelsäule, Knochen, Gelenke, Haut, Zähne, Haare, abgebaut und zur Neutralisation der Säure im Blut verwendet, damit das Blut und das Bindegewebe die notwendigsten Funktionen erfüllen können.

Folge:
- Knochen- und Gelenkschmerzen,
- Osteoporose, Arthrose, Rückenschmerzen
- Haarausfall, Hautprobleme,
- Entzündungen, Stoffwechsel-Störungen, ...

3.1.9 Der dritte Heilversuch: „Tumorbildung"

Prof. Hartmut Heine erklärt in seinem „Lehrbuch der biologischen Medizin", dass bei einer Tumorerkrankung die Beziehungen zur Grundregulation auf der Hand liegen. Eine anhaltende latente Übersäuerung des Gewebes stellt, wie alle Kanzerogene, einen ständigen Reiz auf die Grundsubstanz dar. Dadurch verändert sich das Milieu, die Grundsubstanz verschlackt immer mehr, die Homöostase ist nicht mehr gegeben, und die Regulationsfähigkeit des Systems wird immer mehr beeinträchtigt.

Die zunehmende Übersäuerung der Grundsubstanz führt zu Veränderungen der zellulären Informationsübertragung. In der Folge ist die chronische Fehlregulation der Grundsubstanz ein wesentlicher Faktor bei der Entstehung von Krebs.

Untersuchungsergebnisse zeigen aber auch, dass Tumorzellen auf ein saures Milieu angewiesen sind. Das bedeutet, Tumorzellen sind nur im sauren Milieu überlebensfähig und sorgen durch ihren pathologischen (krankmachenden) Stoffwechsel selbst für eine besonders starke Übersäuerung der Grundsubstanz. Deshalb ist es nicht verwunderlich, dass bei einer „Tumor-Grundsubstanz" immer ein saures Milieu nachweisbar ist.

Bei Krebs ist immer ein saures Milieu nachweisbar.

Manche Medizinforscher sehen in der Krebsentwicklung einen weiteren Versuch der Selbstheilungskräfte, durch Zellvermehrung die Massen an Schlacken in den Griff zu bekommen.

Krankheit ist ein Heilversuch!

Dritter Heilversuch:
- Weil die Schlackendepots im Bindegewebe voll sind, bildet sich neues Gewebe, das Platz schafft, um das Überangebot an Säuren aufzunehmen.

Folge:
- Gewebeneubildung, Krebs

Diese Aussage sehe ich allerdings noch als Hypothese, die eingehend untersucht werden sollte (siehe Kapitel 7.7 Krebs).

Die Programme der Selbstheilungskräfte zur Erhaltung des Säure-Basen-Gleichgewichts:

Physiologische Regulation	**a)**	**= Neutralisation der Säure**
Physiologische Regulation	**b)**	**= Ausscheidung der Schlacken**
Heilversuch (Kompensation)	**1**	**= Ablagerung der Schlacken im Bindegewebe**
Heilversuch (Kompensation)	**2**	**= Entmineralisierung der körpereigenen Minerallager**
Heilversuch (Kompensation)	**3**	**= Tumorbildung**

3.1.10 Verstehen wir die Botschaft der Krankheit?

Die körpereigenen Heilversuche, insbesondere das Notprogramm beim zweiten und dritten Heilversuch, ist ein brutaler Kampf der Regelsysteme (Heilkräfte) gegen die Übersäuerung und letztlich ein Kampf ums Überleben. Unser Bewusstsein und unsere Entscheidung über die Art und Weise unserer Lebensführung bestimmt, wer aus diesem Kampf als Sieger hervorgeht.

Der gesamte Organismus und das Regulationssystem sind auf Überleben programmiert. Die Selbstheilungskräfte haben in erster Linie nichts anderes im Sinn als das Überleben, möglichst in gesundem Zustand, zu sichern.

Die Selbstheilungskräfte erwarten vom Betroffenen, die Zeichen der Krankheit endlich als Heilversuche seines Körpers zu verstehen und zu erkennen, dass er seinen Körper im Bestreben um Heilung endlich unterstützt und ihn dabei nicht weiter behindert durch Übersäuerung, chemische Medikamente und ungeeignete Therapiemethoden.

Mit diesem Bewusstsein und mit der entsprechenden Handlung könnte man viel Leid beenden. So hätte Gesundheit eine Chance. Warum glauben wir noch immer an die Schicksalhaftigkeit der Krankheit?

Krankheit ist kein Schicksal, Gesundheit kein Zufall.

Krankheit befällt uns nicht aus heiterem Himmel, sie entwickelt sich oft über Jahre. Wir müssen wissen, dass wir dieser Entwicklung nicht (schicksalshaft) machtlos ausgeliefert sind. Jeder hat die Wahl, entweder die krankhafte Entwicklung zu ignorieren, oder sie frühzeitig zu erkennen und den Verlauf wieder umzustimmen. Wir können entscheidenden Einfluss nehmen, in welche Richtung das Pendel ausschlägt – in Richtung Degeneration oder in Richtung Gesundheit.

Die Symptome der Übersäuerung (Säurekatastrophen) haben bekannte Namen. Wer das Prinzip der Krankheitsentwicklung (siehe Kapitel 4) versteht, kann jede der 20.000 Krankheitsbezeichnungen dieser Ursache zuordnen.
Hier einige Beispiele:

- Knochen- und Gelenkschmerzen, Rheuma, Arthritis, Arthrose
- Entzündungen
- Bluthochdruck
- Herz-, Kreislaufkrankheiten
- Allergien
- Osteoporose
- Bindegewebsschwäche
- Hautprobleme

- Haarausfall
- Depressionen
- Diabetes
- Stoffwechselstörungen
- Herzinfarkt, Schlaganfall
- Tumore, Krebs …

Es gibt keine 20.000 Krankheiten. In Wirklichkeit ist alles eine einzige Krankheit.

Die Rangliste der Säure-Karriere	
Stufe 6:	Geschwüre, Tumore, Zellschädigung, Herzinfarkt, Gehirnschlag
Stufe 5:	Bluthochdruck, Arteriosklerose, Diabetes, Osteoporose, Thrombose
Stufe 4:	Gicht, Rheuma, Allergien, Autoimmunstörungen, Herz-Kreislaufstörungen
Stufe 3:	Entzündungen, Lymphstauungen, Schwellungen, diffuse Schmerzen
Stufe 2:	Muskelverspannungen/-Verhärtungen, Gelenkschmerzen, Arthritis, Arthrose
Stufe 1:	Müdigkeit, Immunschwäche, Migräne, kalte Füße/Hände, Tinnitus
Stufe 0:	Fit, Wohlgefühl, Leistungsfähigkeit, Lebensfreude

3.1.11 Übersäuerung und Alter

Manche Autoren bringen die Rangliste der Säure-Karriere mit dem Alter in Verbindung und vermitteln sie so, als ob es ganz normal sei, wenn beim älteren Menschen diese Symptome auftreten. Geben Sie sich mit dieser Ausrede nicht zufrieden. Es ist ganz und gar nicht normal und vor allem nicht natürlich, dass diese Säure-Symptome überhaupt auftreten. In keiner Phase des Lebens müssen wir über die Stufe 0 der Rangliste langfristig hinausgehen.

Einzig und allein unsere Lebensweise und Lebensumstände bestimmen, wie sich unsere Säure-Karriere entwickelt. Unser Ziel sollte sein, die Stufe 0 möglichst nicht zu verlassen.

Logischerweise führt uns eine kontinuierliche Belastung des Grundregulations-Systems durch Sauerstoff-, Nährstoff-, Bewegungs- und Wassermangel mit zunehmenden Lebensjahren Stufe für Stufe in der Rangliste der Säure-Karriere nach oben. Aber das ist keine Gesetzmäßigkeit, die zwangsläufig mit dem älter werden einhergeht. Wir können diese Entwicklung durch ein Leben nach der Ordnung der Natur stoppen oder erst gar nicht entstehen lassen.

Altern ist nicht zwangsläufig die Folge einer bestimmten Anzahl von Lebensjahren.

Das Altern des Körpers ist eine Folge des kontinuierlichen Mineralstoff-Abbaus, meist verbunden mit Sauerstoff-, Antioxidantien- und Wassermangel (Austrocknung).

Folge: Mangelhafte Säure- und Giftbindung bzw. Ausscheidung führt zu Krankheitssymptomen, deren Stärke dem Maß der Belastung entsprechen.

Alt werden ist ohne derartige Belastungen möglich und entspricht unserer wahren Natur.

Menschen, die sich ihre Gesundheit, Vitalität und Lebensfreude bis ins hohe Alter bewahren, warten nicht auf einen Zufall, der ihnen dieses Glück beschert. Sie beachten selbstverantwortlich die natürlichen Gesetzmäßigkeiten (bewusst oder unbewusst), die dem Alterungsprozess entgegenwirken. Die Erhaltung einer leistungsfähigen intakten Grundsubstanz gewährleistet, dass der Organismus mit den vielfältigen Belastungen unserer Zeit wie Stress, Umweltgifte usw., die im Laufe des Lebens auf uns einwirken, besser fertig wird. Die Regulationsfähigkeit sorgt dafür, dass die Lebensenergie und Lebensfreude trotz aller Einflüsse nicht zufällig, sondern ordnungsgemäß erhalten bleiben.

Gesundheit ist kein Zufall.
In der ganzen Schöpfung gibt es keinen Zufall, sondern nur Gesetzmäßigkeiten.

Krankheit ist kein Schicksal,
dem wir machtlos ausgeliefert sind.

Bisher wurden überwiegend die Einflüsse unserer Ernährungs- und Lebensweise als Ursache der Übersäuerung erklärt. Wie komplex jedoch die Gründe dafür sein können, soll die folgende Übersicht andeuten:

Ursachen der Übersäuerung (Azidose)

1. **Fehlernährung – Mangel an Pufferbasen**
2. **Nierenfunktionsstörung** (Nierenkrankheiten oder zu wenig reines Wasser trinken)
3. **Atemfunktionsstörung** (Lungenkrankheiten, zu flache Atmung, Sauerstoffmangel)
4. **Hautfunktionsstörung** (gestörte Hautentgiftung, falsche Hautpflege)
5. **Mangel an basischen Verdauungssäften** (Mangel an Bitterstoffen und Ballaststoffen, Pankreas-Bikarbonat, Darmstörungen)
6. **Chemische Medikamente, Hormone, Pille, Umweltgifte, ...**
7. **Stress**
8. **Hochleistungssport** (Milchsäure-Muskelkater)
9. **Mangel an Lichtenergie, Unterbelichtung** unzureichende Belichtung und Fehlbelichtung (gelb-rot = Säure bildend)
10. **Mangel an Erd-Magnetenergie** (Magnetenergie entsäuert, öffnet die Kapillare, verbessert die Sauerstoffversorgung)
11. **Geistige Übersäuerung** (Hass, Neid, Angst, ...)

Übersäuerung kann durch mehrere Faktoren ausgelöst werden. Aber immer spielt dabei die Lebens- und Verhaltensweise eine maßgebende Rolle.

3.1.12 Übersäuerung – Die Bedeutung von Sauerstoff in Verbindung mit der Leberfunktion

Dass die harmonische Regulation des Säure-Basen-Haushalts von überlebenswichtiger Bedeutung ist, dass fast jeder Mensch übersäuert ist, und dass Säuren mit Basen neutralisiert werden können, darin sind sich alle Medizinforscher einig.

Über die Entstehung der Übersäuerung und über die Methoden der Entsäuerung, gibt es jedoch unterschiedliche Standpunkte. In der Literatur findet man überwiegend Erklärungen, dass Übersäuerung vorwiegend durch Mangel an Basenstoffen in der Ernährung verursacht wird. Entsäuerungsempfehlungen konzentrieren sich deshalb auf basenreicher Ernährung und auf Ergänzungsmittel mit Mineralstoffen.

Manche Forscher wie Dr. Martin Diefenbach (www.dreluso.de), sehen die Ursache der Übersäuerung eher in einer mangelhaften Sauerstoffversorgung.

Begründung: Bei optimaler Energiegewinnung werden durch Oxidation (Verbrennung mit Sauerstoff) aus Sauerstoff, Zucker und Fett, die Endprodukte Kohlensäure und Wasser gebildet. Diese Endprodukte werden über die Lunge abgeatmet.

Erst durch Sauerstoffmangel kann die Energiegewinnung nicht vollständig ablaufen und es entstehen Zwischenprodukte, darunter Kohlensäure und andere Säuren, wie beispielsweise Milchsäure und Ketosäure, die nicht über die Lunge ausgeschieden werden können.

Sauerstoffmangel hat immer Übersäuerung zur Folge.

Das bedeutet: Läuft der Zell-Stoffwechsel zu 100 Prozent ideal ab, wird die bei der Energieproduktion entstehende Kohlensäure auch zu 100 Prozent über die Lunge entsorgt. Der Säure-Basen-Haushalt bleibt im Gleichgewicht.

Fehlen dagegen beim Stoffwechsel Sauerstoff und/oder Nährstoffe, entsteht mehr „Abfall" (Milchsäure, Schlacken), der das Bindegewebe und schließlich die Organe belastet.

Werden dazu noch mit der Nahrung vermehrt anorganische Säuren zugeführt und durch tierisches Eiweiß (Fleisch, Wurst, Käse) vermehrt Harnsäure produziert, wird der „Abfall" zu einer ernst zu nehmenden Gesundheits-Bedrohung.

Eine Übersäuerung ist meist die Folge von zwei Faktoren:

1. Wenn mit der Nahrung mehr anorganische Säuren aufgenommen als über die Nieren ausgeschieden werden.
2. Durch Sauerstoffmangel entstehen Säuren, die – anders als Kohlendioxid – nicht abgeatmet werden.

Dr. Martin Diefenbach: *„Das Einnehmen von basischen Mineralstoffen kann zwar den pH-Wert verbessern, aber die Säuren nicht eliminieren. Das kann nur der Sauerstoff.*" Deshalb:

1. Tierisches Eiweiß in der Nahrung reduzieren, dafür den Anteil pflanzlicher Nahrung erhöhen.
2. Verbesserung der Sauerstoffversorgung.

Nach Dr. Martin Diefenbach nimmt bei der Entsäuerung die Leber eine Schlüsselrolle ein, noch vor der Niere. Abhängig vom zur Verfügung stehenden Sauerstoffgehalt, kann die Leber weit mehr organische Säuren abbauen als die Niere. Dysbiosen im Darm, also Störungen der Bakterienflora und eine schlechte Durchblutung des Darms können, wenn sie die Leber belasten, den Säureabbau behindern und so auch zu einer Übersäuerung führen. Mit dem Arzneimittel „Gelum Tropfen" von der Firma Dreluso wird das Darmmilieu gesäuert. Dadurch lassen sich Gifte (Ammoniak) im Darm binden, was zu einer Entlastung der Leber führt und so wiederum den Milchsäureabbau (Laktatabbau) fördert. Weil Milchsäure nur mit Hilfe von Sauerstoff abgebaut werden kann (Oxidation), muss für das Säure-Basen-Gleichgewicht auch die Sauerstoffversorgung gewährleistet sein.

> „Nur die vollständige Oxidation der Milchsäure kann wirklich entsäuern."
>
> Dr. Martin Diefenbach

Was können wir also tun, um eine bestehende Übersäuerung im Blut und Bindegewebe wieder loszuwerden? Was können wir tun, um eine Übersäuerungskatastrophe zu verhindern?

Die vorangegangenen und folgenden Kapitel gingen/gehen immer wieder auf diese Frage ein und zeig(t)en Lösungswege auf. Deshalb soll an dieser Stelle eine prinzipielle Zusammenfassung genügen.

3.1.13 Übersäuerung – Was tun?

Werden all die hier beschriebenen Aspekte berücksichtigt, muss zur Erhaltung des Säure-Basen-Gleichgewichtes, und damit zur Stärkung des Grundregulations-Systems, folgendes therapeutische Prinzip verfolgt werden:

1. **Neutralisieren der Säuren**
   a) **Optimale Nährstoffversorgung** durch vollwertige Ernährung unter Berücksichtigung des Säure-Basen-Haushalts, eventuell Unterstützung mit Nahrungsergänzungsmitteln.
   b) **Optimale Sauerstoffversorgung**,
      - durch angemessene Bewegung in der freien Natur, Atemschulung.
      - Sauerstoffräuber meiden (Rauchen, Stress usw.).
      - Stress reduzieren, denn Stress verengt die Blutgefäße und verschlechtert so die Sauerstoffversorgung.
      - übersäuerte Zellen können den angebotenen Sauerstoff nicht richtig verwerten und damit nicht ausreichend Energie produzieren, auch deshalb ist Entsäuerung wichtig.
2. **Lösen der Schlacken** durch Bewegung, Massage und Aktivierung der Durchblutung.
3. **Ausscheiden der Schlacken** durch Stärkung der Ausscheidungsorgane Leber, Niere, Darm, Lunge, Haut.
4. **Meiden** von belastenden Säuren und Giften.

Für eine effektive Entsäuerung reicht es also nicht aus, nur Mineralien einzufüllen. Dem Zell-Stoffwechsel müssen ideale Bedingungen angeboten werden, damit die Verbrennung optimal ablaufen kann, ohne dass belastende Abfallprodukte entstehen.

Mineralstoffe werden nicht nur zur Neutralisation benötigt, sondern auch als Nährstoffversorgung für die Zelle. Werden zuviel Mineralstoffe für die Neutralisation verbraucht, fehlen sie als Nährstoff- und Energielieferant.

3.1.14 Urin-Test – Harnanalyse zur Ermittlung des Säure-Basen-Haushalts

Da das gesamte Blut ständig durch die Niere geleitet wird, welche die Schlackenstoffe ausfiltert und mit dem Urin zur Ausscheidung bringt, bietet nach Ansicht mancher Autoren der Urin detaillierte Hinweise auf den Zustand des inneren Milieus.

Häufig wird empfohlen, den Zustand des Säure-Basen-Haushalts über den Urin mit dem Indikatorpapier zu messen. Diese Empfehlungen sehen meist so aus, dass ein Urin-pH-Wert von über 7,4 anzustreben ist. Manche fordern gar Werte von 8 oder 9. Damit Sie nicht resignieren oder verzweifeln, wenn Sie solche Werte nicht erreichen, stelle ich diese Empfehlung hier richtig:

Zunächst gilt es zu beachten, dass im Tagesverlauf durch biologische Rhythmen unterschiedliche pH-Werte im Urin möglich und normal sind. Außerdem besteht eine direkte Abhängigkeit zur Art der Ernährung, die, wie beschrieben, den Säure-Basen-Haushalt und damit auch das Ausscheidungsprodukt Urin wesentlich beeinflusst.

Natürlich entstehen bei einer überwiegenden Säure-Kost mit viel tierischem Eiweiß (Fleisch, Wurst, Käse) viel mehr Säuren als bei basischer Ernährung. Aber selbst wenn Sie nur Basisches in Form von Gemüse und Salaten zu sich nehmen, ist das Stoffwechsel-Abbauprodukt immer Säure (Harnsäure, Milchsäure, Kohlensäure). Die Kohlensäure wird mit der Atmung über die Lunge ausgeschieden, alle anderen Säuren werden überwiegend über die Niere mit dem Urin ausgeschieden. Deshalb ist es normal, wenn der Urin eher sauer ist, vor allem in den frühen Morgenstunden (Morgen-Urin), weil die Gewebedepots vorwiegend in den Nachtstunden entsäuern.

Auf eine allgemein gültige Aussage, wann welche Urin-pH-Werte normal sind, kann man sich also nicht festlegen. Pauschal lässt sich feststellen: Wenn im Urin immer pH-Werte unter 7,0 gemessen werden, kann man davon ausgehen, dass eine Übersäuerung des Bindegewebes vorliegt.

Nimmt man allerdings den Säugling als Maßstab, dann müsste man von pH-Werten um 8,0 ausgehen. Aber wenn der erwachsene Mensch durchschnittliche Werte um pH 7 erreicht (Morgen-Urin pH 5 bis 7), kann er sich glücklich schätzen.

Die biologische Basenflut

Bei einem funktionierenden Regulationssystem wird das Gewebe etwa alle drei Stunden von Basenstoffen durchflutet (Basenflut), mit der die Säuren im Gewebe neutralisiert werden. Deshalb ist es ein gutes Zeichen, wenn zwei bis drei Mal am Tag ein pH-Wert über 7 gemessen wird. Dies zeigt an, dass noch genügend Basenstoffe vorhanden sind, das Milieu im Gleichgewicht und nicht zu sehr übersäuert ist.

Das Ergebnis des Urin-Tests ist immer abhängig:

a) vom biologischen Rhythmus (z.B. Basenflut)
b) von der Art der Ernährung
c) von der Säurelast des Bindegewebes

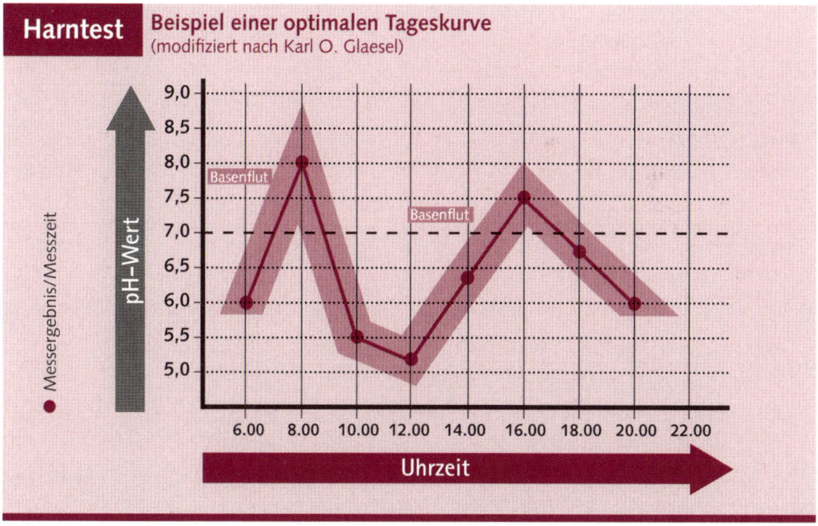

Beispiel eines Harntests, bei dem jeder Urin ca. alle 2 Stunden als Harnprobe genommen wird. Der Urin-pH-Wert schwankt im Tagesverlauf. Er ist abhängig von Ernährung, Basenflut und Säurelast. Wenn die jeweiligen Messwerte innerhalb der Kurve liegen, kann man von einem ausgeglichenen Säure-Basen-Haushalt ausgehen. Liegen die Werte mehrfach deutlich unterhalb der Kurve, sollten Entsäuerungsmaßnahmen durchgeführt werden.
Kennzeichnend für eine gute Stoffwechsellage ist die Basenflut, ein Wechsel zwischen sauer und basisch während des Tages. Optimal ist eine Basenflut zwischen 8 und 10 Uhr (nach dem Frühstück) und zwischen 14 und 16 Uhr (nach dem Mittagessen).

Mit gezielten Maßnahmen, wie Entsäuerungsmitteln, speziell ausgewählten, basisch wirkenden Nahrungsergänzungsmitteln oder/und einer konsequenten Ernährungsumstellung, können bei ausreichender Sauerstoffversorgung auch Urin-pH-Werte über 7 erreicht werden. Dieses Ziel anzustreben macht Sinn, wenn man eine vorbeugende Entsäuerungskur durchführt. Sie ist notwendig, sobald sich unspezifische Symptome zeigen, aber dringend notwendig, wenn bereits Symptome einer massiven und chronischen Krankheit bestehen (z.B. Rheuma, Gicht, ...).

Doch wenn trotz solch intensiver Entsäuerungsmaßnahmen der pH-Wert nach einiger Zeit nicht zumindest einmal am Tag über 7,0 steigt, kann dies außer einer akuten Übersäuerung, noch folgende Ursachen haben:

- Es kann auf eine Störung der Regulationsfähigkeit (Regulationsblockade) hinweisen
- Eventuell liegt auch eine Säurestarre vor, die meist bei chronischen Krankheiten anzutreffen ist
- Nach starker körperlicher Tätigkeit (starkes Schwitzen und Muskel-Milchsäure)
- Nach Stress
- Bei Hungerphasen (Fasten-Azidose)
- Diabetes
- Nach Durchfällen etc.

Im Umkehrschluss kann man bei Werten, die <u>immer</u> über 7 liegen, auch an Folgendes denken:

- Eine Säure-Ausscheidungsschwäche der Niere (erfordert Nierenstärkung z.B. mit homöopathischen Mitteln)
- Im Gewebe festsitzende/ungelöste Säuren. In diesem Fall werden Maßnahmen notwendig, um die Säuren besser aus dem Gewebe zu lösen. Mehr Bewegung, mehr reines Wasser trinken, spezielle Entsäuerungs-Massagen oder andere Methoden, die geeignet sind, den Säuremantel aufzubrechen, kommen hier in Frage.

Wenn dagegen dauernd pH-Werte über 8 und 9 gemessen werden, besteht der Verdacht auf:

- Infektion der Harnwege (Bakterien bilden das Enzym Urease-Ammoniak)
- Magensäureverlust durch Erbrechen

- Überdosierung von Entsäuerungsmitteln
- Übermäßige Atmung (Hyperventilation)

Zur Sicherung der Diagnose sind auch hier detaillierte Messungen/Untersuchungen notwendig.

Auch in diesem Zusammenhang möchte ich auf die Sichtweise von Dr. Martin Diefenbach hinweisen, der unter anderem ausdrücklich betont, dass die Säuren und Basen aus der Nahrung über die Nieren ausgeschieden werden, und dass der pH-Wert des Urins deshalb in direkter Abhängigkeit von der Nahrung zu sehen ist. *„Tatsächlich misst man nach Sander nur die Nahrung in Verbindung mit der Verdauung. Das ist sicher ein wichtiger Parameter, hat aber nicht direkt etwas mit dem Säure-Basen-Haushalt zu tun.“*

All diese Hinweise und Unterschiede gilt es zu beachten, wenn man mit Urintests umgeht.

Jean Claude Alix beschreibt in seinem Buch „Zukunft ohne Krebs“, das Prinzip des Urin-Tests: *„... Menschen, die übersäuert sind, nehmen oft Natron als Medizin zu sich. Mit dem alten Lackmuspapier können sie prüfen, ob sie bereits genügend Basen eingenommen haben.*

Pures Natrium-Bikarbonat gleicht die Säuren kurzfristig aus. Steigt der Morgen-Urin pH über 7, können Sie die Natron-Menge reduzieren.

Nehmen Sie bei gleicher Ernährung statt des Natrium-Bikarbonates ein wenig Kalium-Salze zu sich, stellen Sie am nächsten Morgen erstaunt einen Urin-pH von 4 oder 5 fest.

Wo kommt diese Unmenge an Säure her? Die Antwort ist genau so einfach wie einleuchtend. Die Zelle entledigt sich ihrer H+-Ionen der Säure, die sie in Notzeiten in das Zellinnere eingelagert hatte. Sie tauscht die H+-Ionen gegen Kalium-Ionen aus und entsäuert sich hiermit innerlich.

Ein gutes basisches Pulver zum Ausgleich der Säure sollte aus diesem Grund immer auch Kalium-Salze enthalten.“

Damit soll zum Ausdruck gebracht werden, dass für eine tiefer wirkende und längere Entsäuerung komplexe Mittel erforderlich sind. Die beste Zusammensetzung liefert immer noch die Natur mit vollwertigen Lebensmitteln mit basischer Wirkung, wie Kartoffeln, Gemüse, Früchte. Auch komplexe Entsäuerungsmittel, die sich an der Vorgabe der Natur orientieren, können bei kurmäßiger Anwendung den Anforderungen gerecht werden.

Die Beurteilung des Urins bezüglich der Trinkmenge

Zu einer optimalen Entsäuerung muss immer auch für eine ausreichende Trinkmenge an reinem Wasser gesorgt werden. Auch hierzu kann eine einfache Beurteilung des Urins Hinweise geben. Der Urin sollte mehrmals am Tag hell sein. Ist er immer dunkel, dann muss man davon ausgehen, dass zu wenig getrunken wurde.

3.2 Stress und geistige Übersäuerung

Bei der Aufzählung negativer Einflüsse darf die moderne Erscheinung „chronischer Stress" nicht fehlen. Anhaltender Stress und „geistige Übersäuerung" führen zu negativen Veränderungen im Bindegewebe. Es kommt zu pH-Wert-Verschiebungen, die die Struktur des Bindegewebes derart verändern, dass die Grundsubstanz ihrer Funktion als Molekularsieb nicht mehr gerecht wird. Gleichzeitig verändert sich auch das Blut und wird durch die Übersäuerung dickflüssiger. Durch die stressbedingte Überreizung des vegetativen Nervensystems verengen sich die Blutgefäße und zeigen bald arteriosklerotische Veränderungen. Komplexe Stoffwechsel- und Durchblutungsstörungen sind die Folge. (Siehe auch Kapitel 7.4.4 Mikrozirkulation und Stress)

Stress-Situationen gab es natürlich zu allen Zeiten und wird es auch in Zukunft immer wieder geben. Das Regelsystem ist darauf eingestellt, es kann den Organismus den unterschiedlichen Stressfaktoren anpassen. Bei Stress werden beispielsweise mit Hilfe des vegetativen Nervensystems und des Hormonsystems die Durchblutung, der Stoffwechsel, die Muskelleistung und Muskelspannung usw. erhöht. Der gesamte Organismus wird aktiviert, der Körper wird bis in die letzte Faser auf Höchstleistung eingestellt.

Diese Reaktion war in früheren Zeiten überlebensnotwendig. So konnten lebensbedrohliche Gefahren in der Wildnis durch erhöhte körperliche und mentale Leistungsfähigkeit mittels Flucht oder Kampf abgewendet werden. Nach Beendigung des Stressfaktors, der meist nur kurz war, hatte der Organismus genügend Zeit, sich wieder zu regenerieren, und die stressbedingten Auswirkungen abzubauen. Die Überreizung des vegetativen Nervensystems, der erhöhte Stress-Hormonspiegel (Adrenalin, Cortisol, …), der hohe Blutdruck, die Anspannungen und Verspannungen, die Übersäuerung usw. normalisierten sich wieder, das Gleichgewicht wurde wieder hergestellt.

In der heutigen Zeit haben sich die Stress auslösenden Faktoren verändert. Inzwischen sind es weniger die körperlichen Bedrohungen, sondern die geistigen Reizüberflutungen, die uns belasten. Energieraubende zwischenmenschliche Beziehungen, berufliche, von Technik und wirtschaftlichen Zwängen hervorgerufene Überforderungen, aber auch die selbst auferlegten übertriebenen Freizeitaktivitäten üben oft einen, wenn nicht lebensbedrohenden, so aber doch gesundheitsbedrohlichen Einfluss aus, dem das Regelsystem unseres Organismus auf Dauer nicht gewachsen ist.

Letztlich sind aber auch alle im Kapitel 2.2 Einflüsse beschrieben Faktoren, wie geistig-emotionale-, klimatische-, chemische-, energetische- und stoffliche Einflüsse als Stressfaktoren zu sehen, sobald sie ein natürliches Maß an Dauer und Intensität überschreiten. Sowohl ein Übermaß als auch ein Mangel an diesen Einflüssen können Stress auslösen.

In der heutigen Zeit sind die Stress auslösenden Faktoren kaum
noch lebensbedrohend,
dafür umso mehr die Folgen des gestressten Zustandes.

Dazu muss man wissen: Die geistigen Stressfaktoren lösen im Organismus dieselben Reaktionen aus wie die körperlichen. Deshalb sind auch die Folgen dieselben. Das vegetative Nervensystem wird auf Hochtouren gebracht, das Hormonsystem schüttet ununterbrochen Stresshormone aus, und die Durchblutung und die Muskelspannung sind ständig auf körperliche Höchstleistung eingestellt. Aber die körperliche Aktivität bleibt aus. Das gesamte System Mensch steht also unter Volldampf, und dies bei körperlicher Passivität, wenn wir beispielsweise im Büro stundenlang fast ausschließlich einer sitzenden Tätigkeit nachgehen.

Diese stressbedingten Stoffwechsel-Folgen, wie Stresshormone, können mangels körperlicher Aktivität nicht abgebaut werden, was sich besonders im Grundregulations-System mit zunehmender Übersäuerung/Verschlackung des Bindegewebes und verstärkter Bildung freier Radikale negativ auswirkt.

Erschwerend kommt noch hinzu, dass der Organismus bei einer chronischen Reizüberflutung in der Hektik des Alltags keine Zeit mehr zur Regeneration hat. Bei Dauerstress ist der verbrauchende Stoffwechsel (Energieverbrauch) größer als der regenerierende Stoffwechsel (Energieaufbau). Auf Dauer ist das Regelsystem so nicht mehr in der Lage, die Homöostase, das Gleichgewicht der Körperfunktionen aufrecht zu erhalten.

3.2.1 Stress und Immunsystem

Jede Stressbelastung reduziert auch die Abwehrkraft. Die erhöhte Ausschüttung von Stresshormonen hemmt die Aktivität der im Bindegewebe stationierten

Immunzellen. Das Regelsystem kann sich in dieser Situation um nichts anderes kümmern, als um die Anpassung sämtlicher Organfunktionen an die Stressauswirkungen und die Verarbeitung der Stressreize. Dadurch können die vorhandenen und die eindringenden „Gifte“ und Keime nicht mehr unter Kontrolle gehalten werden. Sie verbreiten sich, belasten zunehmend das System der Grundregulation und entfalten ihre zerstörerische Wirkung.

Das System Mensch verirrt sich durch chronische Stresssituationen zwangsläufig ins Ungleichgewicht und in die Degeneration. Es ist notwendiger denn je, sich diese Zusammenhänge bewusst zu machen und sich um Stressreduzierung zu bemühen. Sich auf das Wesentliche, auf den Sinn des Lebens, zu besinnen, könnte ein Einstieg zum Ausweg sein.

Das ist oft einfacher gesagt als getan. Was soll man einem Menschen raten, der in beruflichen Zwängen steckt oder der nicht weiß, woher er das Geld für die nächste Wohnungsmiete oder für das Essen nehmen soll? Wie kann man ihm helfen, diesen Stress abzubauen? Vielleicht müssen wir alle unsere Werte neu beurteilen.

3.3 Ernährung

Sollten Sie sich wundern, warum das Thema Ernährung im Kapitel „Bedeutende Einflüsse“ beschrieben wird und nicht bei der Therapie, dann muss ich gestehen, dass auch ich zunächst unentschlossen war, mich aber schließlich für diese Einteilung entschieden habe. Unsere allgemeine Ernährungsweise hat sich in den letzten Jahren und Jahrzehnten derart negativ entwickelt, dass sie tatsächlich ein bedeutendes Gesundheitsrisiko mit verheerenden Auswirkungen darstellt. Dazu kommt die Industrienahrung als ein wesentlicher Krankheitsfaktor. Im unbewussten Umgang mit der Ernährung lauern die Gefahren.

Auch wenn das Thema Ernährung für viele Leser nicht besonders originell ist, und manche es fast schon nicht mehr hören können, muss aus den oben angeführten Gründen auch hier ihre Bedeutung ausdrücklich betont und bewusst gemacht werden:

Die Ernährung ist der Schlüssel zur Gesundheit.

Aber keine Sorge, es werden hier keine neuen Diätpläne vorgestellt. Vielmehr geht es mir darum, die Mängel der allgemeinen Ernährungsweisen aufzuzeigen und Grundsätze der gesunden Ernährung zu vermitteln, mit denen der interessierte Laie eine für ihn passende Art finden kann.

Die besondere Betonung der Ernährung in diesem Kapitel soll andere

Krankheits-/Gesundheitsfaktoren in ihrer Bedeutung nicht mindern. Es ist mir bewusst, dass das menschliche Wesen eine komplexe Einheit darstellt, bei der vor allem das netzwerkähnliche Zusammenwirken aller Elemente maßgebend für Gesundheit ist. Wir müssen hier auch nicht entscheiden, ob vielleicht doch der Psychohygiene eine größere Bedeutung zukommt, da sie entscheidenden Einfluss auf die gesamte Lebensführung und damit auch auf die Entscheidung zur jeweiligen Ernährungsweise hat. Wenn es uns gelingt, eine ganzheitliche Sicht beizubehalten, werden diese und andere parteiischen Darstellungen kein Problem sein.

Die Aufgabe der Ernährung ist es, dem Organismus die Bau- und Betriebsstoffe in auseichender Menge und Qualität zuzuführen, welche die Zellen zur Energieproduktion und zur Regeneration benötigen. Von den Inhaltsstoffen der Nahrung hängt es wesentlich ab, wie gut oder schlecht der Mensch in dieser Welt funktioniert. Je nach Wahl der Nahrung kann sie sich förderlich oder schädlich auf die Gesundheit auswirken.

- Mit keiner anderen Maßnahme lassen sich die biochemischen Reaktionen (Stoffwechselprozesse) besser beeinflussen, als mit der Ernährung.
- Die Wechselwirkung zwischen der aufgenommenen Nahrung und den Organfunktionen ist seit jeher unbestritten und verlangt größte Beachtung.
- Kein anderer Umweltfaktor nimmt so direkt und intensiv Einfluss auf das biologische Stoffwechsel-Geschehen wie die Ernährung.
- Ernährungsfehler lassen sich durch andere Maßnahmen, wie sportliche Aktivitäten oder Arzneimittel nicht beheben.

Alles was wir sind,
besteht aus dem, was wir irgendwann gegessen oder getrunken haben,
und dem, wie es im Stoffwechselprozess umgewandelt wurde.

Auch an dieser Stelle tauchen Fragen an die Gesundheitspolitik auf: Warum wird der Verbraucher über den gesundheitlichen Wert der Lebensmittel nicht besser informiert? Warum ist im Lebensmittelgesetz verankert, dass gesunde Lebensmittel nicht – als der Gesundheit förderlich – bezeichnet werden dürfen? Warum darf der Verbraucher nicht erfahren, welche Lebensmittel der Gesundheit dienen und welche krank machen?

Nicht zuletzt hat auch die Ernährungswissenschaft, vielleicht unbewusst, ihren Teil zu vielen Falschinformationen beigetragen, aus denen sich dann entsprechend falsche Ernährungsgewohnheiten entwickelt haben. Beispiel: Die Forscher fanden anfangs heraus, dass der Mensch zur Energieproduktion drei Grundnährstoffe benötigt: Eiweiß, Fett und Kohlenhydrate. Also wurden ausschließlich diese Kalorienspender als wichtig erachtet, und die Bewertung der Nahrung nur auf die Brennwerte (Kalorien) fixiert.

Später fand man heraus, dass man auch Aminosäuren braucht, die in tierischer Nahrung enthalten ist. Also wurde vermehrt Fleisch aufgetischt, um dem Anspruch gerecht zu werden. Unbeachtet blieb, dass diese Aminosäuren auch in pflanzlicher Nahrung enthalten sind.

Das vielleicht größte Ernährungsproblem ergibt sich aus der Tatsache, dass man die ganzheitliche Sicht verloren hat. Trotz Weiterentwicklung der Forschung und immer neuen Entdeckungen, werden immer nur die erforschten Substanzen für wertvoll, wertlos oder schädlich befunden. Wie bei den Brennwerten konzentriert sich der Forscher immer nur auf die erforschten Substanzen.

All die anderen, unendlich viele unerforschte Substanzen, die genauso lebensnotwendig sind, bleiben unbeachtet. Die Vollwertigkeit und Ausgewogenheit der Lebensmittel und das auf Erfahrung aufgebaute Wissen werden ignoriert. Der Verbraucher, der sich ausschließlich an den Vorgaben der Forschung (Wissenschaft) orientiert, bleibt auf der Strecke.

Auf solchen „wissenschaftlichen Ergebnissen" basierend, entwickeln sich Ernährungsgewohnheiten, die trotz besseren Wissens immer noch gepflegt werden. Der Nahrungsindustrie kommt dies natürlich gelegen, hat sie doch wissenschaftliche Argumente für ihre isolierten Produkte parat, auch wenn diese Argumente längst überholt sind.

Die Änderung der Essgewohnheiten ist die einfachste Maßnahme und größte Chance, Krankheit in Gesundheit umzustimmen.

Orientieren wir uns auch bei der Ernährung an der Ordnung der Natur, werden wir in jedem Fall den Anforderungen des Grundregulations-Systems gerecht. Mit der richtigen Ernährung kommt es zu einer schnellen Umstimmung des Milieus. Auf diese Weise werden die Selbstheilungskräfte gestärkt, so dass es zur Heilung oft keiner Medikamente bedarf. Vollwertige und ausgewogene Nahrung ist die beste Medizin.

„Arzneimittel sind kein Ersatz für eine richtig gewählte Ernährung."
Karl O. Glaesel

3.3.1 Entwertete Nahrungsmittel

Unsere Ernährungs- und Lebensweise hat sich in der jüngsten Vergangenheit in mehrfacher Hinsicht zum Negativen entwickelt:

1. Bei der industriellen Herstellung von Nahrungsmitteln werden die Vollwertigkeit, die Bedeutung des Säure-Basengleichgewichts und der Gehalt an Antioxidantien ignoriert.
2. Die industrielle Veränderung von natürlichen Lebensmitteln macht aus einem vollwertigen und basenreichen Lebensmittel meist ein denaturiertes, Säure bildendes Nahrungsmittel.

   Oft werden gerade die lebendigen Substanzen auf Kosten der wertvollen Vitamine, Mineralstoffe, Enzyme, Glyconährstoffe, Radikalenfänger usw., entfernt, um eine lange Haltbarkeit und/oder eine besser verkäufliche Geschmacksrichtung zu erhalten. Nicht selten werden diese Verluste durch gesundheitsschädliche, chemische Zusatzstoffe ersetzt und als „Veredelung" verkauft.

   Ein dramatisches Beispiel für die gesundheitsschädlichen Wirkungen von chemischen Zusatzstoffen ist der unten beschriebene künstliche Süßstoff **Aspartam.**

   Der Bauer ist also nicht mehr der Lebensmittelerzeuger, der direkt für den Verbraucher produziert. Er produziert überwiegend für die Lebensmittelindustrie, welche die Nahrung entwertet, teilweise sogar wertlos macht. Erst dann bekommt sie der Verbraucher auf den Tisch, der zu allem Überfluss einen vielleicht noch vorhandenen Rest an Vitalstoffen mit der Mikrowelle den Garaus macht.

   Es ist paradox: Je größer die „Veredelung", umso teurer, aber auch gesundheitlich wertloser oder schädlicher wird das Produkt.

   Derart „leere" Nahrungsmittel wirken sich auch noch in anderer Weise negativ aus:

   a) Der Organismus verlangt so lange nach Nahrung, bis der Bedarf an vollwertigen Nährstoffen gedeckt ist. Werden diese nicht in ausreichender Menge geliefert, besteht das Verlangen (Appetit) weiter. Hungergefühle entstehen also nicht nur, wenn der Körper Nachschub für die Energieproduktion braucht, sondern auch bei Mineralstoff- und Vitaminmangel. Die Folge: Überernährung mit leeren Kalorien – und Übergewicht.

   b) Je mehr „leere" Nahrungsmittel zugeführt werden, umso mehr Nährstoffe werden benötigt, damit die große Menge an Nahrungssubstanzen vollständig verarbeitet (verstoffwechselt) werden kann. Allein unter diesem Aspekt ist die Verwendung von Nahrungsergänzungen überlegenswert. Die ideale Lösung wäre allerdings, den vollwertigen, biologischen Lebensmitteln den Vorzug zu geben in Kombination mit vollwertigen Nahrungsergänzungen.

3. Durch die Intensiv-Landwirtschaft mit ihren starken chemischen Einflüssen, Umweltbelastungen, gentechnischen Veränderungen und der Züchtung in Treibhäusern, enthalten selbst die natürlichen Nahrungsmittel nicht mehr die Qualität und Quantität an lebensnotwendigen Inhaltstoffen. Mineralstoffe, Spurenelemente, Vitamine, Enzyme, Biophotonen, Antioxidantien usw. waren bei der ursprünglichen Ernährungsweise mit überwiegend Kräutern, Beeren, Obst und Gemüse in harmonischer Form vorhanden. Außerdem war bei einer natürlichen Lebensweise der Bedarf an diesen Vitalstoffen geringer, als in unserer stress- und umweltbelasteten Zeit. Erschwerend kommt noch hinzu, dass wir zu schnell, zu viel und zu einseitig essen.
4. Die Schweizer Ernährungsexpertin und Bestsellerautorin Jacky Gehring klärt in Ihrem Fachbericht „Bio versus Mono – Leben im Gleichgewicht" (www.bodyreset.com) auch über folgenden bedenklichen Zustand auf: "*... Nach den Werbeversprechen der Nahrungsindustrie enthalten deren Produkte nur das Feinste und Gesündeste. Sie verschweigen die Zusatzstoffe, die zwar als Kleingedrucktes auf der Packung stehen müssen, wie Stabilisatoren, Emulgatoren, Geschmacksverstärker, E-Nummern, weißer Zucker und die gehärteten Fette. Sie verschweigen logischerweise aber das, was nicht deklariert werden muss, z.B. in Fleisch und Milch: Kunstfutter, Kunstdünger, Antibiotika, Wachstumshormone. Oder im Getreide-, Obst- und Gemüseanbau: Synthetische Gifte wie hormonhaltige Insektizide, Pestizide, Pilzmittel.*"
5. Zu den Negativ-Entwicklungen in der Nahrungsherstellung kommt noch hinzu, dass wir unsere Ernährung zu sehr an Säure bildenden Nahrungsmitteln ausrichten, bei der die „Eiweißmast" mit übermäßigem Fleisch- und Wurst-Verzehr unser Hauptnahrungsmittel ist, während die Basen bildenden Gemüsesorten, Früchte und Kräuter meist nur die dekorative Beilage sind.

Es ist kein Problem, wenn bei der Verpflegung gelegentlich der eine oder andere Negativ-Aspekt vorhanden ist. Erst wenn sich diese summieren und dazu noch dauerhaft konsumiert werden, kommt es zu Mangelerscheinungen und Belastungen des Systems der Grundregulation.

„Warum ist es leichter, einen Menschen zu einer Operation zu veranlassen, als zu einer Änderung seiner Ernährungsgewohnheiten?"

Gisela Friebel

3.3.2 Aspartam

Wegen den verheerenden Auswirkungen, die der künstliche Süßstoff Aspartam auf alle Organe, insbesondere auf das Nervensystem hat, möchte ich an diesem Beispiel die möglichen Folgen aufzeigen, die chemische Zusatzstoffe auslösen können.

Unter der Überschrift „Über ASPARTAM kann sich jeder Gedanken machen" beschreibt Dr. Aurelia Loujse Jones, was dieser chemische Süßstoff in unserem Organismus anrichten kann: *„Aspartam schädigt das Gehirn, den Sehnerv, das Zentralnervensystem und löst Herzrhythmusstörungen aus. Durch Wechselwirkungen mit anderen chemischen Mitteln verändert sich der Dopaminspiegel des Gehirns, so dass verschiedene Nervenkrankheiten, Multiple Sklerose, Parkinson, Alzheimer, Tinnitus, Lupus (Hauttuberkulose), Angstzustände, Depressionen usw. ausgelöst werden können. Außerdem ist bekannt, dass Aspartam dick macht. Es erzeugt ein suchtähnliches Verlangen nach Süßigkeiten/Kohlenhydraten.*

Wir müssen wissen, dass Aspartam in vielen Nahrungsmitteln ohne Deklaration oder hinter E-Nummern (E 951) versteckt, beigefügt sein kann. So enthalten beispielsweise Cola Light und andere Light-Getränke, Energy-Drinks und die meisten als zuckerfrei deklarierten Getränke und Lebensmittel Aspartam oder andere zweifelhafte Süßstoffe."

Andere Quellen beschreiben, dass Aspartam ursprünglich für die Schweinemast zur Gewichtssteigerung entwickelt wurde. Aha, liegt darin vielleicht der Grund für manch unerklärliche Gewichtsprobleme, die sich in unserer Gesellschaft ausbreiten.

Wenn ich dabei an die Kinder und Jugendliche denke, die sich der Verführung kaum entziehen können, dann sind die Prognosen nicht rosig. Oder an Diabetiker, die statt Zucker diesen Süßstoff, der auch in vielen Diätprodukten enthalten ist, verwenden sollen. Dann ist es kein Wunder, wenn diese Krankheit nicht in den Griff zu bekommen ist.

Auch an diesem Beispiel, und es ist wirklich nur ein Beispiel von den bekannten und unbekannten Wirkungen unzähliger chemischer Stoffe, mit denen wir konfrontiert werden, wird deutlich: Jeder Einzelne muss sich informieren, informieren und nochmals informieren. Trotzdem dürfen wir uns durch all diese negativen Entwicklungen nicht verrückt machen lassen. Es gibt Auswege.

Einen hat Prof. Kollath schon vor Jahrzehnten gezeigt: „Lass die Nahrung so natürlich wie möglich."

Betrachtet man außer der Nahrung auch andere Lebensumstände, wie Körperpflegemittel, Kleidung und Umwelt, dann kann man ergänzen: Nutze das Natürliche, meide möglichst das Chemische, denn wir wissen nicht immer, was diese unnatürlichen Stoffe in uns bewirken.

3.3.3 Wem nützt die Gentechnik?

Zu den gentechnisch veränderten Nahrungsmitteln schreibt Dr. Johann Georg Schnitzer: „ *Die gentechnischen Veränderungen von Nahrungspflanzen dienen verschiedenen Zwecken:*

- *Stärkere Ertragsteigerung bei Anwendung spezieller Kunstdünger*
- *höhere Resistenz gegen Pestizide*
- *Resistenz gegen Frost*
- *Unterbindung der Fruchtbarkeit der geernteten Samen (damit entsteht eine Zwangs-Abhängigkeit zum Saatguthersteller)*
- *Patentierbarkeit der Pflanzeneigenschaften*

Nur einem Zweck dient die genetische Veränderung von Nahrungspflanzen nicht: Der Gesundheit.

Das Ziel dieser gentechnischen Manipulationen ist klar: Sie sollen den international agierenden Firmengruppen ein Saatgutmonopol sichern, welches die Bauern zwingt, jedes Jahr erneut bei ihnen das patentierte Saatgut zu kaufen, und dazu gleich die ebenfalls nötigen patentierten Spritzmittel und Kunstdünger, ohne die mit diesen Sorten keine Ernte zu erzielen ist." Aus dem Buch „Das Volle Leben", Seite 23-24, www.dr-schnitzer.de/dvl001.htm;

Oder verfolgt die Gentechnik-Industrie noch andere Strategien, wie sie beispielsweise von der Ölindustrie praktiziert werden.

> „Wer das Öl kontrolliert, kontrolliert das Land.
> Wer die Nahrung kontrolliert, kontrolliert das Volk."
> Henry Kissinger 1972

Bemühungen, die zumindest die Erhaltung „genfreier Zonen" anstreben, wie sie beispielsweise von einigen zukunftsorientierter Interessengruppen im Allgäu initiiert wurden, benötigen jede mögliche Unterstützung, um die Abhängigkeiten und Gefahren in Grenzen zu halten.

3.3.4 Schwächung der Pufferkapazität

Durch die allgemein üblichen Lebens- und Ernährungsgewohnheiten entsteht zwangsläufig im Stoffwechselgeschehen ein chronischer Säureüberschuss, zumindest eine Schwächung der Pufferkapazität. Die Neutralisation und damit das Säure-Basen-Gleichgewicht können vom Grundregulations-System nicht mehr gewährleistet werden. Im Gegenteil: Es kommt zu unvollständigen Stoffwechselvorgängen, die noch mehr Säuren bilden. Eine Teufelsspirale ist in vollem Gange.

Allerdings darf man nicht glauben, dass alles in Ordnung sei mit der Ernährung, wenn man nur das Fleisch weglassen würde (Puddingvegetarismus). Auch mit vegetarischer Ernährung kann man sich problemlos übersäuern, wenn die grundsätzlichen Regeln der Ernährung, wie Vollwertigkeit, Ausgewogenheit, Einfluss auf den Säure-Basen-Haushalt usw. nicht beachtet werden. Wer sich als Vegetarier überwiegend mit isolierten Kohlenhydraten (Teigwaren, Brot, Weißmehlprodukte, Zucker usw.) ernährt, ist der Übersäuerung ähnlich ausgesetzt wie der Fleischesser, vielleicht nur nicht ganz so massiv. Für den Vegetarier, wie für den Mischköstler gilt also: Jede Einseitigkeit in der Ernährung führt zu einem Ungleichgewicht in der Nährstoffversorgung.

Allerdings ist die Reduzierung von tierischem Eiweiß oft schon ein bedeutender Heilfaktor. Vor allem bei vielen chronischen Krankheiten wird der konsequente Verzicht schon deshalb empfohlen, weil Fleisch im Stoffwechselprozess nur langsam aufgeschlossen wird und dabei große Mengen Fäulnisgifte freisetzt, die bei reichlichem Verzehr in eine Art Selbstvergiftung ausartet. Bei einem bereits belasteten Milieu und geschwächtem Immunsystem sollte man dies bei der Ernährung entsprechend berücksichtigen.

Der totale Ausschluss von Säure bildender Nahrung ist jedoch genauso wenig empfehlenswert, weil ein gesunder Stoffwechsel auch auf saure Anteile angewiesen ist. Aber diese Sorge ist wohl unbegründet und hat nur eine theoretische Bedeutung. Ansonsten könnte die Harnanalyse (Urin-Test, Kapitel 3.1.14) eine grobe Orientierung geben.

Wie können wir mit der Ernährung eine Übersäuerung verhindern und die Entsäuerung fördern? Die Antworten sind so einfach wie logisch und leuchten jedem ein:

- Lebensmittel so natürlich wie möglich lassen.
- Lebensmittel bewusst nach ihrem Einfluss auf den Säure-Basen-Haushalt auswählen (ideal wäre 20 Prozent Säure bildende und 80 Prozent Basen bildende).
- Ergänzend zur Nahrung unter Umständen ausgewählte Nährstoffe mit

natürlichen Mineralstoff-, Vitamin-, Antioxidantien- und Biophotonen-Spender zur Unterstützung der Säurepufferung einnehmen.

- Ausscheidung und Ausscheidungsorgane stärken (ausreichend reines Wasser trinken, pflanzliche Bitterstoffe und Ballaststoffe am besten von Kräutern, Beeren, Getreide, Obst, Gemüse, deren Wirkstoffe Niere, Leber, Darm aktivieren; aktives Schwitzen und bei Bedarf Darmsanierung).

Zur Erinnerung: Wenn es um Entsäuerung geht, immer auch ausreichend Sauerstoff tanken z.B. durch angemessene Bewegung in der freien Natur. Ebenso sind Psychohygiene, Stressreduzierung und Besinnung wichtige Faktoren.

In der nebenstehenden Tabelle „Säure-Basen in den Nahrungsmitteln" ist ein Teil der Lebensmittel aufgeführt und nach ihren Einflüssen auf den Säure-Basenhaushalt sortiert. Zusammengefasst kann man von Folgendem ausgehen:

Basenbildner sind:

- fast alle Gemüsearten und die meisten Obstarten (sie enthalten meist basische Mineralstoffe wie Magnesium, Kalium, Kalzium, Natrium)

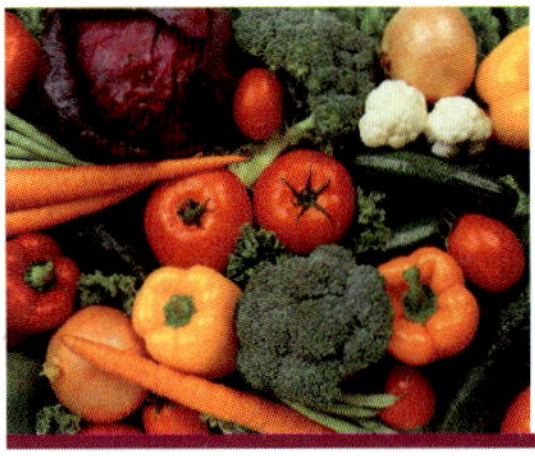

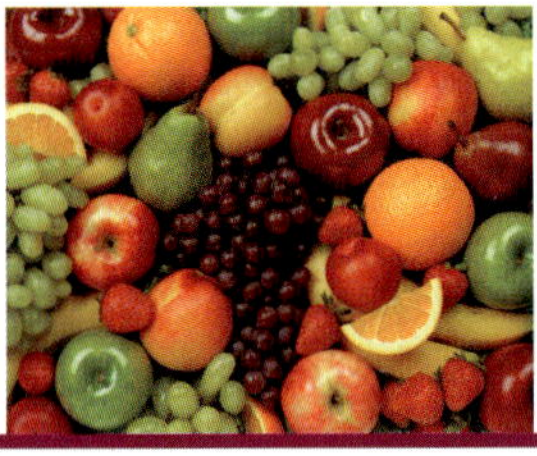

Basenbildner sollten 70-80% unserer Nahrung ausmachen.

Säurebildner sind:

- alle Getreidearten
- alle Mehle und Mehlgerichte, Brote und Backwaren
- alle Arten von Fleisch und Fisch, Eier, Käse (deren Eiweiße enthalten meist saure Mineralstoffe wie Schwefel, Jod, Phosphor, Chlor, Fluor)

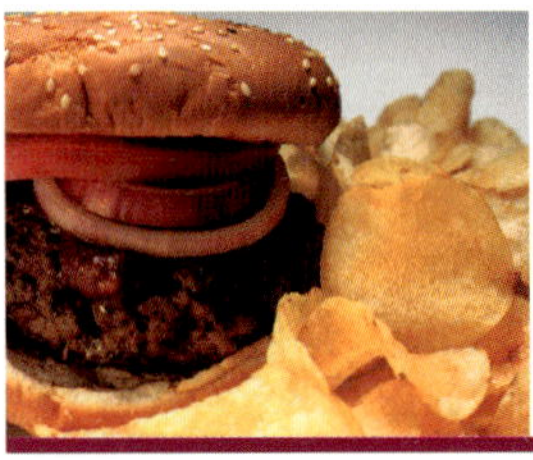

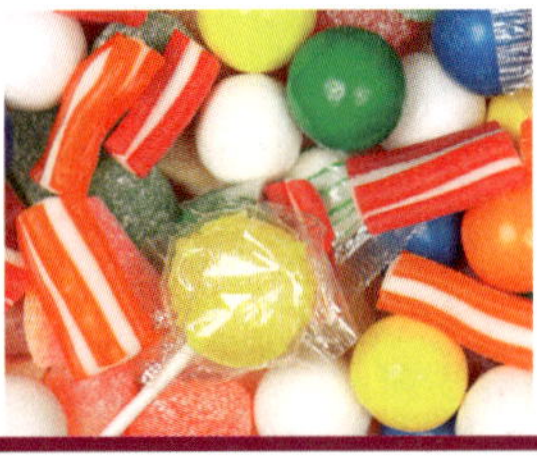

Säurebildner sollten 20-30% unserer Nahrung ausmachen.

Säuren (-) und Basen (+) in den Nahrungsmitteln

Gemüse

Rosenkohl	- 9,9
Artischocke	- 4,3
Erbsen, reif	- 3,4
Wirsing, weiß	- 0,6
Grünkohl im März	+ 0,2
Grünkohl im Dezember	+ 4,0
Rotkraut	+ 6,3
Rhabarber nur (Stengel)	+ 6,3
Porreeknollen	+ 7,2
Brunnenkresse	+ 7,7
Schnittlauch	+ 8,3
Schnittbohnen	+ 8,7
Porreeblätter	+ 11,2
Sauerampfer	+ 11,5
Brechbohnen grün	+ 11,5
Spargel	+ 1,1
Zwiebel	+ 3,0
Blumenkohl	+ 3,1
Wirsing, grün	+ 4,5
Feldsalat	+ 4,8
Erbsen frisch	+ 5,5
Spinat Ende März	+ 13,1
Sellerie	+ 13,3
Tomate	+ 13,6
Kopfsalat, frisch/Freiland	+ 14,1
Löwenzahn	+ 22,7
Gurke, frisch/Freiland	+ 31,5
Endive, frisch/Freiland	+ 14,5

Kartoffeln, Wurzelgemüse

Schwarzwurzeln	- 1,5
Rettich weiß, im Frühjahr	+ 3,1
Kohlrübe	+ 3,1
Kartoffel (mag. bon.)	+ 4,7
Kartoffel (Blaublüher)	+ 8,1
Kohlrabi	+ 5,1
Meerrettich	+ 6,8
Karotte	+ 9,5
Rote Rüben, frisch	+ 11,3
Rettich schwarz, im Sommer	+ 39,4

Nüsse

Erdnüsse	- 12,7
Paranüsse	- 8,8
Walnüsse	- 8,0
Mandeln, süß	- 0,6
Haselnüsse	- 0,2

Bei Hühnerei unterscheiden sich die Werte je nach Fütterung zwischen Minus 18,0 bis 22 (Mittelwert 20,0)

Früchte

Apfel, reif	+ 4,1
Johannisbeere, rot	+ 2,4
Johannisbeere, schwarz	+ 6,1
Erdbeere	+ 3,1
Birne	+ 3,2
Kirsche sauer	+ 3,5
Kirsche süß	+ 4,4
Ananas	+ 4,6
Datteln	+ 4,7
Banane unreif	+ 4,8
Mirabellen	+ 4,9
Zwetschgen	+ 4,9
Himbeere	+ 5,1
Heidelbeere	+ 5,3
Pflaumen süß	+ 5,8
Pfirsich	+ 6,4
Aprikosen	+ 6,6
Preiselbeere	+ 7,0
Brombeere	+ 7,2
Trauben, reif	+ 7,6
Stachelbeere, reif	+ 7,7
Korinthen	+ 8,2
Apfelsinen	+ 9,2
Zitrone	+ 9,9
Banane reif	+ 10,1
Mandarine	+ 11,5
Rosinen	+ 15,1
Hagebutten	+ 15,5
Feigen getrocknet	+ 27,5

Dosenfrüchte (auch Selbsteingemachtes) weisen ernährungspsychologisch starke Minuswerte auf. Tiefkühlkost wird durch den Kälteschock zwar wertgeschädigt, behält jedoch weitgehend Restwerte.

Milch, Milcherzeugnisse

Hartkäse	- 18,1
Quark	- 17,3
Sahne	-3,9
H-Milch	- 1,0
Buttermilch	+ 1,3
Ziegenmilch	+ 2,4
Molke	+ 2,6
Schafmilch	+ 3,2
Kuhmilch (Vorzugsmilch)	+ 4,5

Fette

Margarine	- 7,9
Butter	- 3,9

Speiseöle sind von der Wertigkeit höchst unterschiedlich. Dabei liegen Raffinadeöle höher im Minus als erstgepreßte Öle.

Mehl, Teigwaren, Körnerfrüchte

Reis geschält	- 39,1
Roggenmehl, Auszug	- 16,4
Graupen	- 13,7
Reis, naturbelassen	- 12,5
Weizengrieß	- 10,1
Haferflocken	- 9,2
Nudeln, weiß	- 5,9
Grünkern, Suppengrieß	- 4,6
Reisstärke	- 4,6
Buchweizengrütze	- 3,7
Weizenmehl, Auszug	- 2,6
Nudeln Vollkorn	- 2,0
Nudeln, Soja	- 0,2
Kartoffelstärke	+ 2,0
Linsen	+ 6,0
Weiße Bohnen	+ 12,1
Soja-Mehl	+ 12,8
Soja-Granulat	+ 24,0
Soja-Nüsse	+ 26,5
Soja Reinlecithin	+ 38,0

Bei Soja-Produkten gibt es, je nach Fertigungsart und dem Herkunftsland große Qualitätsunterschiede.

Brot, Zwieback

Schwarzbrot (Graubrot)	- 17,0
Weißbrot	- 10,0
Kommißbrot	- 7,3
Zwieback, weiß	- 6,5
Schrotbrot	- 6,1
Vollkornbrot	- 6,0
Vollwertbrot	- 4,5
Knäckebrot (Schweden)	- 3,7
Zwieback (Vollkorn)	- 2,2
Vollkornknäcke (Schweden)	-0,5

Andere Eiweißträger

Schweinefleisch	- 38,0
Kalbfleisch	- 35,0
Rindfleisch	- 34,5
Seefisch	- 20,0
Süßwasserfisch	- 11,8
Putenfleisch	- 10,5
Steinpilze	+ 4,0
Pfifferlinge	+ 4,5

Sonstige Säurebildner:
Alle Arten von Alkohol, wobei z.B. Schnaps höher im Minus liegt als Wein und Bier. Bohnenkaffee, Schwarztee, alle Marmeladen, Schokoladen-Erzeugnisse.

Quelle: Sanumpost Nr. 27, Semmelweis-Verlag, Hoya

Speisepläne und ihre Folgen

S = Sauer B = Basisch N = Neutral

	Traditionell		Gesundheitsbewusst		nach BodyReset	
Frühstück	Kaffee	S	Orangensaft	S	0,3l stilles Wasser	B
	Kaffeerahm	S	Kaffee	S	Kaffee	S
	Zucker	S	Magermilch	S	mit Sahne	B
	Brot	S	Süss-Stoff	S	1 Glas Wasser	N
	Butter	N	Müesli mit	S	3 Min. Ei	S
	Konfitüre	S	Beeren	S	Fruchtsalat aus	
			Ricotta	B	Melone/Banane	B
					Sahne/Mandelsplitter	B
Mittagessen	Cola oder		Cola light oder		Apfel oder Traubensaft	
	Limonade	S	Limonade light	S	mit 50% Wasser	B
	Grüner Salat	B	Grüner Salat	B	Grüner Salat	B
	Fleisch mit	S	Fisch, gedünstet	S	Fisch mit	S
	Bratensauce	S	mit Zitrone	S	Rahmsauce	B
	Risotto	S	Vollreis	S	Salzkartoffeln	B
			Spinat	S	Broccoli	B
Abendessen	Bier/Wein	S	Mineralwasser	N	stilles Mineralwasser	N
	Limonade	S	Gurkensalat	B	Rotwein	S
	Spaghetti	S	Vollkornspaghetti	S	Kartoffel	B
	Tomatensauce	S	Tomatensauce	S	Zucchini-Auflauf	B
Ergebnis	**ca. 88 % sauer**		**ca. 79 % sauer**		**16 % sauer**	
	ca. 12 % basisch		**ca. 21 % basisch**		**84 % basisch**	

Quelle: Jacky Gehring „Mit BodyReset attraktiv – schlank – vital ein Leben lang"
Sivita Verlag CH-8280 Kreuzlingen 1, ISBN 978-3-907875-00-1 (www.bodyreset.com)

Die Ernährungsweise nach dem Schema 80% aus der Basen bildenden Abteilung, 20 % aus der Säure bildenden Abteilung, entspricht bei konsequenter Einhaltung einer Art Ur-Medizin, die dem Grundregulations-System beste Bedingungen bietet.

Jacky Gehring macht in Ihrem Buch „Mit BodyReset attraktiv – schlank – vital ein Leben lang" mit einer sehr übersichtlichen Darstellung bewusst, wie sich unterschiedliche Ernährungsgewohnheiten auf den Säure-Basen-Haushalt auswirken:

„**Schon sauer in den Tag?**

Selbst wenn wir nach den herkömmlichen Kriterien einer gesunden und vernünftigen Ernährung leben, landen wir ganz schnell im sauren Bereich, wie diese Speisepläne zeigen: Wer traditionell isst und trinkt, übersäuert den Organismus. Fatalerweise kann aber auch eine gesundheitsbewusste und kalorienreduzierte Ernährung zu einer permanenten Übersäuerung mit all ihren Folgen führen. Durch den Abbau von körpereigenen basischen Mineralstoffen und Spurenelementen, zwecks Säureneutralisation, aus den Depots in Knochen, Zähnen, Haarboden und Blutgefäßen entste-

hen einerseits ein massiver Mineralstoffverlust, andererseits Schlackendepots, die den Organismus belasten. Viele unserer so genannten Zivilisationskrankheiten stehen in ursächlichem Zusammenhang mit einem gestörten Säure-Basen-Haushalt."

3.3.5 Die richtige Wahl der Lebensmittel

Wer nach Empfehlungen für eine gesunde Ernährung sucht, wird mit Unmengen unterschiedlicher Diätformen und wissenschaftlicher Erklärungen konfrontiert. Jede Woche kommen neue hinzu, und alle versprechen den Erfolg. Für den Laien ist es deshalb sehr schwer, sich zu orientieren, zumal sich die Empfehlungen ständig ändern und in ihren Aussagen oft widersprechen.

Manche Ernährungsratgeber empfehlen ausschließlich Rohkost, andere warnen vor den Sauerstoff raubenden Stoffwechselprozessen bei Rohkost. Der eine empfiehlt Vollkornprodukte der andere warnt davor. Der eine behauptet wir brauchen tierisches Eiweiß und Fett, der andere bezeichnet sie als Krankheitsursache.

Wer hat Recht, was ist richtig, was ist falsch? Ich maße mir nicht an, eine für jeden gültige Regel aufzustellen. Die wird es nicht geben.

Alle Empfehlungen haben irgendwo ihre Berechtigung, sofern sie auf die Ausschließlichkeit verzichten. In bestimmten Fällen kann jede auf ihre Art nützlich sein, aber nicht immer. Ich will damit sagen, das was wir als Mischkost bezeichnen, möglichst aus biologischem Anbau, könnte meines Erachtens eine allgemeine Vorgabe sein. Abwechslungsreich, Vielfältig, von jedem etwas, von nichts zu viel.

Manche Beschreibungen über gesunde Ernährung wollen auch Wissenschaftlichkeit vermitteln, indem sie die Wirkungen einzelner Moleküle und isolierter Substanzen aufzählen. Dabei gewinnt man nicht selten den Eindruck, dass man sich ohne Chemiestudium nicht richtig ernähren kann. Möglichst viele Antioxidantien sollten enthalten sein, Säuren und Basen müssen beachtet werden, Vitamine A, C und E, Beta-Carotin sind wichtig. Genauso Selen, Zink, Magnesium, Chinone, Arginin, Lysin, Q10, Thiamin, Polyphenole zur Hemmung der Monoxydasen, Hydroxylasen. Ferner zur Aktivierung der Sulfotransferase und der Glucuronyltransferase, die den Körper von Phenol, Benzoesäure und anderen körperfremden Stoffen entgiften können.

Diese kleine Auflistung soll den Sinn in Frage stellen, Laien mit solchen Einzelsubstanzen zu konfrontieren. Nicht, dass dieses Wissen für die Wissenschaft unwichtig wäre, auch für spezielle Therapieformen kann die gezielte Anwendung einzelner Substanzen sehr effektiv sein. Für die tägliche Praxis ist eine solch detaillierte Betrachtung jedoch meist nicht hilfreich. Im Gegenteil, oft geht damit die ganzheitliche Sicht verloren. Man fixiert sich auf die Einzel-Substanzen, und die Synergieeffekte mit anderen Substanzen oder die vielen anderen, noch nicht erforschten Inhalte der natürlichen Lebensmittel bleiben unberücksichtigt.

Aus Gründen der Vollwertigkeit ist auf eine abwechslungsreiche Ernährung zu achten. Auch wenn Brokkoli beispielsweise noch so viel wertvolle Inhaltsstoffe wie Vitamin C enthält – wer sich ausschließlich von Brokkoli ernährt, wird in kürzester Zeit an schweren Mangelerscheinungen leiden. Dieses Beispiel erscheint vielleicht zu simpel, soll aber deutlich machen, dass wir höllisch aufpassen müssen, um nicht den einseitigen Ratschlägen der Werbestrategen auf den Leim zu gehen, vor allem, wenn es um Industrieprodukte geht.

Leben kann nur durch Leben erhalten werden.

Man muss kein Chemiker sein, um die richtigen Lebensmittel auszuwählen und sich richtig zu ernähren. Es reicht völlig aus, sich an der Ordnung der Natur zu orientieren und nach folgendem Grundsatz zu verfahren:

Egal, was die Wissenschaftler und Ernährungspäpste empfehlen, egal, welche Ernährungsform Sie wählen – solange das Säure-Basen-Gleichgewicht, die Ausgewogenheit und Vollwertigkeit der Lebensmittel nicht berücksichtigt werden, ist ein gesundheitlicher Erfolg nicht zu erwarten.

Positiv formuliert: Alle Lebensmittel, die unter idealen Bedingungen **in der freien Natur gewachsen und im Sonnenlicht gereift sind, die naturbelassen, ohne Giftstoffe** sind, sind „lebendige Mittel. Die, wenn sie **abwechslungsreich** (ausgewogen) verzehrt werden, reich an Antioxidantien, Glyconährstoffen, Biophotonen usw. sind. Zudem gewährleisten sie das Säure-Basen-Gleichgewicht, liefern die richtigen Nährstoffe in bester Qualität und im richtigen Mengen-Verhältnis.

Diese Lebens-Mittel stillen mehr als nur den Hunger.

Auch Nahrungsergänzungen sollten unbedingt diese Bedingungen erfüllen, die chemisch hergestellte, leblose Vitamine und Mineralstoffe nie erfüllen können.

„Lass die Nahrung so natürlich wie möglich."
Prof. Dr. Werner Kollath

Jacky Gehring weist in Ihrem Buch, „Mit BodyReset attraktiv, schlank, vital ein Leben lang", noch auf einen weiteren Aspekt hin, der beachtet werden sollte,

Die Ordnung unserer Nahrung modifiziert nach Prof. Dr. W. Kollath			
1. Ordnung **natürlich frisch**	2. Ordnung **mechanisch verändert**	3. Ordnung **erhitzt**	4. Ordnung **präpariert/isoliert (künstlich hergestellt)**
Gemüse	Gemüse tiefgekühlt	Gemüse gekocht	Getreide-Auszugsmehl
Obst	Obst geschält	Obst-Kompott	Kuchen
Beeren	Beeren getrocknet	Beeren gekocht	Fabrikzucker
Getreide	Getreide gemahlen	Getreide (Nudeln, Brot)	künstliche Vitamine
Nüsse	Nüsse gemahlen	Nüsse gekocht	Kunstfette, Margarine
Kräuter	Kräuter geschnitten	Kräuter-Tee	Branntwein
Ölfrüchte	Ölfrüchte kaltgepresst	Ölfrüchte warmgepresst	Leitungswasser gechlort
Quellwasser	Leitungswasser ohne Chem.	Bier, Wein	

Kohlenhydrate	Eiweiße	Fette
← Kombination möglich →		← Kombination möglich →
S Brot	B Gemüse	B Früchte süss
S Getreideprodukte	B Salate (wenig Sauce)	S Fleisch (fett)
S Reis	B Kartoffeln	S Fisch (fett)
S Teigwaren	B Bananen	S Käse
B Mais	S mageres Fleisch	S Eier
	S magerer Fisch	B Sahne
	S Magerquark	N Öl
		N Butter
		B Mandeln
← Kombination so selten wie möglich →		

S = Sauer
B = Basisch
N = Neutral

*)

*) Quelle: Jacky Gehring „Mit BodyReset attraktiv – schlank – vital ein Leben lang" Sivita Verlag CH-8280 Kreuzlingen 1, ISBN 978-3-907875-00-1 (www.bodyreset.com)

vor allem, wenn es neben der Gesundheit auch um Ästhetik, Schönheit und Gewichtsreduktion geht. Sie erklärt in verständlicher Form, dass auch die richtige Kombination der Lebensmittel von entscheidender Bedeutung ist für den Ablauf des Stoffwechsels. So fördern konzentrierte Kohlenhydrate (Zucker, Reis, Brot, Teigwaren, Süßgetränke, ...) in Kombination mit Fett die Verschlackung, die Erhöhung des Blutfettspiegels und das Übergewicht.

*)

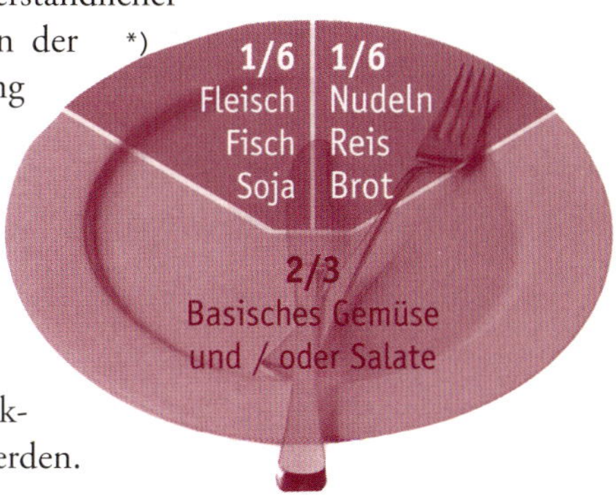

Dagegen kann Fett mit Eiweißprodukten (Fleisch, Ei, Fisch, Käse) kombiniert werden.

Wenn dennoch konzentrierte Kohlenhydrate gegessen werden, dann sollten sie mit viel Gemüse (Verhältnis 1/3 zu 2/3 Gemüse) kombiniert werden. Mit dieser Variante werden zwar keine Altlasten und kein Übergewicht abgebaut, jedoch wird eine zusätzliche Verschlackung vermieden.

Wer mit Übergewicht zu kämpfen hat und/oder eine effektive Entschlackungsmaßnahme sucht, für den kann dieses Buch bzw. die Methode „Body-Reset" eine wertvolle Hilfe sein (siehe auch Kapitel 2.2.23).

3.3.6 Fett – Fettsäuren – ohne Fett geht nichts

Manche Ernährungsratgeber verbreiten immer noch die Ansicht, dass Fett in den Nahrungsmitteln unter allen Umständen zu meiden ist, will man dem Fettgpolster zu Leibe rücken und die Cholesterinwerte senken. Diese Einstellung führt nicht selten zu Mangelerscheinungen mit erheblichen Gesundheits- und Stoffwechselstörungen.

Wir dürfen auf Fett in der Nahrung nicht verzichten, denn es ist genau wie Eiweiß

- ein Bestandteil der Zellmembranen
- und vor allem Hauptbestandteil der Nerven- und Gehirnzellen.

Gesundes Fett, sinnvolle Fettsäurezufuhr ist lebensnotwendig und wird benötigt:

- für optimale Stoffwechselvorgänge
- zur Stabilisierung der Zellen
- für die Bildung von Hormonen
- zur Erhaltung der Fließfähigkeit des Blutes, damit zur Reduzierung der Thromboseneigung, zur Verbesserung der Sauerstoffversorgung und Stärkung der Herzleistung
- zum Schutz der inneren Organe
- für die Funktion der Sexualorgane
- für die Resorption fettlöslicher Stoffe wie z.B. der fettlöslichen Vitamine A, D, E, K
- für sämtliche Regenerationsprozesse
- zur Erhaltung der Vitalität und Leistungsfähigkeit

Fett ist ein Energielieferant auf den wir nicht verzichten können. Das Problem ist nur: Bei unserer heutigen Arbeits- und Lebensweise „verbrennen" wir zu wenig Energie bzw. Fett. Überschüssiges oder/und nicht verwertbares Fett wird dann als Fettgewebe (Fettpolster) gespeichert. Deshalb ist es umso wichtiger, auf die richtige **Menge** und auf die richtige **Qualität** bei diesem lebenswichtigen Nahrungsbestandteil zu achten.

Fette bestehen aus verschiedenartigen **Fettsäuren**. Ihre Zusammensetzung bestimmt ob ein Fett gesund ist, ob es beispielsweise für die Hormonbildung oder für die Nerven- und Gehirnentwicklung oder für das Wachstum der Zellen und damit des Körpers verwendet werden kann. Die richtige Zusammensetzung, die Menge und Qualität der Fettsäuren entscheidet, ob wir leistungsfähig, stark, vital, gesund und schlank bleiben, oder ob das Gegenteil eintritt. Zuwenig Fett ist genau so schädlich wie zuviel, **wir brauchen gesunde Fette in der richtigen Menge.**

Alpha-Linolensäure (Omega 3 Fettsäure) und Linolsäure (Omega 6 Fettsäure) sind essentiell, das heißt sie müssen unbedingt über die Nahrung zugeführt werden. Alle anderen Fettsäuren kann der menschliche Organismus aus diesen beiden selbst herstellen (synthetisieren).

Wir müssen auch beachten, dass vor allem raffinierte Kohlenhydrate, wie Haushaltszucker, Süßgetränke, Fruchtsäfte, raffinierte Stärke (Weißmehl, Nudeln, weißer Reis usw.) in gesättigten Fettsäuren und Cholesterol umgewandelt werden. Deshalb muss bei der Beurteilung des Fettstoffwechsels auch die Qualität und Menge der Kohlenhydratzufuhr berücksichtigt werden.

Immer mehr Ernährungsforscher sind sich einig, dass nur etwa bei jedem 8. Übergewichtigen das „Überfressen" das eigentliche Problem ist. Übergewicht ist oft auf eine Nährstoff-Mangelversorgung zurückzuführen. Vor allem der Mangel an Ballaststoffen, Omega 3 Fettsäuren, Kalzium, Carnitin, Chrom, Jod, Kalium und Magnesium führt zu Heißhunger, zu übermäßigem Essen, mit der Folge: verlangsamter Stoffwechsel und Übergewicht.

Die Versorgung mit gesunden Fettsäuren ist Voraussetzung für optimale Stoffwechselvorgänge, Zellgesundheit, hohe Leistungsfähigkeit und für Regenerationsfähigkeit.

Transfettsäuren sind ungesund

Durch Erhitzung von Pflanzenölen bei hohen Temperaturen (etwa ab 130°C) entstehen so genannte Transfettsäuren. Besonders bei industriell hergestellter Nahrung werden die Öle/Fette auf diese Weise „gehärtet". In einigen Ländern sind bereits Grenzwerte vorgeschrieben. So ist in den USA die Verwendung von Transfetten für die Zubereitung von Speisen in Restaurants, Imbissstuben, Lokalen, Cafés und Konditoreien vollständig verboten. In Deutschland müssen gehärtete Fette lediglich als „gehärtet" deklariert werden.

In Rindfleisch, Lammfleisch, Fisch sowie in Milchprodukten wie Käse, Butter, Joghurt kommen Transfettsäuren in natürlicher Form vor. Auch wenn sie nur in geringen Mengen (3-6% aller Fettsäuren) vorkommen, der Verzehr von Transfettsäuren bewirkt eine Erhöhung des LDL-Cholesterin im Blut und belastet das gesamte Stoffwechselgeschehen. **Pflanzliche Fette sind von Natur aus praktisch frei davon.**

- Meiden Sie Transfettsäuren wo immer Sie nur können.
- Lesen Sie die Zusammensetzung bei Fertiggerichten und suchen sie nach „gehärteten Fetten".
- Erhitzen Sie Ihre Öle nicht zu lange und nicht zu stark.
- Frittieren Sie besser nicht und wenn, dann tauschen Sie ihr Frittierfett häufig aus. Gehen Sie davon aus, dass das in den meisten Restaurants nicht gemacht wird.
- Meiden Sie möglichst Chips, Pommes Frittes, Fertigsaucen, Kuchenmischungen, Plätzchen, Croissants, und alles was frittiert wird.
- Bei Margarine beachten Sie den Aufdruck „ungehärtet", ansonsten essen Sie besser Butter oder Kokosfett.
- Verwenden Sie möglichst Öle aus biologisch angebauten Saaten, frischkalt gepresst, und verwenden Sie es möglichst rasch. Speziell diese unraffinierten Öle sind nicht lange haltbar, sie verlieren praktisch wöchentlich an Qualität und sollten daher auf jeden Fall so frisch wie möglich eingekauft werden.

Besondere Vorteile für Sportler

Fettsäuren wirken in gewisser Weise wie Hormone. Sie wirken zwar nicht wie Steroide, welche direkt die Muskelmasse erhöhen, aber sie regulieren den Stoffwechsel bzw. die Stoffwechselgeschwindigkeit, die Oxidation bzw. Energieverbrennungsrate und die Energie-Produktion in allen Körperzellen und damit natürlich auch Auf- und Abbauprozesse. Dabei sind es die ungesättigten Omega-3-Fettsäuren Eicosapentaesäure (EPA), Docosahexaensäure (DHA) und die ungesättigten Omega 6-Fettsäure Gamma-Linolensäure (GLA), welche die eben genannten Funktionen beschleunigen, während gesättigte Fettsäuren (vor allem in tierischen Produkten) hingegen diese Funktionen verlangsamen.

Athleten, die sich ausreichend mit diesen EPA-, DHA,- und GLA-Fettsäuren versorgen und so die Oxidations- und Stoffwechselrate erhöhen, bekommen eine bessere Ausdauer, erreichen eine höhere Leistungsfähigkeit, bauen besser Muskulatur auf und erholen sich schneller von den Trainingseinheiten, verlieren überflüssiges Körperfett und überflüssiges Gewebswasser.

Auch wenn es an den Haaren herbeigezogen klingt, ist es doch nicht falsch, wenn man sagt, dass auch die „Maschine" Athlet gut geölt sein muss, damit sie ihre optimale Leistung erbringt und diese Leistung möglichst lange erbringt. Die richtigen Fettsäuren sorgen in diesem Sinne für optimale Zell-, Gewebe- und Organfunktionen, optimale Energieproduktion, optimale Elastizität der Gewebe und ein optimales Management der Schadstoffe die durch „Reibungsverluste" bei intensiven Trainingseinheiten entstehen.

Prellungen, Verstauchungen, Muskelsteifheit, Muskelschmerz, Muskel-Entzündungen, Gewebe-Entzündungen und ähnliche, im Leistungssport fast unausbleibliche Wehwehchen werden durch DHA/EPA und GLA wirkungsvoll gelindert und beseitigt. Das mag für den Freizeit/Fitness-Sportler weniger interessant klingen, aber der Leistungssportler sollte sich diesbezüglich klar machen, dass diese Wehwehchen im Laufe der Zeit chronisch werden und zu einen verfrühten Karriere-Ende führen.

Jeder erfahrene Trainer baut heute seine jungen Athleten nicht nur hinsichtlich der Muskulatur, sondern mindestens genau so intensiv hinsichtlich des Bewegungsapparates auf. Für beide Aspekte ist eine ausreichende Versorgung mit EPA, DHA und GLA wichtig.

Besonderheiten beim Verzehr von EPA/DHA und GLA

EPA und DHA können endogen, also vom Organismus selbst, aus den in Leinöl, Hanföl und Rapsöl enthaltenen pflanzlichen Omega 3 Fettsäuren, synthetisiert werden.

Fischöl bzw. das Fett in Fischen enthält EPA und DHA in direkter Form. Der Verzehr von Fisch ist heutzutage, wegen der Toxin-Belastung der Meere, leider nicht mehr bedenkenlos zu empfehlen. Zudem kommt noch, dass gerade der Lachs, der besonders reich an EPA und DHA ist, nicht mehr aus reinen, freien Gewässern kommt, sondern fast immer aus Fischfarmen, in denen mit Medikamenten meist nicht gespart wird. Wer sich solche Farmen bzw. die Wasserqualität, in der die Lachse zusammengepfercht dahinvegetieren, in Natura angesehen hat, der verzichtet oft gerne auf Lachs.

Eine praktikable Lösung ist eine EPA-, DHA- und GLA–Versorgung mit hochwertigen Fischöl- und Borretschöl- oder Nachtkerzenöl-Supplements in Kapselform. Diese Öle kommen zwar auch nicht unbedingt aus der reinen Natur (gibt es die überhaupt noch?), aber sie werden, zumindest, falls es sich um ein hochwertiges Supplement handelt, vor der Verkapselung in einem Vakuum-Dünnschicht-Verdampfer bei niedriger Temperatur von den Toxinen gereinigt und sind dann akzeptabel. Fischöl, bzw. EPA und DHA sollten Sie daher nie unverkapselt kaufen.

Die täglichen Verzehrmengen und Co-Nährstoffe:
Für präventive Zwecke, d.h. zum Gesundheitsschutz werden üblicherweise 600mg EPA plus 400mg DHA und 150mg GLA pro Tag empfohlen.
Das Doppelte, Drei- oder Vierfache der eben genannten Menge kann kurweise bei entzündlichen Muskel- bzw. Gelenkschmerzen angebracht sein.

Achten Sie darauf, dass hohe Fischölmengen die Blutgerinnung herabsetzen können. Das kann bei bestimmten Krankheiten unerwünscht sein. Hohe Fischölmengen können auch LDL Cholesterol Werte ansteigen lassen, was aber durch Knoblauch verhindert oder sogar umgedreht wird (12.000mg Fischöl plus 900mg Knoblauch senken üblicherweise die LDL Cholesterolwerte um 9%).

Hohe Fischölmengen verbrauchen Vitamin E, Sie sollten daher Fischöl am Besten zusammen mit Vitamin E supplementieren.

Idealerweise sollten Sportler Leinöl oder wenigstens Rapsöl (hat weniger Omega 3 Fettsäuren, aus denen endogen EPA und DHA gebildet werden kann, ist aber stabiler als Leinöl) als Haushaltsöl einsetzen, was zwar nicht unbedingt Fischöl ganz ersetzen kann, aber doch dessen Bedarfsmenge reduziert. Generell sollten Sie aber alle diese „aktiven“ bzw. oxidationsfreundlichen Öle und auch die Fischölkapseln im Kühlschrank aufbewahren um jeglicher Selbstoxidation vorzubeugen.

Frischkost – Kochkost

Dass auch die Art der Zubereitung bei der Ernährung eine wichtige Rolle spielt, zeigt der folgende Versuch von Gerberding (aus Karl O. Glaesel „Heilung ohne Wunder und Nebenwirkungen“):

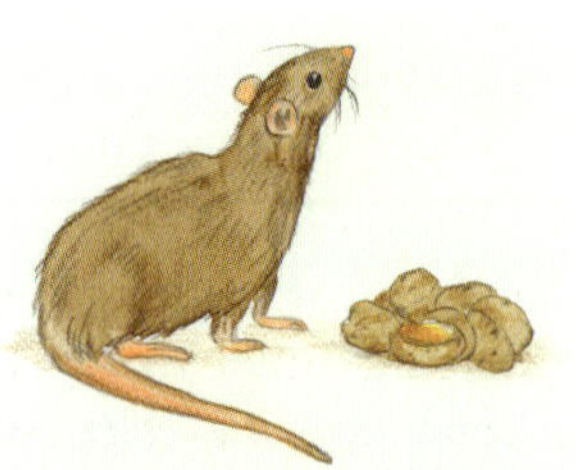

K. O. Glaesel: *„Die biologische Wertigkeit des Kartoffeleiweißes übertrifft sogar das Fleischeiweiß. Durch die Art der Zubereitung können unter Umständen jedoch erhebliche Verluste eintreten. Im Tierversuch zeigt sich deutlich: Die beste Art der küchenmäßigen Zubereitung ist das Dämpfen oder Dünsten im Dampf in der Schale. Kein anderes Kartoffelgericht übertrifft die Pellkartoffel. Mit in der Schale gedämpften Kartoffeln wird bei den Tieren ein gutes Wachstum erzielt.“*

„Werden die Kartoffeln aber geschält, zerschnitten und bis zur Zubereitung in Wasser aufbewahrt, wie es in Großküchen üblich ist, so kommt es zu einer großen Wertminderung. Die Versuchsratten starben schon nach 4 bis 7 Tagen. ...“ (nach Versuchen von Gerberding).

Auch Kollath kommt zu ähnlichen Ergebnissen: Die mit lebendiger Frischkost gefütterten Tiere blieben über mehrere Generationen gesund. Dagegen zeigten die mit ausschließlicher Kochkost gefütterten Tiere bald erhebliche Störungen, wie:

- mangelhafte Regeneration,
- Immunschwäche,
- Skelettverfall,
- psychische Störungen,
- Verstopfung,
- verminderte Fortpflanzungsfähigkeit,
- vorzeitige Alterserscheinungen,
- Krebs.
- Die Nachkommen zeigten massive Missbildungen und Totgeburten. Ab der vierten Generation starb die Zucht aus.

Erkennen wir die Entsprechung mit unseren Zivilisationskrankheiten? Wer also seine Gesundheit erhalten oder wieder gewinnen möchte, sollte seine Ernährungsgewohnheiten überprüfen, unter Umständen auf Gewohntes verzichten und sich auf Neues einlassen.

3.3.7 Mäßigkeit – Enthaltsamkeit

Bei all den guten Ernährungsempfehlungen darf man nicht vergessen, dass man Gesundheit nicht erkaufen kann. Bei der heute allgemein üblichen Fehl- und Überernährung wäre oft auch bei der Ernährung eine gewisse Enthaltsamkeit und Einfachheit zu empfehlen. Dabei muss man nicht asketisch leben. Vielleicht beschreibt das Wort „Mäßigkeit" die richtige Einstellung, die in einer einfachen Ernährungs- und Lebensweise zum Ausdruck kommt.

Ernährungstipp von Dr. M. Diefenbach:

„Von allem etwas, von nichts viel."

Ob die bei uns üblichen drei Mahlzeiten oder die von manchen Ernährungsexperten empfohlenen fünf Mahlzeiten am Tag das gesund machende Maß sind, kann niemand garantieren. Versuche belegen, dass auch zwei oder nur eine Mahlzeit am Tag ausreichend und sogar gesünder ist. Es kommt auf den Versuch an, seine Gewohnheiten zu ändern, und neue Wege zu entdecken. Angemessene Fastenkuren könnten bei derartigen Überlegungen hilfreich sein und die beabsichtigte Umstellung unterstützen.

Der große dänische Ernährungsversuch (zitiert aus Karl O. Glaesel, „Heilung ohne Wunder und Nebenwirkungen"):

„... Bei der vollständigen Blockade Dänemarks im ersten Weltkrieg am 1.12.1917, beschloss die Regierung zur Sicherung der Ernährung nach den Erkenntnissen des Arztes M. Hindhede zu verfahren. Fleisch wurde überwiegend durch Kartoffeln, Getreide, Brot, Obst, Gemüse und Milch ersetzt.

Die positive Wirkung blieb nicht aus. Eingehende statistische Erhebungen belegten: Während einer einjährigen Übergangszeit waren in Dänemark die gesundheitlichen Verhältnisse so gut, und die Sterblichkeit so niedrig, wie in keinem anderen europäischen Land. Die Sterblichkeit ging um bis zu 34 Prozent zurück. Besonders die „Alterskrankheiten" gingen um bis zu 48 Prozent zurück."

Warum lernen wir aus diesen Erfahrungen so wenig? Warum müssen wir erst durch den Leidensdruck, durch die Not, zur Änderung von Gewohnheiten gezwungen werden? Wäre es nicht besser, die Erkenntnisse anderer anzunehmen und zu nutzen? Einfacher leben könnte ein Weg sein.

> „Ein Viertel der Nahrung, die wir zu uns nehmen, brauchen wir.
> Die andern drei Viertel machen uns früher oder später krank."
> Nicola Sautter

3.3.8 Biophotonen in Lebensmitteln

Nach den Erkenntnissen und Forschungen des Biophysikers Prof. Fritz Albert Popp sind in jeder gesunden Zelle lebensnotwendige Lichtquanten (Biophotonen) gespeichert.

Dagegen ist in kranken Zellen, beispielsweise in Krebszellen, keine Lichtenergie mehr zu finden. Es herrscht „Dunkelheit". Lichtmangel erzeugt in den Zellen ein krankmachendes Milieu mit Tendenz zur Übersäuerung. In der Folge kommt es zum Zerfall der Zellen und letztlich zur Degeneration. In dieser „Dunkelheit" des sauren Milieus fühlen sich Erreger scheinbar wohl und gedeihen prächtig.

Frische naturbelassene Lebensmittel sind nach Dr. Popp hervorragende Licht-Energiespender, die uns wahre Lebenskraft und Lebendigkeit liefern. Demnach fehlen die Biophotonen in unnatürlichen Nahrungsmitteln, die oft nur nach ihren Brennwerten (Kalorien) beurteilt werden. Nahrung ohne Lichtgehalt ist „tote" Nahrung, die auf Dauer krank macht. (siehe auch Kapitel 7.6.4 Lichttherapie bei Rheuma und 9.2.1 Lichttherapie).

„Richtige Nahrung führt uns Sonnenlicht zu."
Rudolf Steiner

Wenn wir das innere Milieu mit dem System der Grundregulation in seiner Ganzheit betrachten, reicht es also nicht aus, nur das Säure-Basen-Gleichgewicht und die Nährstoffversorgung zu beachten. Wir müssen auch die Voraussetzung für eine optimale „Durchlichtung" des inneren Milieus mit Biophotonen schaffen.

Am besten und leichtesten erfüllen wir diese Forderung, wenn wir das richtige Bewusstsein für die Ordnung der Natur finden. Dann wird die richtige Ernährungsweise und Lebensordnung die logische Folge sein.

Gesundheit und Krankheit sind offensichtlich von der alltäglichen Verhaltens- und Lebensweise abhängig.

3.3.9 Wie kann ein Speiseplan aussehen?

Die Ernährung muss höchsten Ansprüchen gerecht werden, sie muss:

a) Energiespender sein
- Sicherung der Nährstoffversorgung für die Zellen
- Belebung der Zellen durch die im Chlorophyll der Pflanzen gespeicherten Sonnen-Energie (Biophotonen)

b) die Sanierung des Bindegewebe-Milieus gewährleisten
- Übersäuerung verhindern, Entsäuerung fördern
- Reduzierung und Kontrolle der freien Radikale durch Antioxidantien

Um diese Anforderungen erfüllen zu können, muss neben der Qualität der Lebensmittel auch der Speiseplan entsprechend ausgerichtet sein.

Die folgenden Empfehlungen zu den Mahlzeiten sind lediglich Beispiele und eine grobe Orientierung hinsichtlich der Grundlagen einer gesunde Ernährungsweise, die an die individuellen Bedingungen anzupassen sind.

Frühstück

- Vor dem Frühstück ein Glas Wasser, nicht zu kalt.
- Abwechselnd, nach Lust und Laune (Instinkto-Therapie)
  - Kräuter-Tee, wenn Kaffee, dann in geringen Maßen
  - Müsli – enthält viele vollwertige Nährstoffe und Ballaststoffe
  - Obstsalat mit Quark
  - Echtes Vollkornbrot mit Käse oder vegetarischem Brotaufstrich

Mittagessen

Prinzip: Eiweißreiche Nahrung (vor allem Muskelfleisch) reduzieren, dafür mehr hin zu pflanzlicher Nahrung. Basenreiche Lebensmittel mit viel Gemüse, Salate, Fisch, selten und wenig Fleisch.

- Abwechselnd nach Lust und Laune (Instinkto-Therapie)
  - Ein Glas Apfel- oder Traubensaft mit 50 Prozent Wasser
  - Gemüse-, Erbsen-, Kürbis-, Kartoffelsuppe
  - Gemüseeintopf, Bohneneintopf, Gemüsepfanne
  - Pellkartoffeln
  - Wok-Gerichte mit überwiegend Gemüse
  - bunter Salatteller
  - Obstsalat
  - Fisch-, Huhn-, Tofugericht
  - gelegentlich Gemüse- oder Fastentage einbauen

Abendessen

- abwechselnd nach Lust und Laune (Instinkto-Therapie)
  - Zwei bis drei Gläser Wasser
  - Wein, Bier (in Maßen)
  - Echtes Vollkornbrot mit Käse oder Kräuterquark oder vegetarischem Brotaufstrich, gelegentlich auch mal Wurst.
  - Varianten aus dem Abschnitt „Mittagessen"

An dieser Stelle möchte ich nochmals an die Ernährungshinweise von Jacky Gehring bezüglich der Kombination von Lebensmitteln bei der Mahlzeit erinnern (Kapitel 3.3.5):

- Fett und konzentrierte Kohlenhydrate zusammen produzieren Verschlackung, Übergewicht und erhöhte Blutfettwerte
- Säurebildende, konzentrierte Kohlenhydrate ohne Basen produzieren Cellulite, Haarverlust und Besenreiser.

Ergänzungs- und Naturheilmittel

Bei Bedarf, beispielsweise bei hoher körperlicher/geistiger Belastung, Krankheit, nicht artgerechter Lebens- und Ernährungsweise sollten täglich und dauerhaft natürliche Ergänzungsmittel eingenommen werden. Nicht selten bekomme ich die Rückmeldung: „Wenn ich das Ergänzungsmittel einnehme, geht es mir gut. Sobald ich nachlässig werde oder längere Zeit unterbreche, melden sich die Beschwerden wieder."

Es empfiehlt sich, die Mittel entsprechend ihrer Wirkrichtung, wie Entsäuerung, Nährstoffzufuhr, Antioxidantien und Organstärkung abwechselnd einzunehmen.

Bei einer kurähnlichen Anwendung von Ergänzungsmitteln sollte dies mindestens zwei- bis dreimal pro Jahr über mehrere Wochen erfolgen. (siehe auch Kapitel 3.4 Brauchen wir Ergänzungsmittel)

3.3.10 Entsäuerungsbad

Zusätzlich zur entsäuernden Ernährung eignen sich Entsäuerungsbäder in idealer Weise zur effektiven und schnellen Entschlackung (Turboentsäuerung).

Die Haut spielt bei der Ausscheidung von Säuren eine wichtige Rolle. Misst man den pH-Wert der Haut, zeigen sich oft Werte unter 6, was zu der irrigen Annahme geführt hat, man müsse den so genannten Säure-Schutz-Mantel der Haut mit sauren Hautpflegemittel (pH > 6) erhalten.

In Wirklichkeit sind die sauren Werte der Haut das Ergebnis der Entsäuerung über die Haut, die es zu unterstützen gilt. Am einfachsten und effektivsten ist das Entsäuerungsbad, mit dem die sauren Ausscheidungen auf/in der Haut durch basische Bäder neutralisiert werden. Danach können die Körpergewebe weitere Säuren von innen nachschieben und über die Haut zur Ausscheidung bringen. Eine Maßnahme, die nicht nur der Haut gut tut, sondern auch die inneren Ausscheidungsorgane wie Niere und Darm entlastet. Basische Körperpflegemittel unterstützen diesen Prozess.

Basisches Vollbad

3-4 Esslöffel Basisches Badesalz (z.B. Vicopura Basenbad) in die Badewanne geben. Badedauer 30 bis 60 Minuten bei 36-38°Celsius. Je nach Intensität der Entsäuerungsmaßnahme ein- bis sechsmal pro Woche.

Basisches Fußbad

1 Esslöffel Basisches Badesalz (z.B. Vicopura Basenbad) in die Fußbadewanne geben. Badedauer 30 bis 120 Minuten bei 36-38°C. Je nach Intensität der Entsäuerungsmaßnahme ein- bis sechsmal pro Woche.

3.3.11 Vitamin- und Mineralstoff-Therapie ist nur die halbe Wahrheit

Wer sich schon die Mühe gemacht hat, sich über mögliche Ursachen von Krankheiten zu informieren, landet früher oder später bei der Begründung, dass Krankheit durch eine gestörte Funktion der Zelle wegen Vitamin- und Mineralstoffmangels entsteht.

Die Zellularpathologie von Rudolf Virchow (1821-1902) geht davon aus, dass sich alle krankmachenden Lebensvorgänge in der Zelle abspielen, und dass die Zelle eine Art Alleinherrschaft für das Leben übernimmt.

Sich darauf beziehend, suchen die meisten Medizinwissenschaftler noch immer das Gesundheitsproblem ausschließlich in einer gestörten Funktion der Zelle. Sie sehen die Hauptursache für die Fehlfunktion in einer mangelhaften Zufuhr von Nährstoffen (Mineralstoffen, Vitamine, Spurenelemente, Aminosäuren, Antioxidantien, Glyconährstoffen usw.), die für die vielen Stoffwechselprozesse benötigt werden. Zur Beseitigung dieses Mangels werden dann Nahrungsergänzungsmittel empfohlen, die den Bedarf decken sollen.

Es ist sicher richtig, dass nur eine optimale Nährstoffzufuhr optimale Zellfunktionen gewährleistet, und dass die Qualität des Lebens von der Funktionsfähigkeit der rund 70-120 Billionen Körperzellen abhängt. **Aber es ist nicht damit getan, den Körper mit Vitaminen und Mineralstoffen abzufüllen, ohne dafür zu sorgen, dass diese guten Sachen auch wirklich in der Zelle ankommen.**

Die Zellen können nur so gut funktionieren, wie es die Grundsubstanz zulässt.

Wenn die Zufahrtswege (Transitstrecke) zur Zelle verstopft sind, führt dies unweigerlich zu einer mangelhaften Versorgung, eine Transport-Behinderung lässt die Zelle verhungern. Da helfen auch die teuersten und besten Nährstoffe nichts. Bei der Lehre von Virchow blieb die Bedeutung des Grundregulations-Systems für die Zelle noch unberücksichtigt.

Nur ein bereinigtes Bindegewebe gewährleistet den freien (unbeschränkten, reibungslosen) Transport der Nährstoffe in die Zelle.

Die Ursache von Krankheiten liegt nicht in den Funktionsstörungen der Zellen, sondern im Lebensmilieu der Zellen.

3.4 Brauchen wir Ergänzungsmittel?

Obwohl ich mich selbst lange Zeit gegen die amerikanische Welle der Nahrungsergänzungsmittel gesträubt habe und der Meinung war, mit einer bewussten vollwertigen Ernährung brauche man keine Vitamin- und Mineraltabletten, musste ich doch deren Notwendigkeit anerkennen.

Die Gefahr einer Nährstoff-Mangelversorgung ist viel größer als sich die meisten vorstellen können. Unsere Lebensumstände mit intensiver geistiger und körperlicher Arbeit, viel Stress, Ärger, Sorgen und Schadstoffen aus der Umwelt usw., erfordern eine unnatürlich hohe Stoffwechselaktivität der Zellen.
Diese Höchstleistungen der Zellen bedingen einen entsprechend hohen Bedarf an Nährstoffen, der mit den üblichen Nahrungsmitteln nicht mehr gedeckt werden kann. Jeder Mangel, auch schon das Fehlen eines einzigen Wirkstoffes, bringt den Stoffwechsel durcheinander. Die chemischen Reaktionen laufen dann nicht mehr vollständig ab, es entstehen vermehrt Stoffwechselschlacken, die das System der Grundregulation belasten.

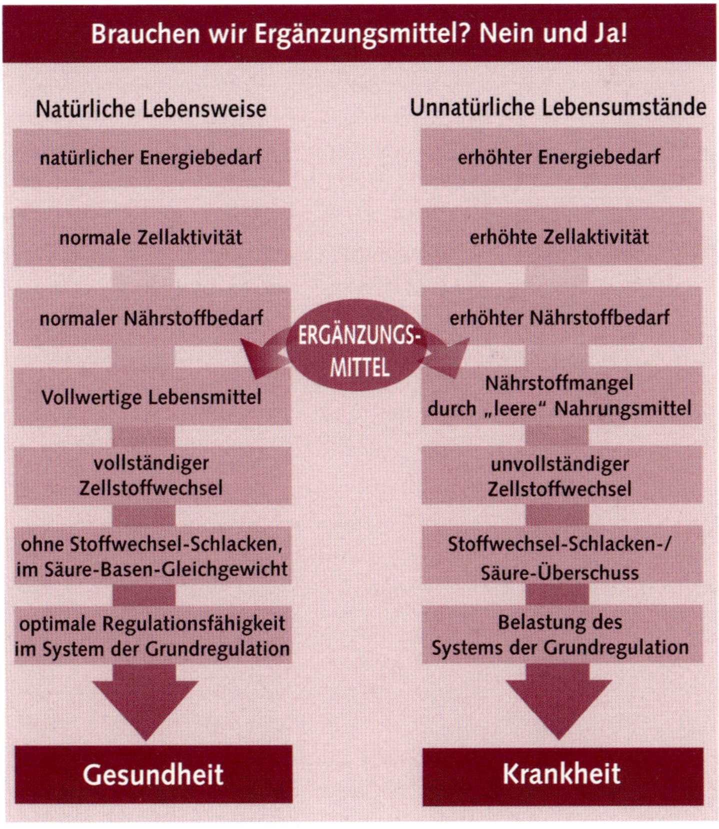

Entscheiden Sie selbst, ob Sie Ergänzungsmittel brauchen

Die Tatsache, dass selbst natürliche Lebensmittel heutzutage meist nicht mehr vollwertig sind, ist unbestritten, und durch Forschungen der Ernährungswissenschaftler längst bestätigt. Sie können den erhöhten Anforderungen, die unsere Lebensumstände mit sich bringen, nicht mehr gerecht werden, weil sie selbst schon ausgelaugt sind und freie Radikale enthalten oder bilden. Daher sind hochwertige Ergänzungsmittel für optimale Zellfunktionen unentbehrlich geworden.

Freilich könnte man auch den Gegnern von Nahrungsergänzungen insofern Recht geben, dass eine konsequente Ernährungsumstellung mit überwiegend natürlichen und pflanzlichen Lebensmitteln (80 Prozent Basen bildende und 20 Prozent Säure bildende) unter bestimmten Voraussetzungen den Nährstoffbedarf decken könnte.

Je reiner das Milieu ist, und je besser der Stoffwechsel funktioniert, umso geringer ist der Bedarf an Nährstoffen, und umso gesünder ist der Mensch.

Es gilt aber zu berücksichtigen, dass man im Falle einer bereits bestehenden Übersäuerung zur Reinigung des Milieus immer zuerst die mehr oder weniger großen Altlasten mit intensiven Maßnahmen beseitigen muss. Dazu sind die ausgelaugten und freie Radikale bildenden Nahrungsmittel meist nicht ausreichend.

Nachdem das Gleichgewicht wieder hergestellt ist, kann es durchaus sein, dass eine bewusste, vollwertige Ernährungsweise den Nährstoffbedarf abdeckt. Aber auch dann sind von Zeit zu Zeit gezielte Entsäuerungsmaßnahmen mit Nährstoffoptimierung zur Vorsorge empfehlenswert. Wer das Prinzip des Grundregulations-Systems verstanden hat, erkennt den ganzheitlichen Nutzen dieser Maßnahmen.

Eine Ausnahme bezüglich der Vollwertigkeit von Lebensmitteln machen unter Umständen die Produkte aus dem biologischen Landbau. Diese kann man wohl als die beste Quelle für wertvolle Lebensmittel uneingeschränkt empfehlen. Lebensmittel aus biologischem Anbau sind weniger mit chemischen Substanzen belastet und enthalten mehr Nährstoffe. Aber wer hat schon die Möglichkeit, sich und seine Familie aus dieser idealen Quelle komplett zu versorgen? Es reicht nicht, die Milch oder den Apfel beim Biobauern zu kaufen, der ganze Speiseplan müsste danach ausgerichtet sein. Wohl dem, der diese Möglichkeiten konsequent nutzen kann. Wer dazu nicht in der Lage ist, muss nach geeigneten Ergänzungen suchen, will man die Zellen mit vollwertigen Nährstoffen versorgen und gleichzeitig das innere Milieu (Homöostase) des Bindegewebes und des Blutes aufrechterhalten.

Auszug aus Dr. Rath Health Foundation, Gesundheit und Politik, Fragen und Antworten, Quelle: www.dr-rath-stiftung.org, in der auf die Zellular-Medizin von Dr. med. Mathias Rath und auf die Bedeutung der Mikronährstoffe Bezug genommen wird.

„Warum hat man von diesen bahnbrechenden Therapiemöglichkeiten nicht schon früher erfahren?

Therapien, die auf der Anwendung von Vitaminen, Mineralstoffen, Aminosäuren und anderen natürlichen essenziellen Nährstoffen beruhen, sind für die pharmazeutische Industrie uninteressant, weil sie sich nicht patentieren lassen.

Dagegen sind die synthetischen Arzneimittel, welche die pharmazeutische Industrie produziert, patentfähig und die weltweiten Gesamtumsätze der pharmazeutischen Industrie wuchsen 2006 um 7% und erreichten 643 Milliarden US-Dollar. Mit anderen Worten: Die weltweiten Gesamtumsätze der pharmazeutischen Industrie in einem einzigen Jahr belaufen sich jetzt auf weit über eine halbe Billion Dollar.

Den Markt für die pharmazeutische Industrie liefert der menschliche Körper – doch nur so lange, wie er Krankheiten beherbergt. Deshalb ist die Erhaltung und Ausbreitung von Krankheiten eine Voraussetzung für das Wachstum der pharmazeutischen Industrie.

Eine der Hauptstrategien zur Erreichung dieses Ziels ist die Entwicklung von Arzneimitteln, die Symptome nur verschleiern, während die Krankheit weder geheilt noch ausgemerzt wird. Dies erklärt, warum die meisten heute vermarkteten verschreibungspflichtigen Medikamente keine erwiesene Wirksamkeit haben und nur die Symptome behandeln.

Während Werbekampagnen und die Ausbreitung von Krankheiten den Markt für die pharmazeutische Investitionsindustrie vergrößern, lassen Prävention und die Behandlung der Krankheitsursachen die langfristige Profitabilität schrumpfen. Deshalb werden diese Möglichkeiten von der Industrie ignoriert und sogar behindert. Erschwerend kommt hinzu, dass die Ausmerzung von Krankheiten per se mit den Interessen der pharmazeutischen Investitionsindustrie inkompatibel ist und in krassem Gegensatz dazu steht.

Vitamine und andere wirksame Naturheilverfahren, die den Zellstoffwechsel optimieren, sind demnach eine Bedrohung für das pharmazeutische ‚Geschäft mit der Krankheit', weil diese Therapien gezielt die zellulären Ursachen der heutigen Volkskrankheiten behandeln und sich nicht patentieren lassen."

3.4.1 Schwindsucht bei Obst und Gemüse

Die Entwicklung der Mangelzustände an Spurenelementen und Mineralstoffen beim Obst und Gemüse ist seit 1980 erforscht und zeigt eine zunehmende Tendenz. Da können manche Industriezweige und Gesundheitsgurus in den Medien noch so massiv dagegen argumentieren, diese Tatsache bleibt bestehen und wird sich eher noch verstärken. Ausgelaugte Böden, Überdüngung, Monokulturen, unreife Ernten mit chemischer Nachreifung, Umweltbelastungen, Mangel an Sonnenlicht (Biophotonen) durch Treibhaus-Züchtung usw., kann niemand mehr wegargumentieren.

Gesunde vollwertige Ernährung ist praktisch kaum mehr möglich, der Nährstoff-Nachschub ist nicht mehr gewährleistet.

Die Pflanzen und Früchte können nur so gut sein wie die Böden, auf denen sie wachsen, und wie viel Sonnenlicht sie zur Reifung bringen.

Die folgende Tabelle ist ein Beispiel von vielen groß angelegten Studien. Sie zeigt die Abnahme des Nährstoffgehalts am Beispiel Brokkoli und Kartoffel, die zwischen 1951 und 1999 verkauft wurden (Quelle: Dr. Rath, Health Foundation, www.dr-rath-stiftung.org).

Brokkoli

	Kalzium (mg)	Eisen (mg)	Vitamin A (I.E.)	Vitamin C (mg)
1951	130	1,3	3500	104
1972	87,78	0,78	2500	90
1999	48,3	0,86	1542	93,5
Veränderung in %	- 62,85%	- 33,85%	-55,94%	-10,10%

Kartoffel

	Kalzium (mg)	Eisen (mg)	Vitamin A (I.E.)	Vitamin C (mg)
1951	11	0,7	20	17
1972	5,74	0,49	0,00	16,39
1999	7,97	0,30	0,00	7,25
Veränderung in %	- 27,55%	- 57,14%	- 100%	- 57,35%

Selbst wenn es noch vollwertige Lebensmittel gäbe, ist das Problem noch nicht gelöst. Unsere Ernährungskultur hat sich äußerst negativ entwickelt. Abgesehen von den Verlusten, die beim Zubereiten und Kochen entstehen, ernähren wir uns überwiegend mit Industrienahrung, in der die Vollwertigkeit auf Kosten von Herstellungsabläufen, Haltbarkeit und Geschmack geopfert wurde. So werden beispielsweise aus Geschmacksgründen die für den Stoffwechsel wichtigen Bitterstoffe aus den natürlichen Lebensmitteln entfernt, und dafür chemische Geschmacksstoffe beigefügt. Außerdem zerstören Bestrahlung, Erhitzung, unreife Ernte und lange Transportwege wertvolle Vitamine.

Die Marketingstrategen der Industrie haben es geschafft (und wir haben es zugelassen), unser Ernährungsverhalten so umzugewöhnen, dass uns der Geschmack wichtiger ist als der Nährwert und die Vitalstoffe.

In vielen Bereichen ist die Verirrung schon so weit, dass uns das unbehandelte, natürliche und vollwertige Lebensmittel gar nicht mehr schmeckt. Es verschwindet deshalb immer mehr vom Speiseplan.

Wir essen nicht mehr, was der Organismus braucht. Wir essen nur noch das, was unserem degenerierten Geschmackssinn schmeckt.

Der Geschmackssinn kann vielleicht überlistet werden, aber nicht die biologischen Stoffwechselprozesse, die auf Vollwertigkeit angewiesen sind. Daraus entstehende Stoffwechselstörungen, besonders des Leber-Galle- und Verdauungssystems, mit Belastung der Grundsubstanz, sind die logische Folge und weit verbreitet. Welche Aussichten, vor allem für unsere Kinder?

Die Ernährungsindustrie unternimmt alles, um diesen krankmachenden Trend aufrechtzuerhalten. Sie nutzt den Gewöhnungseffekt und sichert sich so die Umsätze in der Zukunft. Schon heute reden sich die Verantwortlichen damit raus, der „Markt" verlange es. Klar, man hat ja mit der Gedankenlosigkeit der Kunden gerechnet und gewonnen. Ein perfektes Marketingkonzept. Wie degeneriert müssen wir noch werden, um endlich zur Besinnung zu kommen?

Folgendes Zitat aus dem Buch „Risikofaktor Vitaminmangel" von Andreas Joop, soll diesen Aussagen noch zusätzlich Nachdruck verleihen:
„Vitamin- und Mineralienmangel? Das soll es heute noch geben? Obst, Gemüse und Nahrungsmittel aller Art werden heute in Hülle und Fülle in Supermärkten und Geschäften angeboten. Trotzdem nehmen zwischen 40 und 80 Prozent der Bevölkerung noch nicht einmal das Minimum an notwendigen Vitaminen, Mineralien und Spurenelementen zu sich. Dies ist das traurige Ergebnis von Erhebungen, an denen über 80.000 Menschen in Deutschland, Frankreich und den USA teilnah-

men. Mit einigen Mikronährstoffen, wie Vitamin D, Folsäure, Zink und Selen sind sogar weit über 90 Prozent der Bevölkerung unterversorgt. Dennoch sind die meisten Menschen der felsenfesten Überzeugung, zumindest ihren Minimalbedarf an Mikronährstoffen mit der Ernährung zu decken. Diese Fehlannahme führt zu gravierenden gesundheitlichen Folgen: 70 Prozent der Erkrankungen sind als ernährungsbedingt eingestuft."

Aus all diesen Fakten und eigenen Erfahrungen, komme ich zu dem Resümee: Eine optimale Nährstoffversorgung erfordert

a) möglichst vollwertige Lebensmittel, plus
b) vollwertige Nahrungsergänzungen, je nach Bedarf als dauerhafte oder zumindest kurmäßige Anwendung.

Damit möchte ich auch zum Ausdruck bringen: Erwarten Sie nicht, dass Sie dann in Saus und Braus leben können und Ihre Gesundheit garantiert ist, wenn Sie sich mit den Tabletten, Pulvern und Säften der Nährungsergänzungsmittel versorgen. Nein, um die Ansprüche eines harmonisch funktionierenden Grundregulations-Systems erfüllen zu können, muss die gesamte Lebens- und Ernährungsweise angepasst werden. Nicht umsonst nennt man diese Mittel Nahrungsergänzungen und nicht Nahrungs-Ersatz.

Männer sind Vollwert-Ernährungs-Muffel

Die Universität Paderborn hat mit einer Umfrage festgestellt: Rund 15 Prozent der deutschen Männer essen weniger als einmal pro Woche Obst und Gemüse. Liegt darin die Erklärung der typischen Männerkrankheiten, wie Herzinfarkt, Schlaganfall, Alzheimer, …?

3.5 Freie Radikale und Antioxidantien

Insbesondere die Belastungen aus der Umwelt und unsere moderne Lebensweise bringen es mit sich, dass das Regulationssystem und das Immunsystem chronisch überlastet sind. Bei der Bemühung, die ca. 70-120 Billionen Zellen vor Giftstoffen, Krankheitserregern und vor der Zell-Degeneration zu schützen, muss das System dauernd Höchstleistungen vollbringen, um die störenden Einflüsse in den Griff zu bekommen.

In den letzten Jahren wird der Begriff „freie Radikale" immer thematisiert, wenn es um zellschädigende Giftstoffe geht. Da sie bei der Entstehung von Krankheiten eine aggressive Rolle spielen, soll auch hier die Bedeutung der „freien Radikale" und der „Radikalenfänger" bzw. Antioxidantien erklärt werden.

Bei der Entstehung gesundheitlicher Störungen haben unkontrollierbare zell-, gewebs- und funktionsschädigende freie Radikale, sowie Reaktive Sauerstoffspezies (reactive oxygen species, ROS), einen so gravierenden Einfluss, dass sie in wissenschaftlichen Kreisen sogar schon zu den maßgeblichen Gesundheitsbedrohungen unserer Zeit gezählt werden. Denn, ob es um falsche Ernährung, Übersäuerung, Bewegungsmangel, Stress, Schadstoffe aus der Umwelt oder um Krankheitserreger geht: *„Welche der zahlreichen bekannten Krankheitsursachen auch immer, nahezu alle stehen sie im kausalen Zusammenhang mit einer gefährlichen Veränderung im Organismus: dem Phänomen der Überoxidation des Körpers, genannt ‚Oxidativer Stress'."* Katrin Nehls.

Oxidativer Stress ist *„bei allen pathologischen Prozessen, bei allen Erkrankungen Grundlage und Auswirkung"* und *„für viele, vielleicht für alle pathologischen Folgereaktionen und Komplikationen verantwortlich."* Prof. Gerhard Ohlenschläger, führender Biophysiker, Grundlagenforscher und Mediziner, 2000.

3.5.1 Was sind freie Radikale?

Jede Zelle besteht aus Molekülen. Moleküle sind aus mehreren Atomen zusammengesetzt. Die Bindungsstellen zwischen den Molekülen bestehen aus Elektronenpaaren. Derart intakte-paarige Molekülverbindungen sind energetisch (elektrisch) neutral.

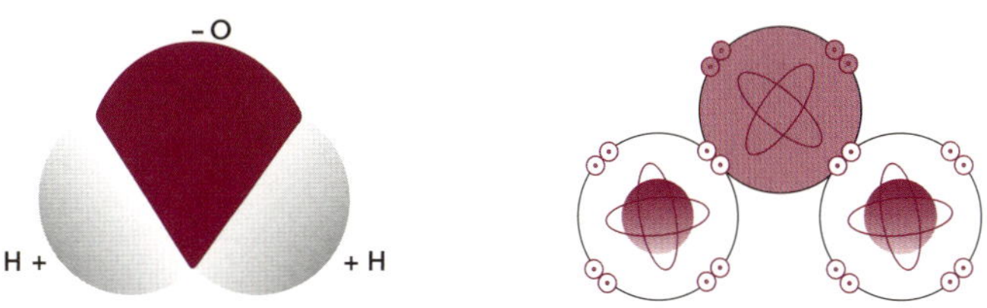

Molekül: Schematische Darstellung am Beispiel Wasserstoffmolekül (H2O)

Ein Molekül ist ein Teilchen, das aus mehreren Atomen besteht

Man unterscheidet zwischen einem stabilen Molekül und einem unstabilen Molekül.

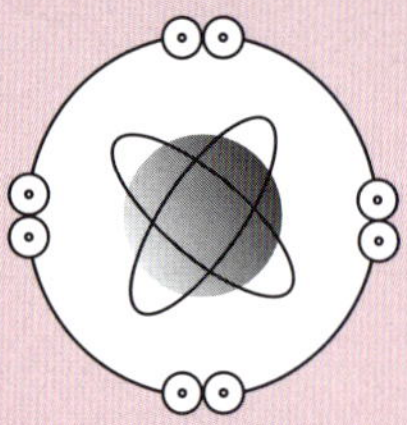

Ein **stabiles Molekül** besteht aus einem oder mehreren Elektronenpaaren.

Ein stabiles Molekül einer Substanz fördert den aufbauenden, Energie spendenden Stoffwechsel.

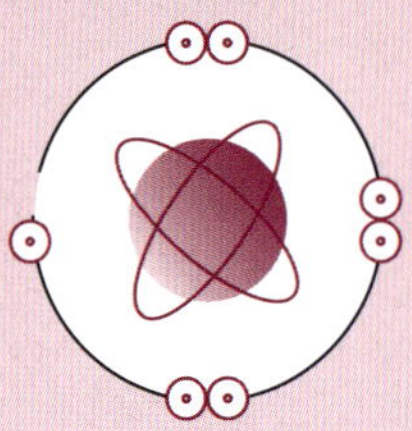

Ein **un-stabiles Molekül** besteht aus einem oder mehreren unpaarigen (un-gebundenen) Elektronen.

Sie werden als **freie Radikale** bezeichnet, weil sie auf aggressive Weise versuchen, sich mit Elektronen anderer Moleküle zu paaren.

Freie Radikale haben fördernde aber auch zerstörerische Eigenschaften.

Bei den ganz normalen Stoffwechselprozessen, also bei der Erzeugung von Lebensenergie, aber ebenso durch energetische, chemische Einflüsse, werden die Elektronenpaare getrennt, bzw. werden Elektronen verbraucht (gehen verloren). Die dabei entstehenden Molekülbruchstücke werden „freie Radikale" genannt.

Freie Radikale sind also Teile von Molekülen mit mindestens einem ungebundenen Elektron. Sie verselbständigen sich im Körpergewebe und versuchen die verloren gegangenen Elektronen wieder zu erjagen, um selbst wieder stabil und elektrisch neutral zu werden. Fehlen Elektronen spendende Moleküle (Antioxidantien), dann greifen die freien Radikale die Zellen an, rauben deren Elektronen und zerstören dabei auf aggressive Weise die paarigen Elektronen-Bindungen zwischen den Atomen und Molekülen der Zellen bzw. Zellstrukturen.

So entstehen zwangsweise wiederum Elektronenlücken und neue freie Radikale. Dieser Vorgang kann sich als Kettenreaktion lawinenartig fortsetzen, bei dem tausende paariger Elektronen zerstört werden. Es entstehen immer mehr freie Radikale, welche die Zellen, Zellmembranen, das Gewebe, damit den gesamten Organismus schädigen und aggressive Krankheitsprozesse auslösen können.

Freie Radikale

Freie Radikale entstehen durch chemische- und/oder energetische Beeinflussungen des Moleküls:

- im Stoffwechselprozess, bei immunologischen Prozessen
- bei Stress, körperlicher und geistige Überanstrengung
- chemische Lebensmittel, chemische Medikamente, Umweltgifte usw.

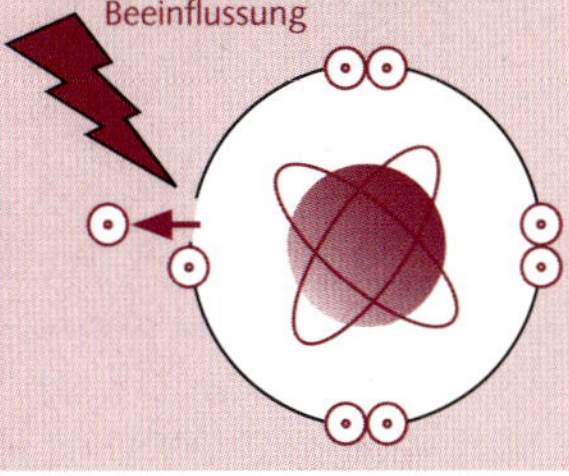

Dabei werden aus dem Molekül Elektronenverbindungen herausgetrennt.
Es gehen Elektronen verloren, das Molekül verliert sein energetisches Potential und damit seine zellaufbauenden bzw. energiespendenden Eigenschaften.

Die Wirkung freier Radikale

Um das energetische Potential wieder auszugleichen, entreißt das durch Elektronenverlust entstandene freie Radikal auf aggressive Weise einem anderen Molekül ein Elektron, das dadurch selbst zu einem freien Radikal wird (Lawineneffekt) – Oxidationsprozess.

In den Zellen, Zellmembranen, Organellen, der Erbsubstanz usw. finden die freien Radikale Elektronen, mit denen sie den Verlust ausgleichen können.

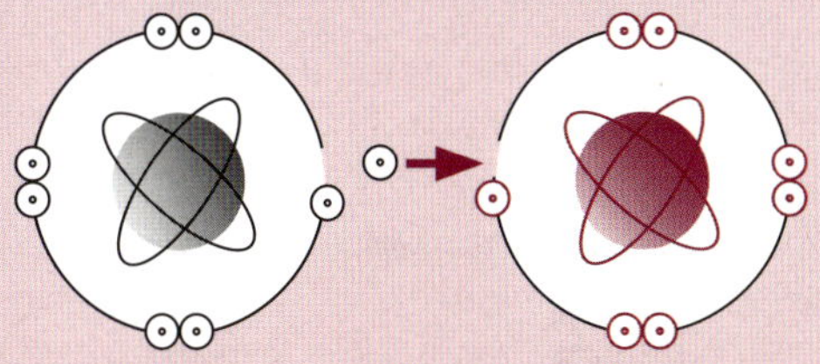

Dadurch werden jedoch die Zellen derart geschädigt, dass sie zugrunde gehen, schwere aggressive Krankheiten hervorrufen, zumindest aber eine vorzeitige Alterung in Gang setzen.

Wir sollten deshalb alles daransetzen, dem Organismus ausreichend Elektronen in Form von Antioxidantien zur Verfügung zu stellen, damit die freien Radikale beherrscht werden und sie nicht die Zellen angreifen müssen.

Freie Radikale besitzen auch positive Eigenschaften, so sind sie bei einer Vielzahl an biologischen Prozessen beteiligt.

„Freie Radikale und oxidativer Stress sind die pathologische Grundlage, sind Ursache und Begleitreaktionen möglicherweise aller, aber bestimmt fast aller Krankheiten, Leiden, aller degenerativer Prozesse und einer zeitlich früh einsetzenden biologischen Alterung."

Prof. Gerhard Ohlenschläger

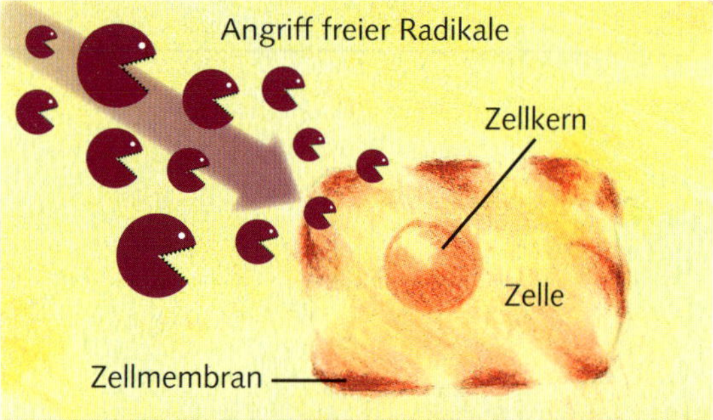

Die negative Eigenschaft der freien Radikale ist, dass sie die Zellmembran und Zellen angreifen und zerstören und selbst das Erbgut (DNS) schädigen können.

Die negativen Seiten der freien Radikale

Im Prinzip haben freie Radikale und Säuren dieselben krankmachenden Wirkungen.

Es handelt sich dabei um radikale Störfaktoren, die das System der Grundregulation belasten und in der Folge die Funktionszellen schädigen, Lebensenergie rauben und die Krankheits-, Degenerations- und Alterungsprozesse beschleunigen.

„So wie ein fallender Dominostein eine endlose Reihe anderer Dominosteine in Mitleidenschaft ziehen kann, so genügt ein einziges freies Radikal, um bis zu 1000 Moleküle zu verletzen."

Dr. H.-W. Müller Wohlfahrt: So schützen Sie Ihre Gesundheit. 2005

Nach Ohlenschläger kann durch diese tückische Kettenreaktion ein einziges Radikal die Schädigung von Millionen von Zellen, von ganzen Gewebekomplexen bis hin zu kompletten Organen verursachen.

Aber nicht nur durch die Stoffwechselprozesse, auch durch die zunehmenden unnatürlichen Umwelteinflüsse wird unser Organismus vermehrt mit freien Radikalen konfrontiert (bombardiert).

- Nährstoff-Mangelernährung, chemische Veränderung der Nahrungsmittel
- Verunreinigung von Luft und Trinkwasser
- Nikotin (mit einem einzigen Zigarettenzug nimmt die Lunge ca. 100 Billionen freie Radikale auf)

- Alkohol
- chemische Arzneimittel
- Stress
- körperliche und psychische Belastungen
- Ängste, Depression, Hass, Neid
- Umweltgifte, Chemikalien, Schwermetalle
- Strahlungen, Elektrosmog, Röntgen- oder Gammastrahlen
- Ozon
- übermäßige Hitze und Kälte
- usw.

Bei gleichzeitigem Mangel an Radikalenfängern sind die Gesundheitsprobleme vorprogrammiert. Diese Faktoren liefern entweder selbst freie Radikale, oder sie tragen zur erhöhten Produktion bei. Meist ist es auch nicht nur ein einzelner Belastungsfaktor, der das körpereigene Schutzsystem überfordert. Bei Antioxidantienmangel genügt bereits ein Stressfaktor, um massenhaft freie Radikale entstehen zu lassen. Das gleichzeitige und dauerhafte Auftreten mehrerer Belastungen gefährdet die Balance zwischen Antioxidantien und Oxidantien (freien Radikalen) extrem. Hieraus entsteht chronisch oxidativer Stress. Dieser Prozess wirkt immer krankheitsauslösend oder -fördernd (Prof. M. Hoffmann, 1997).

Wollte man eine Liste von freien Radikalen enthaltenden bzw. erzeugenden Einflüssen aufstellen, wäre diese unendlich lang. Es reicht für unser Verständnis, dass letztlich alles, was nicht der natürlichen Ordnung entspricht, als Radikalen-Entstehungsquelle und damit als Gesundheitsstörfaktor einzuschätzen ist.

3.5.2 Antioxidantien – Radikalenfänger

Um die lawinenartige Entstehung der freien Radikale einzudämmen und den zerstörerischen Prozess gegen die Zellen (Zellmoleküle) zu stoppen, müssen den freien Radikalen Elektronen aus anderen Quellen angeboten werden, die ihren Elektronen-Hunger stillen, damit sie nicht die Zellen angreifen. Denn den freien Radikalen ist es völlig egal, woher sie die Elektronen nehmen können, Hauptsache sie erreichen ihr energetisches Gleichgewicht. An dieser Stelle nimmt die **Ernährung** wieder eine besondere Stellung ein.

Alles Natürliche, auch wenn es freie Radikale enthalten sollte, ist immer auch gleichzeitig mit einem genügend großen Anteil an frei verfügbaren Elektronen ausgestattet. Moleküle mit zusätzlich freien Elektronen bezeichnet man als Radikalenfänger oder Antioxidantien. Die Natur liefert in allen Pflanzen,

Natürliche Lebensmittel sind die besten Lieferanten antioxidativer Wirkstoffe, deren kontinuierliche Versorgung gewährleistet sein muss.

Früchten, Obst und Gemüse diese Schutzstoffe mit antioxidativer Wirkung gleich mit.

Antioxidantien sind in der Lage, Elektronen an die freien Radikale abzugeben, ohne eine Elektronenlücke zu hinterlassen, das heißt, ohne selbst zum freien Radikal zu werden. Antioxidantien sind Elektronenspender, die freie Radikale neutralisieren (entschärfen), indem sie mit dem freien – unpaarigen – Elektron der Radikale eine Verbindung eingehen, noch bevor sie die Zellen schädigen.

Auf diese Weise fungieren Antioxidantien als Schutzschild der Zel-

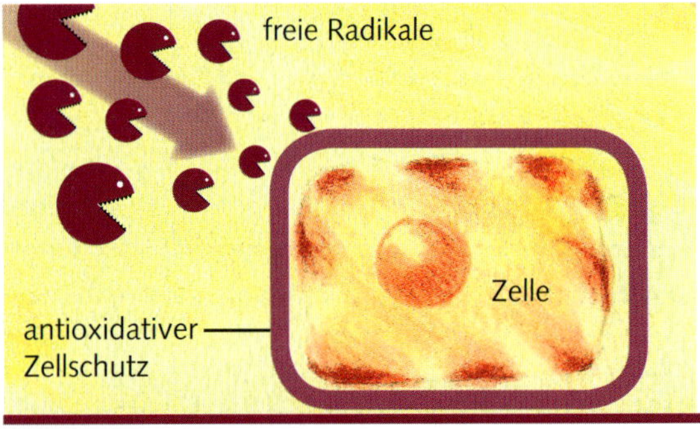

Antioxidantien/Radikalenfänger fangen die freien Radikale ab und neutralisieren sie, bevor sie die Zellmembranen schädigen.

Antioxidantien sind Elektronenspender

Ein Antioxidans ist ein Molekül mit Elektronenüberschuss, d.h. mit freien Elektronen, die zur Neutralisation der freien Radikale zur Verfügung stehen.

Ein Antioxidans kann ein oder mehrere Elektronen abgeben, ohne dass es selbst zum freien Radikal wird.

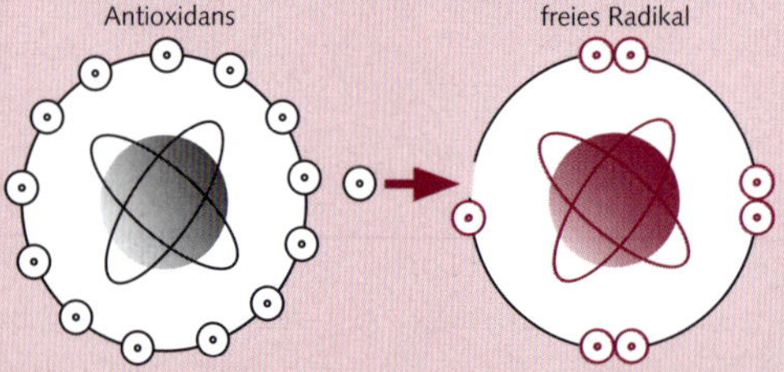

Die effektivste Quelle für Antioxidantien (Radikalenfänger) sind natürliche Lebensmittel. Alle Pflanzen, Früchte, Obst und Gemüse sind von der Natur mit diesen Schutzstoffen ausgestattet, jedoch mit unterschiedlichem Potenzial an antioxidativer Kraft. So zählen z.B. die Xanthone in der Mangostanfrucht zu den „Hochleistungs-Antioxidantien“ mit hoher Elektronen-Energie.

len und können unsere Körpersubstanz vor beschleunigter Alterung und Erkrankung bewahren. Da es unüberschaubar viele und verschiedene Arten freier Radikale bzw. Oxidantien gibt, benötigt der Körper ständig eine entsprechend breite Vielfalt von Antioxidantien. Nur mit einem gut ausgestatteten antioxidativen Netzwerk ist der Organismus in der Lage, auf die unterschiedlichen Schadstofftypen passgerecht zu reagieren und sie zu entschärfen.

Freie Radikale richten im Organismus großen Schaden an, wenn sie nicht durch Antioxidantien neutralisiert werden.

Werden zu wenige, oder keine Antioxidantien mit der Nahrung zugeführt, rauben sich die freien Radikale ihre Elektronen, wie oben beschrieben, aus den körpereigenen Zellmolekülen. Zu diesem Zweck attackieren sie die Biomoleküle in den Zellen tausendfach, schwächen sie oder lassen sie entarten. Wenn durch derartige Radikalangriffe die Zellmembranen „porös“ werden, können aus den Zellen Enzyme entweichen. Die Energieproduktion und Stoffwechselreaktionen laufen deshalb nur unvollständig ab. Gärungsprozesse und Übersäuerung mit negativen Milieuveränderungen sind die Folge. Statt Kohlendioxid und Wasser produzieren die Zellen jetzt Kohlenmonoxid und hoch gefährliches Wasserstoffperoxid, das sind Reaktive Sauerstoffspezies (ROS), die zu den primären Radikalen – den Vorstufen freier Radikale – zählen.

Die effektivsten natürlichen Antioxidantien finden wir im Bereich der sekundären Pflanzenstoffe. Sie umfassen polyphenolische Bio-Flavonoide, schwefelhaltige Verbindungen, Carotinoide, Phytoöstrogene, Saponine, verschiedene Ballaststoffe und andere bioaktive Wirkstoffe. Im Zusammenspiel können sie über die Stärkung des antioxidativen Schutzschildes die Immunkraft des Körpers deutlich steigern. Hierbei gelten polyphenolische Pflanzenwirkstoffe als die leistungsstärksten Radikalfänger (Antioxidantien), die man kennt. In ihren ausgeprägten antioxidativen, zellschützenden Eigenschaften sind Polyphenole den Vitaminen weit überlegen (Gröber, U.: „Orthomolekulare Medizin“, Wissenschaftliche Verlagsgesellschaft, Stuttgart 2000). Sie besitzen ein breit gefächertes Wirkspektrum und sind bekannt als Vitamin- und Antioxidantienverstärker. Forschungen konnten nachweisen, dass die antioxidative (radikalfangende) Aktivität von Polyphenolen gesundheitliche Nutzeffekte nach sich ziehen kann, wie die Reduzierung von Entzündungen und Blutfetten einschließlich LDL-Cholesterin, die bessere Fließfähigkeit des Blutes, Herz- und Gefäßschutz, die Senkung der Thrombose-, Arteriosklerose- und Schlaganfall-

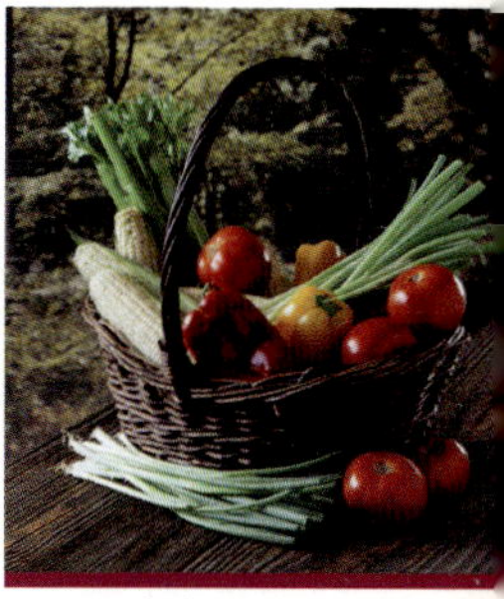

Natürliche Lebensmittel liefern die besten Radikalenfänger

gefahr sowie die Vorbeugung von Krebs und Alzheimer (Zeitschrift für Phytotherapie 5/2007, 28: 220, Hippokrates Verlag).

Dr. Hans-Wilhelm Müller-Wohlfahrt zählt polyphenolreiche Pflanzen und Früchte zu den besten Radikalfänger-Quellen. Hohe Konzentrationen stecken beispielsweise im Granatapfel, in den Schalen und Kernen roter Trauben, in Kirschen, roten Beeren, Hagebutten und in einigen tropischen Früchten, wie der seltenen und wertvollen Mangostanfrucht.

Energiespender

Moleküle mit Elektronenüberschuss (Antioxidantien) haben aber nicht nur die Funktion als Radikalenfänger. Die frei verfügbaren Elektronen stellen ein hohes energetisches Potential (Elektronendifferenz – elektrische Ladung) dar, das zur zellulären Energiegewinnung und damit zur Erfüllung sämtliche biologischer Aufgaben (Erhaltung des Lebens, Vitalität, Leistungsfähigkeit, Abwehrkraft, Wohlbefinden) notwendig ist. Auch aus dieser energetischen Sicht haben natürliche Lebensmittel eine überlebenswichtige Bedeutung.

Das Leben wird durch Elektronengeber erhalten

Natürliche Lebensmittel liefern die ideale Energieform:

Die Moleküle der Lebensmittel enthalten frei verfügbare Elektronen, die

a) im Organismus biochemische Stoffwechselreaktionen in Gang setzen

b) in den Zellen in Lebensenergie umgewandelt werden

Körpereigene Antioxidantien

Je intensiver die Stoffwechselprozesse ablaufen müssen, je mehr Energie erzeugt bzw. verbraucht wird, umso mehr freie Radikale entstehen im Zellstoffwechsel. Die Belastungen aus Beruf, Freizeit und Umwelt nehmen ständig zu. Schwere körperliche oder geistige Arbeit, Leistungssport, chronische Entzündungen, Stress usw. sind Beispiele für derart erhöhte Stoffwechselaktionen, bei der sich die Belastung durch freie Radikale um bis zu 600 Prozent steigern kann. Eine gleichzeitige Unterversorgung mit Radikalenfängern hat zwangsläufig verheerende Folgen.

Sofern ein natürliches Maß der Stoffwechselaktivität nicht überstiegen wird, kann sich ein gesunder Organismus mit Hilfe seiner Regelsysteme (Immunsystem) dieser aggressiven Stoffwechselprodukte entledigen. Er hat dafür spezialisierte Abwehrsysteme, die selbst Antioxidantien produzieren, die als „Radikalenfänger“ wirken. Dagegen muss einem Überangebot freier Radikale, und/oder einer erhöhten Stoffwechselreaktion und/oder bei gleichzeitiger Unterversorgung mit Radikalenfängern konsequent und entschieden mit Sondermaßnahmen begegnet werden, um den Organismus bei der Vermeidung von Zell- und Gewebeschäden zu unterstützen.

Antioxidantienmangel durch Wohlstandsernährung

Unsere „normale Wohlstandsernährung“ kann den erhöhten Bedarf an Antioxidantien längst nicht mehr befriedigen, deshalb müssen geeignete Ergänzungsmittel mit basischer und antioxidativer Wirkung die Lücke schließen.

Die Frage nach der Notwendigkeit von Nahrungsergänzungen, die dieser Forderung gerecht werden, wurde längst auch von Medizin-Wissenschaftlern mit ja beantwortet (siehe Kapitel 3.4). Deshalb ist es kein Luxus mehr, sondern eine lebenswichtige Notwendigkeit, wenn man die natürlichen Schutzsysteme des Organismus zusätzlich mit Ergänzungsmitteln und -Methoden unterstützt, idealer Weise verbunden mit einer bewussten Lebensführung.

Wie oben beschrieben, liefert die Natur in allen Pflanzen, Früchten, Obst und Gemüse die Schutzstoffe mit antioxidativer Wirkung gleich mit. So gesehen haben auch verschiedene, aus natürlichen Quellen gewonnene Vitamine und einige Enzyme, Mineralstoffe und Spurenelemente die Eigenschaft, als Radikalenfänger zu wirken. Die bekanntesten klassischen Radikalenfänger/Antioxidantien sind Vitamin E, Vitamin C, aber auch Mineralstoffe wie Zink, Selen usw., um nur einige zu nennen. Sie sind in der Lage, Elektronen abzugeben und die freien Radikale in ihrer Aggressivität zu beruhigen.

Die ursprüngliche Ernährungsweise mit überwiegend Kräutern, Beeren, Obst und Gemüse war reich an diesen Substanzen, sie war deshalb auch die beste und einfachste Vorbeugemaßnahme gegen freie Radikale und Übersäuerung. Basenreiche Ernährung ist also oft gleichzeitig antioxidativ. Leider haben sich die Bedingungen geändert. Dr. H.-W. Müller-Wohlfahrt schreibt dazu: *„... über die herkömmliche Ernährung ist angesichts der veränderten Lebens- und Ernährungsbedingungen, sowie der negativen Umwelteinflüsse, ein sicherer Schutz vor freien Radikalen nicht mehr gegeben.“*

> „Der Bedarf ist auch durch fünfmaligen täglichen Verzehr von frischem Obst und Gemüse nicht mehr zu decken.“
>
> Dr. Bodo Kuklinski, 2000

> „Sobald wir unsere Gesundheit vernachlässigen,
> gewinnen die zerstörerischen Kräfte der freien Radikale an Boden,
> und es wird immer schwieriger,
> Defizite im Stoffwechsel wieder wettzumachen."
>
> Dr. H.-W. Müller-Wohlfahrt

Regeneration – Schlaf

Zur Erhaltung der Balance zwischen der schädlichen und nützlichen Menge freier Radikale benötigt der Organismus auch entsprechende Regenerationsphasen, das heißt stressfreie Zeiten und optimale Nährstoffzufuhr. Denn nur in den Regenerationsphasen läuft der Stoffwechsel auf Sparflamme. In diesen Phasen ist die Produktion von freien Radikalen gedrosselt, da nur wenig Energie verbraucht/erzeugt wird. Während des Schlafens produziert der Körper wichtige körpereigene Antioxidantien. Eines davon ist Melatonin.

Der Organismus kann in dieser Phase seine speziellen Abwehrsysteme wirksam einschalten, die sich um die „Müllabfuhr" kümmern. Am intensivsten können diese Prozesse in den Tiefschlafphasen der Nachtruhe ablaufen. Nicht zuletzt deshalb kommt der Schlafqualität eine außergewöhnliche Bedeutung zu.

Personen, die unter chronischer körperlicher und/oder geistiger Überlastung leiden, müssen deshalb ein besonderes Augenmerk darauf richten,

a) dass sie dem Organismus genügend Ausgleich und Ruhephasen gönnen. Neben der gesunden Ernährung und dem gesundem Schlaf bekommen entspannende und besinnliche Methoden wie Fasten, Meditation, Yoga, Autogenes Training usw. ihre besondere Bedeutung zur Regeneration.
b) Eine funktionierende Regeneration setzt weiter voraus, dass den Regelsystemen auch die notwendigen Vitalstoffe mit antioxidativer Wirkung zur Verfügung gestellt werden. In allen Pflanzen, Früchten, Obst und Gemüse hat die Natur diese Schutzstoffe in mehr oder weniger großer Menge eingebaut.

Nur bei Berücksichtigung dieser Aspekte kann das Gleichgewicht zwischen aufbauenden und abbauenden Prozessen erhalten werden. Nur dann kann die Balance der freien Radikale zum Nutzen für den Menschen erhalten und Schaden abgewendet werden.

Freie Radikale und das System der Grundregulation

Im Prinzip haben freie Radikale und Säuren die selben krankmachenden Auswirkungen. Es handelt sich dabei um bedeutende Störfaktoren, die das System der Grundregulation belasten und in der Folge die Funktionszellen schädigen, Lebensenergie rauben und die Krankheits-, Degenerations- und Alterungsprozesse beschleunigen.

„Bei über 200 Krankheiten konnte man inzwischen einen Zusammenhang mit chronisch-oxidativen Belastungen finden. Es handelt sich um Erkrankungen, die man durch rechtzeitige Zufuhr von Antioxidantien bzw. Nährstoffen wahrscheinlich hätte verhindern, zumindest aber abschwächen können."

Dr. Bodo Kuklinski

Die medizinische Forschung geht davon aus, dass freie Radikale für die ursächliche Entstehung vieler Krankheiten verantwortlich gemacht werden können, wie z.B.:

- Krebs
- Rheuma
- Allergien
- Arteriosklerose
- Alzheimer
- Parkinson
- Multiple Sklerose
- Herzinfarkt
- Diabetes mellitus
- Grauer Star, Makuladegeneration
- usw.

Bitte bedenken und erinnern Sie sich, dass alle regulativen Prozesse im Grundregulationssystem ablaufen und deshalb immer dort, also im Milieu des Bindegewebes, der Ansatzpunkt liegt, wenn es um die Suche nach Krankheitsursachen geht. Egal ob wir dabei die Aufmerksamkeit auf die freien Radikale lenken, oder auf Säuren-Basen, Wasser, Bakterien, Pilze, chemische Medikamente, die Psyche oder dergleichen mehr. Im Mittelpunkt steht immer das Milieu des Systems der Grundregulation, in dem die Bedingungen entweder Richtung Gesundheit oder Richtung Krankheit geschaffen werden.

Im „Praxisbuch Vitalstoffe" erklären Prof. Hademar Bankhofer und Uwe Gröber: *„Freie Radikale können mit allen biologischen Molekülstrukturen reagieren und diese zerstören, was auch die große Bandbreite von Krankheiten erklärt, bei denen freie Radikale eine Rolle spielen. Fette, Proteine, Hormone, Nervenbotenstoffe, Kohlenhydrate und DNA werden durch sie teilweise irreparabel geschädigt."*

„Nur wer langfristig seine Gesundheit stärkt und negative Einflüsse abwehrt, kann sich vor diesem Leiden (Krebs) schützen. Eine ausreichende Versorgung mit Radikalenfängern ist dabei unerlässlich."

Dr. H.-W. Müller-Wohlfahrt

3.5.3 Die positiven Seiten der freien Radikale

So paradox es klingen mag: Die Aggressivität der freien Radikale ist lebensnotwendig. Freie Radikale haben nicht nur schädigende Eigenschaften, ihre Entstehung ist ein natürlicher Prozess, der bei einer Vielzahl biologischer Vorgänge eine wichtige Rolle spielt.

Das bedeutet: Unser Organismus benötigt ein lebensnotwendiges Maß an freien Radikalen. Aber ein Zuviel davon – vor allem über lange Zeiträume – bedeutet oxidativen Stress, also eine überaus ernst zu nehmende Gefahr für unsere Gesundheit. Es geht auch hier – wie stets – um Gleichgewichte in der Natur.

Wenn das System der Grundregulation und die Schutzsysteme in Balance sind, stellen die freien Radikale normalerweise kein Problem dar. Gesundes Bindegewebe besitzt genügend Abwehrmöglichkeiten gegen ein normales Maß an radikalem Einfluss.

Beispielsweise dienen freie Radikale der Immunabwehr. Sie eliminieren Fremdkörper und leisten bei der Bekämpfung bzw. bei der Aufwärts- und Abwärtsentwicklung von Bakterien (siehe „Bakterien-Cyclogenie" Prof. Enderlein Kapitel 5.1.4) wertvolle Hilfe. Bei Entzündungen oder Allergien werden vom Immunsystem als Abwehrmaßnahme vermehrt freie Radikale produziert. Man sollte aber auch hier nicht dem Irrtum unterliegen und die Anwesenheit freier Radikale grundsätzlich als Ursache der Erkrankung verurteilen. Sie sind ein Teil des Immunsystems und tun im Kampf um das Überleben des Menschen ihren biologischen Dienst. Ist das Milieu bereinigt und stehen die passgerechten Antioxidantien in ausreichender Menge zur Verfügung, dann sind die freien Radikale wieder unter Kontrolle des Regulationssystems.

Eine weitere wichtige Funktion der freien Radikale ist die einer Art Startfunktion bei der Energie-Erzeugung. Sie geben der Zelle je nach Bedarf quasi als Zündfunke den Impuls zur Energieproduktion. So sind sie auch an sämtlichen enzymgesteuerten Stoffwechselprozessen beteiligt, wirken bei der Zellteilung, bei Wachstum, Entwicklung und Fortpflanzung mit.

Ohne freie Radikale gibt es kein Leben – jedoch gefährdet ihr dauerhaftes Übermaß das Leben. Wie immer ist die Balance das Geheimnis von Wohl und Wehe.

Die positiven Seiten der freien Radikale

- Freie Radikale sind Teil des Immunsystems, sie eliminieren Fremdkörper durch Entzündungsprozesse.
- Freie Radikale geben den Startimpuls zur Energieproduktion (Zündfunken).
- Freie Radikale eliminieren defektes Zellmaterial und machen neuem Zellwachstum Platz.
- Freie Radikale sind an Prozessen beteiligt wie Stoffwechsel, Zellteilung, Wachstum, Fortpflanzung usw.

Das bedeutet:
Bei intensiven immunologischen Prozessen (z.B. Allergien, chron. Entzündungen, Krebs usw.) und/oder bei hohem Energiebedarf (z.B. Stress, körperliche und geistige Überlastung usw.) entstehen massenhaft freie Radikale, die durch Radikalenfänger neutralisiert werden müssen. Der Bedarf an Antioxidantien ist dann besonders hoch (z.B. bei Stress und Sport um ca. 600% erhöht).

3.5.4 Freie Radikale und der Alterungsprozess

Allgemein wird angenommen, dass im Alterungsprozess die körpereigenen Radikalenfänger abnehmen und in gleichem Maß die Radikalen-Bildung zunimmt. Ich behaupte, es ist wie bei der Übersäuerung: Die körpereigenen Radikalenfänger nehmen wegen der zunehmenden Umwelt und Innwelt-Belastung und wegen der chronischen Mangelversorgung ab, sie sind mit der Zeit (Lebensjahre) überfordert und werden schnell verbraucht.

Wir sollten es uns nicht zu einfach machen und alle Gebrechen dem Alter in die Schuhe schieben. Genau so ist es mit der „Abnutzungstherorie“, die vorgibt, dass Abnutzungserscheinungen im Alter normal sind. Es liegt an uns selbst, mit der richtigen Lebensweise die so genannten Alterungsprozesse zu verlangsamen und die Regenerationsprozesse zu unterstützen.

Das Alter bzw. das Altwerden ist lediglich ein zeitlicher Prozess des Lebens. Das Altern des Körpers dagegen ist ein mit der Zeit zunehmender Prozess der Verschlackung und Schädigung durch freie Radikale, wenn keine geeigneten Vorbeuge-Maßnahmen zur Anwendung kommen.

Dem zunehmenden Prozess der Alterung durch Verschlackung ist man nicht schicksalhaft ausgeliefert, man kann ihm durch Berücksichtigung der hier beschriebenen Denk- und Lebensweise entgegenwirken.

Die Bereinigung des Systems der Grundregulation in Verbindung mit der Erhaltung der Balance zwischen freien Radikalen und Antioxidantien ist das wichtigste und effektivste Gesundheits- und Anti-Aging-Programm.

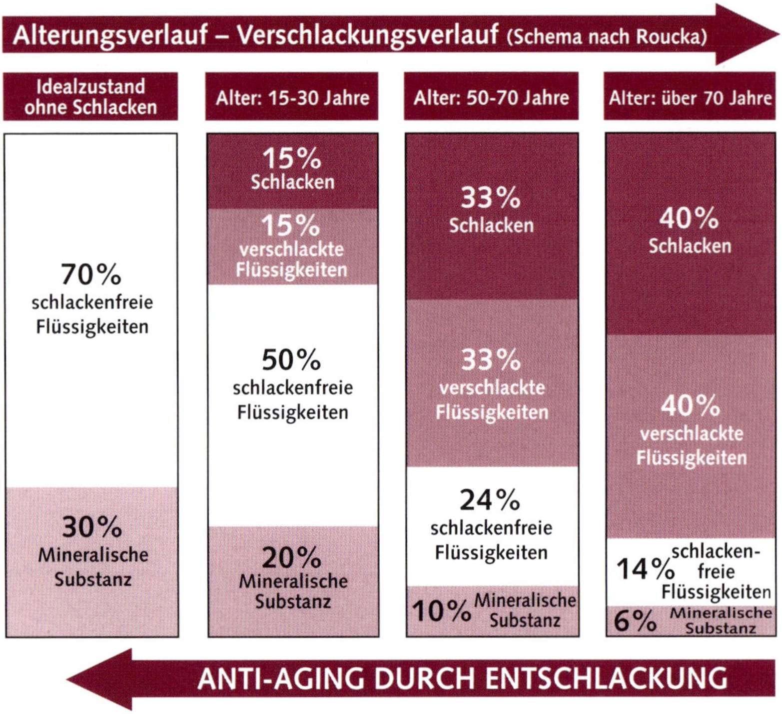

Altern des Körpers ist der kontinuierliche Mineralstoffabbau zur Säure- und Giftbindung, meist in Verbindung mit Sauerstoffmangel, Wassermangel (Austrocknung) und Überschuss an freien Radikalen.

„Jeder ist für seine Gesundheit verantwortlich. Jeder ist gewissermaßen Produzent seines Zustandes. Nein, Gesundheit lässt sich leider nicht bequem und passiv konsumieren oder vom Arzt verordnen, Gesundheit ist ein aktiver Prozess."

Dr. H.-W. Müller-Wohlfahrt

3.5.5 Freie Radikale und Mangostan

Durch die jüngsten Erkenntnisse über die gesundheitsbelastenden Wirkungen der freien Radikale haben sich die Medizinforscher vermehrt auf die antioxidative Wirkung von Früchten konzentriert. Dabei wurde auch die Mangostan-Frucht entdeckt, die in Südost-Asien bereits seit Jahrhunderten in der Volksmedizin genutzt wird.

Zahlreiche Überlieferungen belegen die ganzheitliche Wirkung der Mangostan-Frucht, die insbesondere reichhaltige natürliche Xanthone-Verbindungen besitzen. Xanthone sind biologisch hoch leistungsfähige Radikalfänger, die zu der oben beschriebenen Pflanzenwirkstoffgruppe der Polyphenole/Flavonoide zählen. Auf Grund ihrer strukturellen und funktionalen Besonderheiten werden Xanthone von Wissenschaftlern in die Fachkategorie der Super-Antioxidantien eingestuft. Xanthone haben viele freie Elektronen, die sie zur Neutralisation (Unschädlichmachung) der freien Radikale abgeben können.

Klinische Studien und Laboruntersuchungen zeigen, dass die Xanthone aus der Mangostan-Frucht außerdem stark bioaktiv sind und aufgrund ihrer stark antioxidativen Eigenschaften ein breites Wirkspektrum besitzen. Deshalb sind die vielfältigen positiven Wirkungen zur Steigerung der Gesundheit, der Lebensqualität und des Wohlbefindens mit mehr Lebensenergie auch nicht überraschend.

Wissenschaftlich belegte Wirkungen der Mangostan-Frucht:

- antibiotisch
- antiallergisch
- entzündungshemmend
- Stärkung des Immunsystems
- Steigerung der Vitalität und Lebensenergie,
- Stärkung der Haut, Schleimhäute, Knochen, Zähne, Blutgefäße
- Stärkung des Nervensystems
- Anregung bzw. Harmonisierung des Stoffwechsels

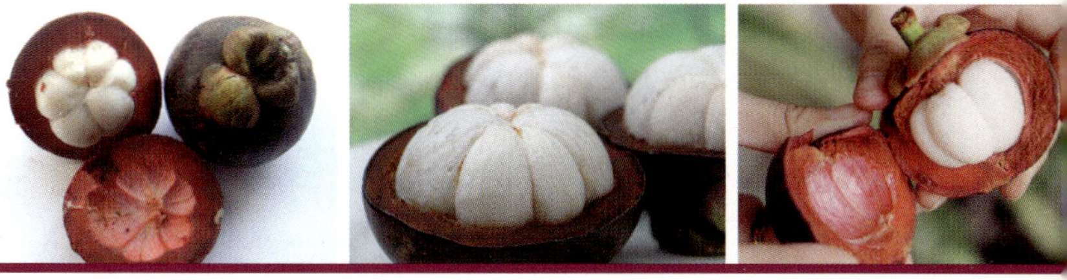

Mangostanfrucht

„Xantone wiederum können Entzündungen stoppen und das Immunsystem stärken. … mit allen positiven Auswirkungen auf das gesamte Körpersystem. Jeder kennt zwar die antioxidative Wirksamkeit der Vitamine A, C, E und die vielen anderen Substanzen, doch fast niemand kennt die unglaubliche wirkungsvolle antioxidative Kraft der Xantone.

Die Xantone aktivieren die Drüsen und Organe des Körpers. Sie fördern die Verdauung, stärken das Immunsystem, schützen vor freien Radikalen und fördern gesunde Stoffwechselprozesse. Der Alterungsprozess wird verlangsamt, die körperliche und geistige Leistungsfähigkeit steigt. Das Risiko, an altersbedingten Krankheiten zu erkranken, sinkt. Mangostan und dessen Wirkung wurde in zahlreichen wissenschaftlichen Studien untersucht und analysiert." (Quelle: National Library of Medicine & National Institutes of Healt, United States of America)

ORAC – die Maßeinheit für die antioxidative Wirkung eines Produkts
Zur Ermittlung der antioxidativen Kapazität von Substanzen, Naturstoffen und Nahrungsmitteln gibt es verschiedene Methoden. Eine Methode ist der ORAC-Test (Oxygen Radical Absorbance Capacity, Maßeinheit ist Trolox Equivalent – TE). Mit dem ORAC-Verfahren lässt sich feststellen, welche antioxidative Stärke hinsichtlich Kraft und Zeitdauer beispielsweise ein Nahrungsmittel besitzt. 3.000 bis 5.000 ORAC-Einheiten bewirken einen deutlichen Anstieg der antioxidativen Wirkung (höheres Schutzpotential) im Organismus.
In diversen Studien konnte nachgewiesen werden, dass Menschen, die Obst und Gemüse mit hohen ORAC Werten zu sich nahmen, die antioxidative Kraft ihres Blutes bis zu 25 Prozent, aber auch die der Zellen und des Gewebes, steigern konnten (Quelle: Journal of Nutrition vol. 128, pp. 2383-2390 und American Journal of Clinical Nutrition vol. 68. pp. 1081-1087).

Beispiele von Früchten, Obst und Gemüse und deren ORAC-Werten pro 100 Gramm bzw. 100ml:

• Zwiebel	450
• Kirsche	670
• Orange	750
• Rote Bete	840
• Erdbeere	1.540
• Grünkohl	1.770
• Heidelbeere	2.400
• Rosine	2.830
• Trockenpflaume	5.770
• **Mangostansaft**	**17.000 !!!**

Natürlich sind die Werte der Früchte von verschiedenen Faktoren abhängig. Am deutlichsten waren die ernteabhängigen Unterschiede. Die wegen besserer Transporteigenschaften meist unreif geernteten Früchte haben nur halb so hohe ORAC-Werte wie reif geerntete; ein Problem, das sich nicht nur bei den Antioxidantien zeigt. Die Vollwertigkeit, u. a. der Gehalt der Mineralstoffe,

Spurenelemente, Vitamine, Enzyme, Biophotonen usw. ist bei unreifer Ernte ebenfalls deutlich reduziert.

Dies gilt es zu beachten, wenn wir den Bedarf mit der Ernährung abdecken wollen, ganz abgesehen von den Nachteilen der chemischen Behandlung. Auch aus dieser Sicht ist es kein Luxus, sondern eine Notwendigkeit, die Nahrung mit natürlichen Antioxidantien zu ergänzen.

Neben einer Regulierung des Säure-Basen-Gleichgewichts sind Antioxidantien als Radikalenfänger vermutlich die wichtigsten Helfer zur Bereinigung des Milieus des Bindegewebes, zur Erhaltung der Homöostase, und damit zur Unterstützung des Systems der Grundregulation.

Das „Deutsches Institut für Mangostan & natürliche Antioxidantien" hat zu diesem Thema eine hochinteressante Broschüre herausgegeben: „Kraftvoller Zellschutz gegen freie Radikale – Mit der Kraft der Xanthone ins Gleichgewicht". Bezug der Broschüre: www.feluxsan.mangostangold.de.

3.6 Wasser

Wasser, vor allem reines (ungesättigtes) Wasser, ist bekanntlich für sämtliche biologische Prozesse unseres Körpers lebensnotwendig. Dies wurde in den bisherigen Kapiteln bereits mehrfach erwähnt und auch in meinem Buch „Erwarte ein Wunder“ ausführlich beschrieben. Dennoch möchte ich hier nochmals die wichtigsten Fakten herausstellen, Ergänzungen einbringen und zum Verständnis einige Aussagen wiederholen.

Untersuchungen ergaben, dass der menschliche Körper im gesunden Zustand etwa zu 75 Prozent aus Wasser besteht, ein Baby zu 80 Prozent, der alte Mensch zu 55 Prozent. Warum trocknen wir im Alter aus? Um es gleich in aller Deutlichkeit festzustellen: Das hat nichts mit dem Alter zu tun, ausschließlich unsere Trinkgewohnheiten sind dafür verantwortlich. Es ist logisch, dass ein Wassermangel, der über Jahre besteht und zunimmt, zu diesem Ergebnis führen muss. Wenn wir nicht jeden Tropfen Wasser, der ausgeschieden wird, umgehend ersetzen, kommt es zur Austrocknung. Die Schuld dem Alter zu geben, wäre zu einfach, und vor allem keine Lösung.

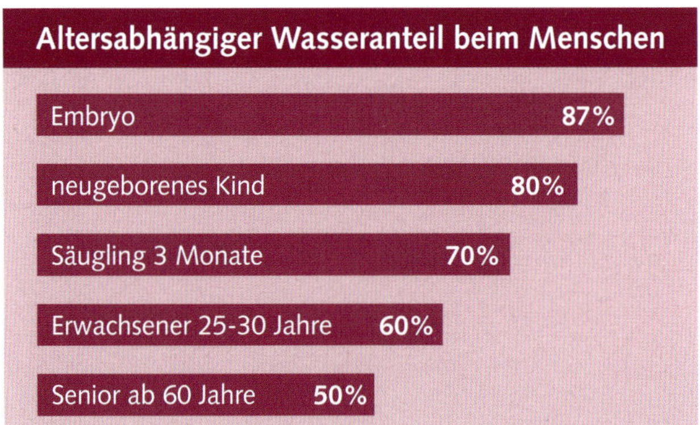

Quelle: C. Hechtl, O. Hechtl; „Die neue Wasserformel für Gesundheit und Fitness“, Verlag Deutsche Gesellschaft für gesundes Wasser e.V.

Bei dieser Unverhältnismäßigkeit des Wasserhaushaltes zwischen dem jungen und alten Menschen müsste es selbstverständlich sein, dass wir der Trinkmenge, aber auch der Qualität des Trinkwassers mehr Beachtung schenken. Mindestens genau so viel wie der Ernährung oder anderen Gesundheitsfaktoren. Trinkwasser ist eines unserer Hauptlebensmittel.

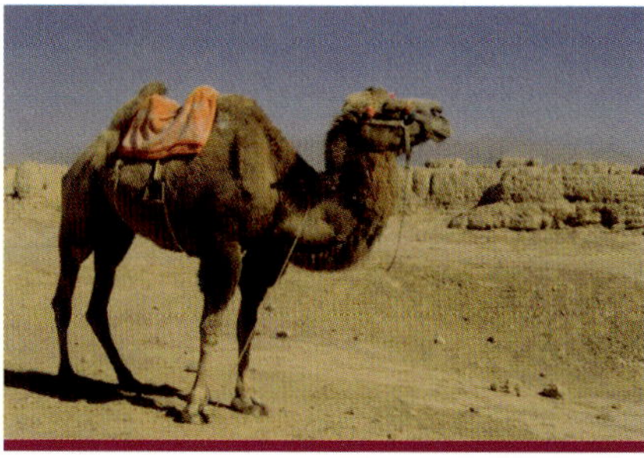

Das Kamel kann Wasser speichern, der Mensch nicht, er muss jeden Wasserverlust umgehend ausgleichen.

Lebensgefahr durch Wassermangel

Der Mensch ist bekanntermaßen kein Kamel. Das Kamel kann in kurzer Zeit viel Wasser aufnehmen (in 15 Minuten 200 Liter), das in speziell ausgebildeten Zellen gespeichert wird. Mit diesem Reservoir kann es auch in der Wüste bis zu zwei Wochen auskommen, ohne zu trinken.

Das menschliche Gewebe hat dagegen keine Möglichkeit, Wasser auf Vorrat zu speichern. Ohne Wasserzufuhr kann der Mensch nicht länger als drei Tage überleben. Bereits ab einem Wasserverlust von zehn bis 14 Prozent, der nicht umgehend ausgeglichen wird, treten Symptome der Austrocknung auf, wie Verwirrtheit und schwerwiegende Stoffwechselstörungen, die nicht selten zum Tod führen. Es ist bekannt, dass bei starkem Wasserverlust (Dehydration), z.B. durch zu wenig Flüssigkeitszufuhr, starkes Schwitzen, Erbrechen oder Durchfall, das Blutvolumen schneller abnimmt als das Gewebewasser. Das Blut wird dann dickflüssiger, und es kommt zu lebensbedrohenden Durchblutungsstörungen. Außerdem kann bei Wassermangel und überschüssiger Körperwärme die Hitze nicht mehr mittels Schweißbildung schnell genug an die Haut abgeführt werden. Der Körper überhitzt schließlich bis zur Lebensgefahr.

Machen Sie den Test. Egal, um welche Beschwerden es sich handelt, trinken Sie einfach regelmäßig mehr. Oft verschwinden die Symptome in wenigen Minuten, ohne Nebenwirkungen!

> „Wasser ist das Elixier des Lebens;
> der schwerste Goldbarren relativiert sich,
> wenn der lebenserhaltende Schluck Wasser fehlt."
>
> Hans Kronberger

Damit wird auch die enge Beziehung zwischen Wasserhaushalt, Temperaturhaushalt und Grundregulations-System deutlich. Wer erinnert sich da nicht an dramatische Sportunfälle von Hobbysportlern auf dem Tennisplatz, bei Laufveranstaltungen etc. (siehe Kapitel 7.1 Herzinfarkt).

Auf das Durstgefühl kann man sich nicht mehr verlassen

Diese Art der langsamen Austrocknung wird vom Betroffenen zunächst nicht bemerkt. Weil die in der Hierarchie oben stehenden Organe, wie das Gehirn, von der Wasserversorgung bevorzugt werden, hat man lange Zeit den Eindruck, dass die Versorgung gesichert sei. Das Durstgefühl meldet sich deshalb noch lange nicht. Wenn sich bereits Durstgefühle und ein trockener Mund zeigen, dann ist der Wassermangel schon bedenklich weit fortgeschritten und wirklich höchste Zeit, ihn zu beheben.

Der Wasserhaushalt bestimmt die Fließeigenschaft der Körpersäfte

Wassermangel ist neben Nährstoff- und Sauerstoffmangel, Störungen des Säure-Basen-Gleichgewichts und der daraus folgenden Störung des Milieus der Grundsubstanz, einer der Hauptgründe für die Entwicklung bzw. Entstehung der meisten Krankheiten.

Wie in Kapitel 1 beim System der Grundregulation beschrieben, nimmt das Wasser, das wir trinken, eine Schlüsselrolle im Stoffwechselgeschehen ein. Wasser transportiert die Nährstoffe in die Zellen, Wasser schwemmt Schlacken aus den Zellen heraus. Wassermangel behindert diese Stoffwechselprozesse.

So gesehen sind nach Dr. Faridun Batmanghelidj, dem Autor mehrerer Bücher über die Bedeutung des Wassers für den menschlichen Körper, Krankheiten wie chronische Schmerzen, Rheuma, Herzbeschwerden, Rückenschmerzen, Verdauungsstörungen, Allergien, Asthma, usw. als Alarmzeichen der Wassernot im Körper zu bewerten. Es sind Durstsignale. Nichts anderes als Wasser kann in diesem Fall das Heil bringen.

Es muss uns klar sein, dass das Milieu des Bindegewebes, die Homöostase und die Fließeigenschaft der Säfte wesentlich vom Wasserhaushalt bestimmt werden. Bei jeder Krankheit sollte demzufolge zunächst an einen möglichen Wassermangel gedacht werden. Ohne Beseitigung des Wassermangels sind andere Therapien nicht Erfolg versprechend. Die ständige Ergänzung, das Nachfüllen von Wasser, ist eines der einfachsten Heilmethoden, die es gibt. Nutzen wir sie!

„Sie sind nicht krank, Sie sind durstig."
Dr. F. Batmanghelidj

Es wäre interessant, zu prüfen, ob bei der üblichen Medikamenteneinnahme, beispielsweise bei Kopfschmerzen, weniger das Medikament selbst wirkt, sondern mehr das damit verabreichte Glas Wasser.

„Alles ist aus Wasser entsprungen. Alles wird durch Wasser erhalten.
Ozean gönn' uns dein ewiges Walten."
Johann Wolfgang von Goethe

3.6.1 Wasserbedarf

Als Faustregel für den täglichen Mindestbedarf an Wasser werden ca. 35 Milliliter pro Kilogramm Körpergewicht empfohlen. Bei einem Gewicht von beispielsweise 74 kg sind dies 2,6 Liter Wasser pro Tag.

Wenn hier von Wasser die Rede ist, dann ist damit wirklich reines, leeres Wasser gemeint, und nicht Flüssigkeiten und Getränke wie Tee, Kaffee, Milch, Sprudel, Bier, Limonade, Light-Getränke, Energy-Drinks usw.

Diese 2,6 Liter entsprechen der Menge, die bei normaler körperlicher und geistiger Tätigkeit verbraucht und ausgeschieden wird. Bei erhöhter Aktivität im Beruf, beim Sport, in der Schule, bei Stress, Fieber, Durchfall, Erbrechen, usw. muss die Dosis entsprechend erhöht werden. Außerdem ist hierbei noch zu berücksichtigen, dass die Schlackenstoffe nur mit Hilfe des Wassers gelöst und ausgeschieden werden können. Das bedeutet, je mehr Schlackenstoffe anfallen, umso mehr Wasser muss aufgenommen werden.

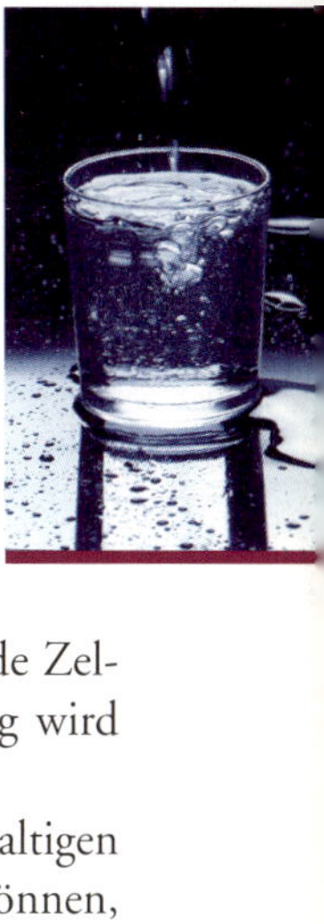

Wer bereits unter Austrocknung leidet, fast jeder ist davon betroffen, muss ebenfalls die Dosis erhöhen, zumindest bis das Gleichgewicht wieder hergestellt ist. Vier Liter sind in diesem Fall nicht übertrieben, ansonsten sehen wir im wahrsten Sinne des Wortes „alt" aus. Das Bindegewebe wird schlaff wie eine vertrocknete Pflanze. Keine Feuchtigkeitscreme, nur Wasser trinken kann dieses Problem lösen. Wie würde die Pflanze wohl reagieren, wenn wir sie lediglich eincremen würden?

Wir sollten daher nicht nur die Ausscheidung von Schweiß und Urin als das alleinige Maß für den Wasserverbrauch hernehmen. Bei jedem Ausatmen wird Wasser abgegeben, jeder Stoffwechselvorgang, jede Zellaktivität verbraucht zur Energiegewinnung Wasser. Zur Entschlackung wird Wasser benötigt, das über die Niere und den Darm ausgeschieden wird.

Wer glaubt, seinen Flüssigkeitsbedarf mit Kaffee, Schwarztee, zuckerhaltigen Getränken, Limonade, Cola, alkoholischen Getränken usw. decken zu können, der irrt sich. Das Gegenteil ist der Fall. Diese Getränke dürfen bei der Wasserbilanz nicht mitgerechnet werden. Sie sind in Wirklichkeit sogar Wasser-Räuber, weil auch sie das System der Grundregulation (den Stoffwechsel) durch Säuerung belasten. Außerdem wirken diese Getränke diuretisch, sie schwemmen aktiv Wasser aus. Je mehr Sie also davon trinken, umso mehr Wasser sollten Sie zusätzlich trinken. Von einigen Wasser-Experten wird empfohlen: Jedes Glas Cola, Limonade oder jede Tasse Kaffee sollte mit der dreifachen Menge Wasser ausgeglichen werden. Eine Empfehlung die nicht ganz von der Hand zu weisen ist.

Vielleicht fördert die folgende, eher ironisch gemeinte Frage das Verständnis für die Notwendigkeit der Überprüfung individueller Trinkgewohnheiten: „Welche Flüssigkeit befindet sich in unseren Zellen: Cola, Limonade, Kaffee, Bier oder Wasser?“ „Klar, Wasser“ werden die meisten antworten, dennoch werden zuckerhaltige Flüssigkeiten getankt.

Alkoholische- und Süßgetränke sind wie Kaffee Wasserräuber.

Wird bei einer natürlichen Ernährung ein bedeutender Anteil wertvoller Flüssigkeit mit den Lebensmitteln aufgenommen, so müssen wir dagegen bei der allgemein üblichen Kost die Wasserversorgung fast ausschließlich durch Wassertrinken sichern. Industriell verarbeitete und verkochte Nahrungsmittel liefern kaum noch verwertbare Flüssigkeiten im Vergleich zu natürlichem Obst, Gemüse, Früchten, Kräutern und Beeren.

3.6.2 Die Wasserbilanz nach Karl O. Glaesel

Die folgenden Mengenangaben stellen die tägliche Wasserbilanz eines gesunden Erwachsenen unter normalen Bedingungen dar. Sie sind identisch mit dem Wasserverbrauch bei gesunden Stoffwechselfunktionen. Das bedeutet, die Menge der Wasseraufnahme sollte mindestens der Menge der Wasserausscheidung entsprechen.

Wasserausscheidung über:		**Wasseraufnahme** durch:	
• Harn	1.500 ml	• Getränke (Wasser)	1.300 ml
• Lunge	550 ml	• Speisen	1.000 ml
			(je nach Nahrung *)
• Haut	450 ml		
• Stuhl	100 ml	• Rückresorption	300 ml
Summe:	2.600 ml	Summe	2.600 ml

(*) Rohkost besteht zu 80 Prozent aus idealem Pflanzenwasser. Bei veränderten Nahrungsmitteln bzw. bei Industrienahrung ist der Wassergehalt erheblich reduziert. Mit einer normalen Zivilisationskost ist die Wasseraufnahme über die Speisen fast zu vernachlässigen. Dementsprechend mehr muss über die Getränke aufgenommen werden.

Die Beurteilung des Urins bezüglich der Trinkmenge

Ein einfaches Maß für die richtige Trinkmenge ist die Färbung des Urins: Der Urin sollte mehrmals am Tag hell sein. Ist er immer dunkel, muss man davon ausgehen, dass man zu wenig Wasser getrunken hat.

Wann sollte Wasser getrunken werden

Die Erfahrungen und klinischen Beobachtungen zeigen, dass sich das Trinken von mindestens ¼ bis ½ Liter Wasser etwa 10 bis 20 Minuten vor dem Essen sehr günstig auswirkt. Während des Essens sollte möglichst wenig getrunken werden, damit die Verdauungssäfte nicht zu sehr verdünnt werden. Der Gastronomie ist dieser Hinweis vermutlich nicht recht, die unmittelbar vor den Mahlzeiten erst mal die Getränkebestellung aufnimmt. Um auf die erforderlichen 2,6 Liter zu kommen, muss also der restliche Wasserbedarf zwischen den Mahlzeiten und vor dem Schlafengehen gedeckt werden.

3.6.3 Wasser ist nicht gleich Wasser

Das Wasser, das wir trinken (Trinkwasser) sollte die Eigenschaften eines natürlichen Quellwassers haben. Dieses ist reich an Protonen und Elektronen und damit reich an magnetischer Energie. Es hat die Lichtenergie der Sonne gespeichert, ist mineralarm und frei von Schadstoffen, wie Düngemittel, Schädlingsbekämpfungsmittel, Chlor, Schwermetalle, usw.

Warum sollte Trinkwasser mineralarm sein?

Die Gesteinsfragmente, die das Wasser in seinem unterirdischen Durchlauf von der Erde aufnimmt, sind anorganische Mineralstoffe. „Anorganisch" nennt man Stoffe, wie beispielsweise die Mineralien eines Gesteins. Anorganische Stoffe können nur von Pflanzen direkt verwertet (assimiliert) werden, nicht von den menschlichen Zellen. Ein hoher Gehalt an anorganischen Mineralien oder gar die künstliche Anreicherung des Trinkwassers mit chemisch hergestellten Mineralstoffen, wie es heute bei vielen „Mineralwässern" der Fall ist, führt zwangsläufig zu unerwünschten Rückständen und zu unnötigem Mehraufwand, den der Organismus betreiben muss, um diese Art von Müll zu entsorgen.

Dagegen entstammen organische Mineralstoffe von der belebten Natur, wie z.B. von den Pflanzen. Diese können von den menschlichen Zellen direkt und weit effektiver aufgenommen und verwertet werden, wo sie lebenswichtige Aufgaben erfüllen.

Die Aufgabe des Wassers ist es nicht, dem Organismus Mineralstoffe und Nährstoffe zu spenden, da dies effektiver über die Lebensmittel erfolgt. Wenn Mineralstoffe zugeführt werden, dann am besten von den Pflanzen, in direkter Verbindung mit dem natürlichen Wasser der Pflanzenzellen.

Natürliches, mineralstoffarmes, magnetenergievolles, lichtvolles, lebendiges und schadstofffreies, reines Wasser, ist in der Lage:

- den Zellen vitalisierende Nährstoffe, die über die Nahrung

aufgenommen werden, zuzuführen und
- die Stoffwechsel-Schlacken der Zellen aufzunehmen und auszuscheiden,
- wasserlösliche Stoffe aufzulösen und dem Stoffwechsel, den Zellen und den Ausscheidungsorganen zur Verfügung zu stellen.

Eine interessante Ergänzung lieferte mir in diesem Zusammenhang Prof. Dr. Christian Hechtl: *„Wasserexperten wissen seit 30 Jahren, dass das beste Mineralwasser kein Mineralwasser ist. Der einfache Grund für diese Überraschung ist folgender: Die Anbindung von Mineralien an Wasser ist so stark, dass diese Mineralien immer noch an der gleichen Stelle (gebunden an das Wassermolekül) zu finden sind, wenn das Wasser unseren Körper auf den Standardwegen wieder verlässt. Diese Mineralien stehen für unseren Stoffwechsel deshalb nicht zur Verfügung.“*
Hechtl empfiehlt: Die Gesamtmineralisierung des Trinkwassers sollte höchstens bei etwa 500 mg/Liter liegen.

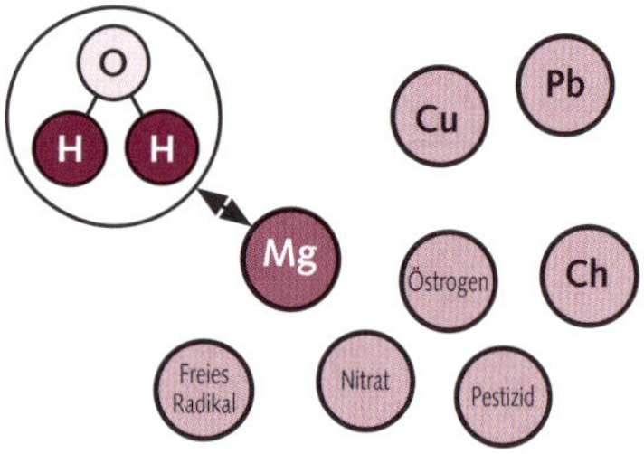

Ideal: Ein Wassermolekül verbindet sich mit einem anderen Molekül, z. B. Magnesium (Mg), löst dieses und transportiert es in die Zelle. Oder es verbindet sich mit einem Ausscheidungsstoff, z.B. Blei (Pb), oder Säureschlacken und transportiert es aus dem Bindegewebe.
Reines clusterfreies Wasser ist „flüssiger“, es fließt quasi durch die feinsten Kapillarwände, erreicht jede Zelle und gelangt durch jede Zellwand (Membran). Auch das Blut wird „dünnflüssiger“.

Cluster:
Im energielosen Wasser bilden sich Cluster. D. h. die Wassermoleküle binden sich gegenseitig und haben deshalb keinen Platz, sich mit anderen Molekülen zu verbinden bzw. diese zu lösen.
Aufgabe: Cluster aufbrechen durch Energetisierung/Verwirbelung.

Dasselbe ist, wenn das Trink-Wasser mit anorganischen Stoffen beladen ist.
Aufgabe: Wasser reinigen z.B. mit Umkehrosmose und/oder Energetisierung.

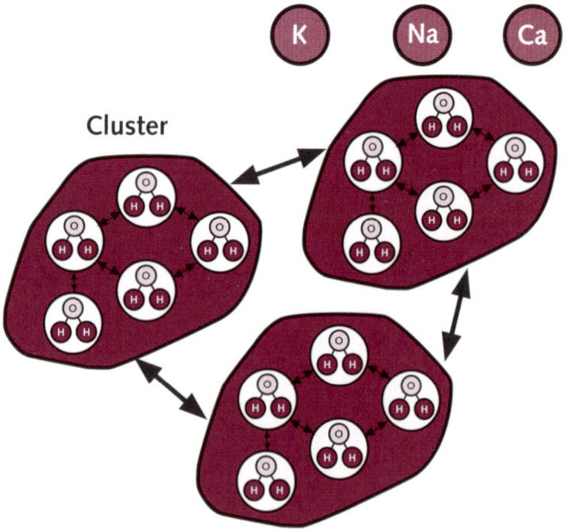

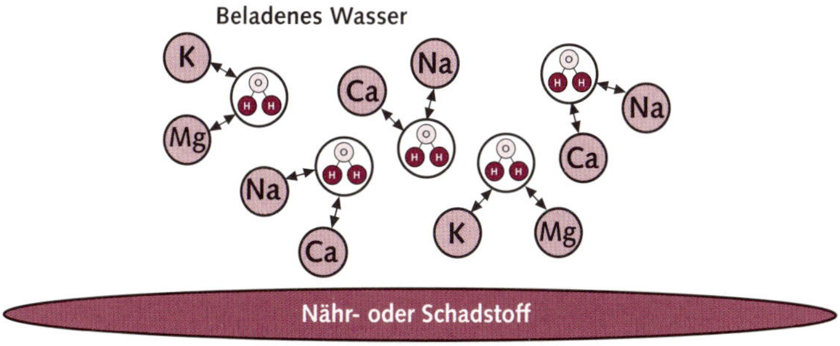

Beladenes Wasser hat keinen Platz zur Aufnahme und Lösung von Nähr- oder Schadstoffen. Es kann seine Aufgabe nicht erfüllen, es belastet dazu noch das System der Grundregulation.

3.6.4 Wasser ist ein Transport- und Lösungsmittel

Wasser ist also lediglich ein Transportmedium und Lösungsmittel für die Stoffe, die es zu transportieren gilt, aber in diesem Sinne kein Lebensmittel, das selbst Nährstoffe mitbringen muss. Außerdem sind die im Trinkwasser vorkommenden geringen Mengen bei weitem nicht ausreichend, um den tatsächlichen Nährstoff-Bedarf zu decken.

Die Funktion von Wasser als Lösungsmittel ist deshalb so wichtig, weil bestimmte Stoffe nur in gelöstem Zustand verstoffwechselt und abtransportiert werden können. So unterscheidet man beispielsweise bei Vitaminen unter solchen, die wasserlöslich und solchen, die fettlöslich sind. Das bedeutet, dass diese Stoffe erst mit Hilfe des jeweiligen Lösungsmittels Wasser oder Fett, in diesem Fall also Wasser, gelöst, resorbiert und damit verwertbar gemacht werden können. Ist zu wenig Wasser vorhanden, wird beispielsweise Harnsäure nicht gelöst. Sie bleibt im Gewebe zurück, kristallisiert aus und bildet Nierensteine. Außerdem können die Zellen wasserlösliche Stoffe nur in gelöstem Zustand verwerten. Wassermangel hat daher immer einen Energiemangel zur Folge.

Wichtig ist auch zu verstehen, dass ein mit anorganischen Mineralien und anderen Stoffen „beladenes“ Wasser oder Getränke mit Zucker, Farbstoffen, Aromastoffen, Kohlensäure usw., nichts anderes mehr aufnehmen können. Die Wasser-Moleküle sind bereits „besetzt“ und haben keinen Platz mehr für den Transport von Nährstoffen und Schlacken. Auch die Lösungsfähigkeit ist eingeschränkt, weil die Flüssigkeit bereits „gesättigt“ ist. Beispielsweise eine Dialyse würde mit diesem Wasser nicht funktionieren. Hier muss hochreines Wasser (durch Umkehrosmose gereinigt) verwendet werden, um mit Hilfe des osmotischen Sogs Schadstoffe aus dem Blut zu entfernen.

Ein solch beladenes Wasser, das uns überall mit werbetechnischen Raffinessen angeboten wird, kann seine eigentlichen Aufgaben als Lösungs- und Transportmedium für die Versorgung der Zellen, die Entschlackung, Entsäuerung, Energielieferung usw. nicht mehr erfüllen, und ist deshalb aus gesundheitlicher Sicht ungeeignet bis schädlich. Ein voller LKW kann auch keinen Müll mehr aufladen und abtransportieren.

Je mehr das Trinkwasser mit anorganischen Substanzen „beladen" ist, umso mehr bilden sich belastende Rückstände im Gewebe.

Je mehr das Trinkwasser „beladen" ist, umso weniger kann es seiner Aufgabe als Lösungsmittel, als Transportmedium zur Ausscheidung der Schlackenstoffe und zur Zuführung der Nährstoffe nachkommen.

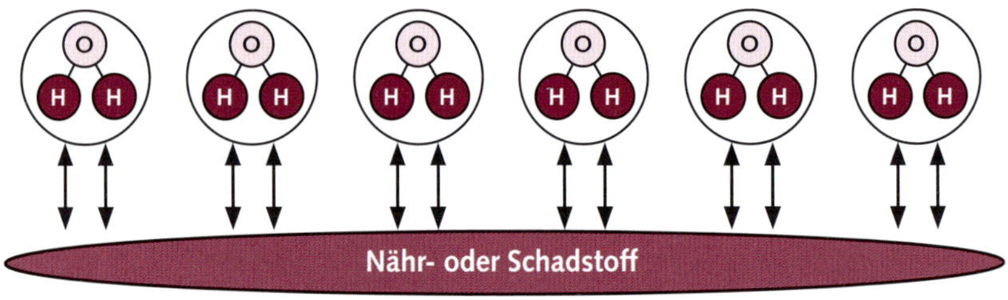

Beispiel: Angenommen zur Bindung bzw. Lösung eines negativ geladenen Nährstoff- oder Schadstoff-Moleküls werden 6 Wasser-Moleküle benötigt, erst dann kann dieser Stoff gelöst und im Wasser transportiert werden.

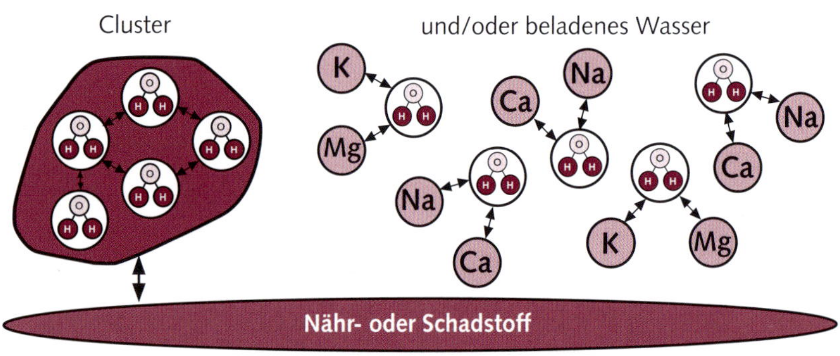

Verklumptes und/oder beladenes Wasser hat keinen Platz (keine 6 Hände frei) zur Aufnahme und Lösung von Nähr- oder Schadstoffen. Es kann seine Aufgabe nicht erfüllen, es belastet dazu noch das System der Grundregulation.

Die tägliche Wasseraufnahme erfüllt aus der Sicht des Stoffwechselgeschehens fünf Hauptaufgaben:

1. Die Aufrechterhaltung des für den gesunden Stoffwechsel und für das ideale Milieu der Grundsubstanz erforderlichen Flüssigkeitsbedarfs.
2. Die Funktion als Lösungsmittel vieler Stoffe, die an zahlreichen Stoffwechsel-Reaktionen beteiligt sind.
3. Die Funktion als Transportmedium zur Ausscheidung von Schlackenstoffen, wozu auch anorganische Mineralstoffe gehören.
4. Die Funktion als Transportmedium zur Zuführung der Nährstoffe bis in die Zellen.
5. Die Funktion der Temperaturregulation (Kühlflüssigkeit).

Fazit: Wird dem Körper zu wenig reines (ungesättigtes) Wasser zugeführt, wird das System der Grundregulation aufs Schwerste gestört.

Wenn man zusätzlich die Erkenntnisse des japanischen Forschers Dr. Masaru Emoto berücksichtigt, dann gewinnt die Bedeutung des Wassers noch eine ganz neue Dimension: die der energetischen Informations-Speicherung und -Übertragung.

3.6.5 Wasser speichert und überträgt Informationen

Dr. Masaru Emoto hat hochinteressante Versuche gemacht, die er in seinem Buch „Die Botschaft des Wassers" beschreibt. Er hat bei Minustemperatur auskristallisierte Wassermoleküle unterschiedlichster Herkunft fotografiert und dabei festgestellt, dass die Kristalle in einer Einfach- oder Mehrfach-Dreiecksstruktur geordnet sind. Dabei stellte er fest, dass die Struktur in direktem Zusammenhang mit der Qualität des Wassers stand: Je klarer und reiner sich die Dreiecks-Struktur darstellt, umso reiner und umso besser ist die Information des Wassers für den Menschen.

So hat er beispielsweise Wasser aus der heiligen Quelle von Lourdes mit Leitungswasser einer japanischen Stadt verglichen oder das Quellwasser mit dem Oberlaufwasser eines Flusses. Er hat auch die Reaktionen von Wasser auf unterschiedlichste Musikstücke oder Worte/Texte untersucht. Emoto stellte dabei fest, dass die Schwingungen (Informationen) der Musik oder der Worte das Wasser beeinflussen. Die Versuche zeigten, dass „gute" Musik (z.B. Bach, Beethoven, aber auch bestimmte Popmusik) und liebe Worte (z.B. Danke, Liebe) im Wasser eine geordnete Kristallstruktur erzeugen, die harmonisch ist und schön anzuschauen. Bei Heavy-Metal-Musik oder Worten wie „Dummkopf" reagierte das Wasser negativ, die Struktur wurde chaotisch und zerbrach. Auch menschliches Bewusstsein verändert die Kristallstruktur des Wassers. Positive Gedanken bringen ein klares schönes Kristallbild, bei negativen Gedanken, Angst, Panik und Traurigkeit sind die Kristalle dagegen total zerstört.

Die Ergebnisse der Experimente waren so eindeutig und überzeugend, dass folgende Schlüsse gezogen werden können:

- Wasser speichert alle energetischen Informationen.
- Die Schwingungen der Musik, der Worte, der Gedanken verändern Wasser stärker als jedes andere Element.
- Entsprechend dem Informationsinhalt verändert sich die Kristallstruktur.
- Ist die Information chaotisch, sieht das Kristallbild chaotisch und ungeordnet aus, die Struktur bricht zusammen. Dies ist kein gutes Zeichen für die Qualität des Wassers.
- Ist die Information harmonisch aufbauend, sieht das Kristallbild schön und klar aus, die Dreiecks-Struktur bzw. die Mehrfachdreiecks-Struktur bleibt erhalten. Ein gutes Qualitätszeichen.

Diese Erkenntnisse lassen sich leicht auf den Menschen übertragen, denn der Mensch besteht zu über 75 Prozent aus Wasser. Wenn wir jetzt wissen, dass Wasser seine Struktur abhängig vom Inhalt und von der Qualität der Informationen aus der Umgebung ändert, sie speichert und an die Zellen überträgt, sollten wir nicht so leichtfertig mit unseren Worten und Gedanken umgehen und mehr darauf achten, welchen Einflüssen wir uns aussetzen. Denn alles, was wir tun, sagen und denken, löst in unserer Umgebung (Mensch, Tier, Pflanze) und bei uns selbst immer die entsprechende Wirkung aus. Wenn ein Mensch in Harmonie und in der Liebe ist, erscheinen in den Zellen wunderbare Kristallbilder mit klarer Dreiecksstruktur. Empfangen oder senden wir Ordnung, wird auch unser Körper in Ordnung sein/kommen. Die Software (Denken, Sprechen) steuert die Hardware (Körper).

Auf dieser Wirkungsweise ist auch die Homöopathie begründet. Selbst wenn keine Moleküle mehr nachgewiesen werden können, ist die Information des Wirkstoffes dennoch vorhanden und sendet seine ihm spezifische Botschaft aus, die der erfahrene Homöopath nutzen kann.

Je mehr das Wasser selbst geschädigt ist, umso weniger lebenswichtige Informationen kann es weiterleiten. Die innere Kommunikation ist gestört, die Ordnung geht verloren.

Ich sehe in den beeindruckenden Erkenntnissen von Dr. Masaru Emoto eine so weit reichende Bedeutung, dass sie das Bewusstsein der Menschen weltweit in die richtige Richtung verändern können. Denn jeder, der die Zusam-

menhänge um die energetische Informationsübertragung und um „die Macht unserer Gedanken", die sich nicht nur auf das Wasser beschränken, erkennt, wird zwangsläufig seine Lebens- und Denkweise ändern. Die Psychohygiene wird wieder den Platz einnehmen, der ihr seit Urzeiten zusteht.
ERWARTE EIN WUNDER.

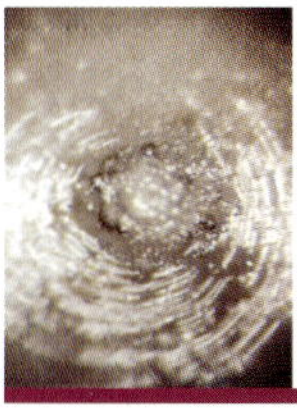

Die Reaktion des Wassers auf das Wort „Dummkopf"

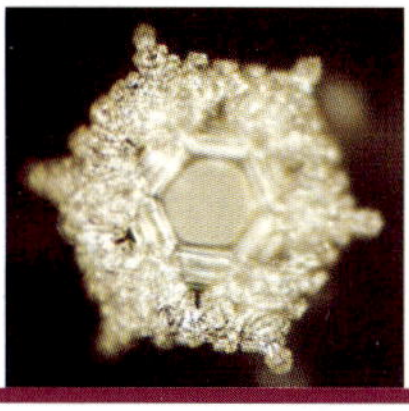

Die Reaktion des Wassers auf das Wort „Liebe/Dankbarkeit"

Bildquelle: Wasserkristalle, Masaru Emoto, ISBN 978-3-936862-90-4, Koha-Verlag

3.6.6 Wasser und Lebensenergie

Eine lebende Zelle produziert Energie, die man als Wärme messen kann. Eine tote Zelle produziert logischerweise keine Wärme. Prof. Dr. Hechtl konnte im Laborversuch nachweisen: Zerstört man die Struktur des Zellwassers, z.B. durch einen Mikrowellenimpuls, dann produziert die Zelle sofort keine Wärme mehr, sie ist tot.

Fazit: Wir können davon ausgehen, dass ein wesentlicher Teil unseres Lebens in der einzigartigen Struktur des Wassers, in diesem Fall des Zellwassers, begründet ist. Es lohnt sich also, dem Wasser die Aufmerksamkeit zu schenken, die es verdient hat. Es lohnt sich, unserem Körper die Wasserqualität zuzuführen, die der natürlichen Ordnung entspricht. Nur so wird auch die Struktur unsers Körper-Wassers in „Ordnung" sein und ideale Bedingungen schaffen für optimale Energie-Erzeugung und höchste Leistungsfähigkeit. Je besser/natürlicher das Wasser ist, umso länger und höher bleibt auch im Alter die Energie/Wärme-Produktion auf einem hohen Niveau.

Die Beziehung zwischen Zellwasser – Wärme-/Energieproduktion – Lebensqualität

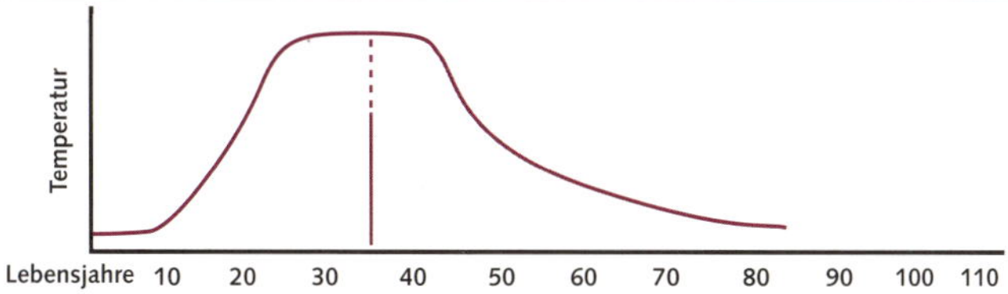

Bis zum Alter von 35 Jahren steigt die Kapazität der Zelle, Wärme zu produzieren stark an und verläuft dann abflachend zum Ende des Lebens. Mit einem „Leben nach der Ordnung der Natur" lässt sich der abflachende Verlauf verzögern und das Leben verlängern.

Wird die Struktur des Zellwassers zerstört, stirbt die Zelle

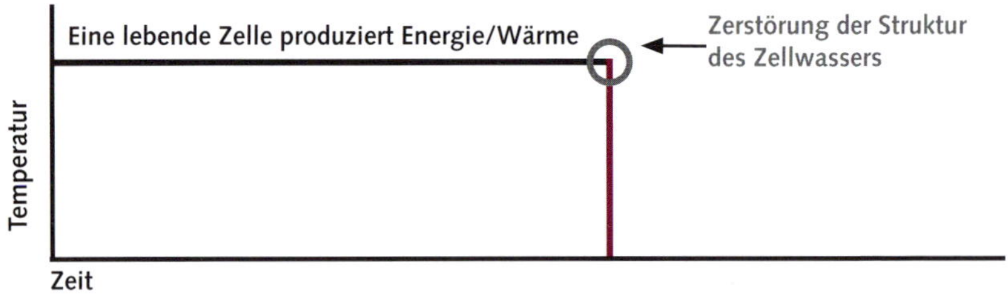

Eine lebende Zelle produziert Energie, die man als Wärme messen kann. Zerstört man die Struktur des Zellwassers, z.B. durch einen Mikrowellenimpuls, dann produziert die Zelle sofort keine Energie/Wärme mehr. Sie ist tot. Wer die Qualität des Zell-/Körperwassers erhält, steigert die Leistungsfähigkeit, Lebensqualität und Lebensdauer.

3.6.7 Die Qualität des Trinkwassers – Leitungswassers

Bereits vor den Entdeckungen der Struktur der Wasserkristalle von Dr. Emoto erkannten andere begnadete Wasserforscher wie Viktor Schauberger, Johann Grander und Thomas Schwenk, dass das Wasser ein sensibles Element ist, das in seiner natürlichen Form eine Strömungs-, Energie-, Licht- und Speicher-Ordnung in sich trägt. Das Wasser möchte diese Ordnung an uns weitergeben, damit auch wir in Ordnung sind.

Doch unser herkömmliches Leitungswasser hat seine natürlichen Eigenschaften als Ordnungsträger von Licht und Lebensenergie weitgehend verloren. Chemische Zusätze (Fluor, Chlor usw.), Bestrahlungen und Umweltgifte, belasten den Organismus, auch wenn sie noch den Normen der staatlichen Wasserverordnung entsprechen. Und der Druck in den Rohrleitungen führt dazu, dass das Wasser seine natürliche Kraft (Lebendigkeit) verliert und degeneriert. Aus einem vorher positiv-geordneten Informationsträger wird ein negativ-chaotisches, „lebloses" Element, das diese Negativ-Information und -Substanzen zwangsläufig an uns Verbraucher weitergibt.

Die negativen Wirkungen auf den Menschen, beispielsweise durch gechlortes Leitungswasser (Trinkwasser), sind gesundheitlich höchst bedenklich. Außer einer Schädigung der Darmflora mit den entsprechenden Folgeerscheinungen wird aus Fachkreisen auch von der Gefahr einer Schädigung der Erbsubstanz und von erhöhten Krebsraten beim Trinken von gechlortem Wasser berichtet. So sind auch seit langem die aggressiv und unruhig machenden Wirkungen der Phosphate im Leitungswasser bekannt, die zur Verhütung von Kalkablagerungen in den Rohren verwendet werden.

3.6.8 Aus Abwasser wird Trinkwasser

Wenn dazu noch das Trinkwasser nicht nur einmal, sondern mehrfach getrunken wird, weil das Abwasser mehrfach zu Trinkwasser aufbereitet wird, dann kommen noch ganz andere Probleme hinzu. Als Beispiele seien nur genannt: Hormon- und Medikamentenrückstände aus dem Urin (Antibabypille, Schmerzmittel, Antibiotika), Putzmittelrückstände, sowie Hormone und andere Medikamente aus der Massen-Tierhaltung usw.

Allerdings ist dies inzwischen nicht nur ein Problem des mehrfach aufbereiteten Wassers. Auch das tief in der Erde liegende Grundwasser, aus dem wir hauptsächlich unser Leitungswasser beziehen, ist bereits damit belastet. Es ist also egal, woher das Wasser kommt – es hat mit einem natürlichen Quellwasser kaum mehr etwas zu tun.

Wer will schon unkontrolliert Hormone und chemische Medikamente zu sich nehmen, auch wenn sie nur in geringer Dosierung nachweisbar sind? Erklärt sich damit die Resistenz gegen bestimmte Medikamente oder die zunehmende Verbreitung von Allergien? Erklärt sich damit auch die zunehmende Unfruchtbarkeit der Männer, da sie auf diese Weise weibliche Hormone (Östrogene, Antibabypille, ...) einnehmen?

Früher oder später gelangen alle Stoffe aus der Pharmazie, Kosmetik und Lebensmittelchemie ins Trinkwasser. Abgelaufene oder unbenutzte Medikamente werden nicht selten über die Toilettenspülung entsorgt. Eine große Rolle spielt die Intensiv-Tierhaltung, bei der permanent Medikamente (Hormone, Antibiotika, usw.) und Futtermittelzusätze verabreicht werden. Die verstärkende Wirkung dieses giftigen Arzneimittel-Cocktails aus dem Trinkwasser kann man nur erahnen. Besonders die hormonelle Verunreinigung des Trinkwassers nimmt eine bedrohliche Stellung ein, da hier auch kleinste Mengen große Wirkungen nach sich ziehen können. Da kann ich nur wiederholen: Rette sich, wer kann, durch Eigeninitiative, beispielsweise mit geeigneten Trinkwasser-Filtereinrichtungen.

Zitat aus: DER SPIEGEL vom 15. Feb. 1999 „Großräumige Verteilung" von Matthias Brendel *„Es muss damit gerechnet werden, dass eine unbekannte Zahl von Menschen über das Trinkwasser dauernd und unfreiwillig unterschwellige Dosen von Arzneimitteln aufnimmt. Über mögliche Effekte dieser Langzeitwirkung ist nichts bekannt."*

Zitat aus: Allgäuer Zeitung 22. März 2008 „Medikamente ein Problem" von Prof. Albert Göttle, Präsident des Landesamtes für Umwelt in Augsburg.

„ … Probleme haben wir allerdings mit Stoffen, die man früher so nicht gekannt hat. Ich denke da vor allem auch an Medikamente – hormonelle Wirkstoffe oder Rheumamittel. Viele Arzneimittel werden selbst in gut funktionierenden Kläranlagen kaum herausgeholt, möglicherweise reichern sie sich im Grundwasser an. Das Problem müssen wir an der Quelle anpacken und zugleich den Wirkungen in der Umwelt nachgehen, z.B. bei Wasserlebewesen. Rund 100 Arzneistoffe sind für die Umwelt relevant. … “

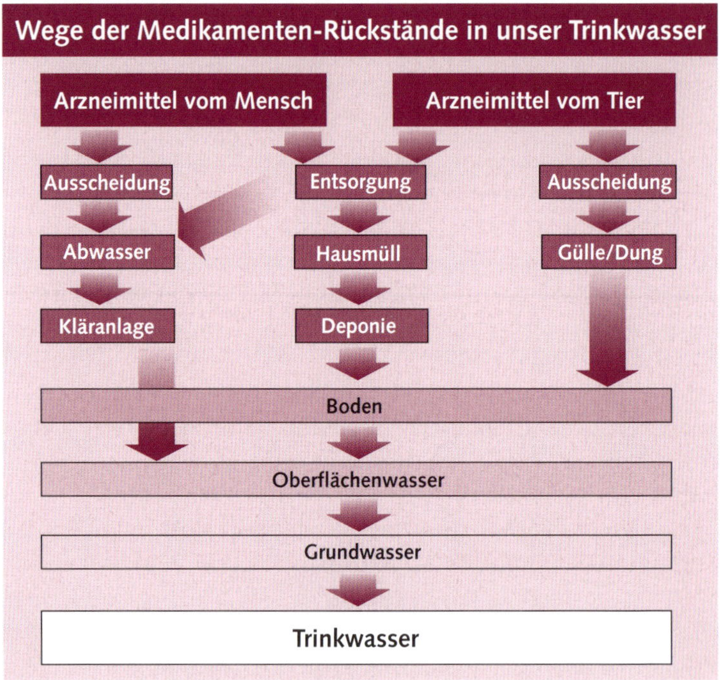

Quelle: C. Hechtl, O. Hechtl „Die neue Wasserformel für Gesundheit und Fitness“, DGGW-Verlag Grafrath

Auch wenn die Werte unseres Trinkwassers der Trinkwasserverordnung entsprechen, und das Wasser von den Behörden als sauber eingestuft wird, bedeutet dies nicht, dass es rein ist. Der Grund dafür ist einfach: Die Toleranzgrenzen (Grenzwerte) werden weniger entsprechend der gesundheitlichen Risiken festgelegt, sondern in Relation zu den kostengünstigen Aufbereitungs-Möglichkeiten bestimmt, obwohl die Technik für bessere Lösungen vorhanden wäre.

Namhafte Wissenschaftler beschäftigen sich bereits mit dem Hormon- und Medikamenten-Problem im Trinkwasser. In Laboranordnungen lassen sich diese Stoffe auch aus dem Wasser entfernen. Eine flächendeckende Einführung dieser Filter- und Aufbereitungs-Technologie scheitert vermutlich an den enormen Kosten, die der Verbraucher finanzieren müsste.

Das belastete Leitungswasser und die meist ebenso schlechte oder zum Teil noch schlechtere Qualität industriell zubereiteter Getränke (Flaschenwasser), macht Eigeninitiative notwendig, das Leitungswasser mittels Wasser-Reinigungsgeräten (Filter und Wasserbelebung), selbst zu einem preiswerten „lebenswichtigen Element (Lebensmittel)“ mit gesundheitsfördernden oder heilenden Eigenschaften aufzubereiten.

3.6.9 Wasser-Grenzwerte

Wir können also davon ausgehen, dass das Leitungswasser nach der Trinkwasserverordnung geprüft und die Grenzwerte auch eingehalten werden. Die Analysen werden aber meist nur im Wasserwerk und an verschiedenen Punkten auf dem Weg zum Verbraucher gemacht. Was aber schließlich auf dem Weg über blei-, kupfer- und asbesthaltige Wasserrohre bis zum Wasserhahn passiert und was beim Endverbraucher ankommt, ist außer Kontrolle.

Ab der Übergabestelle – Wasseruhr – ist der Endverbraucher/Hausbesitzer selbst verantwortlich für seine Wasserqualität. Diese Tatsache nutzen manche Hausbesitzer aus und härten zum Schutz der Leitungsrohre ihr Wasser auf, indem sie Chemikalien beigeben, nach dem Motto: „Gesundheit und Langlebigkeit für die Rohre!“ Und was ist mit der Gesundheit des Menschen? Nur wer sich dieser Umstände bewusst ist, kann selbst die Qualität seines Trinkwassers beeinflussen.

Auszug aus der Trinkwasserverordnung (TVO) 2001 und der Mineral- und Tafelwasserverordnung (MTW-VO), Stand 1.1.2008 – Vergleich der Höchstgrenzen:

	Trinkwasser-Verordnung	Mineral-Verordnung und Tafelwasser-Verordnung
Arsen	0,01 mg/Liter	0,01 mg/Liter
Blei	0,01 mg/Liter	0,01 mg/Liter
Bor	1 mg/Liter	30 mg/Liter
Fluorid	1,5 mg/Liter	5 mg/Liter

Warum dürfen diese Nervengifte überhaupt im Wasser vorkommen? Und warum im Flaschenwasser teilweise viel mehr als im Leitungswasser?

Warum werden die technischen Möglichkeiten zur Filterung noch nicht genutzt?

Erwähnenswert ist auch, dass nach der Trinkwasserverordnung nur nach 44 chemischen und 6 mikrobiologischen Substanzen geprüft wird, nach der Mineralwasser- und Tafelwasserverordnung sogar nur 22. Die anderen zig-tausend, größtenteils unbekannten chemischen Verbindungen, die aus der Umwelt ins Trinkwasser gelangen, werden überhaupt nicht beachtet.

Aus dieser Tabelle könnte man schließen, dass manche Flaschenwasser (Mineralwasser, Sprudel) nicht einmal als Leitungswasser verwendet werden dürften!?

Hinzu kommen die Belastungen durch Lösungsmittel, die in industriell hergestellten Getränken zu finden sind. Bei den Herstellungsprozessen durch Sterilisation oder durch Zusatz von Farb- und Geschmacksstoffen, evtl. auch durch Reinigungsmittel (Leergut-Spülmittel), können hochgiftige Lösungsmittel entstehen, wie Aceton, Benzol, Dekan, Hexan, Isophoron, Methylalkohol, Propylalkohol, Xylol usw.,

Selbst wenn auf dem Etikett „100 % Natur", „Quellwasser" oder ein ähnlicher Gesundheit und Reinheit suggerierender Begriff steht, muss mit solchen Belastungen bei allen Getränken gerechnet werden. Was bleibt vom natürlichen Wasser übrig, wenn es mit Ozon oder UV-Licht bestrahlt und keimfrei gemacht und dazu noch mit (schädlicher) Kohlensäure versetzt wird? Als „Lebens-Mittel" (lebendiges Mittel) kann man es dann sicher nicht mehr bezeichnen.

Da machen auch Kräutertees, Diätgetränke, Fruchtsäfte, Süßgetränke usw. keine Ausnahme. Im Gegenteil, die vielen unnatürlichen Zusätze und „Veredelungsverfahren", meist in Verbindung mit einem hohen Zuckeranteil, verstärken deren schädliche Wirkung. Auch wenn es sich vielleicht nur um winzige Mengen handelt, müssen diese Substanzen als krankmachend bis krebserregend betrachtet und möglichst gemieden werden (siehe Buch Hulda Clark, „Heilverfahren aller Krebsarten", Seite 92).

Zur Erhaltung des Wasserhaushaltes stellt sich sowieso nicht die Frage, ob Getränke wie Tee, Kaffee, Fruchtsäfte, Limonade, Alkohol-Getränke usw. diesem Anspruch genügen. Nein, nur ein wirklich reines und leeres Wasser bietet optimale Voraussetzungen für das ideale Fließgleichgewicht und für ein harmonisches Milieu (Homöostase) im System der Grundregulation. Andere Getränke können kein Ersatz für reines Wasser sein.

Auch die Frage, ob man lieber Leitungswasser oder Flaschenwasser trinken soll, beantwortet sich mit diesen Erkenntnissen von selbst. Warum schleppen und trinken wir trotzdem noch kistenweise Flaschenwasser?

Diese Beispiele verstärken die oben gemachte Aussage, dass die Behörden bei der Festlegung der Grenzwerte sich nicht so sehr an den gesundheitlichen Risiken orientieren, sondern viel mehr an den wirtschaftlichen Interessen der Getränkeindustrie. Aus diesem Grund können wir, wie bei allen Gesundheitsfragen, keine Hilfe von offizieller Stelle erwarten. Also muss auch bezüglich der Wasserqualität jeder für sich selbst sorgen und vorsorgen, wenn er seine Gesundheit bewahren will.

Wohl dem, der sich eine eigene Leitungswasser-Aufbereitungs-Anlage gönnt. Ich bin froh, dass ich schon vor vielen Jahren meinem Gefühl gefolgt bin (damals hatte ich die Detailkenntnisse noch nicht), und mit einem solchen Gerät diesen Problemen aus dem Weg gehen kann.

Ausnahmen bestätigen die Regel

Dass es beim Flaschenwasser auch positive Ausnahmen gibt, soll hier ausdrücklich erwähnt werden. Das Bewusstsein über die außerordentliche Bedeutung der Trinkwasserqualität für unsere Gesundheit nimmt zu. Einige Getränkehersteller bemühen sich, mit neuen Entwicklungen hochwertiges Trinkwasser herzustellen, das seiner ursprünglichen – Gesundheit spendenden Aufgabe – gerecht wird. Ein Beispiel ist das im Kapitel 9.2.11 beschriebene „Hechtl plus Sauerstoff-Tafelwasser".

Zu den Wassergrenzwerten zitiere ich aus einem Gespräch mit Prof. Dr. Hechtl einige seiner diesbezüglichen Anmerkungen:

„Zu den Wassergrenzwerten ist ergänzend anzumerken, dass verständlicherweise alle kommunalen Wasserversorger ihre „Ware" Trinkwasser verteidigen und vermitteln, es sei von besserer Qualität als das anderer Trinkwasseranbieter in anderen Kommunen.

Dabei ist es auch ganz gut, wenn viele Gemeinden um ihr kommunales Hoheitsrecht der Trinkwasserversorgung kämpfen. Ein derart wichtiges Grundnahrungsmittel wie Wasser sollte nicht ohne weiteres in fremde Hände gegeben werden. Es sollte nicht dem üblichen Gewinnstreben von Kapitalgesellschaften zu Gewinnmaximierung dienen. Man sollte dabei bleiben, dass die Stadtwerke am Wasser nichts verdienen, sondern nur ihre Kosten weiterverrechnen dürfen. Dabei liegt aber heute schon sehr viel im Argen.

Große Weltkonzerne streben mit viel Lobbyismus nach dieser Lizenz zum Gelddrucken. Dies ist ein Bereich, in dem sicher die Privatisierung nichts Gutes bringt. Wir müssten dann sicher das Wasser teurer kaufen, wobei die Erhaltung und Erneuerung des Rohrnetzes höchst wahrscheinlich wieder an den Steuerzahler zurückgegeben wird. Außerdem führt die zunächst technisch sinnvolle Kombination mit dem Abwasserbereich für die Wasserentsorgung oft zu ungerechtfertigten Überbelastungen der privaten Haushaltskassen. Den Verbrauchern wurde bisher zuwenig erklärt, dass die Reduktion des Wasserverbrauchs, das heißt, dass Wassersparen, automatisch zur Erhöhung des Kubikmeter-Preises führt.

Ganz schlimm wird es dann bei der Trinkwasserverordnung und bei den Grenzwerten. Allzu oft werden die Grenzwerte den Gegebenheiten angepasst, wie beim krebsauslösenden Nitrat. Zulässige 50 mg pro Liter sind groteske Ausreißer aus dem Schaubild der Grenzwerte (siehe Balkendiagramm).

Das Sulfat (SO4) im Trinkwasser, ein chemischer Bestandteil der Schwefelsäure, ist ein deutlicher Hinweis auf Abwässer, Mülldeponien usw., die unser Trinkwasser belasten.

Kritisch muss man sehen, dass etwa 300 Inhaltsstoffe im Wasser nach den Vorschriften in der Trinkwasserversorgung nicht gemessen und nicht beobachtet werden.

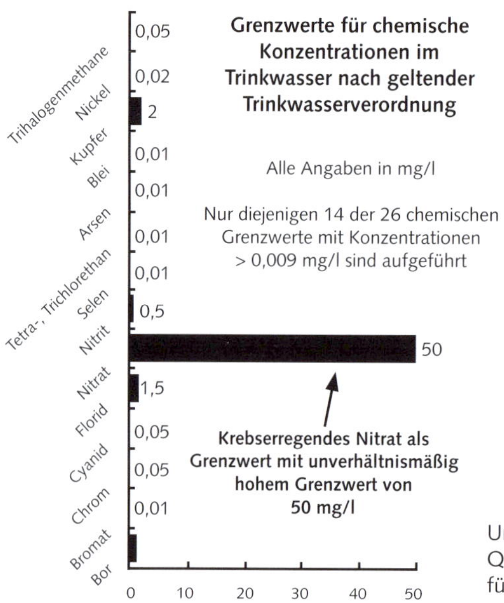

Unverantwortlich hoher Nitrat-Anteil. Quelle: „Hechtl – Neue Wasserformel für Gesundheit und Fitness“

Vereinzelt taucht dann in den Medien eine Hiobs-Botschaft auf, wie beispielsweise der erhöhte Urananteil.

Von ganz katastrophaler Bedeutung ist jedoch die Landwirtschaft. Die vielen tausend städtischen Wasserwerker können sich noch so bemühen, gegen den politischen Lobbyismus der Landwirtschaft kommen sie nicht an. Mit Müh und Not hat die Deutsche Gesellschaft für gesundes Wasser e.V. erreicht, dass wenigstens der Klärschlamm übelster Herkunft nicht mehr in Oberbayern auf den Feldern ausgebracht werden darf. Aber gegen die Gülle ist nicht anzukommen. Schon ab dem 15. Januar darf die Landwirtschaft die Gülle ausbringen und auch nahezu bis Weihnachten. In der kalten Jahreszeit wächst kein Grashalm, die Gülle verschwindet im Boden und gelangt mit den Niederschlägen flächendeckend ins Trinkwasser.

Das Größenwachstum der Kinder kommt zum Teil von den mit Wasser aufgenommenen Hormonen aus der Massentierhaltung, ebenso die späteren Rücken- und Gelenkprobleme. Ein Drittel der jungen Männer ist deshalb nicht mehr zeugungsfähig.

Der einzelne Landwirt ist an dieser Entwicklung unschuldig, weil die wirtschaftlichen Rahmenbedingungen ihn zur Überschussproduktion zwingen, damit er seine Familie ernähren kann. Er weiß auch nicht, wohin er sonst die Gülle bringen sollte.

Technisch gäbe es eine Abhilfe für diese Probleme. Warum wird beispielsweise die von mir (Prof. Dr. Hechtl) entwickelte und in der Praxis bestens bewährte Kompakt- Kläranlage nicht genutzt? Der scheinbar aussichtslose Kampf gegen die Gülle wird politisiert, kriminalisiert, nicht akzeptiert und totgeschwiegen.

Dieses Thema ist für die Gesundheit von äußerst wichtiger Bedeutung. Wenn man die Sterblichkeitsrate in einem Versorgungsgebiet kennt, dann weiß man über die Wasserqualität bescheid. Kennt man die Wasserqualität, kann man umgekehrt wiederum die Sterblichkeit zielsicher abschätzen.

Nebenbei bemerkt: Inzwischen beginnt man jetzt zu veröffentlichen, dass die Vielzahl der Kühe mehr zur Luftverschmutzung beitragen als der Autoverkehr. Dabei ist von der Trinkwasserverschmutzung noch nicht einmal die Rede. Eine sofortige Lösung der Problematik wäre auch eine Anpassung der Wirtschafts- und Ernährungspolitik: Etwas weniger Fleisch essen und den Bauern dafür einen höheren Preis zahlen. Doch das ist in der freien Marktwirtschaft ohne staatliche Lenkung nicht vorstellbar.

Der Zusammenhang zwischen Wasserqualität und Gesundheit ist eindeutig. Entgegen der früheren Auffassung kann man Leitungswasser heutzutage fast nicht mehr trinken, obwohl es den Vorschriften der Trinkwasserverordnung entspricht.

Das Flaschenwasser ist meist nur totes Wasser, weil es mit technischem Aufwand zur Erhöhung der Haltbarkeit auf zwei Jahre entgast ist. Dies betrifft auch die meisten Flaschenwässer, auf denen „mit natürlichem Sauerstoff" steht. Das natürliche Sauerstoffwasser finden Sie nur noch in einigen Quellen und Seen, wenn Sie es selbst abfüllen. Denn beim natürlichen Sauerstoffwasser kommt es nicht auf den Sauerstoff an, sondern auf den Stickstoff.

Nur diese Zusammensetzung entspricht dem Bauplan der Natur, die uns in der Entwicklungsgeschichte seit Jahr Millionen für das Atmen sauberer Luft und für das Trinken von oberflächennahem Wasser, mit viel gelöster Luft, evolutionär entwickelt hat."

3.6.10 Die Leitfähigkeit des Wassers

Eine allgemein verwendete Methode, auch für Privathaushalte, zur Ermittlung der Reinheit des Wassers, ist die Leitwertmessung mit der Maßeinheit „Siemens" (S) oder Mikro-Siemens (µS/cm). Je mehr Ionen (Substanzen und Mineralstoffe) im Wasser enthalten (gelöst) sind, umso niedriger ist der elektrische Widerstand. Das bedeutet, es fließt ein hoher Mess-Strom, was zu entsprechenden Werten führt. Umgekehrt gilt: Je reiner das Wasser ist, umso größer ist der elektrische Widerstand und dementsprechend niedrig sind die Messwerte.

Beispiele von Messergebnissen in Mikro-Siemens (µS/cm)

	Leitfähigkeit (µS/cm)	Gelöste Stoffe ca. (mg/L)
Regenwasser	> 40	> 20
Mineralwasser	> 180	> 90
Leitungswasser	200 bis 1.400	> 100 bis 700
Heilwasser	> 2.000	> 1000
Meerwasser	42.500	21.250
Umkehr-Osmose-Wasser	10 bis 60	5 bis 30

Andere Messmethoden stellen den elektrischen Widerstand in Ohm dar. Herkömmliche Leitungswässer liegen bei 1.500 bis 2.500 Ohm, während z.B. Umkehr-Osmose-Wasser Werte von mindestens 6.000 Ohm erreichen.

In diesem Zusammenhang sei nochmals daran erinnert: Je reiner das Wasser ist, je weniger leitfähige Inhaltsstoffe es hat, umso niedriger ist sein Leitwert, und umso besser kann es seine Aufgaben erfüllen.

- Die Transport-Kapazität, sowohl für den Abtransport der Schlacken und Gifte als auch für den Nährstofftransport, ist größer.

- Es hat bessere Lösungseigenschaften, was auch der Niere zugute kommt, weil es die Stoffe ausscheidungsfähiger macht.
- Das Milieu des Bindegewebes, die Homöostase, bleibt erhalten.
- Die Fließeigenschaft der Säfte (Blut, Lymphe) ist besser.

Die in früheren Zeiten geäußerten Bedenken aus der Getränkeindustrie, reines Wasser würde den Körper entmineralisieren, sind längst widerlegt und das Gegenteil bewiesen, wie die vorliegende Beschreibung deutlich macht. Auch meine persönlichen Erfahrungen widerlegen diese bewusste Verunsicherung und Angstmache. Seit mehr als 20 Jahren verwende ich fast ausschließlich energetisiertes Umkehr-Osmose-Wasser – ohne gesundheitliche Nachteile, im Gegenteil.

3.6.11 Wasser-Filter und Wasser-Vitalisationsgeräte

Wegen der zunehmenden Umweltverschmutzung, den Fakten bezüglich der Qualität unserer Leitungs- und Flaschenwässer, sowie dem fehlenden Verbraucherschutz, bleibt uns eigentlich nichts anderes übrig, als das Trink-Wasser-Problem selbst zu lösen. Filter- und Wasserbelebungsgeräte sind kein Luxus mehr, sondern eine Notwendigkeit, will man den Wasserbedarf des Organismus nicht nur quantitativ, sondern auch qualitativ befriedigen.

Unser Organsystem ist seit Urzeiten auf reines, natürliches Wasser eingestellt, es ist auf die Schad-Stoffe und chaotische Schwingungen, mit denen unser Wasser mittlerweile angereichert ist, nicht vorbereitet. Unser Organismus kann die mit dem Wasser zugeführten Schadstoffe nur bedingt herausfiltern, bevor sie das Bindegewebe, die Zellen und damit das System der Grundregulation belasten. Erst in komplizierten und Energie raubenden Stoffwechselprozessen müssen diese Schadstoffe aus dem Bindegewebe über den Blutkreislauf und die Lymphe wieder herausgefiltert und ausgeschieden werden.

Wenn wir unserem Organismus diese unnötigen Belastungen und das Energie raubende Filtern ersparen wollen, machen die modernen technischen Möglichkeiten wirklich Sinn.

Zur Reinigung von Leitungswasser gibt es hervorragende Geräte, die in der Lage sind, fast alle Schadstoffe aus dem Wasser herauszufiltern. Diese Aufgabe der **„materiellen Reinigung"** erfüllen z.B. Keramikfilter, Aktivkohlefilter und am effektivsten Umkehr-Osmosefilter.

Als Weiterentwicklung sind Wasservitalisierungsgeräte zu sehen, die als Ergänzung zur Filterung oder auch separat zur Anwendung kommen können. Damit werden die im Leitungswasser durch unnatürliche Einflüsse gespeicherten, chaotisch-negativen Informationen gelöscht und die ursprünglich natürliche und energetische Ordnung des Wassers wieder hergestellt. Dieser Vorgang kommt einer **„energetischen Reinigung"** gleich.

Wasser-Vitalisierung durch Verwirbelung

Manche Wasser-Forscher wie Viktor Schauberger, Johann Grander, Wilfried Hacheney sehen besonders in der Verwirbelung (Wirbeltechnik) die ideale und natürlichste Wasseraufbereitung.

Ihre Begründung: Ein Wassermolekül besteht aus einem Sauerstoff-Atom (Minuspol) und zwei Wasserstoff-Atomen (Pluspol). Aufgrund ihrer unterschiedlichen Polarität ziehen sie sich gegenseitig an und verbinden sich zu größeren Verbänden, so genannten Clustern (Klumpen). In der Natur werden diese Wasser-Cluster immer wieder aufgelöst, beispielsweise bei der Verdunstung durch die Sonne, oder wenn das Grundwasser aufsteigt und als Quellwasser in natürlichen Bachläufen verwirbelt wird.

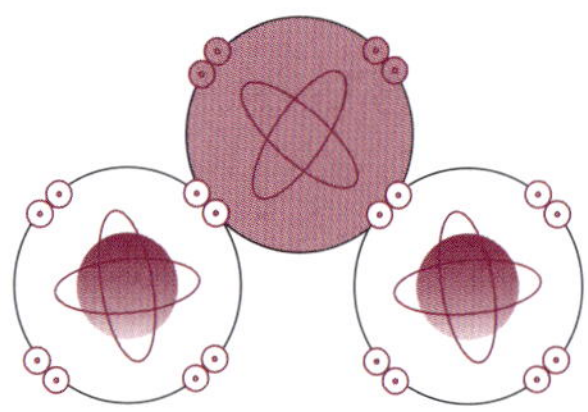

Wassermolekül

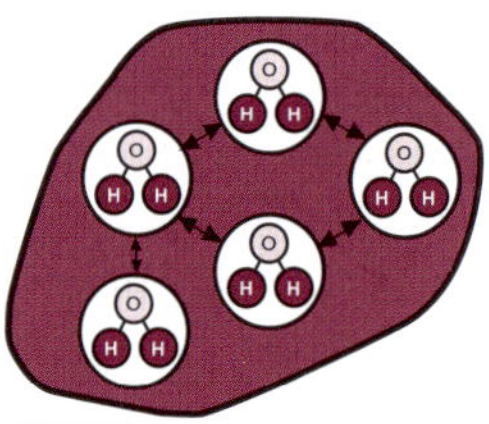

Cluster

Wasser kann seine lebenswichtigen Funktionen nur dann optimal erfüllen, wenn die einzelnen Wasser-Moleküle (H2O) frei, also nicht mit anderen Wassermolekülen oder mit Fremdsubstanzen verklumpt (verbunden) sind. Bilden die Wassermoleküle aber größere Cluster, dann kann das Wasser den Anforderungen als Lösungs- und Transportmittel nicht mehr voll gerecht werden. Es kann wegen der jetzt großen Cluster-Struktur nicht mehr so leicht die Zellwand passieren und die notwendigen Nährstoffe in die Zelle transportieren. Je größer die Cluster-Verbindungen, desto energieloser – „lebloser" ist das Wasser für den Menschen.

„Nicht bewegtes Wasser ist tot und letztlich für das Leben giftig."
Viktor Schauberger

Der relativ hohe Druck in den Wasserleitungen zerstört beispielsweise das lebendige Wasser. Genauso ziehen sich die Wasserstoff- und Sauerstoff-Atome bei ruhendem, unbewegtem Wasser an, das Wasser „verklumpt", es bilden sich Cluster. Auch wenn sich die Wassermoleküle mit gelösten Stoffen (Fremdstoffen, wie anorganische Mineralien, Schadstoffe usw.) verbinden, bilden sich Cluster. Wird ein solch „verunreinigtes" Wasser als Trinkwasser verwendet, belastet es das System der Grundregulation. Deshalb ist ein reines, lebendiges, clusterfreies Trink-Wassers umso wichtiger.

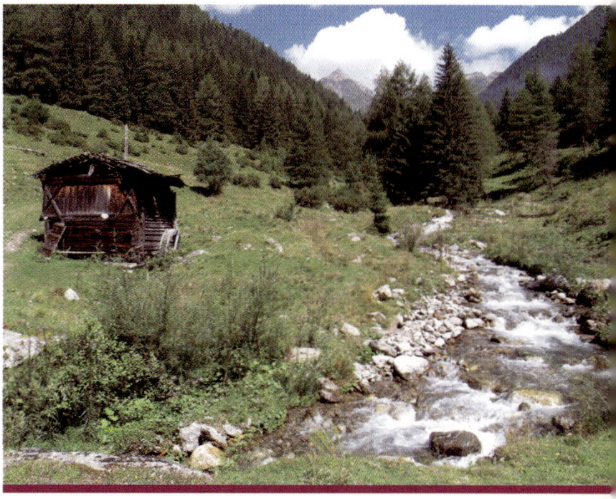

Diese natürliche Verwirbelung energetisiert das Wasser und löst die Cluster auf. Foto: Peter Deigentasch

In einem Verwirbelungs-/Vitalisierungsgerät wird das Wasser ähnlich bewegt und verwirbelt, wie es in natürlichen Fluss-/Bachläufen geschieht. Durch die Wirbeltechnik der Vitalisierungsgeräte werden im Leitungswasser die großen Cluster-Verbindungen aufgebrochen und in kleine Teile zerlegt.

Je kleiner die Strukturen sind, umso reiner und energetischer ist das Wasser, desto effektiver ist der Stoffaustausch mit der Zelle und umso besser wird die energetische Negativ-Information gelöscht (energetische Reinigung). Die Qualität des Stoffwechsels wird von der Qualität des Wassers und damit von der Größe/Kleinheit der Clusters bestimmt.

Nach dem Vorbild der Natur kann das Wasser durch Verwirbelung wieder zum Lebensmittel werden.

Grander Wasserbelebung

Das wichtigste Anliegen des Tiroler Naturforschers Johann Grander ist es, vor allem das Trinkwasser wieder zu dem zu machen, was es einmal war: **Die Urquelle des Lebens.**

Im Buch „Auf der Spur des Wasserrätsels" beschreiben Hans Kronberger und Siegbert Lattacher, was Naturforscher wie Viktor Schauberger und Johann Grander über die Fähigkeit und Eigenschaft von Wasser denken:
„Wasser ist nach Ansicht dieser Naturforscher viel mehr als die chemische Formel H2O. Es sei, so sagen sie, die Grundlage allen Lebens auf der Erde und stehe in ständiger Resonanz zum Universum. Ja, es schwinge innerlich, und es transportiere Energie und Informationen in gewaltigem Ausmaß."

Wie oben beschrieben hat unser Leitungswasser diese natürlichen Eigenschaften als Energie- und Ordnungsträger weitgehend verloren. Nach Grander bedeutet ein Verlust der Ordnung durch diverse Umwelteinflüsse auch einen Verlust der Widerstandsfähigkeit und Lebendigkeit und somit einen Qualitätsverlust des Wassers.

Auf dieser Erkenntnis basierend war Johann Grander einer der Ersten, der ein Verfahren zur „Wiederbelebung" des Wassers entwickelte. Seine Wasserbelebung beruht auf einem biotechnischen Resonanz-Verfahren. Das Grundprinzip ist, dem Wasser die zum Teil verloren gegangenen Informationen und Energien wieder zurückzugeben, indem so genannte „Naturinformationen" auf das Wasser übertragen werden, das so wieder in seine ursprüngliche Ordnung kommt.

Grander Wasserbelebungsgeräte bestehen aus lebensmittelechtem Edelstahl. Im Inneren der Geräte befinden sich Kammern, gefüllt mit **„Grander Informationswasser"**. Beim Informationswasser handelt es sich um ein Wasser von hoher Ordnung, das in der Lage ist, eine hohe Ordnung auch auf das durch das Gerät fließende Leitungswasser zu übertragen, ohne dass dieses direkt mit dem Informationswasser in Berührung kommt.

Die außergewöhnliche Erfahrung dabei ist, dass ein durch diesen Vorgang belebtes Wasser wieder Eigenschaften und Fähigkeiten erlangt, wie sie von der Natur selbst vorgesehen sind. Es kann sich wieder regenerieren, ein erhöhtes Selbstreinigungsvermögen und eine erhöhte Widerstandskraft entwickeln und bleibt dadurch länger haltbar.

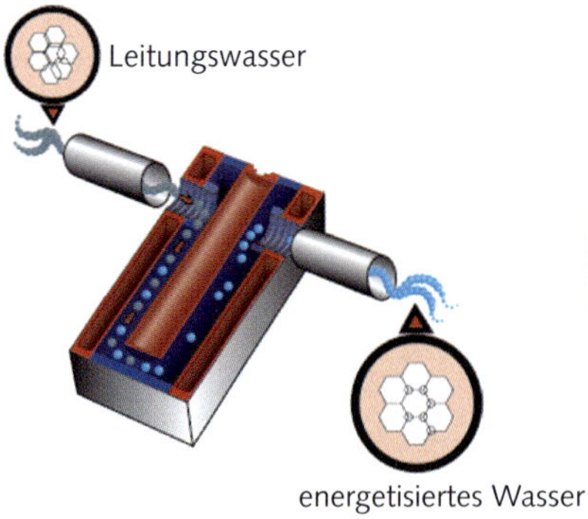

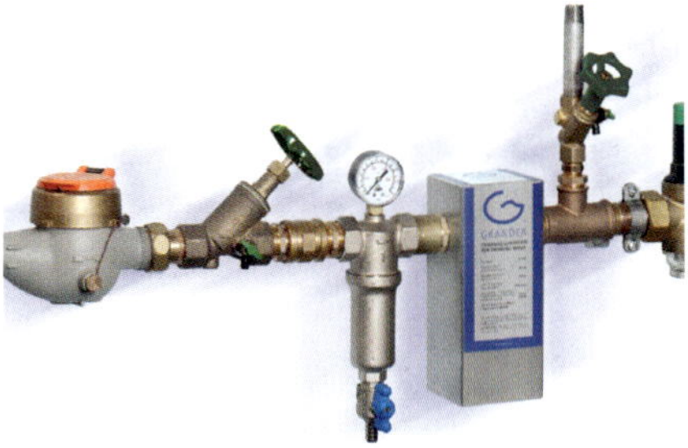

Die Ausführungsvarianten gibt es je nach Anwendung in verschiedenen Größen. Das Gerät kann ohne besonderen Aufwand in das Hauswassernetz installiert werden. Anwendungsbereiche sind: Haushalt, Industrie, Heizungsanlagen, Schwimmbäder, Brunnen, Teiche, Tiere, Pflanzen usw.

Auch wenn manche Interessengruppen die Grander Wasserbelebung als „esoterischen Unfug" oder „nicht wissenschaftlich belegt" darstellen, bedeutet dies noch lange nicht, dass diese Methode nicht funktioniert. Wie soll sie auch wissenschaftlich belegt werden, wenn sich die Wissenschaft nicht wirklich um Aufklärung bemüht. Dieselben Kritiker bezweifeln noch heute die Wirkung der Homöopathie. Und sie wirkt trotzdem.

Die vielen positiven Ergebnisse, die ich persönlich von Anwendern erfahren habe, und meine eigene Erfahrung mit energetischer Informationsübertragung, veranlassten mich, neben den physikalischen Methoden auch diese energetische Methode der Wasserbelebung hier zu beschreiben.

Anwender berichten über Ihre Erfahrungen von folgenden Eigenschaften:

- längere Haltbarkeit des Wassers
- feinerer Geschmack
- fühlt sich weicher an
- steigert das Wohlbefinden
- verbessert das Pflanzenwachstum
- mehr Frische, Geschmack und Haltbarkeit bei Lebensmitteln
- spart Wasch- und Reinigungsmittel
- geht belebt in die Umwelt zurück und kommt somit der Natur selbst zugute
- viele Tiere fühlen sich zu belebtem Wasser hingezogen

Inzwischen gibt es im Handel auch von anderen Herstellern verschiedene Ausführungsvarianten, die, basierend auf verschiedenen Verfahren, ähnliches bewirken sollen.

Das Wasser durchströmt beispielsweise das Energiefeld von Magneten, Edelsteinen oder von Tiefenwasser (besonders tief gelegene Wasserschicht mit sehr reinem Wasser). Oder das Wasser wird in eine Spiralbewegung (Wasserstrudel, Galaxien) gebracht. Je nach Ausführungsart und Hersteller können diese verschiedenen Vitalisierungsmethoden auch als Kombination in einem Gerät integriert sein und zusätzlich eine Einheit mit einer Umkehr-Osmose-Filtereinrichtung bilden.

Bei all den Entwicklungen (manche sind auch Fehlentwicklungen) sollten wir nicht vergessen, die Pionierarbeit von Johann Grander zu würdigen. Dies ist auch ein Grund, warum ich sein Verfahren hier herausstelle.

Kombination Filter und Vitalisierung

Das Zusammenwirken der beiden Systeme, die materielle Reinigung durch Filter und die energetische Behandlung durch Vitalisation, bringen nach meinen Erkenntnissen die besten Ergebnisse, wenn es darum geht, unserem Leitungswasser die natürliche Ordnung zurückzugeben, damit das Trinkwasser als Transport- und Lösungsmedium den Ansprüchen des Organismus wieder in idealer Weise gerecht werden kann.

Umkehr-Osmose

Die Filtermethode der Umkehr-Osmose ist auch in der Medizin ein anerkanntes Verfahren, das zum Beispiel bei der Harn-Dialyse Anwendung findet.

Beim Hausgerät zur Wasserfilterung passiert das Wasser die mikroskopisch kleinen Poren einer Membran. Ohne chemische Zusätze werden so praktisch alle Substanzen (Inhaltsstoffe) aus dem Wasser entfernt. Reines, ungesättigtes Wasser ist das Ergebnis. Die zurückbleibenden Bestandteile werden dem Abwasser zugeführt. Die meisten Geräte sind noch zusätzlich zur Filterung von bestimmten Gasen (z.B. Chlor) und zur Geschmacksverbesserung des Wassers mit Aktivkohlefilter kombiniert.

Um Verkeimungen zu vermeiden, sollten die Anwender den Membranwechsel und eine fachgerechte Desinfektion durch den Hersteller rechtzeitig durchführen lassen. Aus mikrobiologischer Sicht empfiehlt sich außerdem ein Gerät ohne Tank einzusetzen, sowie die Nutzung eines Bakterienfilters.

Auf dem Markt gibt es ein riesiges Angebot mit gravierenden Qualitätsunterschieden. Für den Laien ist die Wahl oft schwierig. Seriöse Anbieter kann man leicht daran erkennen, dass sie entsprechende Qualitätszertifikate ihrer Produkte vorweisen, indem die Produkte nach den in Deutschland üblichen KTW-Richtlinien des Umweltbundesamtes über Kunststoffe im Trinkwasser gefertigt werden.

Da durch die Umkehr-Osmose auch eine fast vollständige Entmineralisierung des Wassers erfolgt, gibt es unterschiedliche Meinungen, ob mineralfreies Trinkwasser eher Vorteile oder Nachteile bringt.

- Position 1: Da es sich um anorganische Mineralien handelt, sind sie vom Körper, wie oben beschrieben, nicht verwertbar und belasten eher.
- Position 2: Der Körper benötigt eine natürliche Menge an Mineralien, bekommt er diese nicht, werden die körpereigenen Depots angezapft. Darüber hinaus soll ein entmineralisiertes Wasser bestrebt sein, seinen eigenen unnatürlichen Mineralmangel auszugleichen, indem es zusätzlich dem Körper Mineralien entzieht.

Nach meiner Meinung ist die Position 2 nicht haltbar, weil das Wasser nicht die Aufgabe hat Mineralstoffe zu liefern, dies ist Aufgabe der Nahrungsmittel. Wasser soll vor allem Lösungs- und Ausscheidungsmittel sein. Diese Funktion kann es nur optimal erfüllen, wenn es „rein" ist. Insofern ist es richtig, dass „reines" Wasser dem Körper Substanzen entzieht, aber keine organischen Mineralien, sondern es ist in der Lage Stoffwechselschlacken aufzunehmen und zur Ausscheidung zu bringen. Ich sehe bei einer guten Mineralstoffversorgung über die Ernährung keinen Grund, warum Wasser mineralhaltig sein soll.

Mir persönlich ist es wichtiger, wenn mein Trinkwasser frei ist von den vielen bekannten und unbekannten Schadstoffen (z.B. Nitrate, Hormone usw.), die im Wasser sein können. Gegen ein mineralarmes Wasser (< 500mg/Liter) ist aber auch nichts einzuwenden.

Vergleich der Partikel-Größen

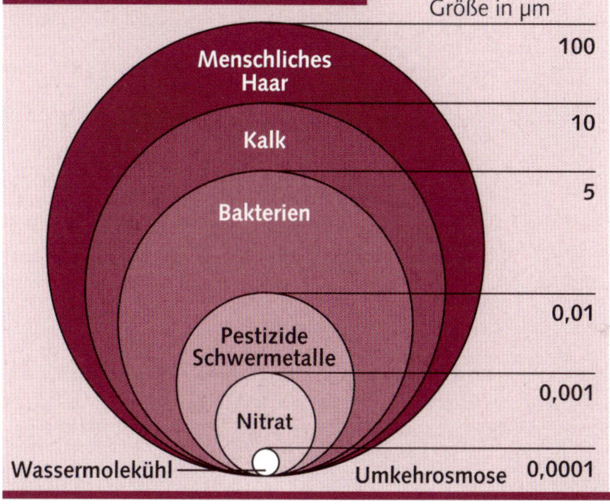

Das Filterprinzip der Umkehr-Osmose lässt fast (zu 99%) nur das reine H2O-Wassermolekühl durch.

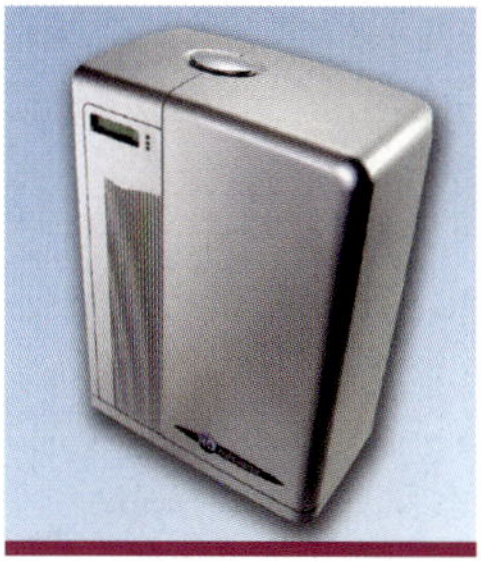

Osmosegerät-Direct Flow

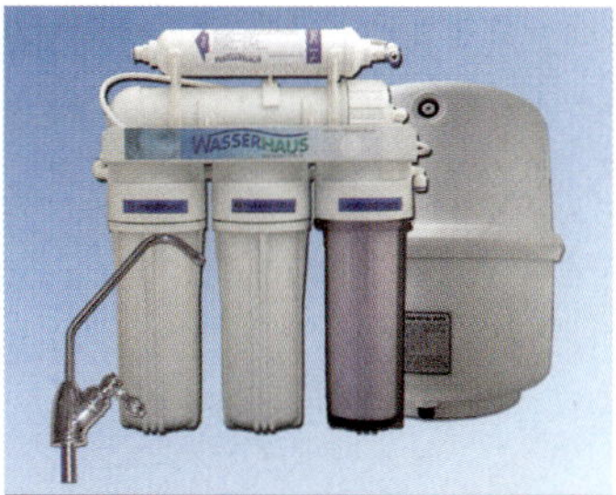

Osmosegerät-Classic

Die komplette Umkehr-Osmose-Anlage mit: Kalkfilter, Aktivkohlefilter, Sedimentfilter, Veredelungsfilter (Energetisierung), Osmosefilter, Vorratstank, Wasserhahn (Auslaufventil).

Bildquelle: Wasserhaus GbR, www.wasserhaus.de

Weizenkeimtest mit magnetischer Wasser-Vitalisierung

Dr. med. Dietrich Grün, Allgemeinmedizin & Naturheilverfahren, Winnenden, hat mit dem magnetischen Wasser-Vitalisierungsgerät „Valoma-Vita" jeweils 100 Weizenkörner

a) mit unbehandeltem Leitungswasser gegossen,
b) mit durch „Valoma-Vita" behandeltes Leitungswasser gegossen.

Die jeweilige Wirkung auf das Wachstum der Keimlinge demonstrieren folgende Bilder eindrucksvoll. Im Gegensatz zum herkömmlichen Leitungswasser hat das energetisierte Wasser eine deutlich höhere biologische Qualität, die mit natürlichen Quellwässern vergleichbar ist. Außerdem wirkt „Valoma-Vita" als Kalkumwandler und schützt so zuverlässig die Wasserleitungen. Kalkschutz und Wasserbelebung in einem System.

Herstellerhinweis: Es wird darauf hingewiesen, dass diese Aussagen wissenschaftlich nicht gesichert sind und die Wirkungen nicht in jedem Anwendungsfall zu erwarten sind. Deshalb empfehlen wir Ihnen unsere Produkte selbst zu testen.

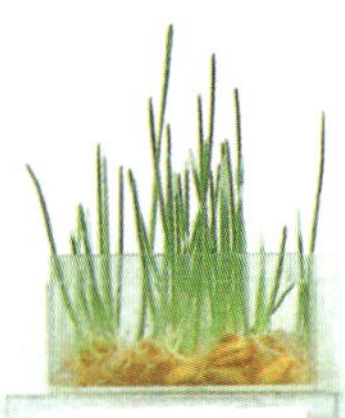

Mit unbehandeltem Leitungswasser gegossen

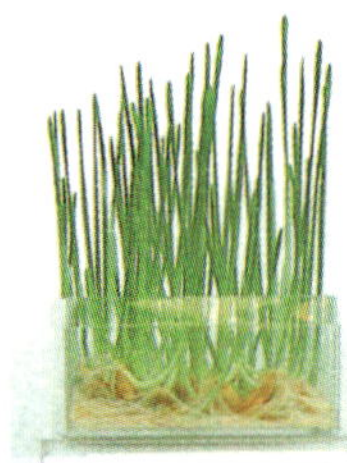

Mit „Valoma-Vita"-Leitungswasser gegossen

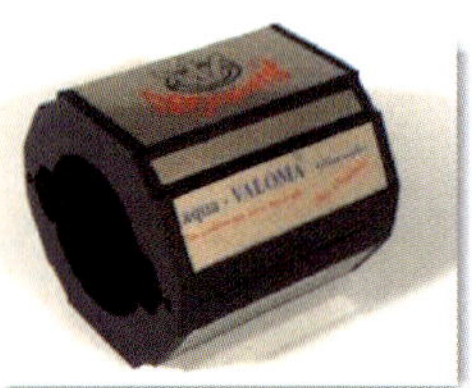

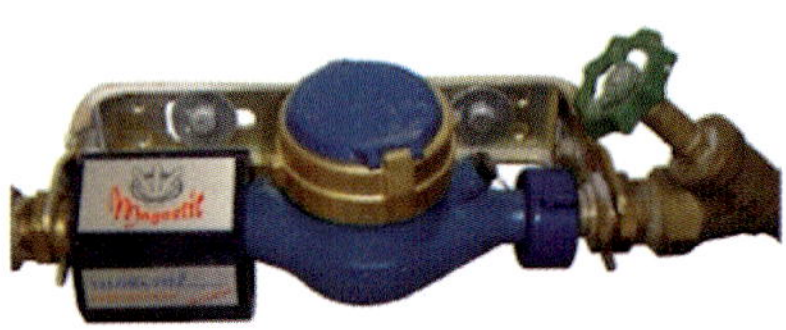

Bildquelle: Wasserkraft, Bischof-Keppler-Straße 31, 74229 Oedheim, Tel.: 0 71 36 / 97 02 10

Zurück zum natürlichen Trinkwasser

HECHTL PLUS SAUERSTOFF-Tafelwasser ist mit natürlichem Sauerstoff versetzt. Seit es den Menschen gibt, war Trinkwasser in guter Qualität stets Voraussetzung für seine Entwicklung. Dabei hat der Mensch während seines gesamten Werdegangs immer nur oberflächennahes Wasser getrunken. Vorzugsweise kühles Wasser aus Fließgewässern wie einem Bergbach oder Fluss. Wir müssen beachten, dass jedes natürliche und frische Wasser, das wir an der Oberfläche entnehmen können, alle Luftbestandteile im natürlichen Mengenverhältnis enthält. Heute werden als Trinkwasser so genannte Tiefenwässer verwendet: Sie waren vor etwa 1950 weder technisch erreichbar, noch umweltbedingt notwendig.

Luft, die wir einatmen, besteht etwa aus 78% Stickstoff (N_2), 21% Sauerstoff (O_2) und etwa 1% aus anderen Gasen wie Kohlendioxid (0,03% CO_2). Genau in diesem Verhältnis ist das oberflächliche Wasser belüftet. Das bedeutet: Wasser löst nicht nur Stoffe, sondern auch Gase. Deshalb sind im natürlichen Oberflächen-Wasser auch Stickstoff, Sauerstoff und die anderen Gase gelöst. Unser Organismus ist auf diese natürlichen Verhältnisse nicht nur bei der Atemluft, sondern auch beim Wasser eingestellt.

Voraussetzung für eine gute Wasserqualität ist der natürliche Luftgehalt im Wasser.

Das Problem ist, dass sowohl im Leitungswasser als auch in den Flaschenwässern die Luft entfernt ist. Bei den Flaschenwässern werden in der Industrie die Luft, und damit auch der Sauerstoff, produktionsbedingt herausgepresst. Ein solch entgastes Wasser ist ein totes Wasser, in dem nicht einmal ein Fisch überleben würde. Um eine längere Haltbarkeit zu erreichen, wird die natürliche Luft durch schädliche Industriegase wie Kohlendioxid (CO_2) ersetzt.

Leitungswasser wird meist aus großen Tiefen gewonnen, wo die ursprüngliche Luft im Wasser wegen der langen Verweildauer (mehrere 100 bis 1000 Jahre) verbraucht ist. Ein eventuell doch noch verbliebener Rest verschwindet dann vollends im langen Rohrleitungsnetz.

Diesen Mangel hat der international anerkannte Forscher und Wasser-Experte Prof. Dr. Christian Hechtl zum Anlass genommen und ein patentrechtlich geschütztes Verfahren entwickelt, mit dem es möglich ist, das Trinkwasser (Flaschenwasser) wieder mit dem natürlichen Luftgehalt anzureichern, wie er in einem Bergbach oder Wasserfall vorkommt.

Auf dem Markt ist dieses Wasser unter dem Namen **„Hechtl plus Sauerstoff“** zu beziehen. Dabei handelt es sich um ein Tafelwasser, das von zivilisatorischen Verunreinigungen unbelastet ist, in dem geologisch bedingt nur wenige Mineralstoffe gelöst sind, und das damit den Ansprüchen einer hohen Löslichkeit und Transport- bzw. Ausschwemmfähigkeit gerecht wird.

Die Bezeichnung „... plus Sauerstoff" ist meines Erachtens für den Verbraucher etwas irreführend. Wie mir Prof. Hechtl erklärte, handelt es sich bei der Beimischung nicht um reinen isolierten Sauerstoff, wie wir ihn aus der chemischen Sauerstoffflasche kennen, sondern es wird mit dem natürlichen vollwertigen Luftgemisch (Stickstoff 78%, Sauerstoff 21%, Kohlendioxyd und Edelgase 1%) angereichert. Mit dem Zusatz auf dem Flaschenetikett „Tafelwasser mit natürlichem Sauerstoff versetzt" soll dies zum Ausdruck gebracht werden.

Der gute Geschmack und die Durst löschenden Eigenschaften werden letztlich durch den relativ hohen „Luft-Anteil" und den geringen Mineralstoffgehalt bestimmt.

Diese Unterscheidung ist mir deshalb wichtig, weil es auf dem Markt auch Hersteller gibt, die lediglich chemischen Industrie-Sauerstoff dazugeben und diese Produkte ebenfalls mit dem Zusatz „natürlicher Sauerstoff" schmücken. Oft ist dann noch die Dosierung von Sauerstoff und Kohlendioxyd derart hoch, dass die Belastung mit freien Radikalen bedenkliche Maße annimmt. Mit „natürlich" hat das nichts mehr zu tun. „Die Dosis bestimmt, ob ein Mittel ein Heilmittel oder ein Gift ist."

Der Stickstoff wird dabei total vernachlässigt. Warum wohl hat die Natur einen so hohen Anteil Stickstoff in die Luft eingebaut? Bestimmt nicht, damit wir ihn vernachlässigen können. *„Gerade der Stickstoff ist es, der unter anderem für eine gute Fließfähigkeit des Blutes sorgt und damit einen wesentlichen Faktor darstellt für eine optimale Mikrozirkulation, die für Gesundheit und hohe Leistungsfähigkeit unerlässlich ist. Außerdem verdünnt der Stickstoff den Sauerstoff und dämpft so seine radikalen Eigenschaften (freie Radikale) auf natürliche Weise"* berichtet Prof. Dr. Hechtl.

Es soll aber hier nicht der Eindruck entstehen, dass wir Luft vornehmlich über das Wasser aufnehmen. Das macht immer noch die Atmung. Aber bei der Atmung wird lediglich vier Prozent der Sauerstoffaufnahme verwertet, der Rest wird wieder komplett, einschließlich des Stickstoffs, ausgeatmet. Das bedeutet, dass Stickstoff nur mit Wasser ins Blut eingeschleust werden kann. Diese Tatsache ist ein besonders wichtiger Aspekt des Wassers, der den Wenigsten bekannt ist.

Wissenschaftliche Studien belegen viele positive Wirkungen durch das mit natürlicher Luft angereicherte Trinkwasser:

- Immunsystem
- Mikrozirkulation
- Versorgung von Gehirn, Gelenken, Muskeln, Haut
- Entgiftungsprozesse
- Verbesserung der Fließfähigkeit des Blutes und damit Verbesserung der Zellversorgung
- Regulierung des Blutdrucks
- Energieversorgung der Zellen
- Depression
- Hauterkrankungen
- Alterungsprozesse
- Kosmetische Probleme
- Stoffwechsel
- Konzentrationsfähigkeit
- Körperliche und geistige Leistungsfähigkeit, auch sportliche Leistungsfähigkeit
- u.v.m.

Spontane Heilung von Krebs

Im "Hechtl Report – Neue Informationen zur Vermeidung und Heilung von Krebs mit Hilfe von Informationsübertragungen durch natürliches Sauerstoffwasser" beschreibt Prof. Dr. Christian Hechtl, dass Krebs im Wesentlichen ein Informationsproblem der Zellen sei. Die Informationen an das Zellsystem werden von den Schwingungen des natürlichen Sauerstoff-Wassers aufbewahrt, übertragen, gesteuert und letzten Endes kontrolliert. So genannte „spontane Heilungen" sind zwar auch bei Krebs bekannt, aber bisher noch nicht erklärbar. Lösen heilende Informationen die Unordnung und bringen Ordnung? Der Krebs kann demnach informiert werden, nicht weiter zu wachsen oder zu verschwinden.

Prof. Dr. Hechtl: *„Ich habe das natürliche Sauerstoffwasser erfunden, patentrechtlich geschützt, seine innere Struktur und seine internen Schwingungen erforscht. Wir wissen, dass das der richtige Weg ist, um Krebs zu vermeiden, zu kontrollieren und sogar zu heilen, indem man die informativen Kapazitäten des natürlichen Sauerstoffwassers nützt. Dazu sind weiter Forschungsarbeiten nötig."*

Ich gehe noch einen Schritt weiter und bin davon überzeugt, dass nicht nur Krebs sondern alle Krankheiten, alles, was sich aus dem Bereich Gesundheit entfernt, ein Problem von disharmonischen Informationen ist, die unser Regulationssystem in Unordnung bringen.

Die Natur liefert harmonische Informationen, wir müssen sie nur durch Bewegung/Schlaf, natürliche Ernährung/Trinken und Psychohygiene in unser Leben integrieren. Es ist gleich, ob wir die Aufmerksamkeit auf die Stofflichkeit oder auf die energetische Information, beispielsweise von Lebensmitteln lenken. Materie und Information hängen untrennbar zusammen, sie sind ein und dasselbe, wie Yin und Yang.

„Wasser ist also nicht nur Lösungs- und Transportmittel, sondern ein komplexes System, das auch Informationen speichert, überträgt und höchstwahrscheinlich auch noch kreativ Informationen entwickelt. Wenn wir diese zusätzlichen Eigenschaften besser verstehen, dann können wir Krebskrankheiten vermeiden und heilen, die heute unsere Existenz bedrohen."

Prof. Dr. Christian Hechtl

3.7 Bewegung

Tägliche Bewegung in der freien Natur sollte eigentlich eine Selbstverständlichkeit sein. Aber wer sich seinen normalen Tagesablauf bewusst macht, stellt nicht selten fest, dass die körperliche Bewegung zu kurz kommt.

Wir müssen einsehen: Bewegung ist eine der Grundvoraussetzungen des Lebens, da sie in unserem Erbgut als solche einprogrammiert ist. Aber unsere Lebensart hat sich in den letzten 100 Jahren verändert. Aus Bewegungs-Menschen wurden Sitz-Menschen. Was wir früher mit unserer Muskelkraft erledigt haben, nehmen uns heute Maschinen ab. Die früher übliche alltägliche Bewegung müssen wir heute bewusst in unseren Lebensablauf einplanen und die Trägheit überwinden. Wenn wir dies nicht berücksichtigen, bringt uns der Bewegungsmangel um.

Dr. Müller-Wohlfahrt schreibt dazu in seinem Buch „So schützen Sie Ihre Gesundheit": *"Professor Wildor Hollmann untersuchte als einer der Ersten, wie sich Bewegungsmangel auf die Gesundheit auswirkt. Für eine Feldstudie verordnete er Sportstudenten Bettruhe, neun Tage lang. Prompt ließ deren Leistungsfähigkeit (Herz, Kreislauf, Atmung, Stoffwechsel) um 20 Prozent nach. Das Herz büßte ein Zehntel seiner Größe ein, die Herzschlagzahl, der Atmungsaufwand sowie der Milchsäurespiegel (Laktat) im Blut nahmen deutlich zu. Über den Urin schieden die Studenten deutlich mehr Calcium aus, was auf vermehrten Knochenabbau hinwies. Ihr Immunsystem war geschwächt. Längere Bettruhe entlastet also nicht, sondern belastet. Das gilt genauso für zu wenig Bewegung."*

Die Folgen von Bewegungsmangel sind durch kein Medikament zu beheben.

Abgesehen von der körperlichen Fitness und Beweglichkeit, bietet angemessene Bewegung viele gesundheitsfördernde Faktoren. Erst durch die Bewegung, durch die Aktivierung der Muskeln bekommt der Organismus (Regelsystem) Signale, die mittels Nerven-, Hormon- und Herzkreislaufsystems für eine allgemeine Steigerung der Durchblutung, des Stoffwechsels, der Sauerstoffaufnahme und gleichzeitig zur Anregung der Entschlackung und des Abbaus von Stresshormonen sorgen.

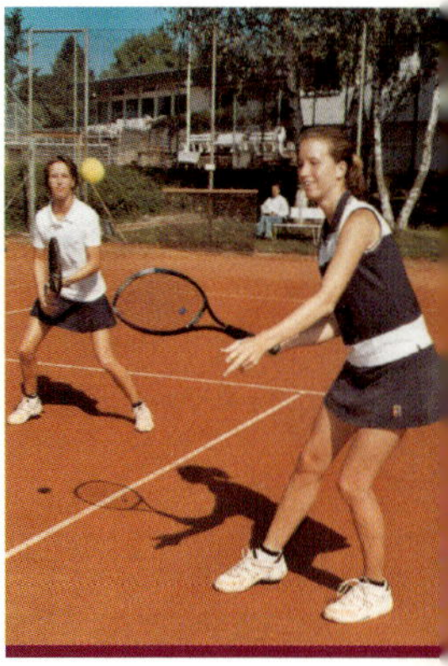

Bei Bewegungsmangel kann das Fließgleichgewicht der Säfte nicht gewährleistet werden. Die Sauerstoffaufnahme ist derart reduziert, dass es zu umfassenden Störungen im gesamten Stoffwechselgeschehen führt.

Ergebnis: **Mangel an Lebensenergie.**

Erinnern wir uns in diesem Zusammenhang an das Kapitel 1 über das Säure-Basen-Gleichgewicht: Durch Sauerstoffmangel entstehen Säuren, die als Schlacken (z.B. Milchsäure) das Regulationssystem belasten. Nur Sauerstoff gemeinsam mit Basenstoffen kann diese Schlacken wieder neutralisieren. Also, Bewegung in der freien Natur.

Bewegung soll aber auch nicht übertrieben praktiziert werden. Tägliches Training, oder mindestens zwei-, dreimal die Woche je 30 bis 60 Minuten aktiv zum Schwitzen und außer Atem kommen, reicht schon aus.

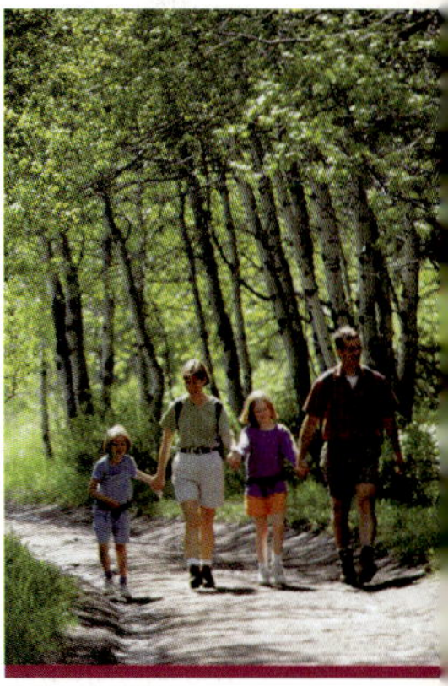

Für mich persönlich hat sich seit vielen Jahren, neben einigen Ballsportarten, das regelmäßige Joggen, Tennis, Tischtennis, Golf, Yoga, Tai Chi, Chi Gong bewährt. Für andere ist es vielleicht Nordic Walking, Bergwandern, Rad fahren, Schwimmen, Pilates. Wenn man die Gesundheitsrisiken mancher Sportarten und die individuelle körperliche Verfassung berücksichtigt und die Aktivität nicht übertreibt, ist die Sportart nicht so sehr entscheidend. Hauptsache ist, aktiv zu sein, möglichst abwechslungsreich bezüglich der Bewegungsarten und möglichst in der freien Natur. Es muss richtig Spaß machen.

Mit abwechslungsreich ist hier vor allem gemeint, dass nicht nur die Kraft und Kondition, sondern immer auch die Beweglichkeit mit trainiert wird. Viele „Kraftbolzen“ oder „Ausdauerwunder“ sind „steif wie ein Bock“. Sie vernachläs-

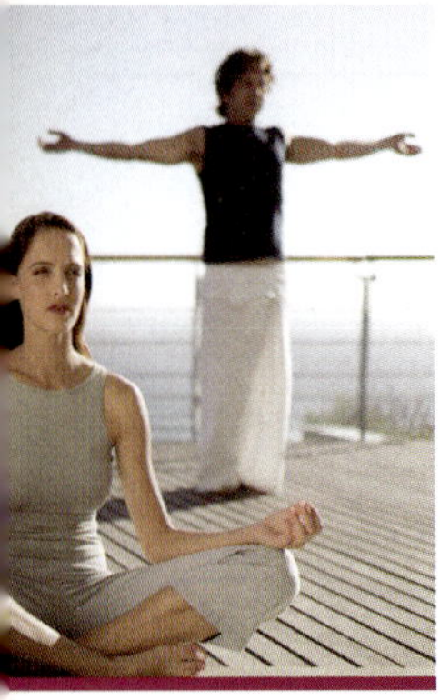

sigen die Dehnungsfähigkeit der Muskeln und übersehen, dass verkürzte Muskelfasern, die meist noch übersäuert sind, die Gelenke wie ein Schraubstock zusammenpressen und die Beweglichkeit erheblich einschränken. Ganz abgesehen von den arthritischen Folgen durch den Druck, den der Muskelpanzer auf das Gelenk ausübt. Da ist es nicht damit getan, zwei, drei Kniebeugen zu machen oder nur die Wadenmuskeln zu dehnen. Es sind Bewegungs- und Dehnungsübungen, die möglichst viele Körperbereiche einbeziehen – insbesondere auch die vielen Rückenmuskeln – notwendig. Methoden wie Yoga, Tai Chi, Chi Gong und Pilates sind uneingeschränkt zu empfehlen.

Bewegung lindert Schmerzen

Welchen Einfluss Bewegung bzw. Bewegungsmangel auf den Schmerz hat, beschreibt Dr. Müller-Wohlfahrt in seinem Buch „ So schützen Sie Ihre Gesundheit“: *„Bewegungsmangel stresst den Körper. Bei Patienten mit chronischen Schmerzen wie Migräne ist oft der Endorphin-Stoffwechsel gestört und muss wieder in Ordnung kommen. Das ist besonders durch gezielte Bewegung möglich. Bewegung sorgt nicht nur für Entspannung. Sie hilft vor allem auch, dass die körpereigenen Schmerzblocker zu den Nervenzellen transportiert werden können.“*

Bewegung aktiviert also den schmerzdämpfenden Endorphin-Stoffwechsel, verbessert die Sauerstoffversorgung, Schlackenstoffe werden gelöst und besser abtransportiert. Auch hier zeigt sich die umfassende Bedeutung des Bindegewebes. Der Schmerzblocker Endorphin kann nur vom Blut in die Nervenzelle transportiert werden, wenn die Transitstrecke frei ist. Die Sanierung des Milieus und die Aktivierung der Endorphin-Produktion, die beide durch Bewegung angeregt werden, ist somit die erste Voraussetzung zur Schmerzfreiheit.

3.7.1 Ein Loblied auf eine verkannte Sportart: Golf

Da ich selbst den Golfsport aus vielerlei Gründen schätze, und er mir persönlich auf vielen Ebenen, auch in Bezug auf die Gesundheit, so viel gibt, gehe ich hier etwas näher auf diese Sportart ein. Ich bezeichne Golf bewusst als Sportart, auch wenn sie von manchen Nicht-Golfern gering geschätzt oder gar belächelt und lediglich als eine Freizeitbeschäftigung in elitärer Gesellschaft beurteilt wird.
Golf ist mehr als nur ein Spaziergang an der frischen Luft. Obwohl ich gerade darin, also im Bewegen in der freien Natur, bei fast jedem Wetter, einen wesentlichen Vorteil des Golfsports sehe. Man kann Golf allein, zu zweit, zu dritt oder

zu viert spielen, wobei die Spielstärke der einzelnen Spieler beim gemeinsamen Spiel keine besondere Rolle spielt. Golf ist daher auch ein hervorragender Familiensport.

Bei einer Runde Golf über 18 Löcher wird eine Gesamtstrecke von acht bis 12 Kilometern zurückgelegt. Bei zügiger Gangart, je nach Spielstärke und Gelände, in vier bis fünf Stunden. Dabei werden rund 1.200 Kalorien verbraucht. Das sind mehr Kalorien als nach zwei Stunden Tennis oder einer Stunde Jogging. Der Cholesterinspiegel fällt um durchschnittlich 15 Prozent und das Körpergewicht reduziert sich um etwa ein Kilogramm. Sportmediziner haben nachgewiesen, dass Golf die Sportart ist, bei der die meisten Muskeln eingesetzt werden. Allein schon beim Golfschwung sind 124 der insgesamt 434 Muskeln in Aktion.

Übrigens, diese Werte lassen sich noch steigern. Wenn Sie gerade eine Clubmitgliedschaft suchen und die Wahl zwischen einem hügeligen und einem flachen Golfgelände haben, empfehle ich, sich aus gesundheitlichen Gründen für das hügelige zu entscheiden.

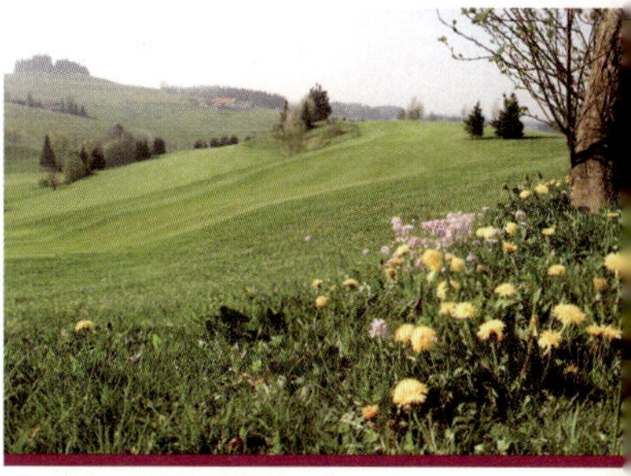
Golfplatz Wiggensbach, Bahn 9

Ein unebenes Gelände stellt höhere Anforderungen an die Kondition, hat einen höheren Trainingseffekt und wird dem sportlichen-gesundheitlichen Anspruch noch mehr gerecht. Ich selbst hatte kürzlich die Wahl und habe mich für den vielleicht hügeligsten, um nicht zu sagen, bergigsten Platz in Deutschland entschieden. Wer den Platz des GC Waldegg-Wiggensbach kennt, weiß, wovon ich rede. Ich habe es nicht bereut, im Gegenteil, jede Golfrunde ist eine Herausforderung, ein echtes Konditions- und Herz-Kreislauftraining. Selbstverständlich hat auch ein flaches Golfgelände seine Reize und fordert die geistigen und körperlichen Kräfte heraus.

Golf ist eine vorzügliche Bewegungstherapie mit engem Kontakt zur Natur, bei der man so viel natürliche Licht- und Erdmagnet-Energie (Urenergie) tankt, dass die Lebens-Energie-Speicher wieder gefüllt werden. Dazu noch die harmonisierende Farbe Grün der Landschaft und die zwangsläufig intensive Schulung der Kondition, Intuition, Dynamik, Muskelkraft, Selbstdisziplin, Koordination- und Konzentrationsfähigkeit. Wer den sportlichen Wettkampf sucht, kann auch sein Ego und seinen Ehrgeiz befriedigen.

Bei einer entspannten Golfrunde bietet die dabei erforderliche Konzentration einen hohen Faktor zur Stressreduzierung, dabei löst man sich schnell von

Stresseinflüssen und vergisst die Alltagsprobleme, ähnlich wie bei einer guten Meditation.

Das bedeutet jedoch nicht, dass man keinen Frust erleben kann. Im Gegenteil, Frust, Angst (z.B. am ersten Abschlag oder vor dem Wasserhindernis) und Misserfolg scheinen Bestandteile des Spiels zu sein. Diese Stressfaktoren angemessen zu verarbeiten, genauso wie die Erfolgserlebnisse und Glücksgefühle (z.B. nach einem perfekten Schlag), gehören zu den Übungsinhalten dieser Sportart, die einen ständig wechselnd damit konfrontiert. All diese Aspekte sind Bestandteile der Faszination, die dieser Sport auf einen ausübt.

Golf ist also ein Vollwert-Sport zur Entspannung, aber auch zur Stärkung der körperlichen und geistigen Kräfte, der zudem noch die Chance zur Persönlichkeits-Entwicklung bietet. Der Golfer sollte sich dessen bewusst sein.

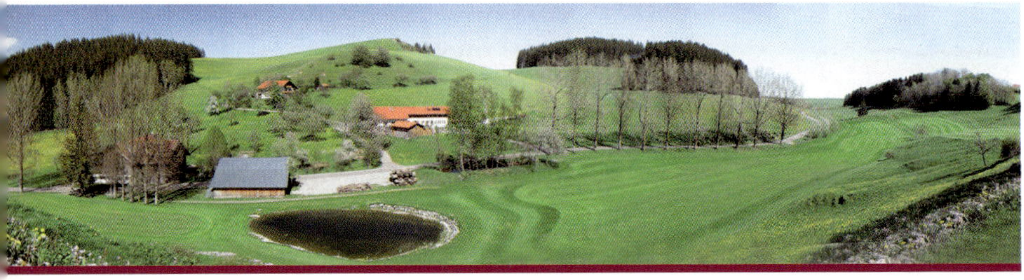

Golfplatz Wiggensbach, Bahn 15

Der „Nicht-Golfer" kann diesen Nutzen kaum erfassen. Vielleicht ist diese Beschreibung für ihn Anreiz genug, die Vorteile selbst kennen lernen zu wollen, um bald selbst mal „zuzuschlagen".

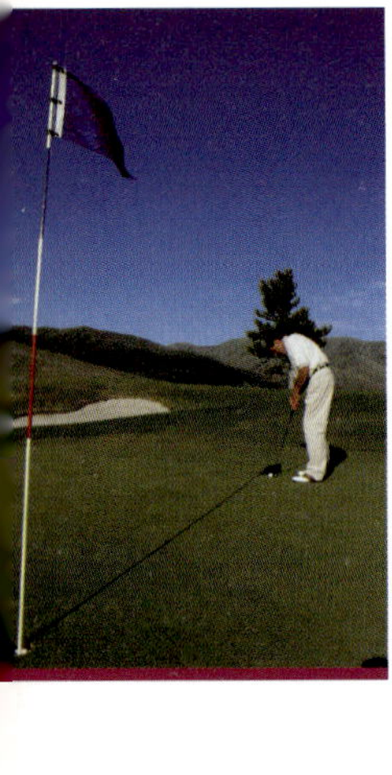

Das Golfspiel ist somit eine körperliche, geistige und emotionale Vorbeuge-, Therapie- und Regenerations-Maßnahme, die (als nicht ganz ernst gemeinte Forderung) eigentlich von der Krankenkasse gefördert werden müsste.

Die landläufige Meinung, dass Golf ein Sport für alte Leute sei, ist richtig und falsch zugleich. Richtig, weil man Golf praktisch ein Leben lang spielen kann, ohne sich zu überanstrengen. Falsch, weil immer mehr Jugendliche den Reiz und die körperliche wie geistige Herausforderung dieser Sportart entdecken und mit Leidenschaft betreiben.

Auch im Golfsport haben sich die Zeiten geändert, man muss nicht mehr unbedingt reich sein, um Golf spielen zu können. Viele Clubs haben einen volkstümlichen, ländlichen Charakter mit guter gesellschaftlicher Atmosphäre.

Ich habe jedenfalls die Erfahrung gemacht, dass es oft gerade durch sich zufällig ergebende Spielpaarungen zu interessanten Begegnungen kommt, die mein Leben bereichern und aus denen nicht selten gute, freundschaftliche Beziehungen entstehen. Mehr als bei jeder anderen Sportart, die ich betrieben habe. Vielleicht liegt das sympathische Miteinander auch daran, dass der Spielpartner in der Regel nicht als Gegner antritt, mit dem man sich direkt messen muss. Es kommt dabei auch nicht zu einer direkten persönlichen Konfrontation, wie beim Tennis, Hand- oder Fußball.

Mit dem Golfsport, der ein nicht geringes Suchtpotential enthält, kann man also seine Gesundheit fördern. Aber auch umgekehrt kann man mit den in diesem Buch beschriebenen Regeln zur Gesundheitsförderung sein Golfspiel fördern, die Freude, den Spaß und den sportlichen Erfolg steigern – und sein Handicap senken.

3.8 Chemische Medikamente – „Antimittel"

Normalerweise geht man davon aus, dass Medikamente für bestimmte Krankheiten entwickelt werden. In den letzten Jahren gewinne ich aber immer mehr den Eindruck, als ob die Medizinindustrie (Pharmaindustrie) den Spieß umdreht und sich zur Aufgabe macht, immer mehr neue Gegen- oder „Anti-Mittel" und Impfstoffe hervorzubringen und dann die dazu passenden Krankheiten zu erfinden.

Auch wenn man der These „Alle Krankheiten sind in Wirklichkeit nur eine einzige Krankheit" nicht hundertprozentig folgt, kann man zur Überzeugung gelangen, dass die inflationsartige Neuentwicklung von Medikamenten nur das eine Ziel verfolgt: Um einen neuen Markt zu schaffen, muss die Krankheit zum Produkt passend erfunden werden.

Welchen Sinn macht die unüberschaubare Menge von 50.000 bis 60.000 Medikamenten sonst, vor allem dann, wenn sie dem Anspruch auf Heilung nicht gerecht werden?

Welchen Sinn macht denn die unüberschaubare Menge von 20.000 Namen für Krankheiten, die von niemandem überblickt werden können?

Mit dem Oberbegriff „Antimittel" soll hier erklärt werden, dass es sich bei den meisten chemisch-allopathischen Medikamenten um Mittel handelt, die lediglich gegen ein Krankheitssymptom wirken und somit nur „Schein-Ursachen" behandeln.

Beispiele von Antimitteln:

1. Antibiotika = gegen Bakterien (bzw. gegen das Leben)
2. Antiallergika = gegen Allergien
3. Antirheumatika = gegen Rheuma
4. Antiphlogistika = gegen Entzündungen
5. Antihypertonika = gegen hohen Blutdruck
6. Antidiabetika = gegen Diabetes
7. Antialgetika = gegen Schmerzen
8. Antihydrotika = gegen das Schwitzen

Es besteht kein Zweifel daran, dass diese Antimittel in der Lage sind, Symptome auszuschalten. Das bedeutet aber auch, dass sie wichtige Hinweise, die uns der Körper gibt, ausschalten. Es kann nicht oft genug erwähnt werden:

Ein Symptom ist der Hinweis auf einen Prozess der Selbstheilung, und auf ein Warnsignal, dass etwas nicht in Ordnung ist.

Wird dieser Prozess der Selbstheilung mit Antimitteln unterdrückt, verschiebt sich die ursprüngliche Krankheit auf eine tiefere Ebene (Tiefe). Durch die chemische Zusammensetzung der Mittel nimmt die Belastung des Grundregulations-Systems zu, die sich bis zur Blockierung der Regulationsfähigkeit ausweiten kann.

Bekannt ist auch, dass viele dieser Medikamente die Aufnahme der Vitamine A, C, E, B6, Folsäure und der Mineralstoffe blockieren, und die Bildung freier Radikale fördern, und damit auch den Säure-Basen-Haushalt und das Immunsystem aus dem Gleichgewicht bringen. Die Belastung des Grundregulations-Systems, was als krankheitsverursachender Faktor zu sehen ist, wird noch verstärkt und mit der Zeit immer schwerer behandelbar. Der Gesamt-Zustand des Betroffenen verschlimmert sich erheblich, und die Heilungsaussicht (Prognose) verschlechtert sich. Alles mündet allmählich in einen Teufelskreis, der, wenn er nicht unterbrochen wird, zwangsläufig zur Gesundheitskatastrophe führt.

Diese Fakten erklären auch die massiven Spätfolgen, die nach Verordnung chemischer Medikamente entstehen können. Vor allem von Antibiotika, entzündungshemmenden und fiebersenkenden Mitteln ist bekannt, dass sie das natürliche Abwehrsystem (das Regulationssystem) des Körpers lahm legen können und so allen möglichen Fehlentwicklungen Tür und Tor öffnen. Angefangen von Allergien über Autoimmunkrankheiten, Diabetes, Leukämie, Rheuma, Herz-Kreislaufkrankheiten bis hin zum Krebs, können mögliche Folgen von

Antimitteln sein. Kein Wunder, wenn mit diesen Methoden behandelte Krankheiten, bald als unheilbar erklärt werden.

In manchen Fällen mag der Einsatz solcher Mittel vielleicht angebracht sein, beispielsweise bei einer kurzzeitigen symptomatischen Schmerztherapie oder bei massiver Bedrohung durch Mikroorganismen. Aber die Symptomfreiheit darf nicht mit Heilung verwechselt werden. Es handelt sich höchstens um eine Scheinheilung, die dazu noch das Risiko in sich birgt, dass der Betroffene sich in Sicherheit wiegt, das Antimittel mache ihn gesund, und er es deshalb weiter einnimmt. Über eine Änderung seiner Lebensweise denkt er deshalb nicht mehr nach. Aber die Rechnung, in Form von Spätfolgen, wird ganz sicher nachgeliefert.

Solange die moderne Medizin dem Irrtum unterliegt, sie könne Krankheiten heilen, indem sie nur Erreger vernichtet und Symptome beseitigt, wird sie chronische Krankheiten wie Rheuma, Allergien oder Krebs nicht in den Griff bekommen. Nur eine Bereinigung des Milieus im Bindegewebe, also die Stärkung des Systems der Grundregulation, die mit der Stärkung des Immunsystems einhergeht, bietet Ansatzpunkte, die eine Lösung versprechen.

Wie würden wir reagieren, wenn die Feuerwehr bei Feueralarm nur den Brandmelder abschaltet, statt das Feuer zu löschen?

Antimittel täuschen Heilung vor.

Mit chemischen Antimitteln wird dem Organismus sein wichtigstes Werkzeug zur Heilung, die „normgerechte“ Regulationsfähigkeit, genommen. Wegen der hemmenden Auswirkung dieser Mittel auf das Regulationssystem können die Selbstheilungskräfte den Organismus nicht mehr normal an die Lebensumstände und an situationsbedingte Veränderungen anpassen.

Selbst auf kleinsten, auch natürlichen Reize, wie beispielsweise von Pollen, Bestandteilen von Nahrungsmitteln, Sonnenlicht, Kälte, Hitze usw. reagiert das Abwehrsystem unangemessen überempfindlich oder gar nicht. Während ein gesunder Organismus den Reiz vom Betroffenen unbemerkt (ohne Symptome) verarbeiten würde, erzeugt die kleinste Störung am Abwehrsystem vorbei sofort massive Reaktionen.

Je öfter die Symptome und damit das Heilbestreben des Organismus mit „Antimitteln“ unterdrückt werden, umso stärker wird das Regelsystem belastet, und umso vielfältiger und schwerer werden die Krankheiten. Die Abhängigkeit zu weiteren „Antimitteln" ist vorprogrammiert. Wer hat davon wohl einen Nutzen? Der Betroffene bestimmt nicht!

Es ist dringend notwendig, die Methoden der natürlichen Heilkunde (Naturheilkunde) mit ihren natürlichen Mitteln zur Bereinigung des Milieus und zur Behebung von Regulationsstörungen für jeden zugänglich und publik zu machen.

Gesundheitsschäden durch Arzneimittel

Der Frauenarzt Dr. Florian Davidis aus Ludwigsburg informiert auf seiner Internetseite www.frauenarzt-davidis.de unter der Rubrik „Heilwege" über die Schäden, die durch Arzneimittel entstehen:

„Arzneimittel: Wichtige Todesursache!

Kein Wunder, dass auch die Zahl der durch Arzneimittel geschädigten Patienten ohne direkte Todesfolge ungeheuer groß ist. Mehr als zwei Millionen ältere Menschen über 60 Jahre müssen jährlich nur deshalb in Kliniken eingewiesen werden, weil sie von niedergelassenen Ärzten unsachgemäß mit Medikamenten behandelt werden. … Schon heute zählt hierzulande die unüberschaubare Fülle der Zäpfchen, Pillen, Tropfen und Salben – insgesamt sollen es zwischen 50.000 und 60.000 verschiedene medikamentöse Darreichungsformen geben – zu den wichtigsten Todesursachen."

Dr. Davidis liefert auch äußerst kritische Informationen zu den Risiken und Schäden durch **Impfung.** Die Themen Impfung und Infektions-Theorie wären es wert, weiter darauf einzugehen, jedoch möchte ich es hier bei diesem Hinweis belassen.

Dr. J.G. Schnitzer: *„In Deutschland sterben 25.000 Menschen pro Jahr (2006) an den Wechselwirkungen chemischer Medikamente."* Aus dem Buch „Das Volle Leben", Seite 127, www.dr-schnitzer.de/dvl001.htm; Diese Tatsachen müssten uns nachdenklich machen. Der einfachste Schutz vor diesem Gesundheitsrisiko heißt: Gesund bleiben.

„Die moderne Medizin kümmert sich um Ihre Krankheiten.
Von diesen lebt sie. Um Ihre Gesundheit müssen Sie sich selber kümmern.
Von dieser leben Sie!"

Dr. J.G. Schnitzer

Aus dem Buch „Das Volle Leben", Seite 127, www.dr-schnitzer.de/dvl001.htm

Mit diesen Aussagen sollen nicht die Verdienste und medizinischen Leistungen der klassischen Mediziner bei akuten Krankheiten und bei der Notfallmedizin geschmälert werden. Aber die üblichen diagnostischen und therapeutischen

Methoden sind bei chronischen Krankheiten nicht zur ursächlichen Behandlung und nicht zur Heilung geeignet. Es fehlt noch immer die ganzheitliche Sichtweise. Die Einbeziehung und Beachtung der Bedeutung des Systems der Grundregulation und des Säure-Basen-Gleichgewichts wäre ein wichtiger Ansatzpunkt und würde viele Krankheiten erst gar nicht entstehen lassen.

3.9 Elektrosmog und Erdstrahlen (Geopathie)

Die negativen Auswirkungen von Elektrosmog und Erdstrahlen auf Mensch, Tier und Pflanze, sind durch viele wissenschaftliche Forschungen belegt, auch wenn es manche Interessengruppen nicht wahrhaben wollen.

Erdstrahlen sind Verstärkungen der Abstrahlung des Erdinnern durch Wasseradern, Gesteinsbruch, Verwerfung oder Gitterpunkte des Global- bzw. Diagonalnetzes. Eine gewisse Erdstrahlung ist natürlich und wichtig für Lebewesen und Pflanzen. Ist die Strahlung jedoch erhöht, Fachleute sprechen von Reizeinheiten (RE über 400), dann kann dies belastend sein. Bei langem Aufenthalt an einem solchen Platz wird dem Körper, wie bei Elektrosmog, wichtige Energie entzogen und das gesamte Abwehrsystem gestört und geschwächt.

„Ein krankes Bett ist ein sicheres Mittel, die Gesundheit zu ruinieren."
Paracelsus

Das bedeutet, dass die Fließ- und Regulationsfähig des Bindegewebsmilieus aus dem Gleichgewicht kommt und damit die Ordnung verloren geht. Je nachdem, in welchem Zustand sich das Grundregulations-System der betroffenen Person befindet, kann dieser Störeinfluss zu mehr oder weniger starken Regulationsstörungen führen. Als Folge davon kann es vom einfachen Schnupfen bis zu chronischen und lebensbedrohenden Beschwerden kommen, wie Rheuma, Rückenschmerzen, hoher Blutdruck, Herzinfarkt, Krebs, Multiple Sklerose usw.

Auch hier gilt: Erdstahlen und Elektrosmog sind nicht die Ursache, aber sie können der auslösende Faktor sein, der das Fass zum Überlaufen bringt. Am besten ist es, solche Störeinflüsse zu meiden. Wenn dies nicht möglich ist, sollte man zumindest die Bereinigung des Grundregulations-Systems anstreben, das Niveau der Lebensenergie anheben und damit die Abwehrkraft in Hochform halten. Eine Untersuchung, insbesondere des Schlafplatzes durch einen erfahrenen Rutengänger oder Sachverständigen des Bereiches Erdstrahlen und Elektrosmog, ist in allen Fällen angebracht.

„Kein Krebs ohne Erdstrahlen."
Freiherr von Pohl

Nähere Informationen bei Thomas Rauscher unter: www.baubiologie-sued.de

3.10 Zwischenfazit

Als Zwischenfazit lässt sich feststellen: All die unzähligen Lebensumstände und Einflüsse, die das zivilisierte Leben mit sich bringt, sind im negativen Fall Störfelder, die, wenn sie stark genug und längere Zeit einwirken, die Struktur des Bindegewebes negativ verändern und damit die Regulationsfähigkeit zur Erhaltung der Gesundheit beeinträchtigen.

Einige dieser Faktoren sind durch unsere moderne Lebensweise besonders ausgeprägt, ihre Nicht-Beachtung mündet unweigerlich in eine Krankheitskatastrophe. Wenn dazu noch mehrere Faktoren gleichzeitig anwesend sind, was die Regel ist, dann summieren sich die Belastungen zu einer großen negativen Wirkung, welche die einzelnen Ursachen verdecken. Für die Selbstheilungskräfte wird es dann besonders schwer bis unmöglich, Gesundheit zu bewahren.

Wenn man die Liste der krankmachenden Lebensumstände analysiert, zeigt die Säuerung des Bindegewebes die folgenschwersten Auswirkungen:

- Die Proteoglykane (PGs) degenerieren und verstopfen die Transitstrecke.
- Die Immunzellen und Bindegewebszellen werden zugunsten des Säure-Basen-Haushaltes geopfert.
- Der physiologische „Sol-Zustand“ (kristallines Wasser) der Grundsubstanz ändert sich in Richtung „Gel-Zustand“, die festen Bestandteile überwiegen, die Flüssigkeit dickt ein.
- Dabei ändert sich auch die elektromagnetische Ladung und Polarisation, sie geht verloren.
- Das Fließgleichgewicht des Grundregulations-Systems sowie des Blutes ist gestört.
- Die Wirkung freier Radikale nimmt überhand.
- Das Immunsystem verliert seine Abwehrkraft.
- Die Organzellen werden nicht mehr optimal versorgt, sie degenerieren.
- Dagegen wird den Krankheitserregern, einschließlich der Krebszellen, ein ideales Wachstums-Milieu geboten.

Somit schwindet die Fähigkeit der Regulation zur Selbstheilung, die Organfunktionen kommen aus dem Gleichgewicht, die Lebensqualität sinkt. Das System der Grundregulation, die Basis aller Lebensfunktionen, versagt ihren Dienst. Es entwickelt sich der bereits mehrfach zitierte Teufelskreis, der, wenn er nicht unterbrochen wird, in eine unheilbare Krankheitskatastrophe mündet.

Dieser Entwicklung zuvorzukommen, ist das Ziel echter Vorbeugung. Diese Entwicklung zu unterbrechen. ist das Ziel ganzheitlich orientierter Therapiemaßnahmen. Eine Lebensweise, die sich am Rhythmus und an der Ordnung der Natur orientiert, kann diese Bemühungen unterstützen.

„Wenn in den so genannten ‚zivilisierten' Ländern
die so genannten ‚Zivilisationskrankheiten' im Steigen begriffen sind,
dann liegt die Ursache in einer nicht artgerechten Haltung – des Menschen."

Dr. med. Ryke Geerd Hamer

Wir sollten nicht die Augen verschließen und immer so tun, als ob es total egal wäre, wie wir leben. Auch wenn sich eine un-natürliche Lebensweise nicht sofort negativ auswirkt und sichtbar/spürbar wird, kann der Organismus ein Fehlverhalten nicht ewig kompensieren. Irgendwann ist die Batterie schwächer und das System in Störstellung. Das bedeutet nicht, dass man extrem asketisch leben muss, aber Besinnung bezüglich der eigenen Lebensweise tut von Zeit zu Zeit not.

Sprüche wie ich sie immer wieder am Stammtisch höre: „Das Leben muss auch Spaß machen", oder „Ich will das Leben genießen" stehen dem nicht entgegen.

Das rechte Bewusstsein findet den richtigen Weg.

4. Die Prinzipien der Gesundheits- und Krankheitsentwicklung

4.1 Gesundheit

In der modernen Medizin konzentriert sich die gesamte Aufmerksamkeit auf die Krankheit, deren Entstehung und deren Bekämpfung. Sie sucht die Wege zur Heilung fast ausschließlich in der Bekämpfung der Krankheiten mit chemischen Medikamenten, Impfungen und Operationen.

Dagegen sucht die Naturheilkunde, wie es die Salutogenese beschreibt, die Quellen der Heilung beim Patienten. Sie fragt: Was hält uns gesund? Was macht Gesundheit aus? Was fördert und stärkt die Gesundheit?

Die Salutogenese geht richtigerweise davon aus, dass man nicht „entweder krank“ „oder gesund“ ist. Krankheit und Gesundheit sind keine statischen Zustände. Das Leben ist ein dynamischer Prozess, der ständigen Einflüssen und Wandlungen unterliegt.

Abhängig von der Stärke und Dauer der Einflüsse, sowie von der Reaktionsfähigkeit des Grundregulations-Systems, bewegt sich das Pendel des Lebens auf einer Skala, deren Mitte die Harmonie darstellt, die als Gesundheit zum Ausdruck kommt.

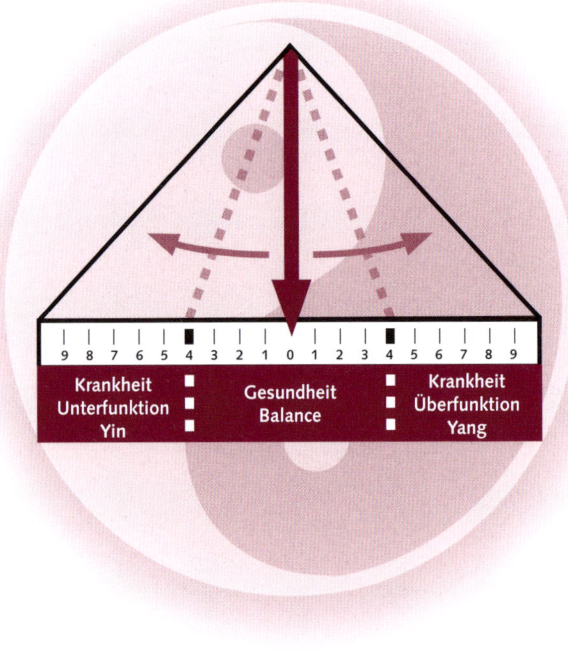

Gesundheit ist auch nicht nur das Fehlen von Symptomen. Wer sich gesund fühlt und keine offensichtlichen Beschwerden hat, kann dennoch Anteile von Krankheit in sich beherbergen, die jedoch das System der Grundregulation durch Anpassung und Kompensation im Griff hat. Erst wenn ein Organ nur noch zu 30 Prozent funktioniert, versagen die Regulationsmechanismen. Erst dann zeigen sich Beschwerden.

Wer sich im Zustand maximaler Gesundheit befindet, empfindet höchste Lebendigkeit, ist voller Lebensenergie und strahlt diese Energie auch aus. Unser Anspruch sollte sein, das Regulationssystem darin zu unterstützen, dass es jeden Störfaktor angemessen beantworten und das höchste Maß an Gesundheit erhalten kann.

So ist auch **Krankheit** nicht gleichzusetzen mit dem Fehlen von Gesundheit. Wer krank ist, besitzt immer noch jede Menge gesunde Anteile. Dieses gesunde Potenzial zu fördern, und das Pendel in die Mitte zu bringen, weg aus dem Bereich Krankheit, ist das Bestreben aller natürlichen Selbstheilungsvorgänge in uns. Der Mensch sollte mit seiner Lebensweise und seinen therapeutischen Maßnahmen nichts anderes tun, als dieses Bestreben zu unterstützen.

Wer krank ist hat trotzdem noch gesundes Potenzial.

Dazu ist jedes Mittel recht. Ob es die Lieblingsmusik ist, ein Duftöl, eine Massage, eine Ernährungsumstellung, ein natürliches Medikament oder eine Liebesbeziehung, spielt dabei keine Rolle. Alles, was hilft, die individuellen Heilkräfte zu aktivieren (stärken) und mehr in die Harmonie in Richtung Gesundheit zu kommen, ist erwünscht.

Obwohl es meiner Einstellung mehr entsprechen würde, gemäß der Salutogenese ausschließlich die Wege zur Gesundheit zu beschreiben, denke ich, dass es für das Verständnis, wie Gesundheit entsteht, sinnvoll ist, auch Krankheit zu verstehen und zu wissen, was krank macht. So wird es leichter, den Umkehrschluss zu ziehen und den Weg zur Gesundheit zu finden.

4.2 Krankheit

Das Wort **Krankheit** stammt aus dem Griechischen und bedeutet „kraftlos werden". Allgemein spricht man von Krankheit, wenn einzelne Organe oder Organsysteme nicht mehr richtig funktionieren und/oder wenn sich Beschwerden (Schmerzen) zeigen.

Die moderne wissenschaftliche Medizin deutet Krankheit fälschlicherweise als Abwehrversagen des Immunsystems, meist gegen Erreger, und bekämpft deshalb die Erreger mit Antibiotika. Dagegen wird in der Ganzheitsmedizin

Krankheit als Zeichen funktionierender Abwehrkraft beurteilt. Das Regulationssystem versucht mit Hilfe von körpereigenen Entgiftungsmaßnahmen unter allen Umständen, und wenn es sein muss, auch mit Hilfe von so genannten Erregern, dem krankmachenden Reiz zu begegnen und die das Milieu belastenden Schlacken und Gifte loszuwerden.

Ob und wie das System die Entgiftung bewältigen kann, hängt von zwei Faktoren ab:

1. Von der Stärke des krankmachenden Reizes.
2. Von den Milieu-Bedingungen, die für die Regulationsfähigkeit maßgebend sind.

Trifft beispielsweise ein starker Reiz auf ein starkes Milieu mit starken Organen, wird das Regulationssystem die Grund-Funktionen innerhalb der biologischen Toleranzgrenzen halten können. Es treten keine Krankheitszeichen (Symptome) auf, der Betroffene fühlt sich trotz des Reiz-Einflusses wohl.

Trifft aber ein starker Reiz auf ein geschwächtes Milieu mit geschwächten Organen, dann muss das Regulationssystem Kompensationsmaßnahmen und Notprogramme einsetzen. Diese Alternativen erfüllen ihre Heil- und Reparaturaufgaben meist nicht mehr sanft und unauffällig. Meist handelt es sich dabei um Entgiftungsversuche des Organismus, die heftige Reaktionen mit schmerzhaften Auswirkungen auslösen können. Je stärker der Reiz und je belasteter das Milieu, umso massiver sind die Reaktionen des Heilversuchs, und umso stärker sind die Symptome.

Diese Heilreaktionen des Körpers sollten nicht mit säuernden und giftigen Gegen- oder Antimitteln behindert oder gar unterbrochen werden. Im Gegenteil: Jede Therapie-Maßnahme, die diesen körpereigenen Entgiftungs- und Reparatur-Prozess unterstützt, ist immer das Mittel der Wahl.

Ist erst die biologische Ordnung verloren, wird in der Folge das Gleichgewicht von aufbauender Energie und Energieverbrauch gestört; es entsteht ein Mangel an Lebensenergie, der Mensch wird „kraftlos", also wirklich krank, wenn die Regulationsstörung nicht bald repariert wird.

> Krankheit beruht auf der Unfähigkeit des Organismus, auf krankmachende Reize angemessen zu reagieren, und die laufend anfallenden Gifte und Schlacken über die normalen Wege auszuscheiden.

4.2.1 Krankheit ist ein Heilbestreben des Körpers

Am Beginn eines Krankheitsprozesses wird der Betroffene zunächst durch einfache, lokal begrenzte Krankheitszeichen (örtliche Symptome) darüber informiert, dass die Grundsubstanz in diesem Bereich „nicht in Ordnung" ist, und dass sich die Selbstheilungskräfte bereits bemühen, die „Ordnung" wieder herzustellen. Diese ersten Warnsignale sollten wir als Bitte der Körpers um Unterstützung verstehen.

Bei Missachtung der Anfangs-Symptome und Ignoranz dieses Hilferufs, oder gar bei therapeutischer Unterdrückung, entwickelt sich der Krankheitsprozess zwangsläufig weiter in ein chronisches Geschehen, mit zunehmender Belastung der Grundsubstanz.

Die Selbstheilungskräfte sind zu noch massiveren Maßnahmen gezwungen, sie versuchen unter allen Umständen den Körper zu entgiften. Entsprechend deutlich werden die Reaktionen und Zeichen, wie Fieber, Entzündung, Durchfall, Schnupfen, Husten, Hautausschlag, Müdigkeit, Erschöpfung, Schmerzen, Gewebeschäden bis hin zu irreversiblen Organausfällen und Tumorbildung. Die Lebensenergie wird schwächer, die Selbstheilungskräfte erlahmen.

Krankheitszeichen sind sinnvolle Warnsignale,
und als Hilferuf des Organismus zu verstehen,
der Betroffene möge die Selbstheilungskräfte
bei den Entgiftungsbemühungen unterstützen.

Es nützt nichts und schadet sogar eher, wenn wir die Symptome einfach mit Antimitteln bekämpfen und abstellen, ohne den eigentlichen Grund der Krankheit zu beachten. Auch das operative Entfernen eines kranken Organs ist nicht mit Heilung zu verwechseln. Krankheit kann nicht durch Wegschneiden eines Gewebebezirkes behoben werden. Im Gegenteil, eine Operation beweist nur, dass die Krankheit nicht geheilt werden konnte. Es muss damit gerechnet werden, dass sie an anderer Stelle, eventuell in anderer und stärkerer Form wieder ausbricht. Das hat nichts mit Heilung zu tun. Eine Operation ist allerdings unvermeidbar, wenn beispielsweise das kranke Gewebe wegen seiner räumlichen Ausbreitung lebenswichtige Funktionen und damit das Leben gefährdet.

Diese Bemerkungen schließen aber nicht aus, dass es gelegentlich sinnvoll ist, neben der Allgemeinbehandlung auch gleichzeitig das örtliche Symptom zu behandeln. Die alten Ärzte praktizierten seit jeher diese zweigleisige Therapie. Warum übernimmt die moderne Medizin nicht die bewährten Methoden der Erfahrungsheilkunde? **Der Betroffene sollte sich eine mit Antimitteln erreichte Symptomfreiheit nicht als Heilung verkaufen lassen.**

Nicht nur das Symptom muss beseitigt werden, der kranke Mensch muss geheilt werden.

Es wird höchste Zeit, dass wir uns von der rein lokalen Symptom-Behandlung wieder abwenden und uns dem Heil des ganzen Menschen zuwenden.

Das Beispiel Krebstherapie belegt: Nach über 100 Jahren chirurgischer, radiologischer, chemischer Behandlung und riesigem Forschungsaufwand können die Betroffenen heutzutage noch immer keine echte Hilfe erwarten. Im Gegenteil: Wie viele andere chronische Krankheiten breitet sich die Krebskrankheit immer schneller und scheinbar unaufhaltsam aus. Die Prognose für Krebs lässt in den nächsten Jahren eine Zunahme um 20 bis 30 Prozent erwarten. Wann wird man einsehen, dass der eingeschlagene Weg falsch ist? Oder schließt man bewusst die Augen und Ohren? Wann hat man den Mut, die längst bekannten, wissenschaftlichen Erkenntnisse nicht mehr tot zu schweigen, sondern sie in die Praxis umzusetzen?

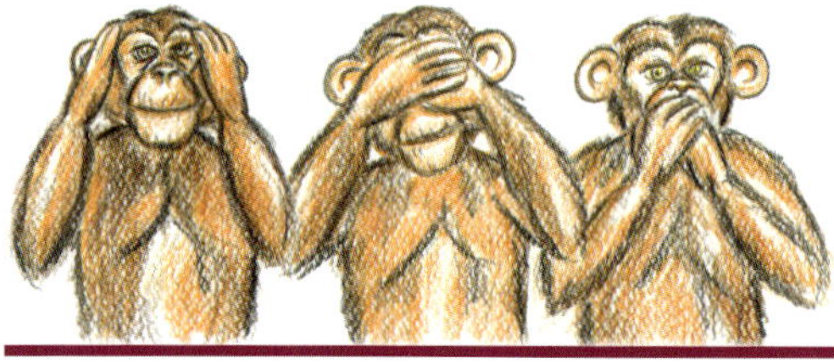

Die moderne Medizin sollte vor den Erkenntnissen und Erfahrungen natürlicher Heilmethoden nicht die Augen verschließen und sie nicht totschweigen.

Zum Glück wird die Zahl derjenigen Ärzte immer größer, die wieder nach den Zusammenhängen zwischen der Lebensweise und der Gesundheit oder Krankheit suchen. Diese Ärzte sind in der Lage, Erfahrungsheilkunde mit moderner Medizin synergetisch einzusetzen. Der Mensch steht wieder im Vordergrund. Zum Glück nimmt auch die Zahl gesundheitsbewusster Menschen zu, die auch eine harmonische Beziehung zu ihrem **inneren Arzt** suchen.

Gesundheit wird nicht garantiert, wenn wir nur die schädlichen Reize ausschalten.

Gesundheit wird garantiert:

a) wenn der Organismus die Fähigkeit besitzt, schädigende Einflüsse zu neutralisieren und
b) wenn das Regelsystem in der Lage ist, das ideale innere Milieu aufrechtzuerhalten.

Umstimmung von Krankheit Richtung Gesundheit

Werden die Zeichen der Krankheit rechtzeitig als Heilbestrebungen interpretiert (diagnostiziert), und auch noch frühzeitig und richtig, im Sinne einer Milieu-Bereinigung, therapiert, dann sind die allermeisten Krankheitsprozesse noch reversibel. Das so befreite und gestärkte Regelsystem kann den Organismus allmählich wieder selbst in den Gesundheitszustand umstimmen.

Ohne das rechte Bewusstsein hat Gesundheit keine Chance.

Es muss jedem klar werden, was der Biologe Günter C. Stahlkopf so eindrucksvoll vermittelt hat:

> „Der Organismus unternimmt nichts, um sich selbst zu schaden. Im Gegenteil, er unternimmt alles, um die Grundsubstanz von belastenden Stoffen freizuhalten, damit die Zellen und Organe störungsfrei funktionieren können und Gesundheit erhalten wird."

Ein Heilerfolg kann im fortgeschrittenen Stadium nur noch von komplexen regenerativen ganzheitlichen Methoden erwartet werden, mit denen das gesamte Milieu bereinigt und die Regulationsfähigkeit wieder in Gang gesetzt wird. Die teilweise heftigen Reaktionen und Versuche des Körpers, sich entgiften zu wollen, müssen unbedingt unterstützt werden.

Eine Krankheit kann man auch nicht isoliert vom Gesamtsystem nur nach örtlichen Symptomen beurteilen oder diagnostizieren. **Krankheit ist kein örtlicher Prozess.** Auch wenn ein bestimmtes Organ oder Gewebe als Hauptsitz des Übels ausgemacht werden kann, liegt immer eine ganzheitliche Regulationsstörung vor, in deren Folge sich gestörte Zellfunktionen und im weiteren Verlauf Organerkrankungen entwickeln.

Es ist ein Irrtum zu glauben, dass bei Gelenkbeschwerden nur die Gelenke erkrankt sind, oder bei Darmkrankheiten nur der Darm. Bei jeder Krankheit liegt eine Störung im System vor, ausgehend vom Bindegewebe. Wer dies nicht berücksichtigt und nur versucht, mit chemischen Mitteln lokal begrenzt zu heilen, wird keinen Erfolg haben.

Ausgenommen sind natürlich Verletzungen, akute Vergiftungen usw., die dann auch als örtlicher Prozess zu behandeln sind.

> „Bei allen Erkrankungen kann man Regulationsstörungen aufgrund einer Belastung der Grundsubstanz feststellen."
>
> Prof. Alfred Pischinger

Therapie ist im Prinzip also nur notwendig, wenn das natürliche Selbstheilungssystem geschwächt oder gar blockiert ist. Sie ist nicht notwendig, wenn der Körper mit Symptomen reagiert, z.B. mit Schwitzen, Hautausschlag, Schnupfen, Husten, Durchfall, wenn der Körper sich durch diese Heil-Reaktion also selbst „reinigen“ und regenerieren kann. Es wird dringend empfohlen, diese Selbstheilungs-Vorgänge nicht zu stören.

Wenn man Therapie jedoch als Unterstützung der körpereigenen Entgiftungsfunktion und Milieu-Bereinigung mit optimaler Nährstoffversorgung versteht, dann ist sie im Sinne der Regeneration und Vorbeugung immer sinnvoll. Es spricht aber auch nichts dagegen, bei starken Reaktionen (Krankheiten) geeignete Therapie-Maßnahmen und Methoden einzusetzen, die zusätzlich das Ziel verfolgen, den Heilungsprozess möglichst beschwerdefrei ablaufen zu lassen. Das primäre Ziel, die Regeneration der Grundsubstanz, darf aber nicht aus den Augen verloren werden.

Für diesen Regenerations-Prozess müssen wir dem Organismus natürlich eine gewisse Reaktionszeit zugestehen, in der er die Reize verarbeiten und die Reparatur durchführen kann. Ein typischer Zyklus war früher der Wochenrhythmus. Erinnern wir uns an den alten Spruch: „Ein Schnupfen dauert mit Behandlung eine Woche und ohne Behandlung sieben Tage.“

Daran hat sich bis heute nichts geändert, auch wenn die Antibiotika anderes versprechen. Egal, ob Naturheilmittel oder Antimittel, der Körper braucht Zeit zur Regeneration, die heute allerdings wegen der generell geschwächten Regulationsfähigkeit leider deutlich länger ist als es früher der Fall war.

So ist es auch zu verstehen, dass im Altertum nach der Praxis verfahren wurde, dem Kranken vor dem vierten Krankheitstag keine Medizin zu geben, damit die natürlichen Selbstheilungskräfte in ihren Heilbemühungen nicht gestört werden.

4.2.2 Das Heilbestreben des Körpers am Beispiel Schnupfen

Am Beispiel „Schnupfen“ soll das natürliche Heilbestreben verdeutlicht werden, wobei ich mich hier an die Erklärungen und Ausführungen des Biologen Günter C. Stahlkopf anlehne:

Es sind nicht die Viren oder Bakterien, die den Schnupfen verursachen. Schon Monate vorher kommt es durch Ernährungsfehler und Ausscheidungsstörungen zu einer Verschlackung der Grundsubstanz, in deren Folge die Zelle ihre Abfallprodukte nicht mehr los wird und selbst verschlackt.

Blut, Lymphe und letztlich das Bindegewebe verschlacken immer mehr, die Abfallprodukte stauen sich auf, bis der Zellstoffwechsel zugrunde geht. **Die Zelle verreckt im eigenen Dreck.**

Um dies zu verhindern, bildet der Organismus teilweise mit Hilfe der Bakterien und Viren eine wässrige Sekretion und Schleim, die als Entgiftungs- und Entschlackungsmaßnahme das Milieu der Grundsubstanz wieder verbessern sollen. Der Schnupfen entsorgt dann den Dreck durch Nase und Hals.

Krankheit ist also ein Heilungsbestreben des Körpers! Der Schnupfen ist genauso wie der Hautausschlag, wie Durchfall oder Husten keine Abwehrschwäche, sondern eine intakte Abwehr, ein Heilbestreben des Körpers. Die Selbstheilungskräfte versuchen, den optimalen Wechsel der Stoffe, hin zu der Zelle, die Verwertung in der Zelle (Zell-Stoff-Wechsel) und das Abfallprodukt weg von der Zelle, zu gewährleisten.

Eine Unterdrückung dieses Selbst-Heilbestrebens mit Antibiotika, ja selbst mit Nasentropfen, verhindert die Schleimabsonderung und damit die Ausscheidung über die Schleimhaut. Somit wird das Symptom, der Rotz, zwar unterdrückt, die Verschlackung besteht aber immer noch.

**Lassen Sie sich nicht täuschen,
lassen Sie sich diese Scheinheilung nicht als Heilerfolg verkaufen,
Symptomunterdrückung hat mit Heilung nichts zu tun.**

Der Körper gibt aber auch nach einer „Unterdrückung der Selbstheilung" noch lange nicht auf. Einige Wochen danach unternimmt er einen neuen Versuch, wieder mit Schnupfen. Wir sollten dies wiederum nicht als Immunschwäche verstehen. Im Gegenteil, das Immunsystem funktioniert immer noch hervorragend, es strebt die Reinigung der Grundsubstanz an, damit der Zellstoffwechsel wieder ins Gleichgewicht kommt.

Wird auch diese und eventuell noch folgende natürliche Entgiftungsmaßnahmen immer wieder mit chemischen Mitteln unterdrückt, dann kann die Krankheit nicht nach außen abheilen, sie bleibt innen. Günter C. Stahlkopf nennt diesen Vorgang **Einheilung statt Ausheilung**, der sich zu einer immer schwerer zu behandelnden „Zweit- oder Dritt- oder Viert-Erkrankung" und letztlich zu einer chronischen Krankheit entwickelt.

Der anfängliche Schnupfen kann sich so beispielsweise zur chronischen Nasen-Nebenhöhlen-Entzündung, zu Migräne, Asthma, Diabetes, Hohem Blutdruck, Polyarthritis oder Krebs weiterentwickeln. Die Krankheit kann darüber hinaus so weit nach innen verdrängt werden, bis selbst das Erbgut geschädigt wird.

Es muss uns bewusst sein, dass diese Vorgänge nicht nur bei Schnupfen so ablaufen. Dieses Prinzip wirkt bei allen Krankheiten und kann auch auf alle

Krankheiten übertragen werden.

Jede Krankheit ist ein Heilungsbestreben des Körpers. Der Körper, beziehungsweise die Zelle, will etwas loswerden, was die lebensnotwendigen Funktionen behindert oder gar schädigt. Also sollten wir dieses Bemühen nicht unterdrücken, sondern mit allen Mitteln die Ausscheidung und Ausheilung nebenwirkungsfrei unterstützen. **Die Therapie darf den Stoffwechsel nicht zusätzlich belasten, sie muss ihn entlasten.**

Die Naturheilkunde bietet dafür eine Reihe Erfolg versprechender Maßnahmen und Methoden, die das Therapieziel „Regeneration" verfolgen.

Das therapeutische Motto von Günter C. Stahlkopf:

„Aus-Heilung durch Aus-Leitung":

1. Ausscheidungsorgane öffnen
2. Ausscheidungswege frei machen
3. Zellfunktion aktivieren

> Die Ursache degenerativer Prozesse
> ist in der Entartung der Grundsubstanz zu suchen,
> in deren Folge sich Störungen des Stoffwechsels,
> der Durchblutung und des Nervensystems entwickeln.

4.2.3 Das Prinzip der Krankheitsentwicklung

Organerkrankungen entstehen also nicht von heute auf morgen und sind auch kein unvorhersehbarer Schicksalsschlag. Sie sind das Ergebnis eines mehr oder weniger langwierigen Prozesses, der immer mit einer negativen Veränderung der Grundsubstanz (Milieu) einhergeht und den Ausgangspunkt, die Ursache, oft nicht mehr erkennen lässt.

Plötzlich und unerwartet

Lange Zeit bevor sich die ersten Krankheitszeichen bemerkbar machen, kann sich durch vielfältige schädigende Einflüsse eine negative Veränderung des Milieus entwickeln. Zum Übergang vom „stummen" Krankheitszustand in die Krankheit mit Beschwerden bedarf es dann nur noch eines scheinbar harmlosen Einflusses (z.B. Wetterumschlag, Ärger, Stress, Pollen, Staub usw.), der eine stärkere Heilreaktion auslöst.

Dieser sprichwörtliche Tropfen, der das Fass zum Überlaufen bringt, der das Milieu vom physiologischen (gesunden) in den pathologischen (kranken) Zustand „umkippt", wird oft fälschlicherweise als Ursache betrachtet und mit den schwersten Waffen bekämpft. Dass der ganze Müll, der sich über Jahre und Jahrzehnte angesammelt hat, die wahre Ursache ist, bleibt meist unberücksichtigt.

Wer kennt ihn nicht, den Freund oder Bekannten, der sein ganzes Leben scheinbar nur gesund war, dem nie etwas gefehlt hat. Plötzlich, von einem Moment auf den anderen, wird er schwer krank oder stirbt. Unverständnis bei den Angehörigen, denn eigentlich ist kein Grund für dieses schwere Ereignis zu erkennen. Alibi-Diagnosen müssen herhalten, wie: Ja, ja, der Stress, das Alter, die Abnützung, das Herz, der Blutdruck oder ähnliches.

Es mag sein, dass solche Ereignisse unerwartet eintreten, aber es sind auf keinen Fall schicksalshafte Zufälle. Krankheit kommt nicht wie ein Blitz aus heiterem Himmel, sondern ist das Ergebnis vielfältiger Prozesse, die nicht erst beginnen, wenn Gewebeschäden sichtbar oder spürbar werden. Es sind vorhersehbare logische (bio-logische, gesetzmäßige) Fehl-Entwicklungen, denen die Selbstheilungskräfte mit schwersten Kompensations-Reaktionen begegnen müssen, denen sie irgendwann nicht mehr gewachsen sind.

Vielleicht hat der Betroffene in der Vergangenheit bei jedem kleinen Infekt seine Abwehrkraft beispielsweise durch Antibiotika derart geschwächt, dass sein Regulations-/Immunsystem blockiert wurde. Er konnte kein Heilfieber mehr erzeugen, das die „Gifte" aus dem Körper hätte rechtzeitig entsorgen können. Oder er hat die anfänglichen, scheinbar harmlosen Symptome, die ihn auf die innere Unordnung hinweisen wollten und eine Änderung der Lebensweise forderten, einfach ignoriert. Das richtige Bewusstsein und Mut zur Wandlung hätten die negative Entwicklung unterbrechen können.

Die Krankheit entwickelt sich nicht zufällig, sie folgt biologischen Gesetzmäßigkeiten.

Ich muss gestehen, dass es bei den herkömmlichen Denkansätzen der modernen Medizin nicht einfach ist, rechtzeitig die richtige Diagnose zu stellen. Die Ursache, die für den Beginn einer oft jahrelangen Krankheitsentwicklung verantwortlich ist, lässt sich meist nicht mehr erkennen, vor allem dann, wenn der Prozess bereits in der oben genannten Teufelsspirale aktiv ist. Die Störeinflüsse sind zum Zeitpunkt der Entdeckung (Diagnosestellung) oft längst nicht mehr relevant. Wenn man dann noch den auslösenden Faktor mit der Ursache verwechselt, ist der Irrweg vorgezeichnet.

Doch wenn man berücksichtigt, dass der Ursprung einer Krankheit immer in der Belastung des Systems der Grundregulation liegt, findet man den richtigen Ansatz für die Diagnose und Therapie. Wenn es zusätzlich noch gelingt, bestehende Störeinflüsse zu meiden oder zu beseitigen, steht der Gesundung nichts mehr im Wege.

4.2.4 Schema der Krankheitsentwicklung:

1. Am Anfang jeder Erkrankung steht immer eine lokale **Entartung des Milieus der Grundsubstanz.** Die Entartung wird ausgelöst durch mehr oder weniger starke „Stör-faktoren", die das Regulationssystem nicht mehr im Griff hat. Das Milieu verändert sich dabei aus dem idealen flüssigen Sol-Zustand in einen verschlackten gel-artigen Zustand. Nach der Neuen Medizin von Dr. Hamer spielen immer auch schockartige, emotionale Faktoren die Hauptrolle.

2. Folge: **„Unterernährung", Verhärtung und Degeneration der Zellen.**

a) Nährstoffe, Sauerstoff und energetische Informationen kommen in den Zellen nur reduziert und nicht mehr „vollwertig" an.

b) Die Zelle wird ihre eigenen Stoffwechselprodukte (Schlacken) nicht mehr vollständig los; sie übersäuert und bildet vermehrt freie Radikale.

c) Störung des Zellstoffwechsels, die Zelle degeneriert.

d) Schwächung der Lebensenergie-Produktion.

e) Schwächung des entsprechenden Organs.

3. Folge: **Krankheits-Symptome als Zeichen der Milieu-Bereinigung.** Die Selbstheilungskräfte des Körpers versuchen den „Zelltod" zu verhindern, indem sie bestrebt sind, das Milieu zu reinigen. Das Regulationssystem setzt dazu mehrere Entgiftungsmaßnahmen ein, teilweise nimmt es dazu auch die Hilfe von Bakterien und Pilzen in Anspruch und entsorgt den Müll über die Schleimhaut, die Haut, den Darm usw. Wird diese Heilreaktion unterdrückt statt gefördert, entwickelt sich der Prozess mit zunehmender Verschlackung des Bindegewebes weiter.

4. Folge: **Die biologische Ordnung geht verloren.** Das Bindegewebe „vermüllt" immer mehr, die Reaktionsfähigkeit des Systems der Grundregulation wird eingeschränkt. Es entwickelt sich ein Prozess, der die Tendenz hat, sich gegen das Leben zu richten. Die Regulations- und Stoffwechselvorgänge laufen nicht mehr harmonisch ab.

5. Folge: **Störung des Säure-Basen-Haushalts** im Bindegewebe und Blut, und damit Störung der Neutralisationsfähigkeit.

6. Folge: **Störung der Fließeigenschaft des Blutes** durch säurebedingte

Verhärtung der roten Blutkörperchen (Geldrollenbildung). Zusätzlich verengt Säure die Blutgefäße.

7. Folge: **Durchblutungsstörung** –> Sauerstoffmangel –> Bluteindickung –> Verstärkung der Übersäuerung –> Verstärkung der Durchblutungsstörung –> **Belastungen des Herzens** (Bluthochdruck), der Niere und anderer Organe –> gestörte Ausscheidung.

8. Folge: **Ablagerung/Anhäufung von Schlacken im Bindegewebe.** Beginn des Aufbaus von „Mülldeponien". **Erster Heilversuch.**

9. Folge: **Entzündungen.** Die Entartung der Grundsubstanz (Vermüllung) entwickelt sich weiter. Die zellschädigende Wirkung der **freien Radikale** breitet sich aus. Mit Entzündungen wollen Mikroorganismen den Müll entsorgen und Gewebeschäden reparieren. **Schmerzen,** Verspannung, emotionale Schwäche, Depression, Kompensations-Ausscheidungen über die Haut und Schleimhaut sind Symptome dieses Stadiums

10. Folge: **Entmineralisierung** der körpereigenen Mineralstoffdepots, wie Knochen, Gelenke und Gewebe, zur Neutralisation der Säuren, damit das Blut und die Grundsubstanz die wichtigsten Lebensfunktionen und damit das Leben erhalten kann. **Zweiter Heilversuch.**

11. **Fortsetzung des Aufbaus von Mülldeponien** mit Zysten, Tumoren. **Dritter Heilversuch.**

12. **Die Regulationsfähigkeit erlahmt – Regulationsstarre – blockierter Stoffwechsel.** Das gesamte System der Grundregulation, sämtliche Organsysteme laufen aus dem Ruder. Auch die Regulation von Sauerstoff-, Säure-Basen-, Mineralstoff-, Wasser-, Sauerstoff-, Temperatur- und Energie-Haushalt usw. erlahmt. Das Zusammenspiel des Netzwerks Mensch funktioniert nicht mehr. Es entwickeln sich unkontrollierte Prozesse (Zellwachstum/Krebs). Die Ordnung der Abläufe, wie Zell- aufbau und -abbau, Energieauf- und -abbau geht verloren, Chaos bestimmt die Funktionen. **Der Organismus weiß nicht mehr, wohin mit dem Dreck.** Die degenerativen Prozesse nehmen ihren Lauf, es entwickelt sich ein Symptomkomplex von Allgemeinkrankheiten, die

den verursachenden Faktor, also den Störeinfluss, für die Entartung der Grundsubstanz, kaum mehr erkennen lassen.

13. Folge: **Säure-Katastrophe** durch massive Vermüllung des Bindegewebes. Chronische Krankheiten werden am deutlichsten am Bewegungsapparat spürbar (Rheuma, Arthrose, Arthritis, …). Herz-Kreislauf-Organe und alle übrigen Organe und Zellen sind von der Degeneration betroffen (Herzinfarkt, Hirnschlag, Diabetes, Krebs, …)

14. In der Natur hat alles einen Sinn, **nichts geschieht zufällig.** Ist der Tod die letzte Bereinigung, der sich die Natur bedient, mit dem das nicht Überlebensfähige „geheilt" wird? Ist der Wechsel in eine andere Dimension der **Vierte Heilversuch?**

Diese Krankheitsentwicklung entsteht aber nicht zufällig, nein, sie entsteht nach einer „bio-logischen" Gesetzmäßigkeit. Dabei müssen die einzelnen Entwicklungsstufen nicht in allen Fällen genau in der beschriebenen Reihenfolge ablaufen. Diese Darstellung soll lediglich das grundsätzliche Schema erklären.

Gesundheit ist das Ergebnis der Anerkennung und Unterstützung der biologischen Ordnung der Natur in uns.

Wenn es uns gelingt, die Prinzipien und den Sinn der Gesetze zu erkennen, wenn wir das Gesetz von Ursache und Wirkung verstehen, **dann ist Krankheit kein Schicksal mehr, dem wir auf Gedeih und Verderb ausgeliefert sind. Und dann ist auch Gesundheit kein Zufall, sondern das Ergebnis der Anerkennung und Unterstützung der biologischen Ordnung der Natur in uns und durch uns selbst.**

Mit diesem Verständnis können wir in jedem Stadium aus diesem Krankheits-Entwicklungs-Prozess aussteigen und zur biologischen Ordnung, die wir Gesundheit nennen, zurückkehren.

Am Anfang jeder Erkrankung steht immer eine lokale Entartung der Grundsubstanz.

Schema der Krankheitssentwicklung

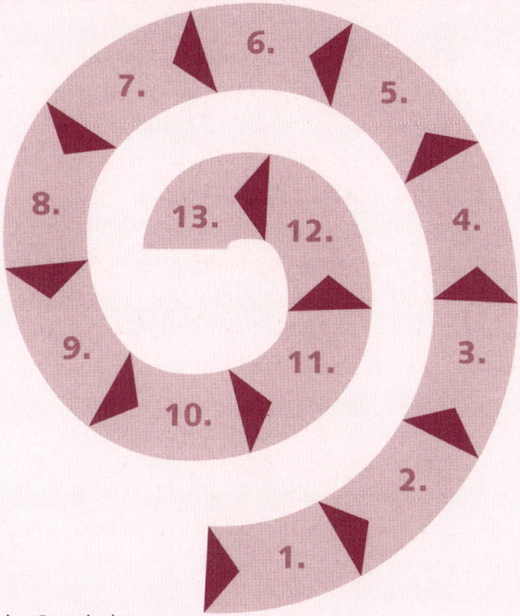

1. Entartung der Grundsubstanz
2. Untererernährung und Degeneration der Zellen
3. Krankheitssymptome als Zeichen der Milieubereinigung
4. Die biologische Ordnung geht verloren; Störung der Stoffwechsel- und Regulationsvorgänge
5. Störung des Säure-Basen-Haushalts
6. Störung der Fließeigenschaft des Blutes
7. Störung der Durchblutung –Sauerstoffmangel
8. Ablagerung der Säuren ins Bindegewebe (Mülldeponie), 1. Heilversuch
9. Entartung der Grundsubstanz entwickelt sich weiter, Entzündungen, Schmerzen, Depression sind die Folge.
10. Entmineralisierung, dadurch Gewebeschäden, 2. Heilversuch
11. Fortsetzung der Vermüllung, Aufbau von „Mülldeponien", wie Zysten, Tumore usw. Der Organismus weis nicht mehr wohin mit dem Dreck, 3. Heilversuch
12. Die Regulationsfähigkeit erlahmt
13. Säure-Katastrophe a) chronische Krankheiten wie Rheuma, Arthrose, Allergien, Diabetes usw., usw.
b) Herzinfarkt, Hirnschlag, Krebs usw.

In welcher Phase befinden Sie sich? Bedenken Sie: Aus jeder Phase gibt es einen Ausstieg (Not-Ausgang) zurück zur biologischen Ordnung – Gesundheit.
Vorausgesetzt, die biologischen Bedingungen sind noch nicht ganz zerstört.

4.2.5 Die Reaktions-Phasen nach Dr. Reckeweg

Auch nach der Homotoxikologie von Dr. Hans-Heinrich Reckeweg sind Krankheiten der Ausdruck einer biologischen Abwehrmaßnahme des Organismus gegen schädigende Einflüsse, die von innen oder von außen auf den Organismus einwirken. Ferner sieht Reckeweg Krankheiten als Zeichen der Auseinandersetzung des Körpers mit den schädigenden Einflüssen an, und gleichfalls als Versuch, diese schädigenden Einflüsse wieder zu kompensieren. Gelingt dies, bleibt der Körper gesund, gelingt dies nicht, wird er krank.

Entwicklung von Krankheiten, wenn der Körper die Schadstoffe nicht ausscheiden kann

Reaktionsphasen nach Dr. Reckeweg, vereinfachte Beispiele

Gewebe	Phase 1 Ausscheidung	Phase 2 Entzündung	Phase 3 Ablagerung	Biologischer Schnitt	Phase 4 Schädigung	Phase 5 Veränderung	Phase 6 Neubildung
Haut	Schweiß	Hautausschlag	Warzen Hornhaut Zyste		Pigmentierung	Dermatosen Lupus	Hauttumor
Nasenschleimhaut	Schnupfen	Nasenschleimhautentzündung	Polypen		Schleimhautverdickung	chronische Nasenentzündung Ozäna	Nasentumor
Darmschleimhaut	Durchfall	Darmschleimhautentzündung	Darm-Polypen		Colitis-Ulcerosa	Darm-Tuberkolose	Darmtumor
Lunge, Bronchien	Husten	Bronchitis	Polypen		Asthma	Lungen-Tuberkolose	Lungentumor
Muskel	Muskelkater Übersäuerung	Muskelrheuma	Muskelverspannungen		Muskelverknöcherung	chronische Muskel-Degeneration	Muskeltumor

Heilung ←——→ Degeneration

Diese Tabelle verdeutlicht, wie sich die Symptome und damit die Krankheiten weiterentwickeln, wenn die Belastung des Bindegewebes zunimmt, und wenn die Stör-Einflüsse nicht beseitigt werden.

Diese Tabelle zeigt aber auch, wie sich die Krankheiten zurück entwickeln können, wenn die störenden Ursachen, also die Belastungen des Bindgewebes, beseitigt sind und das Regulationssystem mit oder ohne Hilfe therapeutischer

Maßnahmen wieder in „Ordnung“ kommt und Heilsein vermittelt.

- In Phase 1 versucht der Organismus die Schadstoffe auszuscheiden. Ist diese Bemühung der Selbstheilung mittels „physiologischer Ausscheidung“ nicht erfolgreich, entwickelt sich mit jeder Phase ein zermürbender Krankheits-Prozess, der nur durch ganzheitliche therapeutische Maßnahmen, und unter Umständen mit konsequenter Änderung der Lebensweise, gestoppt und umgekehrt werden kann.
- In Phase 2 kommt es zu Entzündungen.
- In Phase 3 kommt es dann zu Einlagerungen (Ablagerungen) der Giftstoffe.
- In Phase 4 kommt es zur Zell-Schädigung und zu Funktionsstörungen.
- In Phase 5 kommt es zu Gewebeveränderungen/Degeneration.
- In Phase 6 kommt es zur Zellentartung und -neubildung (Tumor).

Was der **Darm** nicht heilt – das heilt die **Leber.**
Was die **Leber** nicht heilt – das heilt die **Niere.**
Was die **Niere** nicht heilt – das heilt die **Lunge.**
Was die **Lunge** nicht heilt – das heilt die **Haut.**
Was die **Haut** nicht heilt – das führt zum **Tod.**

Chinesische Weisheit

5. Die Bestimmung der Krankheits-Ursache (Diagnose)

5.1 Diagnose – Den Namen der Krankheit finden

Beim Arzt wird der Kranke als Patient, lateinisch „der Leidende“ oder „in Pflege befindlicher Kranker“, bezeichnet. Das mit der Pflege wird nicht mehr so wörtlich genommen. Es sieht fast so aus, als wäre es in unserer Zeit viel wichtiger, den Namen der Krankheit zu finden (Diagnose), als den Kranken zu pflegen und zu therapieren.

Mit großem technischem und finanziellem Aufwand wird nach Hinweisen gesucht, die dem Arzt helfen sollen, die Krankheit zu bestimmen. Unglaubliche 90 Prozent des Gesundheitsbudgets werden für die Diagnose ausgegeben, nur zehn Prozent für die Therapie. Dieses Miss-Verhältnis zeigt, welche Bedeutung unser Gesundheitssystem der Gesundung zugesteht. Inzwischen meint auch der Patient, dass er gut „behandelt“ wird, wenn er endlose Diagnosemaßnahmen über sich ergehen lassen muss. Welch ein „un-heilvoller“ Trugschluss!

Aus über 20.000 Krankheitsnamen muss der Arzt einen einzigen auswählen, der dem Krankheitsbild des Patienten am nächsten kommt. Verständlich, wenn der Arzt bei dieser Menge an Auswahlmöglichkeiten gelegentlich den Überblick verliert. Die Gefahren, Folgen und Risiken, die eine Fehldiagnose oder Fehlinterpretation mit sich bringen, kann man sich leicht ausmalen.

Bedenken Sie bitte: Die Diagnose ist die Bestimmung des Krankheitsnamens, sie ist nicht zu verwechseln mit der Bestimmung der Krankheits-Ursache. Wie bereits im vorigen Kapitel beschrieben, ist die Ermittlung der Krankheits-Ursache nach den herkömmlichen Denkansätzen keine einfache Sache, weil der verursachende Faktor meist längst nicht mehr besteht, und der Krankheitsprozess sich durch Eigendynamik weiterentwickelt hat.

Erschwerend kommt noch hinzu, dass sich die Krankheit nur allmählich entwickelt und sich nicht sofort am Beginn der Entwicklung zeigt. Die anfangs noch funktionierende Regulation erweckt den Eindruck, dass alles in Ordnung sei. Erst wenn die Kompensation Spuren des Heilbestrebens hinterlässt, zeigt sich die Un-Ordnung als Symptom.

Da jeder Mensch (Organismus) individuell mit unterschiedlichen Symptomen (Krankheiten) auf Stör-Einflüsse reagiert, wird die Diagnose auch nicht leichter.

Mit gleichem Störfaktor zeigen sich bei der einen Person allergische Reaktionen in der Nase, beim Anderen in den Bronchien, beim Dritten auf der Haut, beim Vierten zeigen sich rheumatische Schmerzen oder Herz-Kreislaufstörungen, Migräne, Depressionen, Diabetes, oder … . Und bei manchen ist die regulative Abwehrkraft so in Hochform, dass sie jeden Störeinfluss ohne Symptome locker wegsteckt.

Einbeziehung der Konstitution bei der Diagnose

Jeder Mensch bringt auch andere konstitutionelle Voraussetzungen mit. Auf den gleichen Störeinfluss reagiert der Mann oft anders als die Frau, der schmal und schmächtig gebaute Astheniker anders als der untersetzte, stämmige Pykniker, der Blonde anders als der Dunkelhaarige, der Junge anders als der Alte.

Es muss also der körperliche, der psychische und der konstitutionelle Gesamteindruck des Menschen berücksichtigt werden. Er liefert wichtige Informationen für die individuelle Diagnose und Therapie.

Technische Messungen können diesem Anspruch nicht gerecht werden. Sie vernachlässigen dazu noch, dass das System Mensch von dynamischen Regelmechanismen aufrechterhalten wird, und dass es bei lebenden Wesen keinen statischen Zustand gibt. Alles ist im Fluss, ständig werden Funktionen reguliert, angepasst und kompensiert. Wie soll da ein auf den Moment bezogenes Messergebnisse eine praktische Aussage über den Gesundheitszustand liefern? Ohne den auf Erfahrungen aufgebauten klaren Menschenverstand und die intuitive Erfassung des Gesamtzustandes, ist kein brauchbares Ergebnis zu erwarten.

Aus diesen Gründen ist das Bestreben der modernen Medizin zur Festlegung einheitlich gültiger Normwerte, beispielsweise bei physiologischen Körperwerten, Laborergebnissen, … im Einzelfall immer in Frage zu stellen. Ein Blutdruck von 90 zu 140 kann für den einen ideal sein, während ein anderer mit 70 zu 110 zufrieden ist. Wer versucht, Einheitsnormwerte unter allen Umständen einzuhalten, und dabei teilweise starke Nebenwirkungen von Medikamenten in Kauf nimmt, wird nicht immer ungetrübtes Wohlbefinden erreichen. Die Vereinheitlichung und Gleichmachung oder Gleich-Behandlung ist daher nicht selten der Grund für Fehldiagnosen und therapeutische Misserfolge.

Der Garten Eden

Um die richtige Diagnose zu stellen, ist oft Detektivarbeit notwendig. Aber wie bereits erläutert, muss und kann die Ursache nicht in allen Fällen geklärt werden, sonst müsste man wirklich bei Adam und Eva anfangen, was gar nicht so falsch wäre und viele Probleme erklären könnte.

Dietrich Volkmer schreibt: *„Die Schlange verspricht die Erkenntnis von Gut und Böse. Der Fall aus der Welt der Einheit in die Kälte des Verstandes (Polarität)* *schließt jenes Kapitel ab. An den Folgen leiden wir noch heute. Unverbesserliche suchen noch immer die geographische Lage des Gartens Eden. Sie werden das Paradies nie finden. Es ist nämlich kein Ort. Vielmehr ist es ein Zustand, den jeder Mensch nur in sich erreichen kann."*

Vegetative Dystonie

Oft kann der Arzt, trotz deutlicher Krankheitssymptome wie Müdigkeit, Schmerzen usw., keine klare Diagnose stellen. Die Bezeichnung „Vegetative Dystonie" wird dann nicht selten als Ausweg benutzt. Die Wahrheit wäre in diesem Fall: „Nach den Laborwerten müssten Sie gesund sein, ich kann nichts finden, das Blutbild, die Röntgenaufnahmen, die Gewebeproben usw. geben keinen Hinweis auf eine Störung".

Doch gemäß dem Spruch: „Wenn der Arzt nichts findet, hat er nicht richtig untersucht", wird so lange gesucht, bis Alibi-Werte gefunden werden, die dann als Krankheitsursache herhalten müssen. Es werden Organfunktionen wie Leber, Schilddrüse oder Blutdruck beanstandet, und dementsprechende chemische Medikamente verordnet. Eventuell wird noch der Hinweis gegeben, weniger Alkohol zu trinken wegen der Leber, auch wenn der Betroffene kaum Alkohol trinkt. Klagt der Patient trotzdem über Schmerzen, gibt man noch Schmerzmittel und am besten gleich ein Mittel für den Magen dazu, gegen die Nebenwirkungen des Schmerzmittels.

Was fehlt Ihnen?

Wie soll auch bei herkömmlichen Untersuchungen die Ursache erkannt werden, wenn das Milieu der Grundregulation keine Beachtung findet, wenn nur die Quantität des Blutes und der Blutbestandteile, aber nicht deren Qualität beurteilt wird. Ohne die Einbeziehung und Beachtung des Grundregulations-Systems, des Säure-Basen-Gleichgewichts und der psychischen Aspekte lässt sich die Krankheitsursache nicht ermitteln und keine Erfolg versprechende Therapie durchführen.

Die ursprünglich obligatorische Frage des Arztes: „Was fehlt Ihnen?" zeigt es auch schon an, dass der Arzt nach den verursachenden Mängeln suchen soll und nicht nach einem Namen für die Krankheit. Dazu Karl Staufer: *„Jede Erkrankung ist im Grunde namenlos. Wichtig ist die Erfassung der kranken Person oder der Zustände, die dieser Erkrankung allgemein und prinzipiell zu Grunde liegen. Hier muss die Therapie ansetzten. Feste Krankheitsbilder und Symptome können hier nicht dienen."*

Die Auswahl der möglichen Antworten auf die Frage „Was fehlt Ihnen?", ist also begrenzt. „Herr Doktor mir fehlen Sauerstoff, Basenstoffe, Nährstoffe, Wasser, Bewegung, Selbst-Bewusstsein". Mit der Angabe einer dieser Mängel oder einer Kombination davon, treffen Sie selbst nahezu immer die richtige Diagnose.

Wir können noch so viele Namen und Bezeichnungen für die Beschwerden erfinden: In Wirklichkeit sind alle Krankheiten nur eine einzige Krankheit.

Tipp:
Wenn Sie sich krank fühlen, der Arzt aber keine Krankheit feststellt oder keine Therapie verordnet, dann reinigen Sie einfach das Grundregulations-System:

a) mit Mitteln zur Entsäuerung
b) mit Antioxidantien
c) mit dem Trinken ausreichender Menge reinen Wassers
d) mit einer optimalen Nährstoffversorgung
e) mit dem Tanken von Sauerstoff durch Bewegung in der freien Natur

Diese Methode ist die einfachste Basistherapie für alle Krankheiten. Oft erübrigen sich weitere Maßnahmen.

Hat die Krankheit endlich einen Namen, ist die Therapie für den Arzt relativ einfach, denn für jede Diagnose gibt es ein festgelegtes Therapieschema, das unabhängig von individuellen und konstitutionellen Unterschieden dem Patienten verpasst wird.

Beispiele von der Diagnose zum herkömmlichen Therapieschema:

a) Schnupfen – Nasenspray
b) Hautekzem – Salbe
c) Depression – Antidepressiva
d) Hypertonie – Blutdrucksenker
e) Herzinfarkt/Angina pectoris – Bypass
f) Krebs – Operation, Chemotherapie, Bestrahlung

Im Umkehrschluss bedeutet dies: Ohne Benennung der Krankheit kann der Arzt nicht therapieren. Und wenn die Diagnose falsch ist, ist folglich auch die Therapie falsch, was katastrophale Auswirkungen mit sich bringen kann.

Der Diagnose folgt aber nicht automatisch eine Therapiemaßnahme. Wie oft erleben wir, dass der Arzt nach einer Untersuchung zwar eine Diagnose stellt, aber keine Therapie verordnet.

Ein Beispiel aus meiner Praxis: Ein Patient kommt mit Prostata-Beschwerden. Obwohl ich als Heilpraktiker diese Krankheit nicht behandeln darf, höre ich mir seine Geschichte an. Die vom Arzt untersuchten Laborwerte zeigten eindeutig die Tendenz zum Karzinom. Der Patient wurde mit dem Hinweis nach Hause geschickt, er solle in zwei Monaten wieder zur Blutuntersuchung kommen.

Worauf wartet der Arzt? Wartet er, bis die Werte steigen, um dann zu sagen: „Jetzt haben sie Krebs, da kann man nichts mehr machen, jetzt hilft nur noch Operation, Chemotherapie und Bestrahlung“? Eine super tolle Aussicht, wenn ihm sonst nichts einfällt. Was hat das denn mit Heilkunde zu tun? Nichts!

Wäre es in diesem Fall nicht sinnvoller, die Zeit zu nutzen und nach dem Grundsatz zu verfahren: **Gesundheit fördern, statt Krankheit bekämpfen**, beispielsweise mit einer Stärkung des Grundregulations-Systems und einer Sanierung des Milieus, um so dem Krebs die Grundlage zu nehmen (siehe Kapitel 7.7 Krebs)? Oder passt echte Vorsorge-Medizin nicht in unser Gesundheitssystem? Ist Vorsorge zu einfach oder zu unwirtschaftlich für die Medizin-Konzerne? Dass es auch Ärzte gibt, die mit viel Feingefühl und ethischem Handeln ihren Beruf ausüben, soll auch hier nicht unerwähnt bleiben.

5.1.1 Diagnoseverfahren

Die in der modernen Medizin üblichen Diagnoseverfahren eignen sich in der Regel nicht, um den Zustand des Milieus im Bindegewebe zu beurteilen. Dies würde auch keinen Sinn machen, weil das Organ Bindegewebe (Grundsubstanz) bei den allopathischen Denkansätzen gänzlich unberücksichtigt bleibt.

Dagegen sieht die alternative Medizin gerade in der Erfassung des inneren Milieus die Chance, den Ursachen auf die Spur zu kommen, und wendet dazu geeignete Diagnoseverfahren an, die entsprechende Rückschlüsse zulassen.

Unsere sieben Sinne sind bei der Diagnose die wichtigsten Werkzeuge. Wer die Prinzipien des Systems der Grundregulation erfasst hat, kann mit klarem Menschenverstand die Krankheitsentwicklung selbst beurteilen und vorhersehen. Wer dazu noch Gefühl, Verstand, Intuition, Hände, Augen, Ohren und Nase einsetzt und bei Bedarf zusätzlich noch die Diagnose mit technischen Geräten festigt, kommt in der Regel zu einem guten und brauchbaren Ergebnis.

„Intuition setzt Gefühl und Empfindungen voraus.“
Dr. med. Alfred Baum

Der Therapeut wird mit einer eingehenden Anamnese und Betrachtung genügend Hinweise zur Konstitution und Disposition bekommen, die ihm den therapeutischen Weg zeigen. Dazu ist der Tastbefund

(Palpation) des Gewebes und der Reflexzonen immer noch eine sichere Methode, mit der der geübte Be-Handler die Kolloidveränderungen in Form von Verdickungen im Gewebe ertasten kann.

Die Säure-Schlacken zeigen sich im Bindegewebe als verhärtete, druckempfindliche Knoten (Gelosen, Myogelosen), deshalb bietet gerade der Tastbefund exzellente Hinweise auf den Zustand des Säure-Basen-Haushalts, und auf eine mehr oder weniger gestörte Beziehung zwischen Zelle und Grundsubstanz. Die von Dr. med. Renate Collier entwickelte Azidose-Massage ist ein Beispiel, wie mit einfachen Methoden, sehr effektive Ergebnisse sowohl bei der Diagnose wie bei der Therapie erreicht werden können.

„Mit der Ertastung der Kolloid-Veränderungen im subkutanen Bindegewebe lassen sich Strukturen im Unterhaut-Gewebe erkennen, die Hinweise auf den Gesundheitszustand eines Menschen, in seiner leiblich-seelisch-geistigen Einheit zu geben vermögen."

Dr. med.Wilhelm Preusser

Für diese Diagnoseverfahren ist es aber erforderlich, dass sich der Therapeut dem Patienten zu-wendet, dass er ihn be-handelt. Hier beginnt schon das Problem bei manchen Medizinern. Ich will nicht so weit gehen und behaupten, dass er sich eher ab-wendet und miss-handelt, auch wenn man in Einzelfällen den Verdacht haben könnte. Aber wenn die Diagnose sich nur auf Laborergebnisse und Röntgen oder CT stützt, dann fehlen wichtige Informationen.

Auch die Naturheilkundler müssen aufpassen, dass sie diese Kunst der Zuwendung und Behandlung nicht vernachlässigen und verlernen. Diese natürlichen und hochsensiblen Instrumente der Sinne müssen gehegt und gepflegt werden, damit sie richtige Messergebnisse liefern.

„Wer ein guter Helfer sein will, muss auch ein guter Beobachter sein."

Rudolf Breuß

5.1.2 Diagnose und Psyche

Bei der Suche nach den Krankheits-Ursachen (Diagnose) sollten aber nicht nur die chemisch-physikalischen Prozesse Beachtung finden. Die geistige Einstellung zum Leben, der psychische Zustand, die Einflüsse der Emotionen, wie Liebe, Freude, Angst, Hass, Trauer, Depression, Aggression etc., spielen bekanntermaßen in allen Lebensprozessen eine bedeutende Rolle.

Harmonische Emotionen fördern (stärken) die regulativen Kräfte und den Energie-Aufbau. Extreme chaotische Emotionen schwächen das Grundregulations-System und bewirken negative Milieu-Veränderungen, die immer mit

Sorgen machen krank.

hohem Energieverlust einhergehen.

Bleiben diese geistig-emotionalen Lebensinhalte bei der Beurteilung einer Krankheit unberücksichtigt, fehlen für das ganzheitliche Verständnis wesentliche Hinweise zum verursachenden Faktor.

5.1.3 Neue Medizin nach Dr. Ryke Geerd Hamer

In diesem Zusammenhang finde ich auch die Erkenntnisse von Dr. Ryke Geerd Hamer mit seiner „Neuen Medizin", bemerkenswert. Er definiert jeden emotionalen Faktor als möglichen Auslöser einer Krankheitsentwicklung. Jeder emotionale Faktor ist aber auch richtungsweisend für den Verlauf einer Krankheit und für die Örtlichkeit im Körper, in der die Krankheit zum Ausdruck kommt.

Ein konkretes Beispiel soll das Prinzip erklären: Eine bestimmte Emotion, ein Existenz-Konflikt, löst die Entwicklung eines Tumors im Stammhirn aus, und zwar genau an der Stelle, die Bezug zur Leber hat. In der Folge entwickelt sich die Krankheit in der Leber. Heilung funktioniert auf dem gleichen Weg: Sobald der verursachende Existenz-Konflikt gelöst wird, bildet sich der Tumor im Gehirn zurück und die Leber heilt.

Es lohnt sich, auch diese Erkenntnisse mit in die diagnostischen Überlegungen einzubeziehen.

Andererseits wäre es aber nicht ausreichend, alle Gesundheitsprobleme nur am psychischen Zustand zu messen. Das netzwerkartige Zusammenspiel zwischen den emotionalen und den biochemischen Faktoren im System der Grundregulation ist zu komplex, um es nur nach einzelnen Kriterien zu beurteilen.

Ich bin sehr zuversichtlich, dass die Erkenntnisse und Methoden von Dr. Hamer, Dr. Kern, Prof. Pischinger, Dr. Heine, Prof. Enderlein und den anderen Pionieren, die auf Basis der Erfahrungsheilkunde und der wissenschaftlichen Forschung natürliche Gesundheitslösungen gefunden haben, in der breiten Öffentlichkeit bald die Anerkennung finden, die notwendig ist, **damit das Wohl des einzelnen Menschen wieder Vorrang hat vor wirtschaftlichen Interessen.**

Ob diese Forschungsergebnisse auch den Eingang in die politischen Gesundheitssysteme finden und zur Anwendung kommen, muss solange bezweifelt werden, **so lange Behörden, Wissenschaft, Forschung sowie Medien im medizinischen Bereich in Abhängigkeit zur mächtigen Pharmaindustrie stehen.** Vielleicht ist das auch gar nicht wichtig. Wichtig ist das Bewusstsein des Einzelnen, der sich unabhängig von diesen Systemen sein Wohl schaffen kann.

Es bleibt zu hoffen, dass wir die stofflichen, chemischen und energetischen Mängel, die unser Regulationssystem krank machen und hemmen, bald durch eine Lebensweise überwinden, die sich an der Ordnung der Natur orientiert. Im nächsten Schritt geht es dann darum, sich an den biologischen Naturgesetzen der Neuen Medizin zu orientieren und unsere geistig-emotionalen Kräfte in Ordnung zu bringen.

In diesem Sinn kann dieses Buch auch als Übergang, als Brücke verstanden werden, zwischen den in Wirklichkeit untrennbaren Welten der stofflich-chemischen Naturheilkunde und der auf den geistig-emotionalen Naturgesetzten basierenden Neuen Medizin nach Dr. Hamer.

5.1.4 Blutuntersuchung im Dunkelfeld-Mikroskop und die biologische Therapie nach Prof. Dr. Günther Enderlein

In diesem Kapitel beschreibe ich eine einfache Diagnosemethode, die exakte Hinweise über den Zustand des Blutes sowie über das Milieu im Bindegewebe gibt.

Die Erkenntnisse von Prof. Enderlein unterstreichen die Kern-Aussagen dieses Buches, deshalb beschränken sich diese Ausführungen nicht nur auf die Diagnose, sondern vermitteln das ganzheitliche Konzept dieser Methode, die ich seit langem in meiner Praxis anwende.

Der Mikrobiologe Prof. Dr. Günther Enderlein (1872-1968) entdeckte 1916 mit einem speziellen mikroskopischen Verfahren, der Dunkelfeld-Mikroskopie, im Blut bewegliche Kleinstlebewesen (Mikroorganismen), die sich in ihren Entwicklungsstufen ständig veränderten. Prof. Enderlein führte daraufhin den Begriffe „Bakterien-Cyclogenie" ein, in der er die winzige, mikrobiologische Urform als „Endobiont" bezeichnet, deren kleinster Baustein die Protite sind.

Mikroorganismen sind also keine feststehenden Einheiten, sondern entwickeln sich vom Protit über unzählige Entwicklungsstufen in größere Formen aufwärts, beispielsweise in Bakterien und Pilze. Genauso ist ein Formenwandel in umgekehrter Richtung abwärts möglich – vom großen Pilz-Stadium bis zum winzigen Protit.

Die Mikroben können sich also im Blut ständig verändern, es entsteht ein Kreislauf mit Aufwärts- und Abwärtsentwicklung.

Genau im Gegensatz dazu steht die heute immer noch geltende schulmedizinische Lehrmeinung nach der Theorie von Louis Pasteur (1822-1895), die davon ausgeht, dass alle Mikroben unveränderlich sind, dass das Blut steril, also frei von Mikroorganismen ist, und dass Krankheiten von Bakterien verursacht werden, die nur von außen den Körper befallen.

Schematische Darstellung der Entwicklungsstadien des Pilzes Mucor racemosus

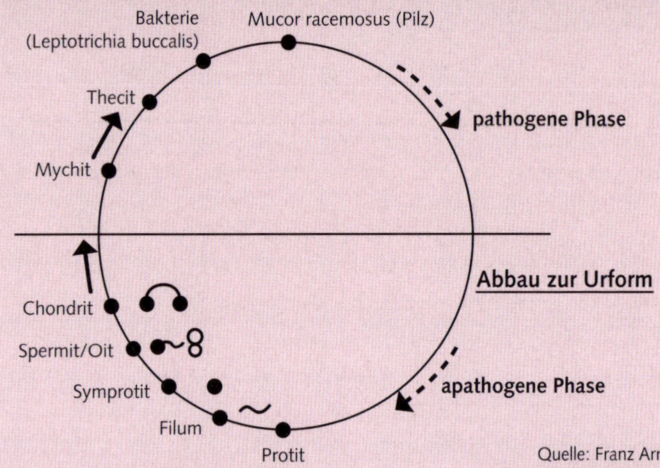

Quelle: Franz Arnoul „Der Schlüssel des Lebens" Reichl-Verlag St. Goar

Mikroorganismen unterliegen milieuabhängig einem Formenwandel über unzählige Entwicklungsstufen. Im saueren Milieu entwickeln sie sich aufwärts vom unschädlichen (apathogenen) bis zum krankmachenden (pathogenen) Stadium. Umgekehrt entwickeln sie sich im basischen Milieu abwärts zurück in die unschädliche Urform.

Nach Enderlein erbt jeder Mensch diese winzige Urform und beherbergt sie lebenslang in seinen Zellen und Körperflüssigkeiten.

In ihren niederen Formen sind diese Mikroorganismen noch unschädlich, sie leben in Symbiose mit uns und erfüllen lebenswichtige Funktionen. Unter anderem stärken sie die Immunabwehr, das Stoffwechselgeschehen, im Blut bilden sie wichtige Blutgerinnungsfaktoren und gewährleisten die Fließeigenschaft. Die höheren entarteten Formen aber können sehr vielfältige Krankheiten hervorrufen.

Was ist es aber, das diese an sich harmlosen, helfenden Gesellen zu Parasiten entarten und zu wahren Übeltätern werden lässt?

Prof. Enderlein sagt: ***„Sobald das Gleichgewicht des Blutserums zwischen Mineralsalzen (Basen) und Säuren längere Zeit durch falsche, unbiologische Ernährung nach der sauren Seite hin gestört wird, setzt eine uferlose Vermehrung dieser Endobionten ein und zugleich der Aufstieg … in die große Entwicklungsreihe der Parasiten.***

Je höher der Endobiont in seiner Entwicklungsreihe steigt, umso größer wird die Störung im Säure-Basen-Gleichgewicht, die also in einem gegenseitig sich steigernden Wechselverhältnis stehen."

Nicht die Mikroorganismen sind grundsätzlich schädlich, nein, sie entfalten ihre schädlichen Eigenschaften erst, wenn sie ein saures Milieu vorfinden, das ihren Parasitencharakter weckt und fördert.

Umgekehrt gilt, dass sich mit der Bereinigung des inneren Milieus auch die Eigenschaften der Mikroorganismen wieder umwandeln lassen: Aus krankmachenden Schädlingen werden wieder Symbionten.

Da muss sich auch der Laie fragen: Welchen Sinn macht dann eine Behandlung mit Antibiotika und deren Nebenwirkungen?

Keine Lebenseinheit ist auf Zerstörung ausgerichtet. Der Organismus unternimmt nichts, um sich selbst zu schädigen. Im Gegenteil: Bei all diesen Lebensfunktionen steht **das biologische Streben nach Gleichgewicht** im Vordergrund.

„In der Mikrobiologie gibt es keinen Tod, sondern nur Wandel."
Dr. med. W. Grüger

Sobald durch Einflüsse ein Ungleichgewicht auftritt, werden Heil-Anpassungen vorgenommen. Natürlich sind dieser biologischen Selbsterhaltung der Symbiose Grenzen gesetzt.

Dazu schreibt Dr. med. Alfred Baum: *„Bei chronischer Giftzufuhr wird diese Grenze erreicht und überschritten. Die Symbiose kippt um, die Stoffwechselvorgänge fangen langsam an, sich aufzulösen. Dann tritt ein anderes Naturgesetz in Kraft. Der Wille zur Vollkommenheit, das Bestreben, die höchstmögliche Form des Daseins zu erreichen, erfasst auch den Symbionten. Aus Pflanzenmolekülen können Pilze werden (Mucor racemosus), die den Symbiosepartner vorzeitig zu Staub verwandeln. Das ist die natürliche Aufgabe, allerdings erst nach dem Tod."*

Ja, das ist ja sauber. Wenn wir eine Höherentwicklung der Mikroorganismen in unserem Körper zulassen, dann erfüllen sie ihren biologischen Dienst und entsorgen uns.

5.1.5 Das Töten der Mikroorganismen ist keine Lösung

Aus dieser Sicht könnte man die Anwendung von Antibiotika wieder verstehen. Das Problem aber bleibt. Antibiotika töten zwar die vermeintlich krank machenden Mikroorganismen, aber sie belasten das Milieu derart stark, dass deren Vermehrung und Höherentwicklung zunimmt. Außerdem werden dabei oft die schweren Nebenwirkungen ignoriert, die bekanntermaßen den menschlichen Organismus meist mehr schädigen als die Mikroorganismen selbst.

Also ist das Töten der Mikroorganismen keine wirkliche Lösung. Antibiotika verschieben nur das Problem zeitlich nach hinten, es entsteht ein chronischer Prozess, der die dauerhafte Antibiotika-Anwendung und Abhängigkeit zur Folge hat, aber keine Heilung.

Dagegen fördert eine Bereinigung des inneren Milieus den Formenwandel zurück in niedere Stufen und macht aus krankmachenden Schädlingen wieder Symbionten. Gewaltlos und ohne Nebenwirkungen.

Dunkelfeld-Mikroskopie

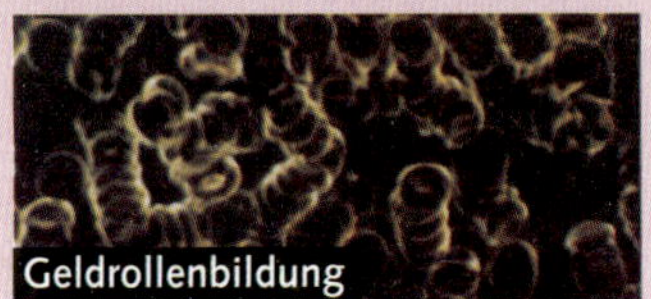

Mehr als 90% der Menschen „leben" mit einem solchen Blut. Befund der herkömmlichen Laboruntersuchung: „Alles in Ordnung".

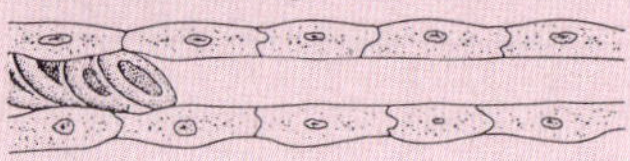

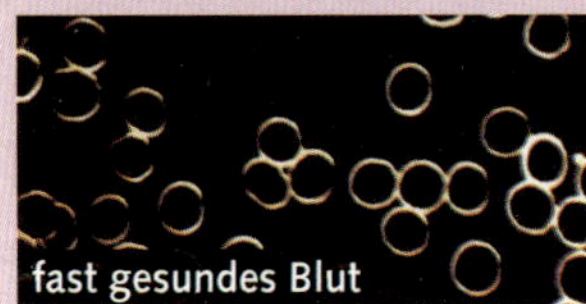

Gesunde, energievolle rote Blutkörperchen gewährleisten ideale Durchblutungsverhältnisse.

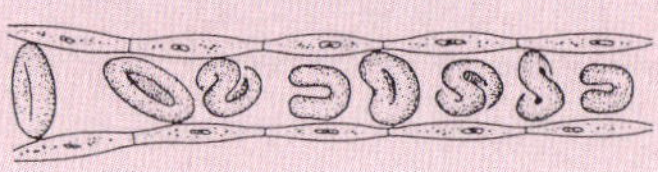

Da der Endobiont ein gieriger Eiweißfresser ist – Eiweiß mästet ihn – spielt der übermäßige Verzehr von tierischem Eiweiß in unserer Ernährung bei seiner Aufwärtsentwicklung eine besonders negative Rolle.

Die sich so in eine krankmachende Form entwickelnden Mikroorganismen können Gewebe und Blut mehr oder weniger befallen (Endobiose). Sie können beispielsweise durch Zusammenballungen der roten Blutkörperchen Stauungen im Blutkreislauf hervorrufen, die dann zu den vielfältigsten Funktionsstörungen führen.

Dazu gehören: Kopfschmerzen, hoher und niederer Blutdruck, Unwohlsein, Mattigkeit, Appetitlosigkeit, blasses Gesicht, belegte Zunge, Haut-Pickel, Geschwüre, Heiserkeit, Infektanfälligkeit, Ohrgeräusche, Hörschwäche, Sehschwäche, Durchfall, Depression, Konzentrations- und Gedächtnisstörungen, Rheumatismus, Arthritis, Gicht, Tonsillitis, Diabetes, Anämie, Gehirnverkalkung, Lähmungen, Tumore aller Art, usw.

„Im Grunde handelt es sich also nicht um eine Vielfalt von Krankheiten, sondern eigentlich nur um eine einzige Krankheit, nämlich um die ständige Übersäuerung des Blutes, welche die zentrale Regulation im menschlichen Körper stört und in Unordnung bringt."

Prof. Enderlein

Isopathie

Um die aus dem Gleichgewicht geratenen Symbionten wieder ins richtige Lot zu bringen, kam Prof. Enderlein auf eine geniale Idee: Nachdem er erkannt hatte, dass eine Abwärtsentwicklung der Mikroorganismen durch die Anwesenheit bestimmter niederer Formen (Chondrite) der eigenen Art gefördert wird, entwickelte er Arzneimittel aus Chondriten der jeweiligen Mikroorganismen. Es entstand die Isopathie.

Isopathie ist also eine Therapieform, bei der Medikamente eingesetzt werden, die in Verbindung mit Entsäuerungsmaßnahmen fähig sind, eine Zurückwandlung von der schädlichen in die unschädliche Form der Mikroben gewaltlos herbeizuführen. Diese Bioregulatoren regen die Selbstheilungskräfte an und sorgen für ein harmonisches, regulierendes Zusammenspiel (Symbiose) der Mikroorganismen in unserem Körper.

Dunkelfeld-Mikroskopie

Die Dunkelfeld-Mikroskopie bietet also die Möglichkeit, in einem Blutstropfen feinste Strukturen sichtbar zu machen, die mit den normalen Mikroskopen nicht zu erkennen sind.

So kann man exakt den Zustand der roten und weißen Blutkörperchen und des Blutplasmas bestimmen, und die darin vorkommenden Mikroorganismen in ihren verschiedensten Entwicklungsstufen erkennen.

Anhand des Zustandes des Blutes lassen sich außerdem eindeutige Rückschlüsse auf den Zustand des Bindegewebe-Milieus ziehen. So ist die Dunkelfeld-Mikroskopie ein einfaches und zuverlässiges Diagnosemittel, um frühzeitig krankhafte Milieu-Veränderungen nachweisen zu können.

Weil einer Erkrankung immer typische Blutbild-Veränderungen vorausgehen, ist mit dieser Methode eine echte Früherkennung, aber auch Therapiekontrolle möglich.

Fazit:

1. Auch von Prof. Enderlein wird die Erkenntnis von Prof. Pischinger, Dr. Heine und anderen bestätigt: Bei allen chronischen Krankheiten liegt die Ursache in einer negativen Milieu-Veränderung des Bindegewebes, meist hervorgerufen durch eine Übersäuerung des Körpers, die im direkten Zusammenhang mit dem Blut steht.
2. Wir beherbergen in einer Art von Lebensgemeinschaft (Symbiose) winzige Mikroorganismen (Endobionten), die zu unserem Wohle die Immunabwehr und das Stoffwechselgeschehen stärken.

3. In einem sauren Milieu (Grundsubstanz und Blut) vermehren und entwickeln sich die Mikroorganismen zu entarteten Formen, die zu den vielfältigsten Funktionsstörungen und Krankheiten führen (Endobiose).
4. Mit Hilfe der Dunkelfeld-Mikroskopie lassen sich in einem kleinen Blutstropfen die Erscheinungsformen der Endobiose schon im Frühstadium erkennen. Der Therapieverlauf kann durch Kontrolluntersuchungen dokumentiert werden.
5. Mit der richtigen Ernährungs- und Lebensweise wird die verursachende Übersäuerung beseitigt und die Mikroorganismen gewaltlos in niedere Formen umgewandelt, in der sie dann unsere Selbstheilungskräfte stärken.

Dunkelfeld-Mikroskopie Erscheinungsformen im Blut (Beispiele)

Erscheinungsformen		Hinweise auf
Zusammenballung der roten Blutkörperchen (Geldrollenbildung)	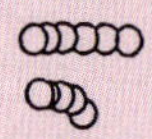	Stauungen, Durchblutungsstörungen (gebogene Geldrollen = Darmbelastung)
Wabenartige Anordnung	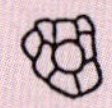	
Filitbildung	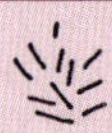	
Makrosymprotide		Symbiosestörung, aktives Immunsystem, Krankheitsprozess
Symplasten	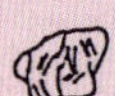	Störung im Säure-Basen-Gleichgewicht, Stauungen
Befall der weißen Blutkörperchen	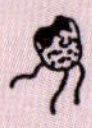 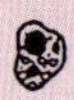	zelluläre Abwehr geschwächt

Beispiele von Erscheinungsformen im Blut, die mit dem Dunkelfeldmikroskop bei 1000-facher Vergrößerung sichtbar werden. Quelle: Cornelia Schwerdtle/Franz Arnoul „Einführung in die Dunkelfelddiagnostik, Semmelweis-Verlag, Hoya

6. Die geistige Einstellung zum Leben

Obwohl ich ursprünglich nicht vorhatte, näher auf das Thema Psyche und Psychohygiene einzugehen, wurde ich aus meinem Bekanntenkreis angeregt, es doch zu tun. Allerdings werde ich nicht so sehr auf die klassische Psychologie eingehen, sondern mehr die enge Beziehung zwischen Gesundheit und Glück darstellen.

6.1.1 Gedanken sind Schöpfungskräfte

Bei all den Bemühungen um Gesundheit sollten nicht nur die chemisch-physikalischen Prozesse Beachtung finden. Zur Sanierung des inneren Milieus muss neben der stofflichen auch eine geistig-emotionale Bereinigung erfolgen. Es muss uns bewusst sein, dass wir mit unseren Gedanken Materie verändern können.

So wie das Wort Schwingungsenergie ist, so ist der Gedanke die subtilste Form von Energie, die in der Lage ist, Materie zu erschaffen und zu verändern. Das bedeutet, dass jeder Gedanke die Kraft in sich trägt, Realität zu werden. Jede Idee kann sich verwirklichen, sie wartet bereits im unendlichen Raum des Universums darauf, endlich entdeckt zu werden. Deshalb sollten wir uns überlegen, in welche Richtung wir denken. Wir haben die Wahl, uns die Lebensqualitäten zu denken, die wir wollen. Gedanken, die beispielsweise von Hass und Neid erfüllt sind, werden in den Geweben und Säften negative Veränderungen des Milieus hinterlassen. Dagegen fördern Freude, Liebe und Zuversicht die Fließeigenschaften, schaffen lichtvolle Verhältnisse und stärken die regulativen Kräfte.

Körperlichkeit ist immer das Ergebnis einer geistigen Betätigung.
Körperlichkeit ist immer eine Wirkung, ein Produkt,
nie die Ursache.

Die beeindruckenden Entdeckungen von Johann Grander und Dr. Masaru Emoto belegen mit ihren Wasser-Forschungen, wie sich Materie mit der Schöpfungskraft des menschlichen Bewusstseins verändern lässt. Mit diesem Wissen finden wir die richtige geistige Einstellung zum Leben und eine Lebens- und Denkweise, die sämtliche Anforderungen einer harmonischen Regulation aller Lebensfunktionen erfüllt. Und das nicht nur im Mikrokosmos des Individuums sondern auch im Weltbewusstsein des Makrokosmos. So sind Glück und Gesundheit auf allen Ebenen möglich.

6.1.2 Glück und Gesundheit

Der wohl am meisten gesuchte, aber am wenigsten bekannte Weg ist der Weg des Menschen zum Glück. Weil Glück und Gesundheit in enger Beziehung zueinander stehen und die Wege dorthin meist parallel verlaufen, übernehme ich aus meinem Buch „Entdecke das Glücksprinzip im Network-Marketing“ einige Auszüge aus dem Kapitel „Glück“ in gekürzter und modifizierter Form.

Diese Darstellung soll außerdem erklären, wie das Erreichen von Glück und Gesundheit in direkter Abhängigkeit zu unserer Denk- und Lebensweise steht.

Aus Gründen der Übersichtlichkeit belasse ich es hier bei der Beschreibung von Glück und Glücklichsein. Wenn Sie im folgenden Text jeweils das Wort „Glück“ durch das Wort „Gesundheit“ gedanklich ersetzen, werden Sie die Zusammenhänge erkennen.

Will der Mensch sein Glück finden,
dann muss er die Bereitschaft zum GLÜCKLICHSEIN entwickeln.

6.1.3 Zweifel, ein Hindernis auf dem Weg zum Glück

Viele Menschen leben dauernd in der Hoffnung auf Glück, sie sehnen sich danach und **warten passiv** darauf, dass es irgendwann **zufällig** auf sie zukommt. Andere stellen sich die „Glücksfrage“ erst gar nicht, oder sie verbauen sich den Weg zum Glück durch Zweifel.

Kann man sich überhaupt aktiv um Glück bemühen? Der Weg zum Glück ist bestimmt anstrengend, riskant und gefährlich? Vielleicht ist es besser ein „vernünftiges“ Leben in Gewöhnlichkeit zu führen und den alltäglichen Pflichten nachzugehen? Lassen wir das Glück eine stille Sehnsucht sein; der Zufall oder das Schicksal wird es schon bringen, wenn die Zeit reif ist.

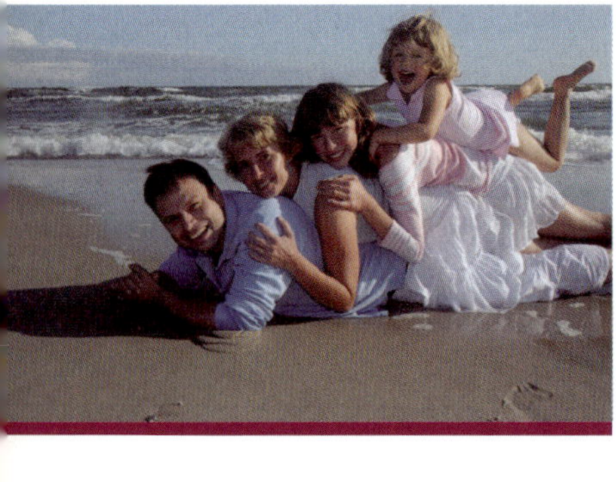

So oder ähnlich können die Fragen und Argumente der Zweifler lauten. Starker Zweifel kann sogar das letzte Vertrauen in sich selbst und in die persönlichen Fähigkeiten zerstören. Damit wird auch die Basis des möglichen Glücks zerstört, noch bevor es gesucht und entdeckt wurde.

6.1.4 Was ist Glück?

Wenn wir von Glück sprechen, handelt es sich immer um etwas Schönes, etwas Gutes und Wünschenswertes.

Würde man eine Umfrage nach der Bedeutung von Glück machen, dann kämen im Ergebnis wohl folgende oder ähnliche Antworten:

- Glück ist, zu erreichen, wonach wir streben.
- Glück ist, wenn Erwartungen erfüllt und Ziele erreicht werden.
- Glück ist das Gegenteil von Unglück.
- Glück ist Einfluss, Ansehen und Macht zu haben, statt „ohnmächtig“ zu sein.
- Glück ist besitzend, statt bedürftig zu sein.
- Glück ist, in Freude, Fröhlichkeit und Zufriedenheit zu leben.
- Glück ist die Begegnung mit lieben Menschen.
- Glück ist, bedingungslos zu lieben und bedingungslos geliebt zu werden.
- Glück ist ein gutes Familienleben.
- Für den einen ist Glück ein arbeitsfreies Leben, für den anderen ein aktives Leben in der Arbeit.

Sind wir wirklich glücklich, wenn das Erstrebte erreicht und die Erwartungen erfüllt wurden? Sind wir wirklich glücklich, wenn wir Einfluss und Macht haben? Lässt uns Besitz wirklich glücklich sein? Die Antworten lauten wie so oft im Leben: Ja und Nein.

- Ja, für denjenigen, der Angst vor Armut hat oder in Armut lebt, da kann Besitz dann sicher ein glücksfördernder Aspekt sein. Wer Einsamkeit befürchtet, für den sind bestimmt Einfluss und Ansehen ein Glücksfaktor.
- Nein, da Besitz, Ansehen, Macht und Ehre zwar glückliche Umstände sein können, diese aber teilweise von „Zufällen“ und äußeren Faktoren bestimmt werden, die ich selbst nicht beeinflussen kann. Will ich solche Glücksumstände erhalten, muss es entweder jemanden geben, der sie mir immer spendet. Oder ich muss ständig darum kämpfen und diese Umstände (Menschen) bei Laune halten, was das Glückserleben mindert. Klar, dass auf diese Weise kein dauerhaftes Glück entstehen kann.

Bereits angesichts dieser wenigen Beispiele wird deutlich, dass die Antworten auf die Frage, was glücklich macht, komplexer Natur sind. Deshalb gehen wir auf die Suche nach weiteren Wegweisern.

Der erste Schritt auf dem Weg zum Glück ist die Selbst-Erkenntnis, die Entdeckung seiner vollkommenen geistigen und psychischen Fähigkeiten.

6.1.5 Glück nicht dem Zufall überlassen

Die Entdeckung der geistigen und psychischen Fähigkeiten bringt uns also auf den Weg. Den Ursprung des Glücks müssen wir immer in uns selbst suchen, der Weg zum Glück führt nach Innen, zu uns selbst.

„Was also, ihr Sterblichen, sucht ihr draußen das Glück, das in euch liegt."
Boethius

Wenn Glück nicht nur reiner Zufall, sondern schöpferische Tat sein soll, müssen insbesondere die Fähigkeiten des Denkens, Fühlens und Handelns entwickelt und gepflegt werden (Psychohygiene). Auf diese Fähigkeiten haben nur wir selbst und sonst niemand Einfluss, und wir können sie unabhängig von anderen Menschen entwickeln.

Die Fähigkeit des Denkens (Erkennen, Verstand, Logik, Wissen, Ratio, Denk-Ich, Oberbewusstsein).

Die Fähigkeit des Denkens trägt zur Entwicklung des Lebens bei, weil der Verstand alle Eigenschaften und Gegebenheiten, die er versteht, in eine geistige, auf den Menschen bezogene Wirklichkeit verwandelt. Egal, ob dies Eigenschaften und Gegebenheiten sind, die aus der Natur, der Gesellschaft, oder aus dem eigenen Sein kommen. Alles was dem Menschen begegnet, will der Verstand erkennen und bewerten.

Das bedeutet: Der Mensch macht die Erfahrungen des Lebens zu seiner individuellen Wirklichkeit. Dieser jeweiligen Wirklichkeit, beispielsweise einem aktuellen Erlebnis, gibt der Verstand einen **Wert**, eine Bedeutung. In einer entsprechenden Situation vergleicht der Verstand die jeweiligen **Wertigkeiten** mit den Werten anderer, früherer Erfahrungen und nimmt sie als Entscheidungshilfe zur Unterscheidung, Beurteilung, Bewertung. Dem Ergebnis der Entscheidung erfolgt eine zu der Beurteilung passenden Handlung, oder auch Passivität.

Die Fähigkeiten des Verstandes zeichnen sich durch folgende Eigenschaften aus:

- Mit dem Verstand kann ich meine Umwelt wahrnehmen und verstehen.
- Mit dem Verstand kann ich mich meiner Umwelt verständlich machen
- Der Verstand, der Wille, und die Befähigung zur Durchführung entscheiden, ob aus einem Vorhaben eine Handlung wird.
- Der Verstand entwickelt einen Lebensplan und versucht, ihn durch Handlung umzusetzen.
- Der Verstand denkt nur linear und logisch (Kurzzeitgedächtnis).
- Der Verstand kann nur im Wachzustand arbeiten.
- Der Verstand bewertet, beurteilt und verurteilt, entsprechend den individuellen Erfahrungen aus der sozialen Welt.

- Der Verstand kann sich vom Gefühl beraten lassen, er kann sich dem Fühl-Ich zuwenden.

Bewertet der Verstand nur äußere materielle Werte als bedeutungsvoll, und trifft er seine Entscheidungen nur nach diesen Kriterien, ist sein Beurteilungsvermögen begrenzt, weil er die geistig-emotionalen Werte vernachlässigt und auf die „wesentliche" Hilfe des Fühlens (des „Bauchgefühls" bzw. der Intuition) verzichtet.

Die Fähigkeit des Fühlens (Gefühl, Empfindung, Fühl-Ich, Emotio, Intuition, innere Stimme, Unterbewusstsein).

Die Fähigkeit des Fühlens ist wohl die wichtigste Voraussetzung, den Weg zum Glück zu finden. Sie ist die Brücke zum wahren Wissen. Das Fühlen steht in dauernder Verbindung zum „höheren Selbst", das unseren Lebensplan kennt. Der Verstand dagegen hat keinen direkten Zugang zum „höheren Selbst". Er benötigt immer die Fähigkeit des Fühlens (Intuition, innere Stimme), um an die wertvollen Informationen des wahren und grenzenlosen Wissens des „höheren Selbst" heranzukommen.

Ist der Verstand schlau, stuft er die Bedeutung der Gefühlsinformationen hoch ein und bezieht sie in seine Entscheidungen mit ein.

Die Fähigkeiten des Fühlens zeichnen sich durch folgende Eigenschaften aus:

- Auf der Gefühlsebene sind alle Erinnerungen von Erlebnissen und Ereignissen gespeichert, die irgendwann einmal passiert sind (Langzeitgedächtnis).
- Die Gefühlsebene hat Verbindung zum „höheren Selbst", in dem das universelle Wissen gespeichert ist.
- Die Gefühlsebene kann die Informationen aus dem „höheren Selbst" an den Verstand weitergeben, sofern der Verstand es zulässt.
- Die Gefühlsebene arbeitet am besten, wenn der Verstand ruht (z.B. Entspannung, Meditation).
- Die Gefühlsebene ist immer aktiv, immer wach.
- Die Gefühlsebene hat keine Selbstwahrnehmung. Diese bekommt sie vom Verstand. Dadurch wird das Gefühl zu dem, was der Verstand von ihm hält. Achtet und liebt der Verstand das Gefühl, dann blüht es auf und vollbringt Höchstleistungen. Wird es missachtet, verkümmert es.
- Die Gefühlsebene prüft jede Handlung des Verstandes, ob sie dem Lebensplan entspricht. Ist dies der Fall, reagiert die Gefühlsebene

begeistert und antwortet mit einer positiven Reaktion, die wir als Freude, Glück, Zufriedenheit wahrnehmen.

Alle Gefühle haben von Natur aus nur das eine Ziel:
Dem Menschen unaufhörlich den Weg zu zeigen,
der zu seinem wahren Wesen und damit zum Glück führt.
Gefühle stellen im Zusammenspiel mit dem Verstand Lebensbedingungen her,
die eine optimale Entfaltung des Menschen in diese Richtung ermöglichen.

Jeder kennt positive Gefühle wie Freude, Liebe, Mut, Sicherheit, Geduld, Offenheit, Verständnis usw. Wer diese Empfindungen bei seinen Handlungen hat, der kann sicher sein, dass er auf dem richtigen Weg ist.

Wer dagegen Angst, Wut, Hass, Unsicherheit usw. empfindet, sollte seine Werte überprüfen, sich eventuell neu orientieren und seine Fähigkeiten entwickeln und pflegen.

Ausbildungsmöglichkeiten zur Schulung des Bewusstseins gibt es viele. Manche suchen Hilfe in Selbsterfahrungsseminaren, bei Yoga, Meditation usw. Für manche ist vielleicht das Leben selbst die beste Schule, das beste Übungsfeld. In der Schule des Lebens kann man lernen und üben, sich selbst und dem eigenen Leben wieder mehr Vertrauen zu schenken, wieder mehr nach den eigenen Bedürfnissen zu leben und weniger nach den Vorgaben anderer.

Aus dieser individuellen persönlichen Kraft des Bewusstseins kann sich der Mensch auf seine individuelle Art entfalten. Er kann mit diesen Fähigkeiten neben seinem geistigen, psychischen Bewusstsein auch körperlichen und äußeren Dingen des Lebens Form und Bedeutung geben. Letzten Endes ist der Mensch auf diese Weise Schöpfer seiner eigenen Welt. Er ist das, was er durch diese Fähigkeiten sein kann.

Leider wird die Fähigkeit des Fühlens in unserer Gesellschaft immer mehr in den Hintergrund gedrängt und unterdrückt. Die innere Stimme wird von zu vielen anderen Stimmen, die laut, aufdringlich, befehlend, nörgelnd oder gar negativ kritisierend sind, übertönt. Zu viele äußere Reize und Impulse, die oft widernatürliche Ziele verfolgen, lenken vom Wesentlichen ab und bauen eine Scheinwelt auf, die von vielen mit der Innenwelt verwechselt wird. Kein Wunder, wenn „Ent-Täuschungen“ vorprogrammiert sind.

Die Sprache der inneren Stimme von anderen Stimmen zu unterscheiden, ist eine Lebenskunst, die wir wieder ausbilden und pflegen müssen, wollen wir die Verbindung zum „höheren Selbst“ und damit die Verbindung zur reinen Wahrheit erhalten.

Glücklichsein ist immer ein Symptom, ein Zeichen dafür, dass der Betroffene auf seinem richtigen Weg zum „Werde, was Du bist" ist.

Die Fähigkeit der Handlung

Das Leben und der Weg zum Glück werden neben dem Denken und Fühlen auch von der Qualität der Handlungsfähigkeit bestimmt. Schon immer versucht der Mensch, durch Erforschung und Veränderung der materiellen, aber auch der gesellschaftlichen Welt, das Glück zu finden. Das Streben nach Glück ist der ursprüngliche Antrieb für technisch-industriellen Fortschritt, da er durch die materielle Absicherung der Existenz das Glück zuverlässiger „erwirken" und dessen Entstehung nicht dem Zufall überlassen soll.

Doch in unserer Zeit wird immer deutlicher, dass die „Glücksprogramme", die den Fortschritt bringen sollen, zwar die äußeren Umstände des Lebens verändern und manche Bequemlichkeit bringen, aber noch nicht zum Glücklichsein, zur inneren Beglückung führen. Tatsächlich sieht es eher so aus, als ob das Glück bei steigendem Fortschritt immer mehr in die Ferne rückt.

Es ist nicht zu leugnen, dass die technischen Fortschritte immer neue Möglichkeiten bieten. Dabei fällt aber auch auf, dass bei diesen fortschrittlichen Entwicklungen der direkte Bezug zum Menschen immer weniger wird. Nicht der Mensch und die Natur stehen im Mittelpunkt des Fortschritts, sondern wirtschaftliche Interessen.

So liegt der Verdacht nahe, dass wir uns selbst ausweichen, dass wir vor unseren „wesentlichen" Aufgaben flüchten. Was ist das für ein Fortschritt? Wohin schreiten wir?

Wahres Glück entsteht durch den Inhalt unserer Gedanken und Gefühle, die sich durch den Vollzug entsprechender Handlungen ausdrücken.

Harmonie zwischen Verstand, Gefühl und Handlung

Der Einfluss des Empfindens von Glück lässt sich folgendermaßen zusammenfassen: Während das Denken die äußeren Dinge, also die äußere Wahrheit erkennt und beurteilt, kann das Fühlen die innere Wahrheit empfinden. Wenn diese beiden Fähigkeiten optimal und perfekt zusammenspielen, wenn das Denk-Ich sich auch am Fühl-Ich orientiert und sich mit ihm identifiziert, kommt es zu Handlungen, die dem universellen Prozess entsprechen, dem der Mensch hierarchisch untergeordnet ist.

Auch wenn die Ergebnisse nicht immer gleich als solche erkennbar sind, entstehen daraus Momente des Glücks.

Nicht Dinge führen zum Glück.
Nur der Mensch selbst – sonst nichts und niemand – bringt durch sein Denken, Fühlen und Handeln das Glück hervor. Dinge und Umstände sind Hilfsmittel, zu denen der Mensch von sich selbst noch etwas hinzugeben muss (z.B. Sinnhaftigkeit, Wertigkeit), damit sie ihn beglücken können.

Unabhängiges Glück

Wer seine Fähigkeiten dahingehend entwickelt, dass er einen Bewusstseinszustand schafft mit Werten wie

- universelles (göttliches) Bewusstsein,
- Selbstbewusstsein,
- Selbsterkenntnis,
- bedingungslose Liebe,
- Bewusstsein, in Verbindung mit der universellen Kraft zu stehen,

  dem ist wahres, unabhängiges, beständiges Glück garantiert.

In diesem Bewusstseinszustand brauchen wir uns keine Sorgen zu machen. Keine äußeren Einflüsse können diesen Zustand verändern, nur wir selbst. Nur der eigene Zweifel am Vollkommensein kann das Glück noch behindern.

Die höchste Stufe des Glücks ist ein Bewusstseinszustand, in dem das Eins-Sein mit allem erkannt und gelebt wird.

Das Wesen des Menschen ist von Natur aus darauf ausgerichtet, den Bewusstseinszustand zu erreichen, der ihn erkennen lässt, wer er ist, woher er kommt und wohin er geht. Das Leben aller Menschen strebt nach einer Entfaltung zum „Werde, was Du bist".

GLÜCK HABEN
ist ein von äußeren Bedingungen **abhängiger** Glückszustand.
GLÜCKLICH SEIN
ist ein von äußeren Bedingungen **unabhängiger** Glückszustand.

6.1.6 Glücklichsein ist ein dynamischer Zustand

Es ist offensichtlich, dass Glück entsprechend seiner Tiefe, Qualität und Dauer unterschiedlich erlebt wird. Es ist auch verständlich, dass Glück kein statischer Zustand ist, der immer in gleichem Maße anwesend ist. Das Leben ist ein dynamischer Prozess, genau so dynamisch ist unser Bewusstsein und dementsprechend unser Glückserleben.

Manchmal wechseln sich Glück und Unglück ab, manchmal **HAT** man Glück, manchmal **IST** man glücklich. Am meisten wird man wohl von einem neutralen Zustand begleitet, den man weder als über-glücklich, noch als un-glücklich bezeichnen kann.

Viele Menschen empfinden schon diesen neutralen Zustand als Glück und sind zufrieden, wenn sie ihn halten können.

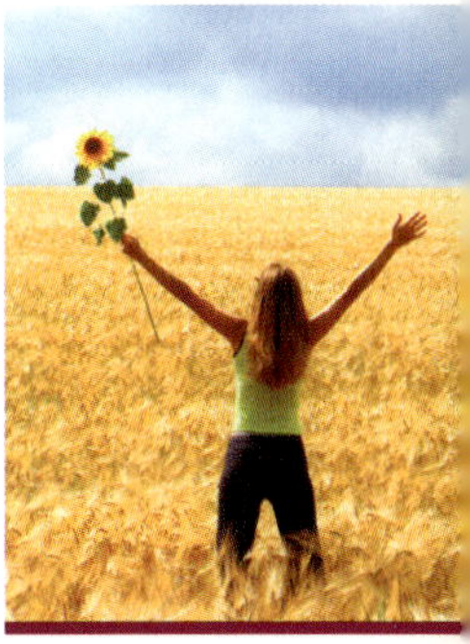

Zurück zur Ausgangsfrage: Warum finden viele Menschen den Weg zum Glück nicht?

Aus den hier dargestellten Erkenntnissen lässt sich zusammenfassend feststellen, dass viele Menschen den Weg zum Glück nicht finden,

- Weil sie erst gar nicht anfangen, zu suchen.
- Weil sie, wenn sie suchen, überall suchen, nur nicht bei sich selbst.
- Weil sie die Verantwortung für ihr eigenes Glück an andere abgeben.
- Weil sie vergessen haben, dass Glück etwas mit der inneren Einstellung und mit der Qualität der Fähigkeiten (Denken, Fühlen, Handeln) zu tun hat.
- Weil sie vergessen haben, diese Fähigkeiten zu entwickeln und zu pflegen.
- Weil die Gefühle durch Überreizung von äußeren Einflüssen abgestumpft sind.
- Weil die Werte sich verändert haben, und die Menschen dadurch die Orientierung verloren haben.
- Weil es durch Orientierungslosigkeit „Ent-täuschungen“ gibt.

„Ent-täuschungen“ zu erleben ist also eine Chance, die Orientierung wieder zu finden. Sie wollen uns zeigen, dass wir getäuscht wurden, dass unser Verstand falschen Informationen aufgesessen ist, dass wir unsere Handlungen an falschen Werten, statt am individuellen Lebensplan orientiert haben.

Auszug aus dem Buch „Die Glücksformel“ von Stefan Klein:
„... Die wichtigste Übung auf der Suche nach dem Glück ist darum die, sich selbst kennen zu lernen. Dazu bedarf es keiner besonderen Vorkehrungen. Es genügt, aufmerksam seine Reaktionen auf die Reize des Alltags wahrzunehmen und mit seiner Gewohnheit ein wenig zu experimentieren. So finden wir besser und besser heraus, was uns gut tut. Jeder wird seine eigenen Antworten auf diese Frage entdecken. Es gibt sechs Milliarden Menschen und sechs Milliarden Wege zum Glück. ....“

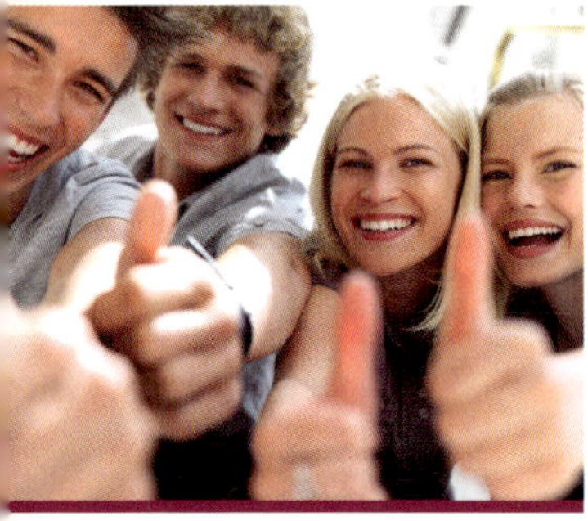

Wir kennen jetzt den Weg zum Glück, wir wissen, dass beständiges Glück möglich ist. Nutzen wir die Chance zur Wandlung durch persönlichkeitsfördernde Maßnahmen.

1. Besinnung auf die inneren Fähigkeiten
2. Entwicklung und Pflege der Fähigkeiten
3. In der Gegenwart leben
4. Überprüfung der Wertigkeit
5. Neuorientierung
6. Ent-täuschungen als Chance zur Wandlung nutzen

Werde was Du bist.

Nie endendes Glück entsteht, sobald wir unser Vollkommensein (höheres Selbst) entdecken, und damit auch anerkennen, dass wir eingebunden sind in das uns nährende und schützende universale Netzwerk, das uns die Potenziale für alle Möglichkeiten bietet. Sobald wir in Übereinstimmung mit dem großen Ganzen leben, können unsere Wünsche Wirklichkeit werden.

7. Die andere Wahrheit über Herzinfarkt, Schlaganfall, Diabetes, Rheuma und alle anderen chronischen Krankheiten

Der Unterschied von einer ganzheitlichen Sichtweise hinsichtlich Diagnose und Therapie gegenüber einer Symptombehandlung wurde am Beispiel Schnupfen bereits im Kapitel 4.2.2 ausführlich dargestellt.

Obwohl sich mit der Belastung des Grundregulations-Systems die Ursache und das Prinzip der Entwicklungsprozesse aller Krankheiten erklären lassen, und diese Erkenntnisse auf alle Krankheiten übertragen werden können, werden in diesem Kapitel dennoch einige ausgewählte und bedeutungsvolle Beschwerden detaillierter betrachtet.

Diese Beschreibungen sollen auch die medizinischen Verirrungen, totgeschwiegenen oder bekämpften Wahrheiten, und Angst machenden Falschinformationen aufdecken. Sie sollen Mut machen und vermitteln, dass wir auch chronischen Krankheiten nicht machtlos ausgeliefert sind.

7.1 Herzinfarkt und Schlaganfall

Eine hochinteressante Begegnung hatte ich im Jahre 1987 mit dem Internisten und Infarktforscher Dr. Berthold Kern. Diese Begegnung und die überlebenswichtigen Erkenntnisse, die mir Dr. Kern vermittelte, haben mein Leben, meine Lebensweise und die Arbeit in meiner Naturheilpraxis wesentlich verändert und bis heute geprägt.

Herz-Kreislauferkrankungen, Herzinfarkt und Schlaganfall waren damals und sind heute noch die Todesursache Nr. 1, an der etwa die Hälfte der Bevölkerung stirbt. Diese Unglücksfälle sind deshalb so gefürchtet, weil sie scheinbar urplötzlich und ohne Vorwarnung auftreten, und weil sie meist dramatische Schäden hinterlassen, wenn sie nicht zum sofortigen Tod führen.

Die Aufklärung von Dr. Berthold Kern hat mir die Angst vor dieser, nach allgemeiner Auffassung unbeeinflussbaren Katastrophe, genommen. Er hat auf einfache Art und Weise dargestellt, dass Herzinfarkt und Schlaganfall uns nicht schicksalhaft überfallen, sondern sich nach „bio-logischen" Gesetzmäßigkeiten entwickeln. Jeder interessierte Laie kann die Zusammenhänge verstehen und die Katastrophe bereits bei der Entstehung vermeiden.

Mit dieser Beschreibung möchte ich dieses unterdrückte und totgeschwiegene Wissen weitergeben und auch Sie, liebe Leser, von der oft gezielt verbreiteten Angst vor Herzinfarkt und Hirnschlag befreien. Jeder kann selbst etwas gegen die Todesursache Nr. 1 unternehmen und sich davor schützen.

7.1.1 Herzinfarkt

Wenn Sie sich an die Voraussetzungen für die Entwicklung von Krankheit erinnern, kennen Sie die fundamentalen Gemeinsamkeiten aller Krankheiten. Auch wenn hier der Herzinfarkt im Vordergrund steht, bitte ich zu bedenken, dass sich Durchblutungsstörungen auf den ganzen Organismus auswirken. Massive Durchblutungsstörungen können in jedem Organ ein Infarktgeschehen auslösen.

Die Entstehung des Herzinfarkts wird allgemein damit erklärt, dass sich eine Arterie des Herzens (Koronarien, Herzkranzgefäße) verstopft und folglich kein Blut mehr durchlässt. Diese durch Verschluss oder Verengung entstehende Durchblutungsstörung soll eine Mangelversorgung der Herzmuskelzellen zur Folge haben, die zum Untergang der Zellen und damit zur Funktionsstörung, bis zum Ausfall der Herztätigkeit – zum Infarkt – führt.

Als Ursachen für diese Arterien-Verstopfung werden hoher Blutdruck, Übergewicht, Alkoholkonsum, Rauchen, hohe Cholesterinwerte, Kalkablagerungen (Arteriosklerose), Thrombosen, Bewegungsmangel usw. vorgegeben.

Diese „Verschlusstheorie" entstand um 1932 als Vermutung. Aus Leichenbefunden erkannte man, dass bei vielen Toten einzelne Herzkranzgefäße teilweise oder ganz verschlossen waren. Obwohl diese Menschen keine Herzkrankheiten hatten, entstand daraus die Lehrmeinung (Lehrhypothese):

„Solche Einengungen müssen den Herzmuskel schädigen. Bei einem Total-Verschluss eines Blutgefäßes bekommt der Herzmuskel überhaupt kein Blut, weshalb er sofort abstirbt (Infarkt)."

Aufgrund dieser Leichen-Befunde wurde auch als Lehrmeinung festgelegt, dass es sich bei den Herzkranzgefäßen um „End-Arterien" handeln muss. Das würde bedeuten, die Arterien hätten keine Verbindung zu anderen Arterien und würden wie eine Sackgasse im Gewebe enden. Folglich würde das Gewebe auch nicht mehr versorgt werden, wenn die Arterie kein Blut mehr durchlasse. Die Fortsetzung der Logik wäre, Therapiemaßnahmen anzuwenden, welche die Verstopfung oder den Engpass beseitigen.

Diese falschen Annahmen sind der Grund, warum seit 1967 Bypässe, Stents und Erweiterungen der Gefäße (Dilatation) als übliche Praxis bei Herzenge (Angina pectoris) und zur Herzinfarkt-Nachsorge angewandt werden. Außerdem werden Blutverdünnungsmittel eingesetzt, die in Wirklichkeit das Blut nicht im Sinne einer besseren Fließeigenschaft verdünnen, sondern lediglich Thrombosen verhindern (z.B. Aspirin und Marcumar hemmen die Trombozytenaggregation).

> „Dieses ‚Klempner-Denken' herrscht in der inneren Medizin immer noch vor, trotz anderer, jahrzehntealter (seit 1958) wissenschaftlicher Erkenntnisse."
>
> Dr. Berthold Kern

Achtung Falschmeldung:
Herzkrankheiten entstehen durch verstopfte Arterien.

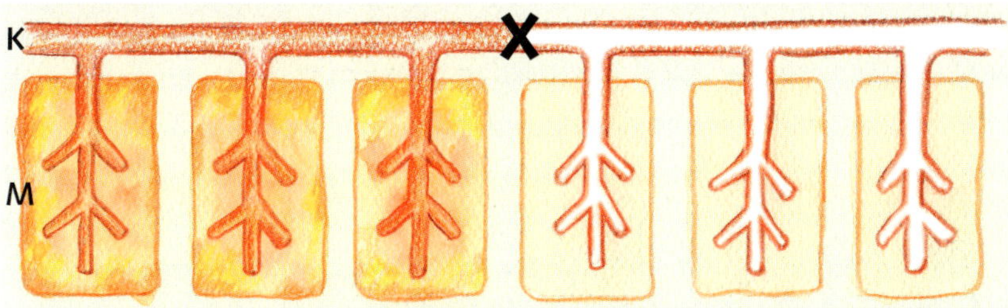

Die falsche Annahme der Verschlusstheorie, Herzkranzgefäße seien Endarterien und nach einem Gefäßverschluss sei die Durchblutung unterbrochen.
K = Kapillare (Herzkranzgefäße), M = Muskelzelle bzw. Gewebe, X = Gefäß-Verschluss

Wohlgemerkt, diese Lehrmeinung entstand seinerzeit aus Leichenbefunden. Inzwischen ist längst belegt, dass diese Annahmen und die daraus folgenden therapeutischen Vorgehensweisen falsch sind. Es wurde nicht berücksichtigt, wie sich die Durchblutung beim lebenden Menschen, das heißt bei fließendem Blut, verhält.

Genügend Studien beweisen schon seit Jahrzehnten:

1. Herzkrankheiten entstehen nicht durch einzelne verstopfte Arterien.
2. Ein Herzinfarkt entsteht unabhängig von Gefäßverschlüssen.
   a) Ein Patient ohne Gefäßverschluss kann einen Herzinfarkt bekommen.
   b) Ein Patient mit einem oder mehreren Gefäßverschlüssen bekommt nicht zwangsläufig einen Herzinfarkt.
   c) Auch bei starken Verengungen und mehreren Verschlüssen der Herzkranzgefäße wird der Herzmuskel ausreichend mit Blut versorgt.

Warum halten sich in Medizinkreisen dann die alten Behauptungen so hartnäckig, obwohl das Gegenteil längst bewiesen ist? Nicht einmal die Erfolglosigkeit und das Versagen der Therapie von Herzerkrankungen machen die Mediziner nachdenklich. Nicht einmal die dramatische, gar epidemieartige Zunahme dieser Leiden bewegt sie zur Veränderung.

Ferner werden weiterhin sinnlose Bypässe und Stents gesetzt und Gefäße gedehnt. Für den Betroffenen sind Eingriffe wie „Brustkorb und Herzbeutel aufschneiden", trotz hoher chirurgischer Schneidekunst, ein Eingriff, auf den er gerne verzichtet.

In Wirklichkeit ist nicht der Verschluss von einzelnen Blutgefäßen, sondern eine Übersäuerung des Herzmuskel-Gewebes die Ursache für die dramatischen Folgen.

Trotz Gefäß-Verschluss: optimale Durchblutung des Herzmuskels

Nachprüfungen mittels Koronarographien und anderen modernen Analysetechniken am durchbluteten Herz, also am lebenden Menschen und nicht an Leichen, ergaben relativ einfache Erklärungen:

1. Blutgefäße sind keine starren Röhren, wie man sie von Wasserleitungen kennt, und sie enden auch nicht wie eine Sackgasse. **Es gibt keine Endarterien.**
2. Der Herzmuskel wird durch ein **Arterien-Netz** mit Blut versorgt. Überall sind alle Arterien netzartig miteinander verbunden. Jede Arterie ist an dieses Netz angeschlossen, jede Arterie versorgt das Netz und wird von ihm versorgt. Durch dieses Gefäß-Netzwerk kann das Blut innerhalb des Herzmuskels bis in den letzten Winkel transportiert werden, **auch wenn einzelne Gefäße verschlossen sind.**
3. **Das Gefäß-Netz reagiert hochsensibel,** es passt sich dem jeweiligen Durchblutungs-Bedarf an.
   a) Auch bei Verengungen oder Verschlüssen gewährleistet eine anatomisch vorbereitete, biologische Umleitung **(Natur-Bypässe)** die Blutversorgung über das Netzwerk.
   b) Die vorher kleinen Gefäße, die jetzt die Versorgung übernehmen, erweitern sich bei Bedarf und **erhöhen die Transportkapazität bis auf das Zehntausendfache.**
   c) Diese „Natur-Bypässe" entwickeln sich sehr schnell. Bereits nach ein bis zwei Tagen übernehmen sie die volle Leistung.
   Die Entwicklung einer Gefäßverengung oder eines Verschlusses dauert dagegen oft Jahre. In dieser Zeit entwickeln sich die Umgehungskreisläufe mit und funktionieren deshalb schon, bevor eine

Schädigung des Herzmuskels eintreten kann.
Selbst wenn die Annahme zutreffen würde, dass ein einzelner Gefäß-Verschluss zum Infarkt führt, ist die biologische Umleitung in der Zeit zwischen Diagnosestellung und Ausführung der Bypass-Operation längst wieder hergestellt und die Durchblutung auf natürliche Weise wieder gesichert. Welchen Sinn hat dann eine Operation?

Einen Herzmuskelschaden (Angina pectoris und Infarkt) durch einzelne Verschlüsse von Herzkranzgefäßen gibt es nicht. Hinter einem Gefäß-Verschluss ist die Durchblutung nachweislich durch „Natur-Bypässe" vollständig erhalten.

Es wird höchste Zeit, dass sich das Denkmodell der Medizin über die Entstehung von Herzinfarkt ändert und die tatsächlichen Ursachen berücksichtigt werden.

Möglicherweise bleibt die falsche Lehrmeinung in Medizinkreisen auch deshalb bestehen, weil diese netzartigen Gefäßverbindungen im Röntgenbild, beim Herzkatheter und im CT nicht sichtbar sind. Seit die Existenz der „Natur-Bypässe" bekannt ist, kann dies jedoch auch nicht mehr als Entschuldigung gelten.

Selbst wenn einzelne Arterien verstopft sind, gewährleisten die Umgehungskreisläufe (netzartige Natur-Bypässe) die Durchblutung.

Die diagnostischen und therapeutischen Maßnahmen sind also nicht nur an den Gefäßen auszurichten. Die Ursachen-Behandlung für den Herzinfarkt muss ganzheitlich betrachtet werden.

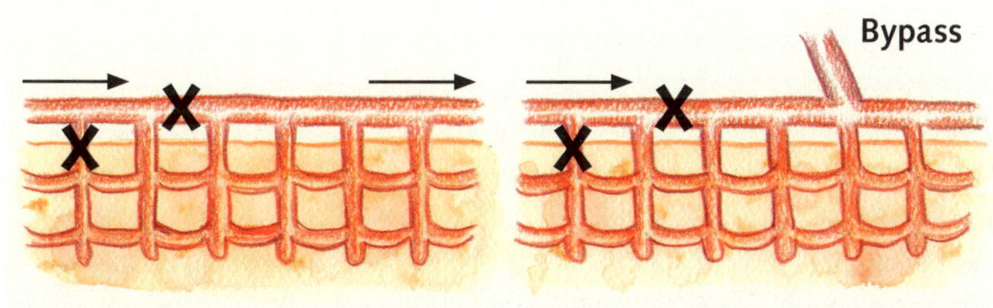

Zu Bild links: Trotz Gefäß-Verschlüssen (x) optimale Durchblutung, auch ohne künstlichen Bypass. Der Herzmuskel wird, wie alle anderen Organe, durch ein riesiges Arterien-Netz mit Blut versorgt. Immer, wenn sich Arterien verengen oder verschließen, können sich die Umgehungs-Arterien (Naturbypässe) entwickeln und die Transportkapazität um das 10.000-fache erhöhen.
Zu Bild rechts: Welchen Sinn hat dann ein künstlicher Bypass?

Dr. Berthold Kern: „Mit dieser Wirklichkeit, die mindestens seit 1958 bekannt und publiziert ist, muss die chirurgische Bypassoperation und Erweiterung der Herzkranzgefäße als großer Irrtum der Medizingeschichte gesehen werden."

7.1.2 Warum kommt es trotzdem zum Herzinfarkt?

Wenn der Herzmuskel nicht durch Mangeldurchblutung infolge von Gefäßverschlüssen geschädigt werden kann, wie kommt es dann trotzdem zu Herzschwäche, Angina pectoris und Herzinfarkt? Die Antwort finden wir auch hierzu im System der Grundregulation, speziell im Milieu des Bindegewebes im Herzmuskel.

Herzmuskelschäden entstehen durch einen gestörten Stoffwechsel im Bindegewebe und in den Zellen des Herzmuskels.

Wenn das Bindegewebe im Herzen verschlackt und übersäuert, dazu noch die Fließeigenschaft des Blutes gestört ist, können die Zellen des Herzmuskels nicht mehr optimal mit Nährstoffen und Sauerstoff versorgt werden. Die Transitstrecke ist verstopft und lässt die Zellen zugrunde gehen. Der Herz-Muskel verliert so seine Leistungsfähigkeit, wird schwächer und stellt bei größerer Schädigung seine Funktion ganz ein. Diesen Zustand nennen wir Infarkt.

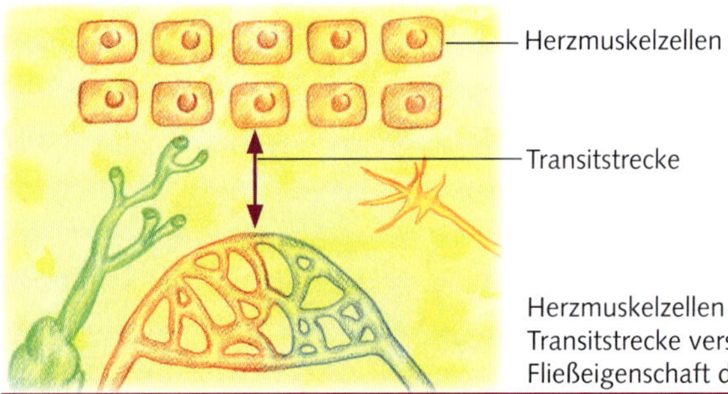

Herzmuskelzellen gehen zugrunde, wenn die Transitstrecke verstopft und/oder die Fließeigenschaft des Blutes gestört ist.

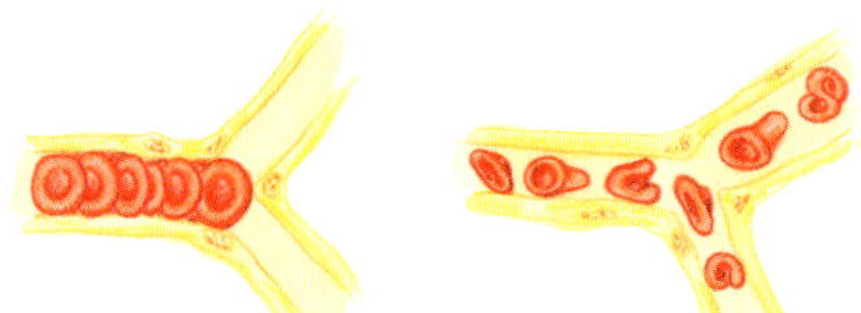

gestörte ideale
-Fließeigenschaft des Blutes-

Dieser Prozess läuft am Herzen wie bei allen anderen Organen gleich ab. Mit einem Unterschied: Jeder andere übersäuerte Muskel (z.B. Waden, Rücken, Hüfte, …) unterbricht ab einem bestimmten Grad die zerstörerische Entwicklung selbst. Er blockiert, wird funktionsunfähig und gönnt sich und dem Betroffenen zwangsweise eine Erholungspause zur Regeneration. Dann ist zwar die Bewegung eingeschränkt und vielleicht ist sie mit Schmerzen verbunden, aber das Leben geht weiter.

Beim Herzmuskel gibt es das nicht; er kann und darf sich keine Erholung leisten, er muss pausenlos immer weiter das Blut im Kreislauf halten, das Leben erhalten, bis zum bitteren Ende. Erst wenn so viele Zellen ausgefallen sind, dass die Muskelfasern keine Energie mehr bekommen, erst dann stellt der Herzmuskel seine Funktion ein und es kommt zum Infarkt. Je nachdem, wie groß der Zelluntergang dabei ist, endet er tödlich, zumindest aber stellt er eine massive Bedrohung des Lebens dar.

Selbst wenn die Arterien eine optimale Durchblutung gewährleisten, das Bindegewebe (die Transitstrecke) aber übersäuert ist, werden die Zellen nicht mehr optimal versorgt und entsorgt. Hält dieser negative Milieu-Zustand längere Zeit an, gehen die Zellen zugrunde, und es kommt zum Herzinfarkt.

Die Ursachen für den Herzinfarkt sind also dieselben wie bei allen anderen Krankheiten – sie liegen im „System der Grundregulation“ bzw. im Milieu des Bindegewebes.

Die fünf wesentlichsten Ursachen einer Übersäuerung/Verschlackung des Milieus sind:

1. Fehlernährung
2. Stress, körperliche bzw. psychische Überanstrengung
3. Schadstoffbelastungen
4. Wasser-Mangel
5. Sauerstoff-Mangel

Fälschlicherweise werden Symptome wie hoher Blutdruck, Übergewicht, hohe Cholesterin- und Kalkablagerungen (Arteriosklerose) usw. als Ursachen für den Herzinfarkt bezeichnet. In Wirklichkeit sind dies bereits Auswirkungen und Symptome einer negativen Milieu-Entwicklung. Somit sind diese Symptome auch Risikofaktoren für die Weiterentwicklung der Stoffwechselstörung in Richtung Übersäuerung. Insofern ist die Beachtung dieser Risikofaktoren zwar nicht falsch, aber deren Behandlung nicht ursächlich. Es sei denn, die Ausschaltung dieser Risikofaktoren geht mit einer umfassenden Milieusanierung einher.

Die Erhaltung des Säure-Basen-Gleichgewichts und die Bereinigung des Milieus gibt also auch beim Herzinfarkt, bei der Vorbeugung zu dessen Vermeidung und bei der Nachsorge die therapeutische Richtung vor.

Richtigstellung der Falschmeldung:
Herzkrankheiten entstehen nicht durch verstopfte Arterien, sondern durch Übersäuerung des Herzmuskel-Gewebes.

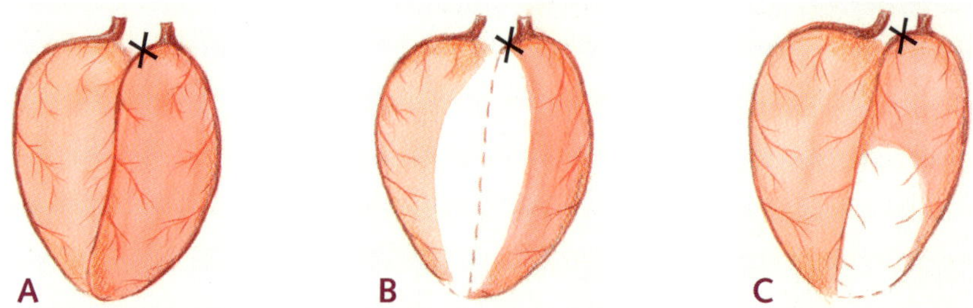

A: So sieht eine Koronarographie aus bei einem Herzgesunden mit Koronar-Verschluss (X)
B: So müsste eine Koronarographie aussehen bei Koronar-Verschluss (X), wenn die Koronar-Theorie stimmen würde.
C: In Wirklichkeit sieht so eine Koronarographie mit Koronar-Verschluss (X) und Übersäuerung des Herzmuskels aus. Je nach Grad der Übersäuerung kommt es zu Angina pectoris, zu Nekrosen, bis hin zum Infarkt.

Warum wird dieses Wissen in Medizinkreisen unterdrückt oder gar totgeschwiegen?

Warum wird im Gesundheitswesen an überholten und uneffektiven Methoden festgehalten? Warum werden bewährte Erkenntnisse und Methoden ignoriert und gar bekämpft, die eigentlich auf den Lehrplan der Universitäten gehören?

Werden hier Geschäfte mit der Angst vor Krankheit und Tod gemacht? Ganz sicher liegt es auch am Festhalten längst überholter Erkenntnisse und am Versagen der Politik, hier zum Schutze der Gesellschaft (Verbraucherschutz) einzugreifen – notfalls auch gegen die Interessen der Lobbyisten.

7.1.3 Herzinfarkt und rote Blutkörperchen (Erythrozyten)

In diesem Zusammenhang muss nochmals auf die bereits im Kapitel 5.1.4 „Blutuntersuchung im Dunkelfeldmikroskop“ beschriebene Blutqualität hingewiesen werden. Oberflächlich betrachtet ist Blut eine Flüssigkeit. In Wirklichkeit besteht Blut aber nur zu etwa 55 Prozent aus echter Flüssigkeit, dem Blut-Plasma. Die restlichen 45 Prozent machen die Blutbestandteile (Blutkörperchen) aus, die man unterscheiden kann in:

a) rote Blutkörperchen (Erythrozyten) 5 Mio/mm^3
b) weiße Blutkörperchen (Leukozyten) 5000-9000/mm^3
c) Thrombozyten 20.000/mm^3

Bei unserer Betrachtung konzentrieren wir uns vorwiegend auf die roten Blutkörperchen, weil sie mengenmäßig bestimmend sind und auf die Durchblutungsleistung und Fließfähigkeit wesentlich Einfluss nehmen.

Die Erythrozyten sind scheibenförmig rund, beidseitig eingedellt und haben einen Durchmesser von ca. 7 Mikrometer (µm). Sie nehmen in der Lunge Sauerstoff auf und transportieren ihn in den Arterien über das Bindegewebe zu den Zellen. Umgekehrt nehmen die Erythrozyten das in den Zellen gebildete Kohlendioxyd aus dem Gewebe auf und transportieren es in den Venen zur Lunge bzw. zur Ausatmung. Nährstoffe und Schlacken werden entsprechend, jedoch vorwiegend im Plasma transportiert.

Im gesunden Zustand sind die roten Blutkörperchen sehr biegsam. Dies ist erforderlich, damit sie auch durch die winzigen, engen Kapillare, die oft nur einen Durchmesser von weniger als 3 µm haben, fließen können. Dazu verformen sich die roten Blutkörperchen hütchenförmig. Dies können sie aber nur, wenn sie sich im Säure-Basen-Gleichgewicht befinden, bei einem pH-Wert um 7,35.

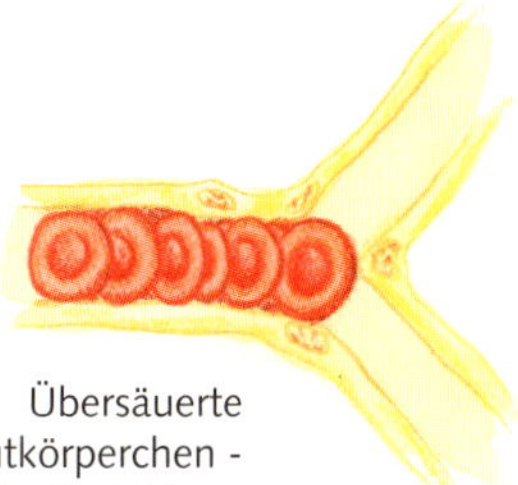

Übersäuerte rote Blutkörperchen - Geldrollenbildung

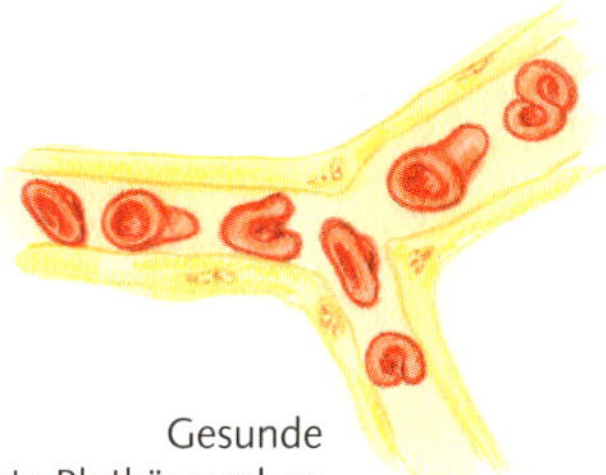

Gesunde rote Blutkörperchen

Schon bei geringer Übersäuerung, also bei niederen pH-Werten, verlieren die roten Blutkörperchen diese Verformbarkeit, sie werden starr, unbeweglich und kleben geldrollenförmig zusammen. In diesem Zustand können die roten Blutkörperchen ihre Aufgaben nicht mehr erfüllen, weil sie wegen mangelhafter Fließfähigkeit nicht mehr zum Zielort durchkommen. Die Blutgefäße verstopfen, auch die Naturbypässe. Somit bekommen die Ziel-Zellen, hier die Herzmuskelzellen, weder Nährstoffe noch Sauerstoff. Erschwerend kommt noch hinzu, dass sich unter dem Einfluss von Säure die Blutgefäße reflexartig verengen. Ein Teufelskreis beginnt. Je weiter der Prozess fortschreitet, umso mehr Herz-Muskelzellen gehen zugrunde und es entwickeln sich Herzbeschwerden, Kreislaufstörungen, und bei größerem Zell-Untergang schließlich ein Infarkt.

Die auf diese Weise entstehende Mangeldurchblutung wurde von Dr. Kern nachgewiesen und deckt sich mit den Erfahrungen von Prof. Dr. Enderlein (siehe Kapitel 5.1.4 Dunkelfeldmikroskopie).

Der negative Effekt einer Mangeldurchblutung wegen Geldrollenbildung wird noch zusätzlich verstärkt, wenn sich eine allgemeine Verkrampfung der Herzkranzgefäße oder des gesamten Gefäßsystems dazu gesellt.

Vornehmlich Menschen, die durch emotionale Einflüsse und psychische Belastungen mit solchen Verkrampfungen reagieren, neigen zu komplexen Durchblutungsstörungen. Das gesamte Gefäßsystem, auch die netzartigen Verbindungen, verkrampfen und behindern die Blutversorgung auf breiter Front.

Die Strömungsgeschwindigkeit des Blutes

Dr. med. Rainer Klopp, Leiter des Instituts für Mikrozirkulation in Berlin, stellte außerdem fest, dass die Verformung der Erythrozyten auch von der Strömungsgeschwindigkeit (Fließgeschwindigkeit) des Blutes beeinflusst wird. Je größer diese ist, umso mehr verändert das rote Blutkörperchen seine Form, umso leichter kann es durch die kleinsten Kapillaren fließen und seine Aufgabe optimal erfüllen.

Dagegen bleiben bei einer Verlangsamung des Blutstromes die Erythrozyten starr und unbeweglich und schichten sich geldrollenförmig aneinander, was wiederum die Fließeigenschaft verschlechtert. Sind solche Zustände von längerer Dauer, dann können sie wiederum in einen Teufelskreis führen; mit schwerwiegenden Folgen.

„Ein Blut, das nicht fließt, ist kein Blut." Michael Schünemann

In Wirklichkeit handelt es sich also bei Herz-Kreislaufkrankheiten nicht um eine Krankheit des Herzens. Auch hier ist der Zustand der Grundsubstanz das verursachende Problem, das sich auf die Qualität des Gewebes, der Blutgefäße und des Blutes im Herzmuskel auswirkt.

Die roten Blutkörperchen verformen sich bei guter Fließgeschwindigkeit – gute Durchblutung)

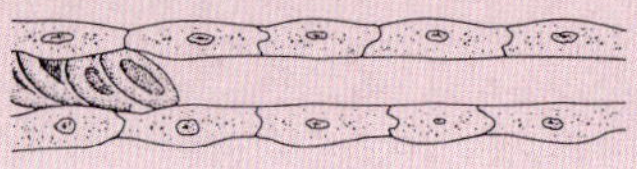

Bei Verlangsamung des Blutstromes schichten sich die roten Blutkörperchen geldrollenförmig aneinander – Durchblutungsstörung

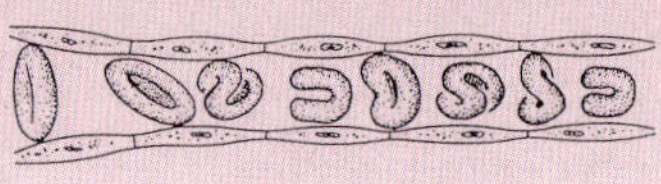

7.1.4 Notprogramme zur Kompensation von Durchblutungsstörungen

Die enorme Kompensationsfähigkeit der Selbstheilungskräfte des Körpers bietet eine Vielzahl an Möglichkeiten, im Ernstfall, noch bevor es zur eigentlichen Übersäuerungskatastrophe, dem Infarkt kommt, auf Notprogramme umzuschalten, die einen Totalschaden verhindern, zumindest aber verzögern.

Stellen die Sensoren des Regulationssystems in den Zellen z.B. einen Sauerstoffmangel in irgendeinem Zellgebiet fest, dann gibt das System dem Herzmuskel zunächst den Befehl, die Strömungsgeschwindigkeit des Blutes durch Erhöhung des Blut-Druckes zu steigern.

Reicht diese Regulation nicht aus, folgt eine Steigerung der Schlagfrequenz (Puls), mit der in kürzeren Zeitabständen Blut/Sauerstoff nachgereicht wird. Reicht auch diese Maßnahme nicht aus, um den Sauerstoffmangel zu beheben, gibt es noch ein letztes Notprogramm: Der Körper erhöht die Produktion der roten Blutkörperchen, mit dem Ziel, mehr Sauerstoff in den Lungen aufnehmen zu können.

Aus diesem Grund nutzen Hochleistungssportler auch den Sauerstoffmangel beim Training in großen Höhen zur Erhöhung der Produktion von roten Blutkörperchen. In ähnlicher Weise wirkt das verbotene Blutdoping mit EPO. Ob sich die Sportler mit dem dadurch dickeren Blut auf Dauer wirklich einen Gefallen tun, bezweifle ich. Interessant wäre allerdings zu klären, ob bei manchen, des Dopings angeklagten Sportlern, die überhöhten Blutwerte vielleicht doch auf natürlich-biologische Weise entstandenen sind.

Um eine saure Stoffwechsellage zu verbessern, produziert der Organismus das körpereigene Hormon Strophanthin. Neben der entsäuernden Wirkung zur Aufrechterhaltung der Fließeigenschaft des Blutes, wirkt Strophanthin, das auch als pflanzliches und homöopathisches Arzneimittel zur Verfügung steht, gleichzeitig herzstärkend (siehe Kapitel 7.1.8 Strophanthin).

Die vier körpereigenen Notprogramme zur Behebung einer Durchblutungsstörung:

1. Erhöhung des Blutdrucks.
2. Erhöhung der Herzfrequenz (Puls, Herzrhythmus).
3. Erhöhung der Produktion von roten Blutkörperchen.
4. Produktion des körpereigenen Strophanthin zur Behebung der sauren Stoffwechsellage und zur Stärkung des Herzmuskels.

Das bedeutet aber, dass der bereits geschwächte Herzmuskel sowohl durch den höheren Druck als auch durch die erhöhte Schlagfrequenz jetzt noch mehr leisten muss. Auch die größere Zahl der Blutkörperchen belastet das Herz und die Fließeigenschaft, weil das Blut jetzt noch dicker und zähflüssiger wird.

Das Herz wird durch diese Notprogramme also zusätzlich belastet und noch stärker übersäuert, wenn nicht bald Entlastung folgt, die nur durch eine Bereinigung des Milieus möglich ist.

Die linke Herzkammer erbringt dabei die größte Pumpleistung, weil sie das Blut in den gesamten Körper pumpen muss. Deshalb treten dort auch die meisten Infarkte auf. 98 Prozent davon sind Linksherzinfarkte.

In diesem Zusammenhang muss immer wieder auf die Bedeutung des Wassers und der Trinkgewohnheiten hingewiesen werden. Wassermangel verstärkt die Eindickung des Blutes und behindert die Fließeigenschaft.

Die Erhaltung des Säure-Basen-Gleichgewichts und die Milieu-Bereinigung ist die einfachste, aber auch dringendste Voraussetzung zur Vermeidung des Herzinfarkts.

Auch eine Dauertherapie mit Acetylsalicylsäure (ASS, Aspirin), Heparin oder Marcumar, mit der das Blut verdünnt werden soll, verhindert den Infarkt nicht. Im Gegenteil, diese Mittel bringen zusätzlich Säure. Außerdem ist die angestrebte Wirkung der Thrombozyten-Hemmung durch die entsprechenden „Antimittel" (Antikoagulantia), wie oben beschrieben, höchst zweifelhaft, da sie lediglich die Thrombozytenaggregation hemmt. Die Übersäuerung des Gewebes und die Geldrollenbildung des Blutes bleiben unberücksichtigt.

Die neueste Studie zu Aspirin an 95.600 Amerikanern bestätigt eindrucksvoll, dass es das Infarktrisiko bei Männern sogar um 13 Prozent erhöht (Quelle: R.BAMS vom 15.11.2005, Duke University Medical Center, USA).

„Vor Bypass wird gewarnt."
Dr. Berthold Kern

Dr. Berthold Kern:
„Entsäuerung ist die wichtigste Basistherapie und wichtigste Vorbeugemaßnahme. *Das Bekanntwerden dieses Urphänomens ermöglichte alsbald eine wichtige Erkenntnis und Therapiebereicherung: Die Verhütung von Herzinfarkt und Schlaganfall.*

Sie gilt nicht erst z.B. für den Schlaganfall selbst, sondern schon für seine Vorstufen, Vorboten oder Warnsignale, die bei älteren Menschen häufig sind, wie Schwindel, Benommenheit, Denken mühsam, Kopf dumpf. Also das Gegenteil von dem, wie sich der Mensch sein Hirnbefinden wünscht: frisch, klar, frei, aktiv, mühelos."

Wie dieses Zitat zeigt, ist Dr. Kern davon ausgegangen, dass diese Erkenntnisse und Therapiebereicherung von der modernen Medizin sofort übernommen werden würde. Aber was hat sich seither geändert? Nichts! Im Gegenteil: Diese Erkenntnisse wurden und werden immer noch bestritten und bekämpft, so wie Dr. Kern wegen seines Einsatzes in dieser Sache von seinen Kollegen bekämpft und als Außenseiter seiner Zunft abgetan und ignoriert wurde (siehe Kapitel 7.1.8 Heidelberger Tribunal).

> „Trotz dieser Erkenntnisse setzten die ‚Herzspezialisten' weiter Bypässe, Stents, dehnen Gefäße und gehen mit dem Herzen um wie Klempner, die verstopfte Wasserrohre auswechseln."
>
> Dr. Berthold Kern

Zusammenfassung der Wirkung einer Übersäuerung auf das Blut- und Gefäßsystem:

1. Säure stört die Fließeigenschaft des Blutes:
   a) Durch starre und unbewegliche Erythrozyten (Geldrollenbildung).
   b) Durch Fibrinbildung: Diese Bindegewebsfasern werden zur Neutralisation der Säure benötigt.
   c) Durch Schädigung der Arterien, die ihre Basenstoffe zur Neutralisation der Säure opfern - Arteriosklerose.

2. Bei Säure verengen sich die Blutgefäße reflexartig.

3. Säure führt zur Verdickung des Blutes.

Folge:

4. Die Zellen werden nicht mehr optimal ver- und entsorgt.

5. Die Erythrozyten nehmen weniger Sauerstoff auf.

6. Der Organismus versucht sich selbst zu helfen, durch:
   a) Erhöhung des Blutdrucks
   b) Erhöhung der Herzfrequenz (Puls, Herzrhythmus)
   c) Erhöhung der Produktion von roten Blutkörperchen
   d) Produktion des körpereigenen Strophanthins

Ein Teufelskreis beginnt:

- Reduzierung der Fließeigenschaft
- noch stärkere Eindickung des Blutes
- Stauung
- Sauerstoffmangel
- Produktion von noch mehr Erythrozyten (der Kreislauf beginnt von vorne)
- hoher Blutdruck
- Durchblutungsstörung
- Übersäuerungskatastrophe

7.1.5 Säure klaut Sauerstoff

Manche Forscher bezweifeln jedoch die Erklärung, dass die Geldrollenbildung des Blutes zum Infarktgeschehen führt. So auch der Dipl. rer. pol. und Heilpraktiker Wolf-Alexander Melhorn, der zwar anerkennt, dass die Übersäuerung des Gewebes zu einer Sauerstoff-Mangelversorgung der Zellen führt. Er vertritt aber die Ansicht, dass nicht die unbeweglichen, starren Erythrozyten die Ursache einer Mangelversorgung sind. Melhorn geht davon aus, dass den Erythrozyten bereits in den übersäuerten Gewebe-Arealen der Sauerstoff entzogen wird, also noch bevor sie an der Herzmuskel-Zelle ankommen. Dabei stützt sich Melhorn auf die Erkenntnis, dass nicht nur Mineralstoffe, sondern auch Sauerstoff zur Neutralisation der Säure im Gewebe genutzt wird.

Das würde bedeuten, dass eine Durchblutung zwar stattfindet, die Erythrozyten aber leer am Zielort ankommen. Es muss meines Erachtens hier nicht geklärt werden, wer letztendlich Recht hat. Vermutlich sind beide Erscheinungen gleichzeitig beteiligt. Das Ergebnis ist in beiden Fällen dasselbe: **Zelluntergang durch Übersäuerung – Infarkt.**

7.1.6 Arteriosklerose – Blutgefäße opfern sich bei Übersäuerung

Die Folgen der Übersäuerung machen logischerweise auch nicht vor dem Gewebe der Arterienwände halt. Auch sie stellen sich in den Dienst der Lebenserhaltung und opfern ihre Basendepots zur Pufferung der Säure. Der dabei entstehende Gewebe-Schaden wird vom Organismus selbst, teilweise durch Cholesterin-Einlagerung, behoben. Die Diagnosen Arteriosklerose und erhöhte Cholesterinwerte können so als Symptom einer massiven Übersäuerung interpretiert werden.

Bei dieser Gefäß-Reparatur verhärtet das Blutgefäß (Arteriosklerose). Dabei werden besonders die Funktionen der kleinsten Blutgefäße (Kapillare) in Mitleidenschaft gezogen:

1. Zu geringe Durchlässigkeit der Kapillarwand
   a) Die Kapillarwände quellen auf und verstopfen die sonst durchlässigen Poren. Infolge der behinderten Durchlässigkeit können Nährstoffe und Sauerstoff vom Blut nicht mehr optimal ins Bindegewebe abgegeben werden. Die Zellen verhungern.
   Außerdem wird die Funktion des Immunsystems behindert, da die Immunzellen nicht oder nur verzögert an den Ort der Entzündung gelangen.
   b) In umgekehrter Richtung kann das Blutgefäß die Schlackenstoffe von den Zellen über das Bindegewebe nicht mehr aufnehmen, es

kommt zu einem Säurestau im Bindegewebe.

2. Zu große Durchlässigkeit der Kapillarwand
   a) Bleibt die körpereigene Reparatur (Selbstheilungsbemühung) bei Gefäßlöchern aus, kann die Durchlässigkeit der Kapillarwände auch zu groß werden.

In jedem Fall sind massive Versorgungs- und Entsorgungsstörungen zu erwarten.

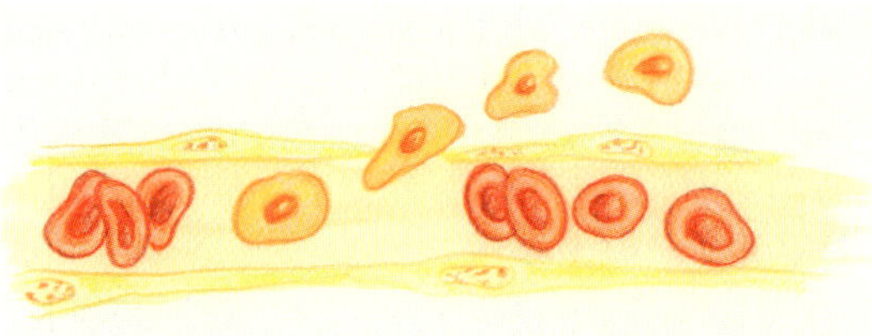

Gesunde Kapillarwände sind durchlässig für Immunzellen, Nährstoffe und Sauerstoff.

Aufgequollene Kapillarwände verstopfen die Poren, das Immunsystem wird geschwächt und die Zellen verhungern.

7.1.7 Wer hat Recht? Wer ist der Übeltäter?

Aus welchem Blickwinkel man das Problem Herzinfarkt auch betrachtet, meist sind, wie immer, mehrere Phänomene gleichzeitig beteiligt. Es macht also keinen Unterschied, ob man der Geldrollenbildung, der Gefäß-Verengung, der Thrombose, der Strömungsgeschwindigkeit, dem Blutdruck, dem Stress, dem Cholesterin, der Arteriosklerose oder etwas anderem die Schuld zuweist. Eine Diskussion um einzelne Ursachen ist nutzlos. Eine ganzheitliche Sichtweise schließt immer den Zustand des Systems der Grundregulation in die Beurteilung ein.

Mit einer Ernährungs- und Lebensweise, die eine Bereinigung des Bindegewebe-Milieus und Stressreduzierung anstrebt, schlägt man mindesten drei Fliegen mit einer Klappe:

1. Die Fließeigenschaft des Blutes bleibt erhalten.
2. Die Sauerstoff- und Nährstoffversorgung der Zellen ist gewährleistet (sofern kein Mangel herrscht).
3. Arteriosklerose, hoher Blutdruck, Herzrhythmusstörungen, hohe Cholesterinwerte usw. werden verhindert.

7.1.8 Strophanthin

Neben der Erhöhung von Blutdruck, Puls und Blutvolumen haben die Selbstheilungskräfte noch eine weitere Kompensationsmöglichkeit bei übersäuertem und dadurch geschwächtem Herzmuskel. Um die saure Stoffwechsellage zu verbessern und das Leben möglichst lange zu erhalten, produziert der Organismus das körpereigene Hormon **Strophanthin.** Strophanthin ist, neben vielen anderen Wirkungen, in der Lage, die Fließeigenschaft des Blutes aufrecht zu erhalten und gleichzeitig das Herz zu stärken. Die Natur hat also in mehrfacher Weise vorgesorgt, um der allseits bestehenden Gefahr der Übersäuerung begegnen zu können.

Diese Wirkung des körpereigenen Strophantin, die auch die pflanzlichen und homöopathischen Strophanthin-Medikamente zeigen, ist weitgehend unbeachtet, obwohl die orale Strophantin-Therapie bis zum „Heidelberger Tribunal" (siehe unten) Standardtherapie war. Dass dies so bleibt, dafür sorgen Interessengruppen, die sich mit aller Macht bemühen, den Einsatz dieses effektiven Mittels zu verhindern und es möglichst aus dem Verkehr zu ziehen. Eine Therapie mit pflanzlichem Strophantin (engl. Oubain), als Urtinktur oder in homöopathischer Form, müsste bei Herz-Kreislaufkrankheiten längst Standard sein.

Die besten Maßnahmen zur Vermeidung von Herzinfarkt und Hirnschlag ist also die Kombination von: **Entsäuerung plus Strophanthin**

Auch bei akuten Herzbeschwerden oder einem sich ankündigenden Herzinfarkt, kann durch die rechtzeitige Gabe von Strophanthin und Entsäuerungsmitteln der Zelluntergang begrenzt, die Beschwerden beseitigt und der tödliche Ausgang verhindert werden.

Was für die Infarkt-Vorsorge gilt, hat auch für die Infarkt-Nachbehandlung Gültigkeit.

In seinem **„Strophanthin-Report"** - www.melhorn.de/Strophanthin/ - belegte Dr. Kern mit seiner „Stuttgarter Studie" an 15.000 Herzkranken, dass Strophanthin vorzüglich therapiewirksam ist:

- statistisch waren bei konventioneller Behandlung einer solchen Gruppe 130 Tote und 530 Reinfarkte zu erwarten gewesen,
- bei Dr. Kern gab es keinen Toten und nur 20 leichte Reinfarkte.

Stuttgarter Studie

Kontrollierte Langzeit-Prospektiv-Studie zur Infarktverhütung durch Linksmyokard-Euthetisierung an 15.000 älteren Kranken mit Stenokardien usw.

	Infarkte insgesamt	Infarkte, davon tödlich
Bundesgebiet 1947-1967	ca. 530	130
Stuttgarter Studie	ca. 20	keiner

Dieser Langzeitversuch zeigt, in welchem Ausmaß die Normalisierung des Herzmuskelstoffwechsels durch Strophanthin tatsächlich Infarkte verhütet.

Besonders eindrucksvoll ist dieses Ergebnis, wenn man bedenkt, dass es nur mit Strophanthin erreicht wurde, also ohne weitere Entsäuerung. In der Praxis hat sich jedoch gezeigt, dass die zusätzliche Anwendung Gewebe-entsäuernder Maßnahmen den Erfolg komplett macht. Es wird nicht nur der Infarkt verhütet, sondern auch Herzbeschwerden werden ausgeschaltet, zumindest deutlich reduziert – abgesehen von den ganzheitlichen Wirkungen auf das gesamte Stoffwechselgeschehen.

Das Heidelberger Tribunal

Dass dieses Studienergebnis und das Engagement von Dr. Kern der modernen Medizin ein Dorn im Auge waren und nicht ohne Reaktion hingenommen werden konnten, war zu erwarten. So wurden diese Erkenntnisse 1971 in Heidelberg in einer Klausur-Sitzung, die später unter der Bezeichnung „Das Heidelberger Tribunal" bekannt wurde, als nicht wissenschaftlich und als Irrlehre bezeichnet. Die Verordnung von oralem Strophanthin, die vorher Standard war, wurde wie die Herzinfarkt-Theorien von Dr. Kern vom „Heidelberger Tribunal" als Kunstfehler eingestuft, und Dr. Kern somit in die Ecke der Scharlatane und Wunderheiler gestellt.

Folglich wandten sich danach alle Schulmediziner (außer einigen Charakterköpfen) von der Lehre des Dr. Kern ab – zum Leidwesen und Schaden von Millionen herzkranker Menschen.

Dazu Wolf-Alexander Melhorn auf seiner Internetseite www.melhorn.de/Tribunal/index.htm: „ … *welches Medizinverbrechen dadurch an der Menschheit begangen wurde, dass Herzkranken – m. E. aus dümmlicher Ehrkäsigkeit und beruflichem Neid, wider besseren Wissens und somit aus unterlassener Hilfeleistung – bewusst seit Jahrzehnten eine mögliche Hilfe verweigert wird, was Millionen in Siechtum und weitere Millionen in den Tod schickte.*"

Zu den Wirkungen von Strophanthin und zu den Lehren von Dr. Kern liefern die Internetseiten www.melhorn.de. von Wolf-Alexander Melhorn viele spannende und lebenswichtige Informationen, die dem nach Gesundheit Suchenden nicht vorenthalten werden dürfen.

7.1.9 Achtung Sportler!

Gerade Sportler sollten das Thema „Übersäuerung" besonders beachten. Grundsätzlich ist Sport oder besser, angemessene Bewegung in der freien Natur, eine wichtige Säule der Gesundheit. Nur, manche finden nicht das richtige Maß. Sie übertreiben die körperliche Aktivität und übersäuern den Organismus ohne entsprechende Schutzmaßnahmen.

Ein aktiver Muskel produziert durch den Zell-Stoffwechsel immer Milchsäure. Beim sportlich oder sonst körperlich aktiven Menschen fallen in den Muskeln logischerweise vermehrt Milchsäuren an. Das ist beim Wadenmuskel nichts anderes als beim Herzmuskel. Mit dem einen, bereits beschriebenen Unterschied, dass es nicht lebensgefährlich ist, wenn der Wadenmuskel wegen Übersäuerung blockiert. Dagegen, ein blockierter Herzmuskel oder Infarkt bedroht immer das Leben.

Ein Organismus, dessen Säurewerte durch die „normale" Lebensweise schon vorbelastet ist und sich bereits an der Toleranzgrenze befindet, braucht nicht mehr viel, um den Teufelskreis vom Sauerstoffmangel über den Zelluntergang bis zum Infarkt auszulösen. Eine sportliche Aktion kann das Fass zum überlaufen bringen.

Zumindest können sich Symptome einstellen, wie vorzeitige Alterung, Muskel- und Gelenkprobleme, Durchblutungsstörungen, bis hin zu Herz-Kreislaufstörungen mit Infarkt-Gefahr. Symptome also, die in Sportlerkreisen bekannt sind und wie immer fälschlicherweise dem Alter und der Abnutzung zugeschrieben werden.

Klar, dass auch die so genannten Sportverletzungen der Gelenke, Sehnen, Muskeln, Bandscheiben usw. nicht nur auf eine körperliche Überlastung zurückzuführen sind, sondern hauptsächlich durch übersäuertes Gewebe und der daraus sich entwickelnden Bindegewebsschwäche.

Der Sportler sollte daher sein Augenmerk nicht nur auf Leistungssteigerung richten und dazu leistungssteigernde Pillen zu sich nehmen – es muss ja nicht gleich Doping sein. Viel mehr müsste er auf seinen Stoffwechsel achten, und dabei einerseits die notwendigen Nährstoffe, sowie reines Wasser zuführen, andererseits für eine optimale Ausscheidung der Schlacken, Säuren und freien Radikale sorgen. Diese Maßnahmen sind oft besser für eine Leistungssteigerung als Aufputschmittel. Und vor allem sind sie gesünder und nicht illegal.

Um der besonderen Bedeutung des Wassers und des weit verbreiteten Wassermangels gerade bei Freizeit-Sportlern gerecht zu werden, wiederhole ich hier für die Sportler, die Aussage aus dem Kapitel 3.6 Wasser: „Es ist aber auch bekannt, dass bei starkem Wasserverlust (Dehydration), beispielsweise durch Schwitzen und Abatmen bei starker Anstrengung und Hitze, das Blutvolumen schneller abnimmt als das Gewebewasser. Das Blut wird dickflüssiger. Es kommt zu lebensbedrohenden Durchblutungsstörungen, und außerdem kann überschüssige Körperwärme nicht mehr mittels Schweißbildung schnell genug über die Haut abgeführt werden; der Körper überhitzt bis zur Lebensgefahr."

Damit wird auch die enge Beziehung zwischen Wasserhaushalt und Temperaturhaushalt deutlich. Wer erinnert sich da nicht an dramatische Sportunfälle von Hobbysportlern auf dem Tennisplatz, bei Laufveranstaltungen etc. Es gibt einfache Regeln, die solche Katastrophen verhindern.

7.1.10 Wiederbelebungsmaschinen im Tennisclub

Vorfälle dieser Art sind häufiger als man denkt. Inzwischen wird in **Tennisclubs** und bei den Betreibern und Pächtern von **Berghütten** auch längst diskutiert, an frei zugänglichen Stellen einen mobilen Defibrillator, ein Elektroschock-Gerät für Laien zur Beseitigung von Herzkammerflimmern, anzubringen. In den beliebtesten Hütten der Allgäuer Alpen gibt es bereits so ein kleines, leicht bedienbares Gerät, das im Notfall zur Wiederbelebung verwendet wird.

Wäre es nicht besser, über die Ursachen aufzuklären und den Sportler frühzeitig über die lebensgefährlichen Folgen der Übersäuerung und des Wassermangels zu informieren, ihm die Angst zu nehmen und entsprechende Anleitung zu geben? Es wird höchste Zeit, dass gerade Sportler, nicht nur Profisportler, sondern auch Freizeitsportler erkennen, dass sie mit der richtigen Ernährung unter Berücksichtigung des Säure-Basen-Gleichgewichts und der optimalen Nährstoffversorgung viel mehr Erfolg und Spaß an ihrem Beruf oder Hobby haben, und ihn viel mehr genießen können. Unter Umständen machen hier gezielt ausgewählte Nahrungsergänzungsmittel wirklich Sinn, vor allem wenn die „Mülldeponie" voll ist, und es darum geht, die Altlasten zu beseitigen und dem erhöhten Bedarf gerecht zu werden.

Es vergeht kaum eine Woche, in der nicht über den Tod eines Hobbysportlers bei einer Laufveranstaltung oder anderen Sportveranstaltungen berichtet wird. Aufklärung ist dringend notwendig. Es ist bei weitem nicht damit getan, zur Vermeidung des Wadenkrampfes nur Magnesium- oder Kalziumtabletten „einzuwerfen". Auch die viel gepriesenen Mineralwässer oder Energy-Drinks decken den Nährstoffbedarf bei weitem nicht. Die Nährstoff- und Wasserversorgung muss den komplexen Anforderungen entsprechen. Hier besteht bei den Verantwortlichen der Sportvereine großer Nachholbedarf, um den Informationsmangel zu beseitigen.

7.1.11 Warnsignale vor Herzinfarkt

Wenn es um das Herz-Kreislaufsystem geht, ist das ideale Bindegewebe-Milieu überlebenswichtig. Der Ausfall des Herzens kann nicht kompensiert werden, es gibt kein Ersatzorgan, deshalb geht es bei Herzproblemen meist um Leben und Tod.

Der Vollständigkeit halber möchte ich an dieser Stelle noch einige Warnsignale (Symptome) aufzählen, die eine Übersäuerung des Herzmuskels und damit eine Herzinfarkt-Entwicklung ankündigen:

1. Herzbeschwerden aller Art, wie Druck in der Brust, Angina pectoris, ausstrahlende Herzschmerzen, Herzangst.
2. Schlafstörungen, vor allem in der zweiten Nachthälfte, nachts Schwitzen, Angstträume, Atemnot.
3. Der Betroffene kann nicht auf der linken Seite liegen.
4. allgemeine Leistungsschwäche, rasche Erschöpfung, Energielosigkeit, Schwindel.
5. Atemnot bei geringer Belastung.
6. Hoher Blutdruck (belastet den Herzmuskel zusätzlich).
7. Herzrhythmusstörungen.

Diese Symptome sind als Zeichen der Übersäuerung zu beachten, auch wenn das EKG keine Auffälligkeiten zeigt.

7.1.12 Fazit zu diesem Kapitel

Zusammengefasst soll die Beschreibung dieses Kapitels deutlich machen:

1. Herzinfarkt und Hirnschlag entwickeln sich nicht schicksalhaft durch Gefäßverschlüsse.
2. Der Herzmuskel wird durch ein Gefäßnetz versorgt, das einzelne Gefäßverschlüsse durch Umgehungskreisläufe überbrückt.
3. Selbst bei optimaler Durchgängigkeit der Arterien kann sich ein Herzinfarkt entwickeln.
4. Herzkrankheiten und Herzinfarkt entwickeln sich durch Übersäuerung des Bindegewebe-Milieus, des Herzmuskels und der roten Blutkörperchen.
5. Strophanthin verbessert die saure Stoffwechsellage und stärkt das Herz.
6. Erhöhter Blutdruck, Herzrhythmusstörungen, erhöhte Cholesterinwerte, Arteriosklerose usw. sind in Wirklichkeit Symptome und Auswirkungen einer negativen Milieu-Entwicklung in Richtung Übersäuerung.

7. Die Angst vor der tödlichen Gefahr des Herzinfarktes ist unberechtigt, wenn man richtig informiert ist und entsprechende Maßnahmen ergreift.
8. Die Bereinigung des Bindegewebe-Milieus verhindert Schädigungen des Herzmuskels.
9. Das Prinzip dieser Ausführungen und die Folgen massiver Durchblutungsstörungen treffen auf alle Organe und Krankheitsentwicklungen zu.

Es lohnt sich also in jeder Hinsicht, sich in alle Richtungen zu informieren und Lehr-Meinungen nicht immer unkritisch als „wahr"-zunehmen. Nur wer umfassend informiert ist, kann selbstverantwortlich denken und handeln; vor allem, wenn es um die eigene Gesundheit geht.

Heute leben wir im Überfluss, und gerade das wird uns zum Verhängnis.

In diesem Zusammenhang möchte ich unbedingt wieder auf die Erkenntnisse der „Neuen Medizin" von Dr. Hamer verweisen. Auch wenn die Erklärungen zu den hier beschriebenen widersprüchlich erscheinen, sollten Sie bei der Suche nach den Krankheitsursachen und Lösungen immer mit einbezogen werden. Möglicherweise liegen die Schwerpunkte der Lösungsansätze entweder mehr auf der stofflichen Milieu-Bereinigung oder auf der biologisch-emotionalen Konfliktlösung. Egal um welche Krankheit es sich handelt, es lohnt sich immer beide Aspekte einzubeziehen.

Weil ich die Inhalte der „Neuen Medizin" hier nicht in allen Details wiedergeben kann, empfehle ich die Informationen unter www.neue-medizin.de und www.pilhar.com.

7.2 Schlaganfall (Hirnschlag)

Die Ursache des Hirnschlags ist genauso auf eine Übersäuerungskatastrophe des Gehirngewebes zurückzuführen, wie der Herzinfarkt. Ausgenommen sind Sonderformen des Hirnschlags, wie die Gehirnblutung.

Auch der Schlaganfall wird, wie der Herzinfarkt, in der Regel nicht durch die Arteriosklerose, also die Verengung oder den Verschluss einzelner Hirn-Arterien ausgelöst, wie allgemein vermittelt wird. Es ist auch hier längst nachgewiesen, dass es auch bei offenen, gut durchbluteten Arterien zu einem Hirnschlag kommen kann. Genauso kann ein Hirnschlag ausbleiben, wenn eine Arterie verschlossen ist. Während des allmählichen Verschließens der Arterie entwickeln sich bereits Umgehungskreisläufe (Natur-Bypässe), welche die Blutversorgung gewährleisten.

Das Gehirn hat wie das Herz einen hohen Sauerstoff-Bedarf. Daher ist das Gehirn sehr empfindlich und gefährdet, wenn die Stoffwechselprozesse derart gestört sind, dass sie in die Gewebe-Übersäuerung münden, die zum Untergang der Gehirnzellen und schließlich zum Hirnschlag führen.

Die Vorbeugemaßnahmen und therapeutischen Wege sind deshalb auch beim Schlaganfall: Bereinigung des Milieus, entsäuern, entsäuern, entsäuern.

7.2.1 Warnsignale vor Hirnschlag

Auch hier möchte ich der Vollständigkeit halber noch einige Warnsignale aufzählen, die eine Übersäuerung des Gehirngewebes ankündigen:

- Schwindel
- Benommenheit
- Kopfdruck
- wie benebelt sein
- nachlassendes Gedächtnis
- Stimmungslage gereizt, ängstlich
- unsicheres Gehen etc.

Solche Symptome sollten wir nicht immer nur als „normale Alterserscheinung" abtun. Der Betroffene selbst muss diese Warnsignale ernst nehmen und die Ursache beseitigen, damit es erst gar nicht zu den verheerenden Folgen kommt.

7.3 Das Engagement von Wolf-Alexander Melhorn

Die Informationen der vorangegangenen Beschreibung im gesamten Kapitel 7.2 stammen überwiegend aus der persönlichen Begegnung mit Dr. Kern und den Darstellungen in seinen Manuskripten.

Auch aus der Internetseite www.melhorn.de von Dipl. rer. pol. Heilpraktiker Wolf-Alexander Melhorn aus Ellwangen, konnte ich viele Anregungen und Informationen entnehmen.

Wer sich umfassend über Wahrheiten und Lügen bis zu gezielten Heil-Behinderungen in unserem so genannten „Gesundheitswesen" informieren möchte, dem empfehle ich dringend, diese Internetseite zu besuchen.

An dieser Stelle möchte ich Herrn Melhorn meinen Dank und Respekt ausdrücken für das Bewahren und Veröffentlichen dieses wertvollen Wissens, und für sein außergewöhnliches Engagement im Kampf um Wahrheit und Gerechtigkeit in unserer modernen Medizin.

7.4 Durchblutung – Mikrozirkulation – Magnettherapie und Entsäuerung

Wie bereits erklärt, hat mir der Münchner Präventionsforscher Bela Vertesi interessante Zusammenhänge zwischen Mikrozirkulation, Magnetismus und Entsäuerung vermittelt, die ich hier weitergeben möchte. Vertesi stellte fest:

> „Die Mikrozirkulation ist der Gradmesser für Gesundheit, das heißt für Leistungsfähigkeit, Wohlbefinden und Regenerationsfähigkeit."

7.4.1 Das Blutkreislaufsystem

Das Blutgefäßsystem

Durch rhythmische Kontraktion (Puls und Blutdruck) des Herzens wird das Blut von der linken Herzkammer über die Arterien in das Blutkreislaufsystem des gesamten Körpers gepumpt. Ausgehend von den größeren Arterien verteilt sich das Blut über die kleineren Arteriolen bis in die netzartig verzweigten Kapillaren. Das mikroskopisch kleine Kapillarnetz stellt den nahtlosen Übergang zu den kleinen Venolen und größer werdenden Venen dar, die schließlich zurück in die rechte Herzkammer münden, womit der Kreislauf geschlossen ist.

Der Stoffaustausch vom Blutgefäß ins Bindegewebe (Grundsubstanz), von dort weiter zur Zelle, erfolgt in den Kapillaren. Durch die sehr dünne und durchlässige Wand der Kapillare können die im Blut transportierten Substanzen wie Sauerstoff, Nährstoffe, Mineralstoffe usw. hindurch treten (diffundieren), dann vom Bindegewebe aufgenommen und den Zellen zur Verfügung gestellt werden.

In umgekehrter Richtung nehmen die Kapillare, die von den Zellen kommenden und für die Ausscheidung bestimmten Stoffwechsel-Schlacken über das Bindegewebe auf, von wo sie über die Venen dem rechten Herzen zugeführt werden. Manche Teile der Stoffwechsel-Schlacken sind zu groß, bzw. die Durchlässigkeit der Kapillarwand ist zu klein. Diese Schlacken sind für das Lymphsystem bestimmt und werden von den Lymphbahnen aufgenommen und auf diesem Weg entsorgt (siehe Kapitel 1.2.4 Grundsubstanz und Lymphe).

Insbesondere die Mikrozirkulation, also die Fließeigenschaft des Blutes (Durchblutung) in den kleinen Kapillarnetzen, ist neben dem Milieu des Bindegewebes ausschlaggebend für die Versorgung und Entsorgung der Zellen. Sind diese feinen Blutgefäße durch Übersäuerung krankhaft verändert, führt dies zwangsläufig zu einer Störung der Durchlässigkeit (Permeabilität). Ist die Durchlässigkeit zu groß, dann können Stoffe aus dem Blutgefäß austreten, die nicht für das Bindegewebe und die Zellen bestimmt sind. Sind die Kapillare jedoch verstopft, dann ist der Stoffaustausch behindert. In beiden Fällen entwickeln sich daraus erhebliche Stoffwechselstörungen.

Wenn dann noch die Erythrozyten wegen Übersäuerung steif und unbeweglich sind, kommt es im Kapillargebiet zu erheblichen Fließbehinderungen bis zu Stauungen, die den Stoffaustausch zu den Zellen vollends lahm legen. Aus diesen Störfaktoren, die eine Übersäuerung mit sich bringen, entwickelt sich ein Teufelskreis mit chronischer Störung im System der Grundregulation, aus der alle möglichen Krankheiten entstehen können.

Wird diese Entwicklung nicht gestoppt und die normale Mikrozirkulation nicht wieder hergestellt, sind zerstörerischen Krankheitsprozesse, die bald als unheilbar gelten, nicht aufzuhalten.

Schematische Darstellung des Blutkreislaufs

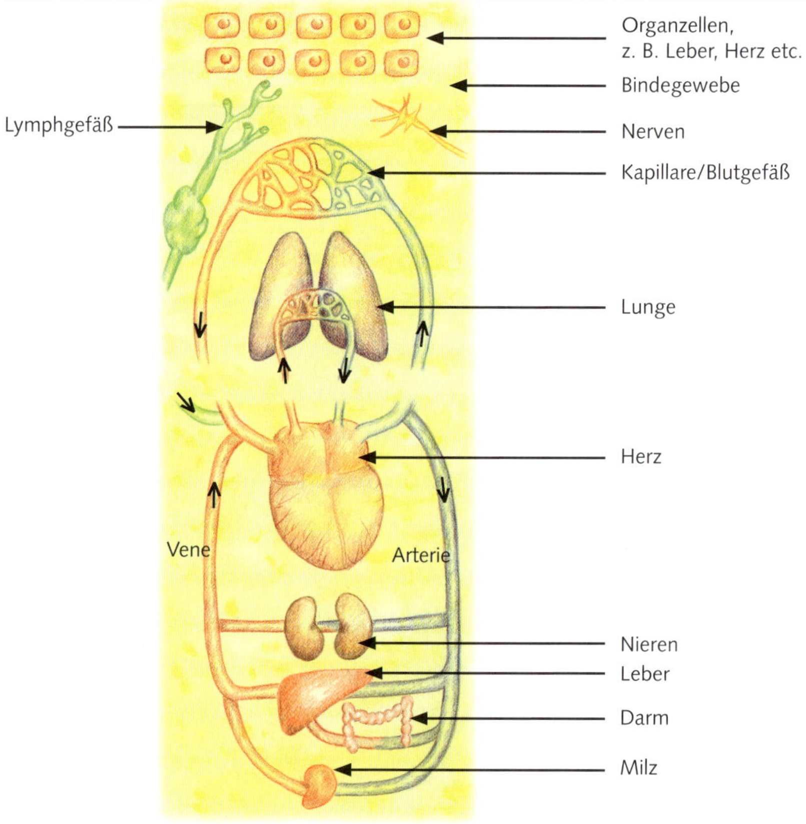

Die Durchlässigkeit der Kapillarwände

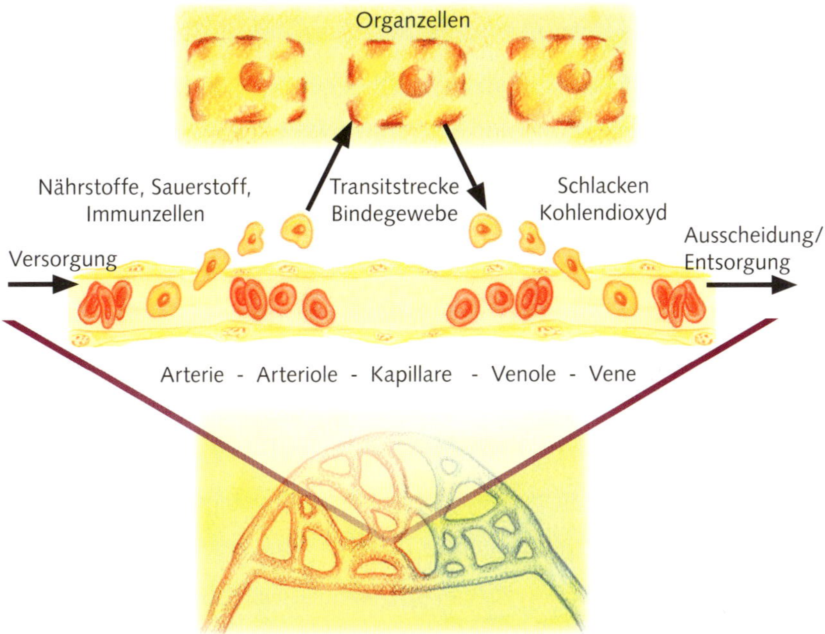

- Gesunde Kapillarwände sind durchlässig für Immunzellen, Sauerstoff und Zell-Nährstoffe.
- Die Kapillare nehmen die Schlacken von den Zellen auf und bringen sie zur Ausscheidung.

7.4.2 Mikrozirkulation und Immunsystem

Studien von Dr. med. Klopp vom Institut für Mikrozirkulation in Berlin belegen, dass auch ein funktionierendes Immunsystem auf eine optimale Mikrozirkulation angewiesen ist. Eine Verringerung des Blutflusses behindert die körpereigene Abwehr derart, dass die Immunzellen nur verzögert an den Entzündungsort gelangen. Außerdem ist der Übertritt der Immunzellen vom Blutgefäß ins Gewebe (Grundsubstanz) ebenfalls verzögert (Adhäsion). Die logische Folge ist eine Schwächung der Selbstheilungskräfte und ein verzögerter Heilungsprozess.

7.4.3 Vertesi-Studie

Bela Vertesi hat über mehrere Jahre an vielen Probanden die Mikrozirkulation überprüft. Sein Ergebnis:

70 Prozent der Probanden zeigen schlechte Fließwerte
als Folge zunehmenden Dauerstresses.

Nach Aussage von Bela Vertesi hat nie zuvor jemand an so vielen unterschiedlichen Probanden den Blutfluss gemessen und daraus seine Schlüsse gezogen.

Da schlechte Fließwerte nicht zufällig und schon gar nicht schicksalhaft entstehen, sondern hausgemacht sind, verursacht durch unsere Lebensweise und Lebensumstände, machte sich Vertesi auf die Suche nach dem Geheimnis der Krankheit im Allgemeinen, und nach Lösungen zur Verbesserung der Fließeigenschaft des Blutes im Speziellen. Mit einer ganz einfachen Kausalkette konnte er fast allen bekannten Krankheitssymptomen einer einzigen Ursache zuordnen: Stress –> schlechter Blutfluss –> Übersäuerung –> Gewebeschaden –> Schmerz –> Degeneration.

Egal in welchem Körperbereich es gerade stattfindet. In dieser einfachen Kausalkette sind alle Bilder des „metabolischen Syndroms“ (sämtliche Stoffwechselstörungen) hinterlegt.

Das Resultat seiner Forschungen mündet in der Entwicklung eines therapeutischen Gesamt-Konzeptes, das im Wesentlichen die kombinierte Anwendung von Magnetfeldtherapie, Entsäuerung und gezielter Nährstoffzufuhr zum Inhalt hat, um den Blutfluss und die Sauerstoffversorgung wieder herzustellen.

Ein hochinteressantes Video, das im Rahmen der Vertesi-Studie vom Institut für Mikrozirkulation in Berlin erstellt wurde, macht die Problematik der Durchblutungsstörungen sichtbar und für jeden verständlich.

Dieses Video belegt die positive Wirkung der Magnetfeldtherapie auf die Fließeigenschaft (Mikrozirkulation) des Blutes auf eindrucksvolle Weise. Bereits bei wenigen Minuten der Anwendung des Magnetfeldes erhöht sich der Durchblutungseffekt (Fließeigenschaft) um ca. 300 Prozent. Ein überzeugendes Dokument, mit dem auch der letzte Zweifler und Skeptiker die Wirkung der Magnettherapie anerkennt.

Die Anwendung eines Magnetfeldes erhöht den Durchblutungseffekt um ca. 300 %!

Vertesi: *„Die positiven Eigenschaften dieses statischen Permanent-Magnetsystems, das nach den einfachen physikalischenGrundprinzipien eines ‚Bio-Dynamos‘ funktioniert, basieren unter anderem auf einer Säure-Reduktion durch Elektronen-Entfernung. Der Unterschied zwischen einer Säure und einer Base ist der Ladungszustand (Summe seiner Elektronen). Säure kann durch Entfernung von Elektronen bis zum neutralen Zustand ‚entschärft‘ werden. Gleichzeitig reagiert das Vegetativum auf schwache Stromreize (Elektronen), die durch das bewegte Medium Blut bewegt werden. Diese bewirkt die zentrale Gefäßöffnung und den entscheidenten Impuls für die Vasomotorik (Blutgefäß-Erweiterung).“*

Fazit: Bessere Durchblutung durch
a) Gefäßöffnung plus Verbesserung der Gefäß-Eigenpumpenbewegung
b) Partikelverminderung (Größenminderung der Substanzen)
c) Ladungsträgerveränderung (Aggregation)
d) und Säurereduktion

Dies sind entscheidende Parameter zur Erhaltung der pH-Werte als Basis allen Lebens!

Die Konstruktion der statischen Vertesi-Applikation ist damit weltweit die einzige, mit der von Fachkreisen anerkannt, sowohl ein messbarer als auch ein sichtbarer Effekt erzeugt werden kann.

Anmerkung: Die Studie wurde ausschließlich mit der Magnetspirale erstellt. Um wie viel größer ist wohl der Effekt, wenn das komplexe Konzept mit Magnetfeld, Entsäuerung und optimaler Nährstoffversorgung zur Anwendung kommt.

Wirkungsprinzip der Magnet-Spirale

- **Wandelt Säuren** durch Elektronenbewegung **in Basen** um.
- Verstärkt das **Ladungspotential** der roten Blutkörperchen.
- und damit die **Fließeigenschaft** (Mucor racemosus sorgt für Ladungsumkehr und damit zur Filitbildung; dieser Vorgang wird mit der Magnetspirale wieder umgekehrt).
- **Erweitert die Blutgefäße** durch Halleffekt (Druck auf Gefäßinnenwand).
- **Reduziert die Anzahl der roten Blutkörperchen** auf das normale Maß
  Die roten Blutkörperchen werden wieder frei beweglich, sie können mehr Sauerstoff aufnehmen und den Zellen zur Verfügung stellen. Eine unphysiologische Erhöhung der roten Blutkörperchen ist nicht mehr notwendig.
- Der Sauerstoff bindet sich in den roten Blutkörperchen besser an Eisen (Hämoglobin).
- **Beschleunigt die Abheilung** von Wunden und Sportverletzungen.
- Der **Durchblutungseffekt** wird um bis zu 300 Prozent gesteigert (messbar bereits nach 10 Min.).
- **Löst energetische Blockaden** im Sinne der Akupunkturlehre; das Energiegleichgewicht wird wieder hergestellt.
- Die einzelnen Wirkungen führen zusammen zur **Leistungssteigerung.**

7.4.4 Mikrozirkulation und Stress

Die Beziehung von Stress und Gesundheit wurde im Kapitel 3.2 bereits aus allgemeiner Sicht behandelt. Hier möchte ich die Aufmerksamkeit speziell auf die Auswirkungen von Stress auf die Mikrozirkulation lenken.

Nach Vertesi und anderen Medizinforschern ist an oberster Stelle der Krankheitsursachen neben der Übersäuerung des Milieus auch der Stress zu nennen. Wer sich um ursächliche Lösungen bemüht, darf keinen der beiden Faktoren unberücksichtigt lassen.

Vertesi: *„Warum wird man eigentlich krank? Die häufigsten Behinderungen des Blutflusses in den Mikrogefäßen gehen auf Stress zurück, der die kleinen Arterien verengt. Sauerstoffnot und anaerober Stoffwechsel übersäuern allmählich den Körper und mindern zunächst die Leistung und Konzentration. Sauerstoffmangel, falsche Ernährung und das Fehlen basischer Vitalstoffe machen das Blut dicker. Auf Dauer macht das krank. Fast alle Krankheitsbilder sind direkte Folgen gestörter Mikrodurchblutung, deren Wiederherstellung das eigentliche Ziel der Magnetosan-Produktpalette ist.“*

Stressfaktoren lösen eine Kettenreaktion aus, die mit der Verengung der Kapillare beginnt, dann zu Sauerstoff- und Nährstoffmangel, Übersäuerung, Fließbehinderung führt und schließlich im Teufelskreis der „Übersäuerungskatastrophe“ mündet. Diese Entwicklung zu unterbrechen und zu beheben, sollte das Ziel aller vorbeugenden und therapeutischen Bemühungen sein.

Die Lösungskonzepte von Vertesi streben exakt diese Ziele an. Er konnte belegen, dass die Magnetfeldspirale einen positiven Einfluss auf das vegetative Nervensystem und damit auf das Mikrogefäßsystem ausübt. Das Magnetfeld öffnet so die durch Stress verengten Arterien wieder. Außerdem ist nachgewiesen, dass es auch die Geldrollenbildung des Blutes auflöst. Diese Wirkmechanismen erklären die oben beschriebene Verbesserung der Fließeigenschaft um 300 Prozent.

Wird die Anwendung des Magnetfeldes noch zusätzlich mit den Entsäuerungs- und Nährstoff-Ergänzungen kombiniert, steigert sich der durchblutungsfördernde und regenerierende Effekt. Mit dieser Kombination werden die Defizite einer Mangelversorgung ausgeglichen und die umfassenden Probleme der allgegenwärtigen Übersäuerung durch die Ursachenbehandlung gelöst. Natürlich müssen für einen dauerhaften Erfolg die eigentlichen Stressfaktoren ausgeschaltet, zumindest aber reduziert werden.

Ohne eine Wiederherstellung des Fließgeschehens ist Gesundheit nicht möglich.

Stehen die Darstellungen von Vertesi im Widerspruch zu dem bisher Beschriebenen? Ist die Mikrozikulation die Ursache der Krankheitsentwicklung oder die Grundsubstanz, die Übersäuerung, die freien Radikale, oder die Ernährung, oder der Stress, oder was? Bei genauer Betrachtung erkennt man das gemeinsame Prinzip, das hinter den Erklärungen steht, lediglich von einem anderen Standpunkt aus beleuchtet.

Aus welcher Sicht wir die Krankheitsentwicklung auch betrachten, immer ist der Zustand des Systems der Grundregulation der Ausgangspunkt. Ist dieser Zustand optimal, können Stressfaktoren leichter verarbeitet, reguliert oder kompensiert werden. Treffen allerdings starke Stressfaktoren auf ein geschwächtes System der Grundregulation, dann ist die Prognose nicht günstig. Dann muss man auf jeden Fall von einer negativen Verlaufsprognose ausgehen.

Wie mehrfach beschrieben, kann man die Prognose deutlich verbessern, wenn man in der Lebensweise einige wenige Grundsätze beachtet. Dennoch müssten unsere Gesundheits-Institutionen noch viele Fragen beantworten, die Vertesi provozierend stellt:

- Warum unterdrücken wir mit Medikamenten nur die Symptome?
- Warum wird die Ursache der Krankheit nicht hinterfragt?
- Warum ist durch chemische Medikamente noch niemand wirklich gesund geworden?
- Warum sterben immer mehr Menschen nicht an der Krankheit, sondern an Nebenwirkungen der Therapiemethoden?
- Warum haben 84 Prozent aller Medikamente keinen Wirkungsnachweis, aber Unmengen von Nebenwirkungen?
- Warum dürfen wirkungslose Medikamente verschrieben werden und werden von der Kasse bezahlt?
- Warum dürfen bei homöopathischen Mitteln keine Wirkungen beschrieben werden, obwohl sie keine Nebenwirkungen haben?
- Warum dürfen die Wirkungen von Vitaminen und Mineralstoffen nicht öffentlich beworben werden?
- Warum werden Forscher, die natürliche Wege zum Heil-Sein aufzeigen und diese Zusammenhänge publizieren, geächtet und mit Prozessen mundtot gemacht?
- Warum ist die „Übersäuerung des Organismus" im Medizinstudium kein Thema?
- Warum stirbt heute immer noch jeder Zweite an Herzinfarkt oder Schlaganfall, trotz besseren therapeutischen Wissens?
- Warum ...?

Ist die Gesundheit der Bevölkerung doch nicht oberstes Ziel des Gesundheitswesens? Sind Patienten-Abhängigkeiten und wirtschaftliche Interessen wichtiger? Ist Gesundheit von manchen Institutionen gar nicht erwünscht?
Fragen über Fragen, die uns nachdenklich machen sollten.

7.4.5 Blutdruck

Ich werde den Eindruck nicht los, dass bei Blutdruckpatienten mit der Angst vor Herzinfarkt Geschäfte gemacht werden. Deshalb möchte ich zum Thema „Hoher Blutdruck“ (Hypertonie) noch einige Bemerkungen ergänzen.

In den letzten Jahren vermitteln die Mediziner einheitlich, dass der Blutdruck die Werte 120/70 haben soll, und alles, was darüber ist, müsse mit Medikamenten behandelt werden.

Die Praxis zeigt aber, dass kaum ein älterer Mensch so niedrige Blutdruckwerte erreicht. Warum werden dann solche Grenzwerte vorgegeben? Warum wird ein 60-Jähriger an den Werten eines 20-Jährigen gemessen?

Dass ein hoher Blutdruckwert zwar ein Risikofaktor für den Herzinfarkt darstellt, aber nicht die Ursache ist, habe ich zuvor bereits erklärt. Wird mit der Vereinheitlichung von Normwerten vielleicht versucht, einen riesigen Markt für blutdrucksenkende Mittel aufzubauen, um mit der Angst vor Herzinfarkt Geschäfte zu machen?

In den Jahren 1980/1990 galt noch die Regel: Der obere Wert (Systole) ist normal bei 100 plus Lebensalter. Der untere Wert (Diastole) sollte nicht über 100 sein. Ein 60-Jähriger konnte also ohne Angst und ohne schlechtes Gewissen einen Blutdruck von 160/90 haben. Kein Arzt kam damals auf die Idee, hier mit Medikamenten eingreifen zu müssen.

Es ist auch nicht sinnvoll, in jedem Fall unbedingt niedrige Werte anzustreben. Angenommen, ein 70-jähriger Patient fühlt sich mit einem Blutdruck von 150/90 gut, hat aber etwas verengte Blutgefäße und keine idealen Blutverhältnisse. Dann braucht er notwendigerweise einen etwas höheren Blutdruck, weil sonst die Durchblutung und die Sauerstoffversorgung nicht gewährleistet sind. Man tut diesem Menschen nichts Gutes, wenn man ihn künstlich in die „Norm“ 120/70 zwingt, ohne die eigentliche Ursache zu beseitigen. Wäre es nicht effektiver, die Fließeigenschaft und damit den Blutdruck mit natürlichen Mitteln zu verbessern?

Ich kenne genügend Menschen, die auf die Einheitsnorm „eingestellt“ sind, sich aber miserabel fühlen und ohne richtige Lebensfreude, mehr schlecht als recht am Leben teilnehmen. Ganz abgesehen von den Nebenwirkungen der Mittel.

Das ist kein Wunder, denn der vom Körper selbst regulierte erhöhte Blutdruck ist für diesen Menschen eine „not-wendige" Maßnahme, ein Notprogramm, das Störungen der Fließeigenschaft des Blutes kompensiert, mit dem die Durchblutung und damit die Versorgung der Zellen aufrechterhalten wird.

Nicht selten sind blutdrucksenkende Mittel für einen Schlaganfall (Hirnschlag) verantwortlich, wenn durch den künstlich erzeugten, zu niedrigen Blutdruck das Gehirn nicht mehr richtig durchblutet wird. Ganz abgesehen von den anderen Nebenwirkungen dieser Antimittel, die zwar auf dem Beipackzettel abgedruckt sind, aber von den meisten Betroffenen ignoriert werden, da sie keine andere Lösung sehen.

Wir müssen uns wieder fragen: Warum werden Unmengen an Blutdrucksenkern verordnet, ohne dass sich das Risiko und die Anzahl der Herz-Kreislaufkrankheiten verringern? Warum werden dafür massive Nebenwirkungen in Kauf genommen? Beispielsweise ist bekannt, dass bereits nach dreiwöchiger Einnahme von Blutdrucksenkern der Körper kein eigenes Strophanthin mehr produziert. Wenn man die herzstärkende und entsäuernde Wirkung des Strophanthin kennt, wird das Problem sichtbar.

Diese Beschreibung soll den Betroffenen jedoch nicht dazu verleiten, die Blutdrucksenker einfach abzusetzen. Das kann gefährlich werden, weil sich der Organismus daran gewöhnt hat. Es soll hier auch nicht der Eindruck vermittelt werden, dass dem Blutdruck keine Beachtung geschenkt werden muss. Im Gegenteil. Aber die Hysterie sollte einer relativierten und ganzheitlichen Beurteilung weichen und das Problem mit natürlichen Maßnahmen beseitigt werden.

Wäre es nicht besser, anzuerkennen, dass der hohe Blutdruck nur das Symptom einer fortgeschrittenen Übersäuerung des Milieus ist, und dass das Symptom zwar im Herzinfarkt oder Schlaganfall enden kann, diese Katastrophen aber nicht ursächlich durch den hohen Blutdruck entstehen? Er ist an sich auch keine Krankheit, sondern die Folge eines Heilbestrebens des Körpers, das andere Mängel, wie beispielsweise schlechte Fließeigenschaften des Blutes, kompensiert.

Wäre es nicht besser, die Ursache des hohen Blutdrucks zu ermitteln, die meist in den Spätfolgen von Stress, Sauerstoffmangel, Wassermangel und Ernährungsfehlern zu finden sind? Eine sauren Stoffwechsellage des Herzmuskels und/oder eine Schwäche der Nebenniere stehen an erster Stelle der Betrachtung. Diese Prinzipien treffen übrigens auch auf Herzrhythmusstörungen und alle anderen Herz-Kreislaufprobleme zu.

Eine Ernährungsumstellung und/oder eine Behandlung mit Entsäuerungsmaßnahmen, Strophanthin oder anderen natürlichen, herzstärkenden Mitteln sowie zur Stressreduzierung, würde die Fließeigenschaft des Blutes verbessern, die Gefäße regenerieren und damit das Herz entlasten.

Der Herzmuskel müsste nicht mehr so stark „pumpen" und müsste nicht mehr die Störung der Fließeigenschaft des Blutes kompensieren, sondern würde selbst weniger Säure produzieren. Der Druck ließe nach und würde sich auf die physiologischen Werte einstellen. Auch für diese Logik muss man nicht unbedingt Medizin studieren.

Die Bücher von Dr. Johann Georg Schnitzer (siehe Literaturverzeichnis) liefern eine Menge geeigneter Hinweise, mit denen günstige Bedingungen für einen normalen Blutdruck geschaffen werden – ohne chemische Mittel.

Geben Sie sich auch nicht damit zufrieden, wenn Ihnen versichert wird, dass Sie genetische Anlagen für hohen Blutdruck, Herzinfarkt, Hirnschlag oder Diabetes haben. Mag sein, dass auch gewisse Erbfaktoren eine Rolle spielen. Die Erbanlagen machen nur einen geringen Anteil der Erkrankungen aus. Außerdem waren diese Wohlstandskrankheiten nach den vergangenen Weltkriegen so gut wie unbekannt. Also muss es mit unserer Ernährungs- und Lebensweise zu tun haben.

Die Weltgesundheitsorganisation (WHO) gibt zu den Blutdruckwerten folgende Übersicht:

Optimaler Blutdruck:	unter 120/80
Normaler Blutdruck:	unter 130/85
Grenze zur Hypertonie:	140/90
Grad 1, Milde Hypertonie:	unter 160/100
Grad 2, Mittelgradige Hypertonie:	unter 180/110
Grad 3 Schwere Hypertonie:	über 180/110

Gesundheitsvorsorge setzt voraus:
Wissen, was krank macht.
Nur dann kann man Krankheiten mit geeigneten Maßnahmen verhindern.

7.5 Diabetes

Verschiedene Zeichen können auf eine mögliche Zuckerkrankheit hinwiesen: Übermäßiger Durst (häufiges Wasserlassen) und Hunger, unerklärlicher Gewichtsverlust, Depression, schlechte Wundheilung, Juckreiz, Nüchtern-Blutzuckerwerte über 120 mg/dl usw.

Die außerdem anfangs vorherrschenden Symptome, wie Müdigkeit, Energielosigkeit, Konzentrationsstörungen, ständiges Hungergefühl, Depression usw. werden meist nicht gleich mit Diabetes in Verbindung gebracht, weshalb es oft sehr spät und eher zufällig zur richtigen Diagnose kommt.

Man unterscheidet zwischen **Diabetes Typ I**. Er wird auch als „Insulinmangeldiabetes“ oder „jugendlicher Diabetes“ bezeichnet und tritt in der Regel vor dem vierzigsten Lebensjahr auf. Als Ursache wird meist eine angeborene Insulin-Mangelproduktion der Bauchspeicheldrüse oder eine Autoimmunerkrankung genannt.

Beim **Diabetes Typ II** (Altersdiabetes) handelt es sich dagegen nicht um eine mangelhafte Insulinproduktion der Bauchspeicheldrüse, sondern um eine Stoffwechselstörung, bei der das vorhandene Insulin nicht richtig verwertet wird. Die Auslöser dieser Diabetesform gelten als unbekannt.

Wenn Sie sich an die Erklärungen der vorangegangenen Kapitel erinnern, wissen Sie, dass die Ursachen aller chronischen Krankheiten, so auch bei beiden Diabetes-Typen, weder unbekannt noch angeboren sind. Wir müssen endlich anerkennen, dass die Ursache auch bei Diabetes in unseren modernen Lebensumständen, vor allem in der Art und Weise wie wir uns ernähren, liegt.

Da Heilung nur möglich ist, wenn die Ursache beseitigt wird, kann Diabetes durch nichts anderes geheilt werden, als durch eine Korrektur der Lebens- und Ernährungsweise.

Bei beiden Diabetes-Typen handelt es sich um eine Störung des Kohlenhydrat-Stoffwechsels mit der Folge: Der Zuckergehalt ist im Blut zu hoch und in den Zellen zu niedrig. Ohne Zucker kann die Zelle auf Dauer keine Energie produzieren.

Das Hormon Insulin hat die Aufgabe, den Anstoß auszulösen, damit der im Blut befindliche Zucker (Glukose) in die Zelle transportiert wird, wo er zur Energieproduktion benötigt wird.

Funktioniert dieser Stoffwechselvorgang nicht vollständig, dann bleibt der Zucker im Blut und richtet dort mit der Zeit erhebliche Schäden an, die meist mit starken Durchblutungsstörungen einhergehen. Der Zucker verklebt förmlich die kleinen Gefäße. Das gesamte Blutgefäßnetz wird allmählich zerstört, was zu den bekannten Komplikationen insbesondere in Beinen, Augen, Nerven und Haut führt.

Aufgrund der Kombination – mangelhafte Energieproduktion und Durchblutungsstörung – fühlt sich der Betroffene entsprechend müde, energielos, kraftlos.

Üblicherweise werden den Patienten mit der Diagnose „Diabetes", je nach Schweregrad der Störung, chemische Mittel (Antidiabetika) verordnet:

a) die den Blutzuckerspiegel senken sollen, z.B. indem die Glukose-Resorption im Darm oder die Glucose-Bildung in der Leber gehemmt wird und/oder
b) die die Insulinproduktion der Bauchspeicheldrüse derart zur Überproduktion anregen, damit sich die Chance erhöht, die vorhandene Stoffwechselstörung/Verwertungsschwäche beim Typ II zu kompensieren.
   - Mit diesen Mitteln wird das Insulin regelrecht aus den Zellen der Bauchspeicheldrüse herausgepresst, was die Zellen logischerweise nicht lange mitmachen und bald ihre Funktion für immer einstellen. Folge: relativer oder absoluter Insulinmangel. Wenn 80-90% der Bauchspeicheldrüsen-Zellen (Beta-Zellen) zerstört sind, kann sich ein Diabetes Typ II zum Typ I manifestieren.
c) die den Mangel an körpereigenem Insulin beheben sollen (der oft durch o. g. Behandlung ausgelöst wird und nur in seltenen Fällen genetisch bedingt ist). So wird lebenslang synthetisches Insulin verordnet. Damit beginnt aber eine weitere Fehl-Entwicklung mit verheerenden Folgen.
   - Die Sensoren des Regelsystems stellen fest, dass durch das Medikament genügend Insulin vorhanden ist. Infolgedessen reduziert die Bauchspeicheldrüse die noch vorhandene körpereigene Insulin-Produktion und stellt bald den Dienst vollends ein.
   - Diese Folgen sind umso schlimmer zu bewerten, wenn man weiß, dass beide Diabetes-Typen in der Regel zunächst nicht durch Insulinmangel entstehen.

Die Einnahme von Antidiabetika sollte daher nicht über einen längeren Zeitraum erfolgen. Sie sollten durch die Wirkungen der Antidiabetika auch nicht dem Irrtum unterliegen, dass alles in Ordnung sei und Sie sich nicht weiter um die Ursache kümmern müssen. Nichts ist in Ordnung. Vielmehr sollte so früh wie möglich mit der Beseitigung der Krankheitsursache begonnen werden, wodurch dann Antimittel meist überflüssig werden.

Übrigens trifft dies auch auf natürliche blutzuckersenkende Mittel, wie Diabetes Tees oder pflanzliche Wirkstoffe, zu. Heilung kann nur durch Bereinigung des Milieus und Stärkung des Regulationssystems erreicht werden. Es spricht allerdings nichts dagegen, eine gewisse Zeit diese natürlichen Mittel zur Unterstützung der Stoffwechsellage anzuwenden.

7.5.1 Die andere Wahrheit – Es ist nicht die Bauchspeicheldrüse

Seit langem ist bekannt, aber in der Medizin so gut wie nicht beachtet, dass bei Diabetes nur in ganz seltenen Fällen eine echte Schwäche der Bauchspeicheldrüse vorliegt. In Wirklichkeit ist es nicht der Insulinmangel, der zu erhöhten Blutzuckerwerten führt, sondern die Verschlackung des Bindegewebes (Transitstrecke), durch die das Insulin, und damit auch der Zucker, nicht an den Zielort Zelle gelangen kann.

Die Gründe der Verschlackung wurden in den vorausgegangenen Kapiteln ausführlich beschrieben. Fehlernährung mit Säure-Überschuss (durch zu viel tierisches Eiweiß und zu wenig Basenstoffe), Überschuss an freien Radikalen, körperlicher und emotionaler Stress, Umweltgifte, Schwermetalle usw., stehen als verursachende Faktoren dabei im Vordergrund.

Jesse Roth, Bethesda, hat bei seinen Studien mit Diabetikern zwar erhöhte Zuckerwerte im Blut festgestellt, er hat aber auch erhöhte Insulinwerte im Blut festgestellt. Er entdeckte, dass die in der Zellmembran befindlichen Insulinrezeptoren bei Diabetikern nicht voll funktionsfähig sind. Die Insulinrezeptoren haben folgende Funktion:

- Kommt das Insulin mit der Zellmembran in Kontakt, gibt sie der Zelle den Befehl (Impuls), die Tore zu öffnen und die Zuckermoleküle vom Blut/Bindegewebe in die Zelle einzuschleusen, wo der Zucker zur Energieerzeugung verbraucht wird.

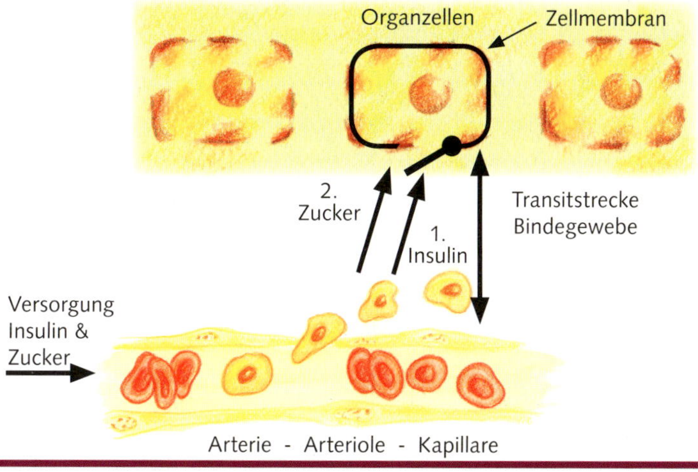

Insulin öffnet das Tor (Zellmembran), damit Zucker zur Energieproduktion in die Zelle eingeschleust werden kann. Kommt Insulin wegen verstopfter Transitstrecke nicht an die Zelle, bleibt der Zucker im Blut. Folge: Blutzucker – Diabetes.

Das Problem bei Diabetes ist also nicht ein Insulin-Mangel, sondern eher ein Insulin-Überschuss. Das Insulin kommt nicht bis zur Zelle durch, es staut sich im Blut, weil die Transitstrecke des Bindegewebes zwischen Blutgefäß und Zelle verstopft/verschlackt ist. Somit kann das Insulin die Zellmembran für den Zucker nicht öffnen, der Zucker fehlt zur Energieerzeugung, er bleibt im Blut – Diagnose: Diabetes mellitus.

Welchen Sinn macht es dann, die Bauchspeicheldrüse mit Antidiabetika/Sulfonylharnstoff zur Überproduktion anzuregen oder chemisches Insulin zu verordnen?

Derselbe Mechanismus wirkt auch bei der Nährstoffversorgung der Zelle. Die Verschlackung des Bindegewebes ist dafür verantwortlich, dass in den Zellen (bei Diabetes in den Insulin produzierenden Zellen der Bauchspeicheldrüse) ein chronischer Mangel an Vitalstoffen, wie Vitamine, Mineralstoffe, Enzyme, Spurenelemente usw. herrscht. Die für die Zellen lebenswichtigen Nährstoffe finden bei verstopfter Transitstrecke den Weg zur Zelle nicht, oder nur sehr verzögert, weshalb die Zelle ihre Aufgabe, z.B. Insulin zu produzieren, nicht erfüllen kann und selbst degeneriert.

Ich möchte trotzdem nicht ausschließen, dass es Fälle gibt, bei denen es zusätzlich zu diesem Stoffwechselproblem durch Verschlackung des Bindegewebes, noch den ernährungsbedingten Insulinmangel gibt.

Eine Ernährung, die über Jahre und Jahrzehnte überwiegend aus isolierten Kohlenhydraten wie Zucker, Weißmehl, Süßgetränke usw. besteht, bedeutet für die Insulin produzierenden Zellen der Bauchspeicheldrüse dauerhafte Höchstleistung. Um die über die Ernährung anfallenden unnatürlich großen Zuckermengen zu beherrschen, wird die Bauchspeicheldrüse ständig dazu stimuliert, entsprechend große Mengen Insulin zu produzieren. Ohne die notwendigen Vitalstoffe (Vitamine, Enzyme, ...), die für die ordentliche und verwertbare Umwandlung des Zuckers erforderlich sind, mündet dieser Stress logischerweise früher oder später in einer Erschöpfung der Zellen der Bauchspeicheldrüse.

Wollen wir optimale Zellfunktionen sicherstellen, müssen wir zwei Dinge gewährleisten:

1. Vollwertige Nährstoffe aufnehmen, mit der Nahrung und unter Umständen mit Nahrungsergänzungsmitteln.
2. Durch Bereinigung des Bindegewebes dafür sorgen, dass diese wertvol-

len Nährstoffe (ebenso wie Insulin) auch in die Zelle gelangen können. Es nützt also nichts, nur wertvolle Nährstoffe „einzufüllen", ohne dafür zu sorgen, dass sie auch in der Zelle ankommen können.

Antimittel

Als Antimittel bezeichne ich wie im Kapitel 3.8 beschrieben, chemische Medikamente, die lediglich gegen ein bestimmtes Krankheitssymptom wirken und somit nur „Schein-Ursachen" behandeln und nur eine „Schein-Heilung" bewirken.

7.5.2 Emotionale Konflikte – Die „Neue Medizin" nach Dr. Hamer

Die Erkenntnisse von Dr. Ryke Geerd Hamer mit seiner „Neuen Medizin", sollen in diesem Zusammenhang nicht unerwähnt bleiben. Er definiert jeden schockartigen emotionalen Faktor als möglichen Auslöser einer Krankheitsentwicklung. Jeder emotionale Faktor ist aber auch richtungsweisend für den Verlauf einer Krankheit und für die Örtlichkeit im Körper, in der die Krankheit zum Ausdruck kommt.

Es lohnt sich, auch diese Erkenntnisse mit in die diagnostischen und therapeutischen Überlegungen einzubeziehen.

Andererseits wäre es aber nicht ausreichend, alle Gesundheitsprobleme nur am psychischen Zustand zu messen. Das netzwerkartige Zusammenspiel zwischen den emotionalen und den biochemischen Faktoren im System der Grundregulation ist zu komplex, um es nur nach einzelnen Kriterien zu beurteilen.

Weil die umfassenden Inhalte der „Neuen Medizin" hier nicht in allen Details wiedergegeben werden können, verweise ich auch an dieser Stelle auf die Informationen unter www.neue-medizin.de und www.pilhar.com.

Fazit:

Zur Verdeutlichung fasse ich die vorher beschriebenen möglichen Krankheitsursachen bei Diabetes zusammen:

1. Die Zellen der Bauchspeicheldrüse (Beta-Zellen) degenerieren und können kein Insulin mehr produzieren, weil sie durch die **Übersäuerung des Blutes** nicht mehr ausreichend mit Nährstoffen und Sauerstoff versorgt werden.
   Folge: Funktionsstörung der Zellen – Insulinmangel – erhöhte Blutzuckerwerte und Folgeerkrankungen (Spätfolgen).

2. Ist das **Milieu des Bindegewebes** wegen Übersäuerung gestört, dann ist der Stoffwechsel, d. h. der Stofftransport zwischen den Blutgefäßen (Kapillare) und sämtlichen Organ-Zellen (z.B. Muskelzellen, Zellen der Bauchspeicheldrüse usw.) behindert.
   a) Stoffe wie z.B. Insulin kommen nicht an der Zelle (z.B. Muskelzelle) an. Die Insulin-Rezeptoren öffnen die Zelle nicht. Der Zucker bleibt im Blut. Der Zelle fehlt ein wichtiger Energielieferant.
   Folge: Erhöhte Blutzuckerwerte, Energiemangel.
   b) Stoffe, wie z.B., Zucker kommen nicht an der Zelle an und stehen deshalb nicht zur Energieproduktion zur Verfügung, d.h. der Zucker wird nicht verwertet, der Zucker bleibt im Blut.
   Folge: Erhöhte Blutzuckerwerte, Energiemangel.
   c) Nähr-Stoffe, wie z.B. Vitamine, Mineralstoffe, Enzyme, usw. kommen nicht an der Zelle an, z.B. an den Zellen der Bauchspeicheldrüse, und/oder es besteht eine ernährungsbedingte Mangelversorgung.
   Folge: Die Insulin produzierenden Zellen degenerieren und stellen ihre Funktion ein, erhöhte Blutzuckerwerte, Energiemangel.
3. Die Antidiabetika und Insulinpräparate schwächen auf Dauer das körpereigene Regulationssystem bis zum kompletten Ausfall der Insulin produzierenden Zellen.
4. Antimittel, vor allem entzündungshemmende und fiebersenkende Mittel, sind oft auslösende Faktoren zur Entstehung von Diabetes.
5. „Auch bei Diabetes Typ I handelt es sich nicht um eine vererbte Krankheit“ Dr. J. G. Schnitzer.
6. Ein Überschuss an **freien Radikalen**, der nicht durch Antioxidantien kontrolliert wird, schädigt die Zellen und Organfunktionen.
   Folge: Schwäche der Bauchspeicheldrüse, erhöhte Blutzuckerwerte, Energiemangel.
7. Das **Wasser,** das wir trinken, nimmt eine Schlüsselrolle im Stoffwechselgeschehen ein. Sowohl die Qualität des Trinkwassers, wie auch die Trinkmenge sind mitbestimmend für den Zustand des Milieus im Bindegewebe und damit für die Funktion des Systems der Grundregulation (siehe Kapitel 3.6)
8. Nicht zuletzt müssen auch die **emotionalen Faktoren**, wie sie z.B. Dr. Hamer beschreibt, bei der Suche nach möglichen Ursachen berücksichtigt werden.

Eine Therapie mit Antidiabetika hat also mit Heilung oder Ursachenbehandlung nichts zu tun. Damit wird lediglich das Symptom „erhöhter Blutzuckerwert“ behandelt. Das ist zwar nicht falsch, weil so die Entwicklung der Folgekrankheiten (Spätfolgen) eingedämmt wird. Aber wer ganzheitlich denkt und dauerhaften Erfolg anstrebt, muss die hier beschriebenen Fakten mit einbeziehen (siehe Kapitel 3.8 Antimittel).

Nicht der Insulinmangel verursacht Diabetes, sondern Belastungen der Grundsubstanz.

7.5.3 Welchen Sinn macht es dann, Insulin zu verordnen?

Warum erfolgt keine Aufklärung über die wahren Ursachen? Wird hier systematisch eine Medikamenten-Abhängigkeit geschaffen?

Was nützt es, die Insulinproduktion zu erhöhen oder Insulin zu verordnen, wenn es wegen verstopfter Transitstrecke nicht verwertet werden kann? Was nützt es, künstlich nur den Blutzucker mit Medikamenten zu senken, den die Zellen als Energielieferant benötigen, statt den Stoff-Wechsel zu verbessern? Kein Wunder, wenn sich herkömmlich behandelte Diabetiker müde und energielos fühlen.

Auch die üblichen Diätvorschläge werden den Anforderungen nicht gerecht. Im Gegenteil, Ernährungstipps wie: Kohlenhydrate reduzieren, stattdessen mehr Eiweiß zu sich nehmen, verstärken den verursachenden Faktor der Übersäuerung.

Der Frankfurter Mediziner Prof. Dr. Lothar Wendt (1907-1989) zählt Diabetes zu den „Eiweißspeicherkrankheiten“. Er erkannte, dass ein Zuviel an Eiweiß, das über die Nahrung aufgenommen wird, in den Blutgefäßen, im Bindegewebe und in der Zellmembran gespeichert wird. Dort führt es zur Übersäuerung, die das gesamte System der Grundregulation behindert und teilweise funktionslos macht.

Fett als Energielieferant

Bezüglich Übersäuerung muss noch ein weiterer Aspekt beachtet werden. Bei Insulinmangel bzw. bei mangelhafter Insulinauswertung kommt es zu verstärktem Abbau des Körperfettes, was auch den ausgeprägten und schnellen Gewichtsverlust erklärt. Das Fett wird als Ersatz-Energielieferant für den in der Zelle fehlenden Zucker verwendet.

Dies ist wohl als ein weiterer **Heilversuch** des Grundregulationssystems zu verstehen, das den Insulin-/Zuckermangel in der Zelle kompensieren will. Diese Fette gelangen als Fettsäuren ins Blut und lösen dort eine massive Übersäuerung aus. Die verheerenden Folgen der Übersäuerung sind im Kapitel 3.1 ausführlich beschrieben.

Bevor ein Insulin-Medikament zur Verfügung stand, wurden Diabetiker zur Entsäuerung mit Natron behandelt.

7.5.4 Warum wird dieses Wissen totgeschwiegen?

Man kannte also die Zusammenhänge zwischen Übersäuerung und Diabetes. Warum wird dieses Erfahrungswissen verdrängt und totgeschwiegen?

Es reicht somit nicht, nur Blutzucker senkende Mittel einzunehmen und/oder nur den Zucker zu meiden und sich kalorienarm zu ernähren. Wer sich nur auf das Kalorienzählen in Broteinheiten beschränkt und die Versorgung mit Nährstoffen, Basenstoffen, Antioxidantien und Sauerstoff vernachlässigt, wird die Haupt-Ursache – die Belastung des Milieus im Bindegewebe und die Regulationsstörung im System der Grundregulation – nicht beseitigen.

So ist es kein Wunder, wenn das Deutsche Institut für Ernährungsforschung (DIfE) feststellt: *„Obstreiche Ernährung senkt das Risiko von Typ 2-Diabetes um 70 Prozent."*

Warum wird die Behinderung des Insulintransports nicht mit einer gezielten Bereinigung des Milieus behandelt?

Diabetes kann mit einer gezielten Ernährungseinstellung in den meisten Fällen geheilt, zumindest aber deutlich eingedämmt werden. Ob eine echte Heilung erreicht wird, bei der dann auch gröbere Ernährungsfehler nicht gleich wieder die Diabeteskrankheit auslösen, hängt sicher auch vom Grad der bereits bestehenden Zell-Schädigung ab. Es ist aber zweifelsfrei, dass eine Normalisierung des Zuckerstoffwechsels und damit die Verhinderung von Spätfolgen erreicht werden kann.

Dr. Johann Georg Schnitzer bietet in seinen Büchern seit Jahrzehnten erfolgreiche, durch Studien belegte Ernährungsempfehlungen zur Ausheilung von Diabetes, hohem Blutdruck und weiteren chronischen Krankheiten an.

Warum werden die Betroffenen von ihren Ärzten nicht über diese einfachen und nebenwirkungsfreien Erfolgskonzepte informiert? Wäre es anders, wenn die Medizin-Wirtschaft damit noch größere Einnahmen in Milliardenhöhe erzielen könnte als bisher mit der einträglichen Dauerbehandlung statt Heilung chronischer Krankheiten?

Mit der Störung der Grundregulation lässt sich auch erklären, warum Diabetes vom Typ II (Altersdiabetes) in der Regel bei Übergewichtigen und erst nach dem 40. Lebensjahr auftritt. In jüngeren Jahren ist die Übersäuerung noch nicht so weit fortgeschritten, die Transitstrecke ist noch einigermaßen durchlässig, das Regelsystem kann die Balance noch halten und das Insulin mit dem Zucker an und in die Zelle transportieren.

Allerdings erkranken inzwischen auch immer mehr junge Menschen an Altersdiabetes, was sicher auf die zunehmende Fehlernährung mit den Folgen der Übersäuerung zurückzuführen ist. In diese Kategorie sind auch die chemischen Medikamente und die anderen Umwelt-Schadstoffe einzustufen, die das Milieu massiv belasten und Diabetes auslösen können.

Diabetes-Aktien

Eine Beteiligungsgesellschaft wirbt für den Kauf von Diabetes-Aktien und weist darauf hin:

„..., dass Diabetes der Megamarkt des 21. Jahrhunderts sei. Während 1985 erst 30 Millionen Menschen an Diabetes erkrankt gewesen seien, schätze die Weltgesundheitsorganisation (WHO), dass derzeit 189 Millionen Menschen an Diabetes leiden, und es bis zum Jahr 2030 bereits 366 Millionen sein werden. Der Markt für Diabetes-Tabletten wachse jährlich um 19 Prozent (2007: 12 Milliarden US$). ... „Ihre Chancen stehen also nicht schlecht, ebenfalls zu dieser nachhaltigen Pharma-Spezialrallye beizutragen, indem Sie sich ebenfalls einen Diabetes leisten. In Indien ist Diabetes bereits ein Statussymbol der Erfolgreichen. ...Da rette sich wer kann!", schreibt Dr. Schnitzer in einem Newsletter zu dieser Entwicklung am 11.12.2007 (mehr dazu siehe unter: http://www.dr-schnitzer.de/emailnachrichten.html#2.%20März%202008).

Diabetes ist heilbar, ob Sie es glauben oder nicht!

7.6 Rheuma, Arthritis, Arthrose, Rückenprobleme

Die Ursachen von chronischen Gelenkerkrankungen gelten allgemein als unbekannt, weshalb sie auch als unheilbar eingestuft und lediglich mit symptomatisch wirkenden Rheumamitteln und gelegentlich auch mit physikalischen Therapien behandelt werden. Kennt man jedoch die hier beschriebenen Zusammenhänge, dann verliert die wenig aufbauende Diagnose ihren Schrecken. Rheumatische Schmerzen, dazu zähle ich hier auch Arthrose, Arthritis, Gicht, Tennisellenbogen, Sehnenscheidenentzündungen, Muskelschmerzen, Probleme der Wirbelsäule und der Bandscheiben, Hexenschuss, Ischias usw., sind **die Folgen einer Übersäuerung des Milieus im Bindegewebe** und den damit einhergehenden Regulationsstörungen. Wie bei allen chronischen Erkrankungen, kann auch beim Rheuma, neben einem Überschuss an freien Radikalen, immer auch eine Übersäuerung des Bindegewebes nachgewiesen werden. Aufgrund der Tatsache, dass Bindegewebe im ganzen Körper verbreitet ist, können die Schmerzen überall auftreten, und mal hier, mal da in Erscheinung treten. Wandernde Schmerzen sind beim Rheumatiker alltäglich.

Bekanntermaßen entwickelt sich Rheuma nicht von heute auf morgen, sondern allmählich über Jahre und Jahrzehnte. Anfangs zeigen sich die scheinbar harmlosen Symptome einer beginnenden Übersäuerung. Mit zunehmender Schwächung des Regulationssystems breiten sie sich zu einem größeren Symptomenkomplex aus, bis irgendwann alle Regulationsversuche fehlschlagen und die Abwehrkraft, in diesem Fall insbesondere die körpereigene Säure-Neutralisationsfähigkeit, erlahmt.

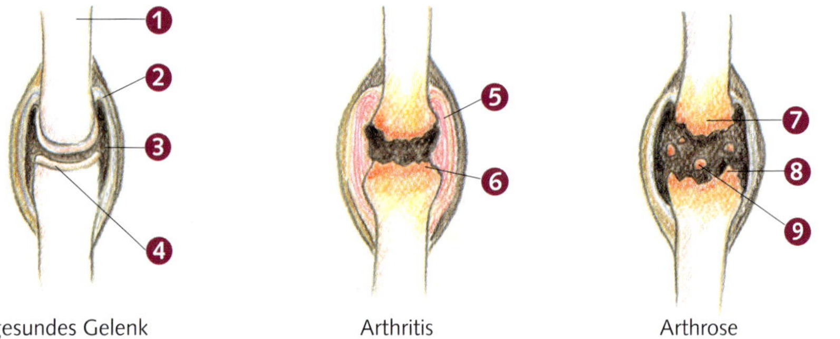

Die Entwicklung zur Arthrose
1 Knochen, **2** Gelenkkapsel, **3** Gelenkhöhle, **4** Knorpelgewebe,
5 Verdickung der Kapsel und Synovialmembran, **6** Aufgebrauchter Knorpel,
7 Zerstörtes Knorpelgewebe, **8** Osteophythen (reaktive Knochenneubildungen),
9 Knorpelfragmente

Im Kapitel 3.1 Säure-Basen-Gleichgewicht wurden die verschiedenen Versuche der Selbstheilungskräfte ausführlich beschrieben. Rheuma entwickelt sich nach denselben Prinzipien.

Der 1. Heilversuch: Wegen Mineralstoff- und Sauerstoff-Mangel werden die anfallenden Säuren nicht neutralisiert, sie werden im Bindegewebe als Schlacken abgelagert, mit der Folge von: Müdigkeit, Verspannungen, geschwächtem Immunsystem, beginnenden Entzündungen mit Schmerzen und Reizungen in den Muskeln, Gelenken, Nerven, usw.

Der 2. Heilversuch: Wird der Mineralstoff- und Sauerstoff-Mangel nicht bald mit vollwertiger Ernährung oder/und Ergänzungsmitteln sowie mit Bewegung in der freien Natur behoben, bedient sich der Körper seiner eigenen Mineraldepots. Dabei werden die **Gelenke** (Knochen), Gelenkknorpel, Muskeln, Sehnen, Bänder, Bandscheiben, Schleimhäute entmineralisiert/"ausgelaugt". Zusätzlich dringen Säurekristalle in die Gelenkinnenhaut (Synovialis) und schädigen diese.

Die daraus entstehenden Entzündungsprozesse sind ebenfalls als Heilversuche zu beurteilen, die die Gewebeschäden reparieren und die saure Stoffwechsellage bereinigen wollen.

Beide Heilversuche streben die Erhaltung des Säure-Basen-Gleichgewichts im Bindegewebe und Blut an, damit die Fließeigenschaft des in der Hierarchie höher stehenden Blutes, und somit auch das Leben, erhalten bleibt.

Bei **Bandscheibenproblemen** ist es nicht anders. Durch die Übersäuerung wird die Bandscheibe „aus-gelaugt", sie wird ihrer wertvollsten Stoffe beraubt und dadurch immer flacher. Ein eventuell zusätzlicher Wassermangel lässt die Bandscheibe austrocknen, was das Problem noch verstärkt. Die Öffnung (Foramen) für den Austritt der Nerven aus der Wirbelsäule wird immer kleiner. Irgendwann ist die Öffnung so klein, dass die Nerven zusätzlich wegen Platzmangels gereizt werden und sich die typischen Rücken- und Ischiasschmerzen zeigen.

Im nächsten Stadium löst sich durch die Entmineralisierung der Außenring der Bandscheibe auf und es kommt zum Vorfall des Gallertkernes, der dann auf die Nerven des Rückenmarks drückt. Ein solcher Bandscheibenvorfall hat also nichts mit Abnutzung wegen körperlicher Belastung zu tun, vielmehr ist die Abnutzung eine Folge chemischer Abbau-Reaktionen aufgrund des Mangels an Pufferbasen. Einen indirekten Zusammenhang zwischen körperlicher Belastung und Bandscheibenvorfall bzw. Entmineralisierung kann man dennoch herstellen. Je größer die körperliche Aktivität ist, umso mehr Stoffwechselsäuren werden produziert, und umso größer ist der Bedarf an Pufferbasen und vollwertigen Nährstoffen.

Wird dieser zerstörende Prozess nicht durch Sanierung des Milieus mittels Basen, Nährstoffen, Antioxidantien, Sauerstoff und reinem Wasser gestoppt und umgestimmt, bei gleichzeitiger Stärkung der Ausscheidungsorgane (Niere, Leber, Darm usw.), kommt es zu fortschreitender Bewegungseinschränkung.

Damit einhergehend zeigen sich zunehmend Schmerzen, bis schließlich der gesamte Organismus, einschließlich des Herz-Kreislaufsystems, in die Übersäuerungskatastrophe hineingleitet. Bei diesem Prozess spielt der Faktor Zeit (Alter) logischerweise eine große Rolle, weshalb ganz junge Menschen von Rheumatismus eher seltener betroffen sind.

Diese heftigen Reaktionen des Körpers, sich entsäuern und entgiften zu wollen, sind körpereigene Heilversuche.

Diese Selbstheilungsprozesse sollten also nicht mit schmerz- und entzündungshemmenden Antimitteln blockiert werden, weil sich das Problem so nicht lösen lässt. Auch das oft verordnete Training zur Stärkung der Rücken- und Bauchmuskulatur löst als Einzelmaßnahme nicht das ursächliche Problem, obwohl es in einem ganzheitlichen Therapiepaket unbedingt seinen Platz haben muss.

Nur eine Bereinigung des Bindegewebes mit komplexen, milieusanierenden und antioxidativen Maßnahmen, eventuell auch in Verbindung mit einer konsequenten Nahrungsumstellung, unterstützt die körpereigenen Bemühungen und bringt Aussicht auf Erfolg. Jedoch kann in besonders schmerzhaften Fällen eine parallel laufende Symptombehandlung sinnvoll sein.

Allerdings braucht der Betroffene dabei manchmal viel Zeit und Geduld. Wie bei der Entstehung rheumatischer Prozesse, spielt auch bei den Heilungsprozessen der Zeitfaktor eine große Rolle. So wie Rheuma nicht von heute auf morgen entsteht, kann sich dessen Heilung auch nicht von heute auf morgen einstellen. Wird das Problem frühzeitig erkannt und ganzheitlich angegangen, besteht berechtigte Hoffnung zur Linderung bis Heilung. Eine Änderung der Lebensweise und Überprüfung alter negativer Gewohnheiten sind dabei unabdingbar. Bereits entstandene Schädigungen an den Knochen sind nicht immer rückbildungsfähig.

Eine Entgleisung des pH-Wertes in Richtung sauer
ist der wichtigste verursachende Vorgang bei rheumatischen Prozessen.

7.6.1 Proteoglycane reparieren rheumatische Gewebe- und Gelenkknorpel-Schäden

In den Kapiel 1.2.8 und 1.2.9 wurde auf die Bedeutung der Proteoglycane (PGs) im Zusammenhang mit der Reparatur von Gewebeschäden durch Übersäuerung hingewiesen. Auch in Verbindung mit rheumatischen Prozessen erfüllen die PGs dieselben Aufgaben. Sie reparieren Gewebedefekte, bauen Gelenkknorpel auf, halten Entzündungen unter Kontrolle und stärken das Nervensystem. Voraussetzung dafür sind gesunde und funktionsfähige PGs. Diese Bedingung ist allerdings nur bei ausgeglichenen Säure-Basen-Verhältnissen und bei optimaler Nährstoffversorgung, unter anderem mit Glyconährstoffen, gegeben.

Rheuma und kollagene Fasern

Der hohe Anteil an kollagenen Fasern im Bindegewebe des Bewegungsapparates spielt bei der Neutralisation der Säure eine besondere Rolle. Kollagene Fasern haben die Eigenschaft, die Säuren besser zu binden, als jeder andere Zelltyp.

Das bedeutet: Wenn das Mineralstoffdepot zur Neutralisierung der Säuren nicht durch eine vollwertige Ernährung gefüllt ist, werden die kollagenen Fasern geopfert – mit den bekannten Folgen:

- Die Gelenke (Knochen), Muskeln, Sehnen, Bänder, Schleimhäute werden auf zerstörerische Weise entmineralisiert, Säurekristalle dringen in die Gelenkinnenhaut (Synovialis) ein und schädigen sie.
- Die Gelenk-Knorpel werden hart und brüchig, sie können ihre „Schmierfunktion" nicht mehr erfüllen. Die Oberflächen der Gelenke reiben aneinander – Entzündungen sind als Heilbestrebungen die Folge.
- Die Sehnen verlieren ihre Elastizität und können die Gelenke nicht mehr in ihrer korrekten Position halten.
- Die Knochen können die mechanischen Kräfte nicht mehr aufnehmen.
- Das Muskelgewebe verhärtet, verspannt, entzündet sich.

Künstliche Gelenke sind „in"

Die Reparatur-Industrie in den chirurgischen Abteilungen boomt. Was sind die Gründe für die massive Zunahme künstlicher Hüft- und Kniegelenke? Die Abnutzung durch körperliche Belastung kann es nicht sein. Seit Maschinen uns die körperliche Arbeit abnehmen und wir fertige Mahlzeiten zum Erwärmen nur aus dem Regal im Supermarkt nehmen müssen, ist die Belastung gering, vielleicht sogar zu gering.

Wie Dr. Müller-Wohlfahrt und Professor Hollmann nachweisen, steigt bei Bewegungsmangel der Milchsäurespiegel an und der Knochenabbau nimmt zu. Zu wenig Bewegung entlastet also nicht, sondern belastet. Aber der Bewegungsmangel allein kann auch nicht der Grund für die zunehmenden Gelenk- und Herzprobleme sein. Sonst wären Sportler davor gefeit.

Wir müssen auch hier davon ausgehen, dass zusätzlich zu unserer bewegungsarmen Lebensweise die so genannte Wohlstandsernährung mit ihrem Mangel an Basen- und Nährstoffen, sowie an Radikalenfängern (Antioxidantien), entscheidenden Einfluss auf diesen negativen Prozess ausübt. Welche Ausmaße diese Erscheinungen des Wohlstands annehmen, sollen beispielhaft folgende Fakten illustrieren:

Von den Mitgliedern einer Sport-Mannschaft (Ü55/Ü60), die aus zehn Spielern besteht, sind mir folgende Krankheitskarrieren bekannt:

- 4 künstliche Hüften
- 1 künstliches Knie
- mehrere Knieoperationen
- 2 Herzinfarkte
- massive Rücken- und Gelenkprobleme

Im Ergebnis leiden von den zehn Personen acht unter typischen Säurekatastrophen. Was ist mit den zwei Gesunden? Von einem kenne ich keine Symptomatik, was nicht heißt, dass es keine gibt. Der andere ist, soweit mir bekannt ist, relativ symptomfrei, nachdem er früher erhebliche gesundheitliche Probleme hatte. Von ihm weiß ich, dass er oder vielmehr seine Frau darauf bedacht ist, eine ausgewogene Ernährung aufzutischen, von Zeit zu Zeit in kurähnlicher Form Entsäuerungsmaßnahmen durchzuführen und Nahrungsergänzungsmittel einzunehmen. Ob diese Änderung der Lebensweise der einzige Grund für die Symptomfreiheit ist, lässt sich so einfach nicht feststellen. Ein Zufall scheint das aber auch nicht zu sein. Und dass nur er, als einer von zehn, günstige Erbfaktoren hat und die anderen ungünstige, ist eher unwahrscheinlich.

Mir ist nicht bekannt ob bei den zehn Sportlern noch andere Beschwerden vorliegen, oder ob und welche Antimittel (Blutdruck-, Herz-, Cholesterin-, Schmerz-, Rheumamittel usw.) eingenommen werden, die den zerstörenden Prozess der Übersäuerung fördern. Allerdings kann ich mir vorstellen, was da im Laufe der Zeit konsumiert wird.

Man kann natürlich nicht behaupten, dass diese Zahlen und Verhältnisse repräsentativ sind, aber sie zeigen eine Tendenz, die allgemein immer mehr zunimmt und uns nachdenklich machen sollte.

Wann nehmen wir zur Kenntnis, dass diese Erscheinungen nicht nur Gelenkprobleme sind, und nicht durch den Sport oder das Alter oder durch Abnutzung verursacht wurden? Wann nehmen wir zur Kenntnis, dass es sich dabei um eine Systemerkrankung handelt, die sich zwar in den Gelenken am schmerzhaftesten zeigt, aber auch Augen, Ohren, Gehirn, Lunge, Leber und alle anderen Organe in Mitleidenschaft zieht?

Ich gebe die Hoffnung nicht auf, dass es wieder „in" wird, sich gesund zu ernähren und artgerecht zu leben.

Dass es dazu oft nicht viel braucht, zeigt das Beispiel von Jochen M., ein Sportler der jahrelang mit gichtartigen Gelenkproblemen und Herzbeschwerden zu kämpfen hatte. Seine Leistungsfähigkeit wurde dadurch besonders beim Golfsport, den er auf hohem Niveau betreibt, erheblich eingeschränkt. Ihm reichte ein kleiner Tipp eines anderen Sportfreundes: „Lass den Alkohol weg". Jochen folgte dieser Empfehlung und stellte zusätzlich die Ernährung geringfügig um. In kürzester Zeit verschwanden die Beschwerden, seine frühere Leistung und Lebensqualität kehrte wieder zurück. Die gesundheitlichen und sportlichen Erfolge motivieren ihn derart, dass er diese Lebensweise konsequent einhält.

Wenn ich solche kleinen Geschichten erfahre, freue ich mich immer wieder, weil sie das einfache Grundprinzip bestätigen, wie Gesundheit eine Chance hat.

7.6.2 Rheuma und Ernährung

Ungünstige Ernährungsgewohnheiten sind bei Rheumatikern relativ häufig anzutreffen. Der Anteil an tierischem Eiweiß in Fleisch und Wurst nimmt bei der täglichen Nahrung einen großen Teil ein, was immer zu einer erhöhten Säureproduktion führt. Wenn der Organismus tierisches Eiweiß aus der Nahrung zu verstoffwechseln hat, muss er die Stickstoffe und die Kohlenwasserstoffe trennen. Dabei fallen große Mengen Gift und Schlacken an, welche die Darmbakterien neutralisieren und zur Ausscheidung bringen müssen. Trinkt der Betroffene dazu noch zu wenig reines Wasser, trocknet er aus. Das Milieu des Bindegewebes wird so zur Wüste und kann seinen Aufgaben nicht mehr gerecht werden.

Aber nicht nur tierisches Eiweiß, auch andere Säure bildende Lebensmittel muss der Rheumatiker in ein angemessenes Verhältnis zu den Basen bildenden bringen.

Basenreiche Ernährung, unter Umständen Eiweißfasten, die Unterstützung der Entgiftungsfunktionen insbesondere von Leber, Niere und Darm, die Förderung der Ausscheidung von Säuren und die Bindung freier Radikale mit Antioxidantien sind die Methoden der Wahl, mit denen Altlasten abgebaut, das Milieu bereinigt und Gewebedefekte repariert werden (siehe auch Kapitel 3.3 Ernährung).

7.6.3 Chemische Medikamente schädigen die Zellwände

Lassen Sie sich bei der Diagnose Rheuma nicht einreden: „Damit müssen Sie leben", oder „Rheuma ist nicht heilbar". Zerstörtes Gewebe ist zwar nicht immer rückbildungsfähig. Offensichtlich ist aber auch, dass von schmerzstillenden und entzündungshemmenden Anti-Mitteln keine echte Heilung erwartet werden kann. Ganz abgesehen von deren giftigen Nebenwirkungen, die Niere, Leber, Magen und andere Organe in Mitleidenschaft ziehen.

Medizinforscher gehen davon aus, dass Antibiotika und andere chemische Medikamente die Zellwände beschädigen und deshalb maßgeblich an der drastischen Zunahme chronischer Erkrankungen, wie z.B. Rheuma, Krebs usw., beteiligt sind. Warum wird trotz dieses Wissens an solch zerstörerischen Methoden festgehalten?

Dass naturheilkundliche Mittel und Heilverfahren bei Rheuma durchaus ihre positiven Wirkungen zeigen, beweisen unter anderem die Forschungen von Dr. med. Rainer Klopp am Institut für Mikrozirkulation in Berlin, die er in seinem Buch „Faszination Mikrozirkulation“ Verlag Tischler, beschrieben und dokumentiert hat.

7.6.4 Lichttherapie und Rheuma

Ergänzend zu den Beschreibungen über die Bedeutung des Lichts, soll hier die umfassende Wirkung des Lichts am Beispiel Rheuma erklärt werden. Dr. Dr. Weth schreibt dazu (zitiert aus www.dr.-weth.com, mit freundlicher Genehmigung von Dr. Dr. Weth): „*Rheuma ist der volkstümliche Sammelbegriff für eine Vielzahl degenerativer oder entzündlicher Störungen im Muskel-, Gelenk- und Knochenbereich. Dazu gehören Arthritis, Arthrose, Ischias, Gicht, Rückenschmerzen und Bandscheibenschäden.*

Eine weit verbreitete entzündliche Form dieser Erkrankung, die chronische Polyarthritis, beginnt oft schon im 30. Lebensjahr. Rund 30 Prozent der Betroffenen, die nicht rechtzeitig etwas dagegen unternehmen, werden schon in relativ jungen Jahren (40 bis 50) zu Invaliden. Darum sollte frühzeitig auf Warnsignale des Körpers geachtet werden, wie zum Beispiel: Bewegungs- und Druckschmerz, Schwellungen in Gelenken, Steifheit am Morgen, Muskelschmerzen.

Die Hauptschuld an den entzündlichen Rheumaformen trägt ein gestörtes Immunsystem (Anmerkung: Grundregulations-System), oft verbunden mit einem erhöhten C-reaktiven Proteinspiegel und einer überdurchschnittlich hohen Konzentration von Fibrinogen. Wichtig ist der letztgenannte Stoff, wie bereits erwähnt, für die Blutgerinnung. Ist er jedoch in erhöhtem Maße vorhanden, stellt er nicht nur einen Risikofaktor für Thrombosen und Herzinfarkt dar, sondern auch für den gesamten rheumatischen Formenkreis.

Wissenschaftler konnten feststellen, dass der Fibrinogenspiegel abhängig von der Sonneneinstrahlung ist. Durch das Sonnenlicht lässt sich die Konzentration im Blut auf den erforderlichen Nominalwert reduzieren.“

Es muss wohl nicht mehr ausdrücklich betont werden, dass das natürliche Sonnenlicht und/oder das künstliche Vollspektrumlicht nicht nur Rheuma positiv beeinflusst. Wer die ganzheitliche Wirkung des Lichtes und das Prinzip des Systems der Grundregulation verstanden hat, kann deren Bedeutung auf alle physiologischen Abläufe übertragen. Jedoch sind dabei immer auch die stofflichen Voraussetzungen im Zusammenhang zu berücksichtigen.

7.6.5 Rheumatische und allgemeine Entzündungen und Schmerzen

Übersäuerung führt nach den bisherigen Erkenntnissen zu Bindegewebsschäden. Und bekanntlich hat der Organismus für jede Störung ein körpereigenes Reparaturprogramm. So versuchen die Selbstheilungskräfte einen Gewebeschaden mit Hilfe von örtlichen Entzündungsprozessen zu beheben. Dabei werden auch Erreger zu Hilfe gerufen, die bei der Bereinigung des übersäuerten Milieus mitwirken und zur Regeneration des Gewebes beitragen.

Deshalb ist es doch bio-logisch, dass bei Entzündungen am Ort des Geschehens Erreger anzutreffen sind. Bakterien und Pilze leben in einer Symbiose mit uns, im Idealfall in einer niedrigeren Entwicklungsstufe (siehe Bakterien-Cyclogenie, Dr. Enderlein, Kapitel 5.1.4 Dunkelfeldmikroskopie). Sobald sich aber das Milieu des Blutes und Bindegewebes in die saure Richtung verändert, entwickeln sich die Mikroorganismen in höhere Stufen und beteiligen sich an der Sanierung des Milieus und an der Regeneration des Gewebes. Je mehr das Milieu belastet ist, umso mehr entwickeln sich die Mikroorganismen und breiten sich aus. Immer mit dem Ziel, die Heilungsprozesse zu unterstützen.

Das bedeutet:

Bei geringen Milieuveränderungen –> entstehen kleine Gewebeschäden. –> Diese geringe Dysbalance können die Selbstheilungskräfte mit Hilfe der Mikroorganismen (Erreger) meist kurzfristig beheben.

Bei massiven Milieuveränderungen –> entstehen große Gewebeschäden. –> Diese große Dysbalance können die Selbstheilungskräfte mit ihren Helfern (Erregern) nur mit großem Aufwand beheben. –> Folglich sind die Entzündungsprozesse groß, und dementsprechend groß sind die Entwicklungsstufen und die Anzahl der Erreger.

Diese Art Reparatur ist eigentlich eine geniale Einrichtung der Selbstheilung. Sie hat allerdings einen Nachteil: Als Nebenprodukt der entzündlichen Milieubereinigung entstehen erneut Säurereste. In schweren Fällen, der sich so entwickelnden Übersäuerung, schafft es dann das Regulationssystem oft nicht ohne Hilfe von außen, den Prozess in Richtung Heilung umzustimmen. Ohne zusätzliche Methoden zur Milieusanierung würde sich ein durch die Selbstheilungskräfte kaum mehr zu kontrollierender selbst-zerstörerischer Prozess in Gang setzen. Die Entzündung würde fortschreiten, die Schmerzen zunehmen und der Gewebeschaden sich ausbreiten.

Diese Entwicklung kann auch nicht mit chemischen Schmerzmitteln und auch nicht mit entzündungshemmenden Mitteln oder Antibiotika dauerhaft unterbrochen werden. Die saure Stoffwechsellage bleibt bestehen oder wird noch verstärkt. Die Helfer werden abgetötet, und damit die natürliche Sanierung abgebrochen. Auch hier ist nichts dagegen einzuwenden, wenn in besonders schmerzhaften Fällen, neben einer Milieubereinigung, eine Symptombehandlung parallel läuft.

Erreger sind also nicht die Verursacher des Schadens, im Gegenteil, sie wollen bei der Reparatur mithelfen. Trotzdem gibt die moderne Medizin ihnen die Schuld an Entzündungen und bekämpft sie mit schweren Geschützen.

Dazu passt folgender Vergleich:

Beispiel aus der Medizin: Bei einer Gewebe-Entzündung wird der Betroffene durch Schmerzen alarmiert. Der ebenfalls alarmierte Arzt untersucht und stellt fest: Aha, im Entzündungsgebiet sind viele Mikroorganismen (Bakterien und Pilze), also sind diese die Übeltäter, die es mit allen Mitteln zu bekämpfen gilt.

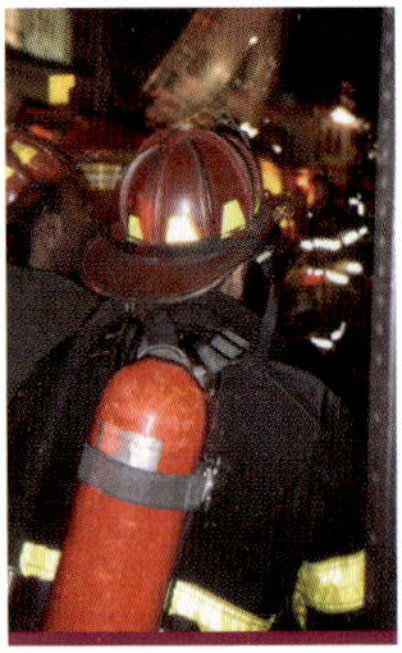

Beispiel Feuerwehr: Ein Haus brennt. Die Feuerwehr wird alarmiert und rückt aus. Am Brandort angekommen, versucht sie das Feuer zu löschen. Die ebenfalls alarmierte Polizei untersucht den Brandort und stellt fest, aha, viele Feuerwehrleute sind anwesend.

Wenn man dieses Beispiel mit der Medizin-Logik weiterspinnt und vergleicht, dann würde man auch hier zum Ergebnis kommen: Aha, viele Feuerwehrleute, also sind die die Übeltäter, die es mit allen Mitteln zu bekämpfen gilt. Erkennen Sie den Medizin-Irrtum?

Wir müssen verstehen: Eine Entzündung ist immer der Versuch der Bereinigung des Milieus. Er sollte niemals unterdrückt werden. Dies müssen wir bedenken, bevor Cortison, Antibiotika oder ähnliche Mittel zum Einsatz kommen.

Nervenschmerzen

Weil auch die Nervenfasern durch das Bindegewebe ziehen, werden auch sie von den Übersäuerungs- und Entzündungsprozessen und von der Schädigung des Bindegewebes in Mitleidenschaft gezogen. Die örtliche Entzündung wird als Schmerzsignal an das zentrale Nervensystem (Gehirn) weitergeleitet. Die Botschaft der Schmerzen lautet: Der Organismus bittet den Betroffenen, die Selbstheilungsbemühungen durch Entsäuerungsmaßnahmen zu unterstützen und nicht zu behindern.

> „Wenn die Natur irgendwo im Körper einen Schmerz erzeugt, so will sie dort schädliche Stoffe anhäufen und ausleeren."
>
> Parcelsus

Welchen Einfluss Bewegung bzw. Bewegungsmangel auf den Schmerz hat, beschreibt Dr. Müller-Wohlfahrt in seinem Buch „ So schützen Sie Ihre Gesundheit": *„Bewegungsmangel stresst den Körper. Bei Patienten mit chronischen Schmerzen wie Migräne ist oft der Endorphin-Stoffwechsel gestört und muss wieder in Ordnung kommen. Das ist besonders durch gezielte Bewegung möglich. Bewegung sorgt nicht nur für Entspannung. Sie hilft vor allem, dass die körpereigenen Schmerzblocker zu den Nervenzellen transportiert werden können."*

Bewegung aktiviert also den Schmerz dämpfenden Endorphin-Stoffwechsel, verbessert die Sauerstoffversorgung, Schlackenstoffe werden gelöst und besser abtransportiert. Auch hier zeigt sich die umfassende Bedeutung des Bindegewebes. Der Schmerzblocker Endorphin kann nur vom Blut in die Nervenzelle transportiert werden, wenn die Transitstrecke frei ist. Die Sanierung des Milieus ist erste Voraussetzung zur Schmerzfreiheit.

Schmerz:

1. Durch Übersäuerung entstehen Gewebeschäden.
2. Meldung an das Gehirn, mit der Bitte um Reparatur.

Entzündung:

1. Entzündung ist ein Abbauprozess von abgestorbenem Gewebe.
2. Entzündung ist eine Abwehrreaktion des Gewebes gegen schädigende Reize z.B. Säuren, Basen, freie Radikale, mechanisch (Reibung), Temperatur, Mikroorganismen.
3. Entzündung ist ein Heilversuch mit Reparatur von Gewebeschäden und Bereinigung der sauren Stoffwechsellage.
4. Entzündungszeichen: Rubor (Rötung), Calor (Hitze), Tumor (Schwellung), Dolor (Schmerz).

7.7 Krebs

Das Tumorgeschehen hat Prof. Dr. Hartmut Heine in seinem Buch „Lehrbuch der biologischen Medizin“ eingehend und aus ganzheitlicher Sicht sehr gut beschrieben. Darin macht er deutlich, dass nachweislich Zusammenhänge bestehen zwischen der geistigen Einstellung zum Leben und der Entwicklung von Tumoren. Besonders die Fähigkeit, Probleme zu bewältigen und mit belastenden Lebensereignissen umzugehen, ist bei Tumorpatienten oft eingeschränkt oder fehlt ganz.

Diese Erkenntnisse decken sich im Wesentlichen mit denen von Dr. Ryke Geerd Hamer, der seit Jahren versucht, seiner „Neuen Medizin“ auch in medizinischen Kreisen Anerkennung zu verschaffen.

Danach entsteht jede Krankheit, so auch das Krebsgeschehen, durch einen plötzlichen und unerwarteten emotionalen Konflikt, den die betroffene Person nicht mehr angemessen verarbeiten kann.

Solche schockartigen Erlebnisse lösen im jeweiligen Bereich des Gehirns, dem die Emotion zugeordnet ist, eine Fehlfunktion aus, die sich dann zum Störfeld entwickelt.

Dieses Störfeld wirkt sich wiederum auf die dem Gehirnareal zugeordneten Organbereich aus und provoziert auch dort Fehlfunktionen und in den zugehörigen Zellen Fehlentwicklungen.

Im Computer-Tomographen (CT) lassen sich diese Herde im Gehirn nachweisen. Dr. Hamer sieht in den unverarbeiteten Schockerlebnissen die Ursache der Entwicklung aller Krankheiten, auch der Krebsentstehung. Heilung ist deshalb aus seiner Sicht nur unter Berücksichtigung dieser Aspekte zu erwarten. Es lohnt, sich in dieses spannende Thema weiter zu vertiefen. Weitere Informationen unter www.neue-medizin.de und www.pilhar.com.

Meiner Ansicht nach ist jedes Krankheitsgeschehen, insbesondere die Tumorkrankheit, ein komplexes Geschehen, bei dem sowohl die geistig-energetischen wie auch die körperlich-stofflichen Voraussetzungen den Weg bahnen. Nie ist ein einziger Faktor die alleinige Krankheitsursache, meist hat man die sprichwörtlichen „Läuse und Flöhe“.

Prof. Heine erklärt außerdem, dass bei der Tumorkrankheit neben den geistigen Aspekten auch die Beziehungen zur Grundregulation auf der Hand liegen. Eine anhaltende latente Übersäuerung des Gewebes stellt, wie alle Karzinogene (Faktoren die Krebs verursachen können), einen ständigen Reiz auf die Grundsubstanz dar. Dadurch verändert sich das Milieu, die Grundsubstanz verschlackt immer mehr, die Homöostase ist nicht mehr gegeben, und die Regulationsfähigkeit des Systems wird immer mehr beeinträchtigt. In der Folge ist die chronische Fehlregulation der Grundsubstanz ein wesentlicher Faktor bei der Entstehung von Krebs.

Diverse Untersuchungsergebnisse zeigen, dass Tumorzellen auf ein saures Milieu angewiesen und nur im sauren Milieu überlebensfähig sind. Außerdem sorgen Tumorzellen durch ihren pathologischen Stoffwechsel selbst für eine besonders starke Übersäuerung der Grundsubstanz. **So ist es nicht verwunderlich, dass bei einer „Tumor-Grundsubstanz" immer ein saures Milieu vorherrscht und nachweisbar ist.**

Das Krebsgeschehen entwickelt sich, wie alle chronischen Krankheiten, nicht plötzlich. Es baut sich über Jahre und Jahrzehnte, manchmal über zwei bis drei Generationen langsam auf. Wir sollten es uns jedoch nicht zu einfach machen und glauben, dass die Erbinformation (Gene) bei der Krebsentstehung der entscheidende Faktor sei. Jean-Claude Alix hat diesen Irrtum in seinem Buch „Zukunft ohne Krebs" widerlegt.

> „Krebs entsteht, wenn den Zellen über einen längeren Zeitraum zu wenig Sauerstoff für ihre normale Funktion zur Verfügung steht!"
>
> Jean-Claude Alix

Auch hier zeigt sich wieder die ganzheitliche Bedeutung des Milieus des Bindegewebes. Über eine verstopfte Transitstrecke können Sauerstoff und Nährstoffe nicht zur Zelle gelangen. Ist dazu noch die Fließfähigkeit des Blutes eingeschränkt, wird die Sauerstoffversorgung erheblich eingeschränkt und die Zell-Entartung beschleunigt. Deshalb muss für die Zelle eine Umgebung (Milieu) geschaffen werden, in der sie existieren und funktionieren kann.

Bei Krebs handelt es sich demnach, ebenso wie bei allen anderen Krankheiten, nicht um ein örtliches Leiden, das rein zufällig an einem bestimmten Organ auftritt, sondern um eine Allgemein-Erkrankung des Organismus.

Untersuchungen ergaben, dass selbst das Einspritzen von Krebszellen in einen gesunden Organismus nicht zwangsläufig zur Tumorbildung führt. Damit wurde bestätigt, dass erst begünstigende Faktoren im Milieu des Bindegewebes und eine damit in Verbindung stehende geschwächte Abwehrkraft die Voraussetzung zu einer Krebserkrankung schaffen. So gesehen kann jede chronische Krankheit eine Vorstufe zu einem späteren Krebsgeschehen sein.

„Eine entartete Zelle kann niemals zur Krebszelle entarten. Pathologen haben wiederholt darauf verwiesen, dass das Krebsproblem kein ‚Zellproblem', sondern ein Gewebeproblem sei."

Schlitter

Das bedeutet auch, dass die Entstehung der Krebszelle nicht das Problem ist. Ein gesunder Organismus kann die Entwicklung in Schach halten. Wenn sich aber eine Krebsgeschwulst entwickeln konnte, dann liegt sicher eine negative Milieu-Veränderung vor – bei gleichzeitigem Versagen der Abwehrkraft.

In einem harmonischen Milieu entwickeln sich nur gesunde Zellen, die auch durch massive Einflüsse kaum aus dem Gleichgewicht zu bringen sind und nicht entarten.

In einem harmonischen Milieu existiert kein Krebs.

Daraus ergibt sich wieder einmal das bio-logische Therapie- und Vorsorge-Prinzip: Die ganze Aufmerksamkeit muss mehr auf die Bereinigung des Milieus gelenkt werden, als auf die Vermeidung und Bekämpfung der Einflüsse.

Die Ursache einer möglichen Krankheit wird bedeutungslos, solange der Organismus sich dieses Einflusses erwehren kann.

Mit diesem Wissen muss man schon einige Fragen stellen:

1. Wenn die Krebs-Zellen nicht das Übel sind, warum werden sie dann mit brutalen und aggressiven Methoden wie Operationen, Bestrahlungen, Chemotherapie abgetötet, und dabei die Zerstörung gesunder Zellen in Kauf genommen?
2. Wenn eine negative Milieu-Veränderung und ein geschwächtes Abwehrsystem die Voraussetzung zur Krebsentwicklung ist, warum werden diese krankmachenden (krebserregenden) Faktoren durch brutale und aggressive Methoden noch zusätzlich gefördert und die Weiterentwicklung der negativen Belastungen und Fortsetzung der Entartung der Zellen in Kauf genommen?
3. Warum wird den Krebszellen nicht das saure Milieu und damit die Lebensgrundlage entzogen?
4. Wenn die geistig-emotionalen Aspekte bei Krebs und andere Krankheiten nachweislich eine so bedeutende Rolle spielen, warum werden sie dann nicht in die Methodik einbezogen?
5. Welche Absichten stecken hinter den Vorgehensweisen der modernen Medizin?

6. Wohin irren die offiziellen Krebsforschungen und s. g. Krebs-Hilfe-Institutionen?

Jean-Claude Alix schreibt:
„Namhafte Studien zeigen, dass – sage und schreibe – 80 Prozent der chemotherapierten Patienten NICHT an Krebs sterben, sondern an inneren Entzündungen, die eine Folge der Therapie sind. Warum wird die Chemotherapie überhaupt noch angewandt, wenn sie nichts nützt und nur negative Seiten hat?"

Auch wenn noch tausend andere Therapiemethoden mit dieser herkömmlichen Zielrichtung zur Anwendung kommen, eine Heilung kann auf diese Art nicht erwartet werden. Die Pharmaindustrie sucht nach einem Mittel gegen Krebs, wird es aber nicht finden. Ein solches Mittel wird es nie geben. Es sei denn, die geistige Schulung und die Sanierung des Milieus sind dessen Grundlage. Heilung ist nur möglich, wenn das Milieu bereinigt, die geistige und körperliche Abwehrkraft gestärkt, die Entgiftungsleistung angeregt und die Nährstoff- und Sauerstoffversorgung gewährleistet wird.

Einzelne Verordnungen, wie die Misteltherapie, können zwar für das Immunsystem förderlich sein, aber sie erfüllen nicht den Anspruch einer ganzheitlichen Lösung. Dazu sind komplexe Maßnahmen erforderlich, die den ganzen Bereich der möglichen Ursachen abdecken.

Die Entartung der Zellen wird sich fortsetzen, oft in hartnäckiger Weise, wenn diese Prinzipien nicht berücksichtigt werden. Jede präventive Therapie gegen chronische Krankheiten im Sinne einer Regenerationstherapie, ist immer auch eine vorbeugende Maßnahme gegen Krebs.

Wenn allerdings die Krebsgeschwulst bereits so weit fortgeschritten ist, dass sie lebenswichtige Organe bedrängt, lässt sich eine lokale und symptomatische Operation nicht umgehen. Aber auch dann muss als Nachsorge die Sanierung des Milieus und Stärkung der Abwehrkraft im Vordergrund stehen.

„Es sollte verboten und streng bestraft werden, den Krebs durch Schneiden, Brennen, Ätzen und andere henkerische Peinigung zu vertreiben. Denn aus der Natur kommt die Krankheit, aus der Natur kommt die Arznei und nicht aus dem Arzt. Dieweil nun die Krankheit aus der Natur, nicht vom Arzt und die Arznei aus der Natur, auch nicht vom Arzt kommt, so muss der Arzt der sein, der aus beiden lernen muss, und was sie ihn lehren, das muss er tun. ... Der höchste Grund der Arznei sei die Liebe."

Paracelsus (1493-1541)

Für den einen oder anderen mag dieses Zitat eine veraltete Ansicht vertreten, die durch die moderne Wissenschaft widerlegt ist. Ich meine, dass das Gegenteil der Fall ist und dieses Zitat aktueller ist, denn je. Würde sich die moderne Medizin danach richten, könnte den Betroffenen viel Leid und dem Gesundheitssystem hohe Kosten erspart werden.

7.7.1 Krebs und Ernährung

Da das System der Grundregulation an allen Krankheitsprozessen beteiligt ist, nimmt die Ernährung auch bei der Krebs-Vorsorge und -Therapie, aber auch bei der Nachbehandlung, z.B. nach einer Operation, eine Schlüsselrolle ein. So wurde von der WHO bestätigt, dass eine Ernährung mit viel Fleisch, Fett, Zucker und Salz zu 60 Prozent aller Krebserkrankungen führt.

> „Eine Veränderung der Essgewohnheiten ist die einfachste und zugleich größte Chance, den Krebs zu bekämpfen."
>
> K. O. Glaesel

7.8 Das grundsätzliche Verständnis für alle Krankheiten

Es ist hier nicht der Platz und auch nicht notwendig, alle Krankheiten aufzuzählen. Wer das Prinzip des Grundregulations-Systems und der damit zusammenhängenden Krankheitsentwicklung bzw. Gesundheitsentwicklung versteht, kann die Erklärungen auf sämtliche Krankheiten übertragen und Antworten zu entsprechenden Fragen finden.

Alle diese Erkenntnisse über das System der Grundregulation weisen auf einen logischen Schluss hin: **In lebenden Systemen gibt es keinen Zufall.**

Die Voraussetzung für das Leben und für den Erhalt des Lebens ist vom wechselseitigen Zusammenwirken der einzelnen biologischen Systeme, von der Stärke, Schwäche und Dauer der inneren und äußeren Einflüsse, und von der Regulationsfähigkeit des Organismus auf diese Einflüsse abhängig.

Die Ursache einer möglichen Krankheit wird bedeutungslos, solange der Organismus sich dieses Einflusses erwehren kann

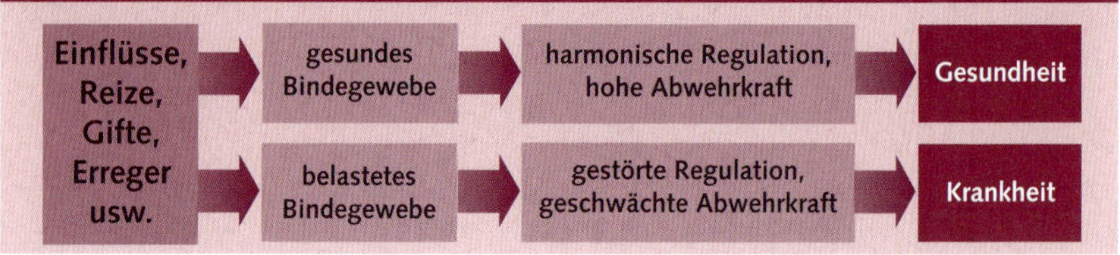
Einflüsse, Reize, Gifte, Erreger usw.
gesundes Bindegewebe
harmonische Regulation, hohe Abwehrkraft
Gesundheit
belastetes Bindegewebe
gestörte Regulation, geschwächte Abwehrkraft
Krankheit

8. Leben braucht Energie – Energie braucht Leben

Bei der Beschreibung des Systems der Grundregulation wurden vordergründig die stofflichen, chemischen und physikalischen Prozesse erklärt. Aus ganzheitlicher Sicht sind diese Vorgänge jedoch immer in Zusammenhang mit der Energetik zu sehen, also mit den feinstofflichen Informationen, durch welche diese Funktionen erst in Gang gesetzt werden.

Bei genauer Betrachtung sind Stofflichkeit und Energetik ein und dasselbe Thema, sie bilden eine untrennbare Einheit und symbolisieren die polaren Kräfte (Yin und Yang), auf denen das gesamte Universum aufbaut. Je nach Kulturkreis, Theorie, Philosophie oder/und Absicht, steht der eine oder andere Aspekt im Vordergrund der Betrachtung. Lassen Sie sich auch hier nicht verwirren, wenn beide für sich in Anspruch nehmen, die Ursache von Gesundheit oder von Krankheit zu sein.

Was ist Energie?

Energie ist eine Kraft, die alle dynamischen Phänomene erzeugt:

- **bewegt Materie**
- **setzt körperliche Funktionen in Gang**
- **setzt psychische Funktionen in Gang**
- **erzeugt chemische Reaktionen - Stoffwechsel !!**

Alles, was funktioniert, funktioniert deshalb, weil Energie vorhanden ist.
Wenn im lebenden Organismus etwas nicht funktioniert, dann fehlt Energie.

Am einfachsten lassen sich die energetischen Zusammenhänge mit den Wissen und den Begriffen aus der Traditionellen Chinesischen Medizin (TCM) erklären, aus der drei wichtige Grundprinzipien der Energielehre stammen:

1. Alle gesundheitlichen Störungen sind die Folge von Störungen des Energie-Gleichgewichts (Energiemangel, Energiestau, Yin-Yang-Ungleichgewicht).
2. Wenn das Energiegleichgewicht rechtzeitig wieder hergestellt werden kann, heilt sich der Körper von selbst.
3. Wenn Energie im Körper frei fließt, ist es unmöglich, krank zu werden.

Mächtige Worte, die uns deutlich machen wollen, wie einfach es sein kann, Gesundheit zu bewahren. Wir müssen nur für genügend Lebensenergie sorgen, und dafür, dass diese Energie frei fließen kann.

Um diese Bedingungen erfüllen zu können, ist die erste Voraussetzung, dass wir die Existenz der fein-stofflichen Energie überhaupt anerkennen, was in der westlichen Medizin normalerweise nicht gegeben ist.

Ein biologisches System, wie der Mensch, ist ohne energetische Regulation nicht lebensfähig. Sämtliche körperliche Funktionen setzen harmonische Energieverhältnisse voraus, die in der Lage sind, die biochemischen Stoffwechsel-Vorgänge in Gang zu bringen, und die Regulationsfähigkeit im System der Grundregulation aufrecht zu halten.

Weil die Energie dafür ausschließlich in den Zellen produziert wird, müssen wir nur die dauernde Hochform der Zellen sicherstellen. Das System der Grundregulation bzw. das Milieu des Bindegewebes entscheidet auch hier über Wohl und Wehe.

1. Nur ideale Milieubedingungen ermöglichen ideale Zellfunktionen.
2. Nur ideale Zellfunktionen schaffen ideale Energieverhältnisse.
3. Nur ideale Milieubedingungen und ideale Zellfunktionen lassen die Energie frei fließen und gewährleisten optimale Organfunktionen.

8.1 Die Quellen der Lebensenergie

Aus biochemischer Sicht wird die Energie, wie beschrieben, in den Zellen mit Hilfe der Elektronen aus Lebensmitteln bzw. Nährstoffen und Sauerstoff erzeugt. Um aber zu erklären, wie daraus Lebensenergie entsteht, und was sie bedeutet, benutze ich wieder, zumindest teilweise, das jahrtausendealte Wissen der Traditionellen Chinesischen Medizin (TCM).

Mit der Zeugung wird der sich entwickelnde Mensch von der Mutter (Yin) und dem Vater (Yang) mit einer **„vorgeburtlichen Energie“** (Erb-Energie) ausgestattet. Diese Erb-Energie ist eine Art energetische Grundausstattung oder das Startkapital, das dem werdenden Menschen sein ganzes Leben zur Verfügung steht.

Nach der Geburt ist der Organismus des Neugeborenen in der Lage, seine essentielle Lebensenergie selbst herzustellen, und so grundsätzlich nicht mehr direkt auf die Erbenergie angewiesen. Allerdings können wir die Lebensenergie nicht aus uns selbst heraus erzeugen; die Zellen benötigen dazu Energiequellen, aus denen sie schöpfen können.

Sonnenlicht (Yang) **und Erd-Magnetenergie** (Yin) bezeichne ich als **Ur-Energiequellen**, an die wir uns jederzeit <u>direkt</u> und kostenlos anschließen dürfen. Am einfachsten, indem wir uns in der freien Natur aufhalten.

Wir können oder müssen die Urenergie aber auch <u>indirekt</u> empfangen, beispielsweise über Lebensmittel. Dabei muss allerdings die Voraussetzung erfüllt sein, dass diese „Mittel zum Leben" in der freien Natur gewachsen und im Sonnenlicht gereift sind, in möglichst natürlichem Zustand unbehandelt auf den Tisch kommen und verzehrt werden. Sonst sind sie keine vollwertigen Energiequellen. Aber auch über das Wasser und über die Atemluft empfangen wir Urenergie.

Energie-Gewinn durch richtige Ernährung.
Energie-Verlust durch falsche Ernährung.

Es muss uns bewusst sein: Die Urenergie der Sonne und der Erde kann der Mensch nicht direkt verwerten, er muss sie **in Lebensenergie umwandeln.** Diese Aufgabe übernehmen die Stoffwechselprozesse durch Umwandlung der biomolekularen Stoffe (Substanzen). Am Ende des aufbauenden Stoffwechsels wird in den Zellen Lebensenergie erzeugt. Sauerstoff plus Nährstoffe = Lebens-Energie. Als Abfallprodukt entsteht im Idealfall nur Kohlendioxid und Wasser. Säure-Schlacken entstehen nur bei unvollständigem Stoffwechsel.

Es ist also nicht damit getan, sich nur in die Sonne zu legen, zu atmen, zu essen und zu trinken. Dies alles reicht nicht als Basis optimaler Lebensenergie-Verhältnisse. Der Stoff-Wechsel und damit auch der Energie-Wechsel kann nur

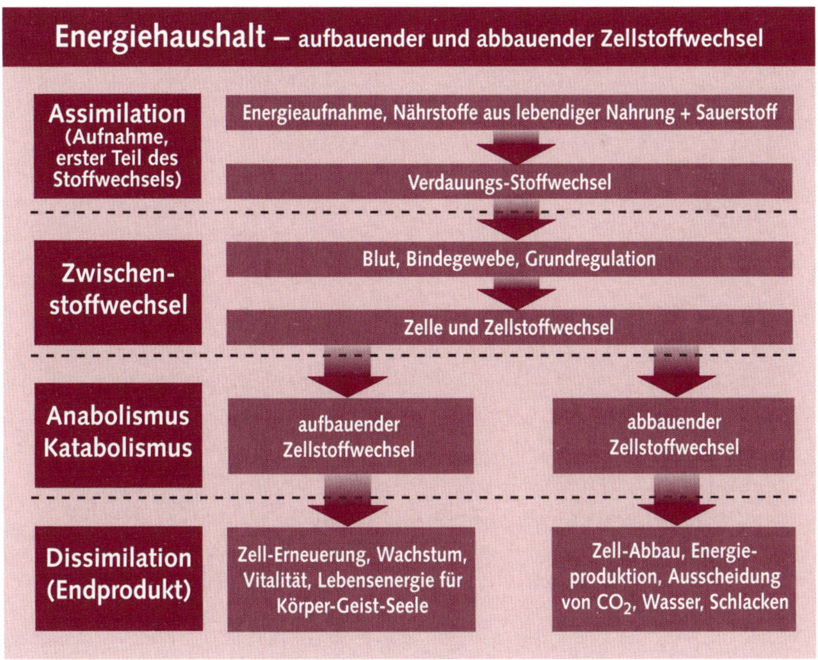

vollständig und optimal ablaufen, wenn wir „leben". Leben bedeutet hier:

- körperliche und geistige Bewegung
- Ruhe, Regeneration, Schlaf
- dem Stoffwechsel die notwendigen energiereichen Nährstoffe (Elektronen) zur Verfügung stellen
- Bewusstsein, Psychohygiene

Die geistige Einstellung zum Leben bestimmt die Qualität der Lebensenergie und den Weg zum „Werde, was Du bist".

Die Überschrift dieses Kapitels „Leben braucht Energie – Energie braucht Leben" scheint auf den ersten Blick widersprüchlich. Dass wir zum Leben Energie benötigen, ist vielleicht noch verständlich. Diese Beschreibung soll aber auch deutlich machen, dass Energie nicht einfach so zur direkten Verwendung zur Verfügung steht. Wir müssen etwas dazu tun, wir müssen uns aktiv einbringen. Energie braucht Leben, sonst lässt sich Urenergie nicht in Lebensenergie umwandeln.

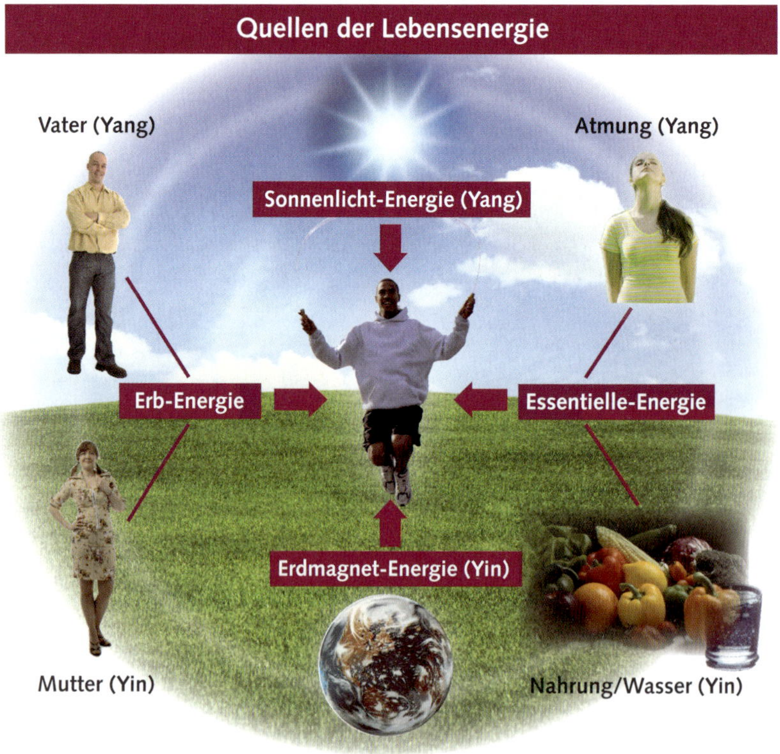

Ein biologisches System ist in der Lage, aus der Umwelt Energie aufzunehmen und daraus selbst Energie herzustellen.

Das „Leben" erzeugt Lebensenergie und bewahrt damit Erbenergie.

Leben braucht Energie	Energie braucht Leben
	Leben bedeutet: • Bewegung (körperlich und geistig) • Regeneration (Ruhe, Schlaf) • Stoffwechsel (Vitamine, Mineralstoffe, ...) • Bewusstsein (Psychoygiene)

Gehe raus in die Natur und lebe!

Die Lebensenergie versorgt also den Menschen mit der notwenigen Kraft, die zur Erhaltung der biologisch-chemischen und regulativen Abläufe, und damit zur Erhaltung der Gesundheit und des Lebens notwendig ist.

Die **Erbenergie** ist dagegen lediglich als Energiereserve zu verstehen, die in Lebens-Energie-Notzeiten angezapft wird. Die Selbstheilungskräfte bedienen sich dieser Reserve, um das Überleben zu sichern, wenn die Versorgung der Lebensenergie durch die Zellen nicht mehr aufrechterhalten werden kann.

Wir müssen wissen: Die Kapazität der Erbenergie ist nicht unendlich, sie steht nur in begrenztem Umfang zur Verfügung und ist auch nicht erneuerbar. Wenn sie verbraucht ist, bedeutet die kleinste Energie-Störung das Ende des Lebens.

Also sollten wir alles daran setzen:

1. Den Organismus bei der Produktion der Lebensenergie zu unterstützen, ihm dafür die besten Bedingungen zu bieten.
2. Die Erbenergie zu schützen und zu bewahren, und die Reserven nicht unnötig, z.B. durch eine Energie raubende Lebensweise, zu verbrauchen, damit sie in echten Notzeiten uneingeschränkt zur Verfügung steht.

Die besten Bedingungen für optimale Energieverhältnisse und für den Schutz der Erbenergie schaffen wir:

a) Wenn wir die Grundsätze (Prinzipien) des Systems der Grundregulation beachten.
b) Wenn wir uns immer mit ausreichend Urenergie versorgen.
c) Wenn wir gleichzeitig im hier beschriebenen Sinn unser Leben in „Ordnung halten" und Mäßigkeit praktizieren.

Dann bewahren wir die Erbenergie für echte Notzeiten, die hoffentlich nie eintreten.

Es ist verständlich, dass unsere zivilisierte Lebensweise nicht immer die idealen Bedingungen bietet. Die Belastungen des täglichen Lebens verbrauchen oft sinnlos viel Lebensenergie mit Stress, körperlichen- und psychischen Belastungen, energieraubenden Beziehungen. Außerdem isolieren wir uns noch durch unsere Lebensweise von den Urenergiequellen Sonnenlicht und Erdmagnetenergie.

- Wir ernähren uns einseitig mit Schadstoff belasteten und energielosen Nahrungsmitteln.
- Wir trinken zu wenig reines Wasser.
- Wir bewegen uns zu wenig oder zu viel oder zu einseitig.
- Wir vernachlässigen die geistig-soziale Schulung.

All diese Aspekte erfordern einen Energie raubenden Stoffwechsel und verbrauchen unnötig viel Energie, die für sinnvollere Zwecke genutzt werden könnte.

Sie erkennen hier die Parallelen zu den Problemen beim System der Grundregulation: Immer sind es unsere Lebens- und Verhaltensweisen, die den Weg in Richtung Gesundheit oder Krankheit vorgeben.

Energetische Notzeiten sind bei einer Lebensweise, die von den Zwängen der modernen Zivilisation bestimmt wird, keine Ausnahmen mehr, sondern eher die Regel. Der abbauende Energie-Stoffwechsel ist meist größer als der aufbauende. Das energetische Gleichgewicht ist chronisch gestört.

Früher oder später wird das Energieniveau so schwach, dass sich die Reserven der Erbenergie opfern müssen. Der Organismus funktioniert dann nur noch auf Sparflamme. Entsprechend energielos, müde, kraftlos und krank fühlt sich der Betroffene in dieser Situation.

Je mehr die Lebensenergie geschwächt und die Erbenergie angegriffen wird, umso schwächer wird die Abwehrkraft, und umso stärker werden die Symptome. Auch hier sind die Krankheitszeichen als Heilbestrebungen zu verstehen, und als Aufruf des Organismus mit der Bitte um Wiederherstellung des Energie-Gleichgewichts. Werden diese Aufforderungen nicht befolgt, ist die

„Batterie“ Erb-Energie bald leer und das Leben zu Ende.

Lebensaufgabe: Erbenergie schützen und bewahren.

Die Stärkung des Systems der Grundregulation bewahrt in Verbindung mit einer Lebensweise nach der Ordnung und nach dem Rhythmus der Natur die Erbenergie, und versorgt uns immer mit mehr als genug Lebensenergie für die körperlichen, geistigen und seelischen Kräfte, also für ein **Leben in Balance.**

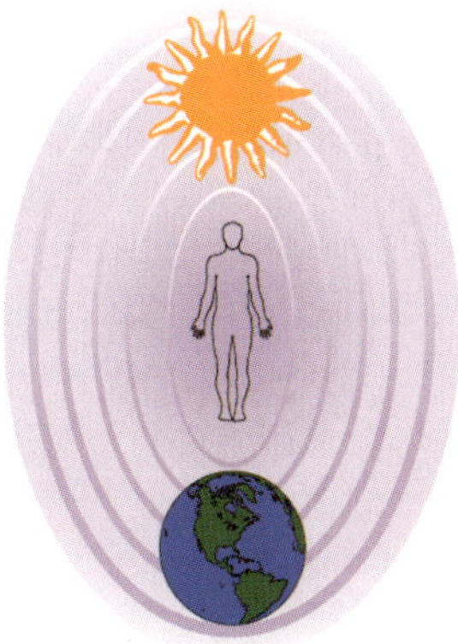

Bei einer natürlichen Lebensweise entwickelt sich der Mensch im Spannungsfeld der polaren Kräfte Sonnenenergie (Yang) und Erdmagnetenergie (Yin).

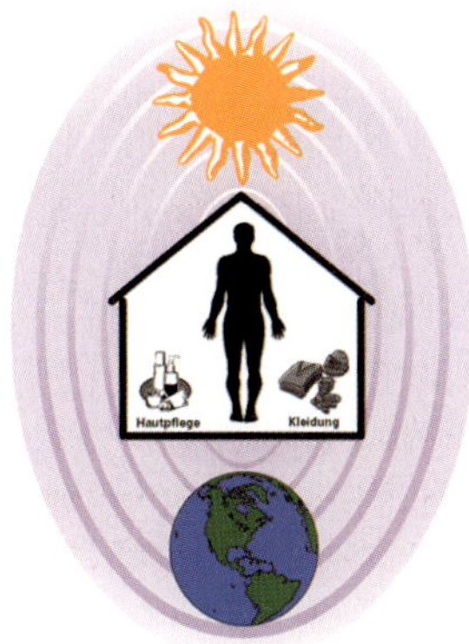

Mit unserer zivilisierten Lebensweise isolieren wir uns von den Urenergiequellen Sonnenlicht und Erdmagnetenergie.

Der gesamte vorangegangene Inhalt bis einschliesslich Kapitel 8 ist identisch mit dem Buch „Gib der Gesundheit eine Chance" von Günther Mayer. Ab dem hier folgenden Kapitel 9 wurde der Inhalt von William Burkhardt nach seinen persönlichen Erfahrungen, Einstellungen und nach den spezifischen Gegebenheiten der Schweiz modifiziert.

9. Was können wir tun? Therapiewege

In den jeweiligen Kapiteln wurden bisher, den Themen entsprechend, allgemeine und teilweise auch spezielle Lösungswege aufgezeigt, die aus der Spirale der Krankheitsentwicklung heraus führen und den Organismus in Richtung Gesundheit umstimmen können.

Ergänzend dazu und als eine Art Übersicht werden hier weitere Möglichkeiten zur Stärkung der Gesundheit, zur echten Vorbeugung, zu ganzheitlichen Therapieansätzen und zu einer gesundheitsfördernden Lebensweise zusammengefasst.

Selbstverständlich erheben diese Ausführungen nicht den Anspruch auf Vollständigkeit. Sie sind auch nicht als einzige Möglichkeit zu sehen, die andere Methoden überflüssig machen. Logischerweise können damit auch nicht alle Krankheiten bei jedem und sofort geheilt werden. Das, was bereits zerstört ist, kann oft nicht mehr rückgängig gemacht werden. Ausserdem ist das System Mensch noch voller Geheimnisse, zu komplex und zu individuell, um alle Funktionen mit dem Verstand erfassen, beurteilen und beschreiben zu können.

Die hier beschriebenen Möglichkeiten sind deshalb lediglich als Angebote aufzufassen, zum prinzipiellen Verständnis ganzheitlicher und nebenwirkungsfreier Methoden. Sie sollen jedem die Chance eröffnen und Anregung sein, entsprechend seiner individuellen Voraussetzungen, eine für sich ideale Lösung zu finden, auch wenn sie hier nicht ausdrücklich beschrieben ist.

Trotzdem gibt es Grundsätze, deren Beachtung unumgänglich sind, will man das Ziel, die Schaffung idealer Bedingungen für jede Art von Heilung, angehen. Die Bereinigung des Systems der Grundregulation ist eine solche Grundvoraussetzung zur Heilung. Die Ursache der Regulationsstörung muss bis in den letzten Winkel verfolgt und ausgemerzt werden, sonst ist echte Heilung nicht möglich, höchstens eine Schein-Heilung.

Erwarten Sie bitte auch nicht, dass ich Ihnen d a s Heilmittel vorstelle, welches die Ursache aller Krankheiten beseitigt. Dieses Medikament gibt es nicht und wird es auch nie geben. Genauso wenig wird es ein Patentrezept geben, das für jeden und für alles zutrifft.

Jean-Claude Alix beschreibt dazu im Zusammenhang mit Krebs, was für alle Krankheiten Gültigkeit hat, sehr treffend: *„Niemand kann im Ernst glauben,* *dass er über Jahre und Jahrzehnte hinweg in Saus und Braus leben und auf seinen Stoffwechsel pfeifen kann und später, wenn die Quittung präsentiert wird, einfach eine Pille erhält, die das Rad der Zeit, die Verschiebung und Entgleisung der Biochemie, einfach so zurückdreht. Nein! Krebsschutz erfordert Bewusstsein von Anfang an. Auch und gerade in unserer Überflussgesellschaft ist die Fähigkeit zum Verzicht gefragt, zumindest zeitweise.*"

Je länger ich nach den Ursachen der Krankheitsentwicklung und nach Lösungen zu deren Beseitigung suche, umso mehr bezweifle ich, dass die gesundheitspolitischen und medizinwissenschaftlichen Institutionen „Gesundheit für die Bevölkerung" mit voller Überzeugung anstreben.

- Warum werden denn sonst die Erfahrungen und Erkenntnisse, wie sie beispielsweise Dr. Kern, Dr. Hamer, Prof. Enderlein, Prof. Pischinger u. a. gemacht haben, nicht genau geprüft, sondern teilweise mit allen möglichen Mitteln bekämpft und als Spinnereien und Gefahr für die Volksgesundheit verurteilt?
- Warum sonst wird die seit Jahrtausenden bewährte Erfahrungsheilkunde (Naturheilkunde) von offiziellen Stellen als unwirksam oder als schädlich bezeichnet?
- Warum werden dann weiterhin Impfungen vorgenommen, mit Impfgemischen, in denen als Hilfsstoffe hochpotente Nervengifte, Muskelgifte und Fortpflanzungsgifte enthalten sind? Warum werden diese Gifte in die oft fragwürdigen Schutzimpfungen hineingetan?
- Warum werden chemische Mittel wie Aspartam und andere solche Stoffe in Lebensmitteln und Getränken zugelassen?

Selbst wenn diese Informationen nur teilweise der Wahrheit entsprechen würden, was ich nicht annehme, steht uns noch viel Aufklärungsarbeit und die Überwindung „mächtiger" Hindernisse bevor. Der Wunsch nach einer von der Pharmaindustrie unabhängigen Medizinwissenschaft und Gesundheitspolitik ist grösser denn je.

Darf ein Arzt seine Patienten nach bestem Wissen und Gewissen betreuen?

In der empfehlenswerten und als exakt nachforschend bekannten Schweizer Zeitschrift „Der Beobachter" vom Februar 2008 wird aufgeführt, wie „Die Krankenkassen die Ärzte in die Zange nehmen": *„Bitte verlassen Sie mich nicht!"*, schreibt da die 87-jährige arme und einsame Patientin aus Chiasso dem Arzt H.F. Sie leidet an üblichen Altersbeschwerden und gehört zu den rund 40 Patienten, die F. regelmässig zuhause besucht. *„Würde ich das nicht machen, wären die meisten von* *ihnen längst im Altersheim und würden dort immens höhere Kosten verursachen.“*

Die Santésuisse, die Dachorganisation der Krankenkassen, macht den Patienten und dem Arzt das Leben schwer. Sie werfen dem Arzt vor, er wende für den einzelnen Patienten zuviel Zeit auf und verursache zu hohe Kosten. Er müsse deshalb 45.000 Franken den Krankenkassen zurückzahlen und künftig bei der Betreuung der Patienten sparen.

Dabei ist es völlig ungerecht: Ein Drittel der Patienten von F. verursacht jährliche Kosten von weniger als 300 Franken und zählt deswegen nicht zur Statistik. Jedoch nicht nur er: 30 Ärzte haben im Tessin einen solchen Brief mit teils immensen Rückzahlungsforderungen erhalten. *„Santésuisse hat so getan, als seien wir alles Diebe“*, stellt der Präsident der kantonalen Ärztegesellschaft fest. Grundsätzlich gilt gemäss Krankenversicherungsgesetz: Ein Arzt, der pro Patient 30 Prozent mehr als der Durchschnitt seiner Fachkollegen benötigt, wird gemassregelt und zu Rückzahlungen verurteilt. Das eidg. Versicherungsgericht hat entschieden, dass bei der Berechnung des Aufwands auch Drittkosten wie Analysen, Therapien und Medikamente zu berücksichtigen sind. Deshalb hing ab Herbst 2007 in der Praxis von F. ein Plakat: „Wegen eines Verbots seitens der Krankenkassen können bis Ende Jahr keine Physiotherapien mehr verschrieben werden.“

„So überlegt sich künftig manch ein Arzt, ob er nötige Analysen noch verschreiben wird und ob er sich Patienten mit teuren Krankheiten noch leisten kann“, meint F.

Hut ab vor jedem mutigen Arzt, der genau diagnostiziert und nach bestem Wissen und Gewissen nötige Analysen und Therapien verschreibt! In Zukunft werden mündige Patienten immer noch mehr Eigenverantwortung tragen müssen und bereit sein, eine sinnvolle Analyse und wirksame, aber nicht krankenkassenanerkannte Medikamente selber zu bezahlen.

9.1 Die Therapieprinzipien zur ganzheitlichen Heilung

Wenn wir jetzt wissen, was Krankheit ist, wissen wir auch, wie Heilung geht. Wir wissen vor allem, wie echte Vorbeugung und Regeneration funktioniert:

1. Alles zu unterlassen, was die Regulationsfähigkeit und das Milieu der Grundsubstanz belastet.
2. Alles zu tun, was die Regulationsfähigkeit fördert und die Grundsubstanz entlastet.

Was bedeutet dies in der praktischen Anwendung?

1. **Störeinflüsse meiden.** Durch eine bewusste Lebensführung, die sich an der Ordnung der Natur orientiert, durch Meidung offensichtlicher

Störeinflüsse und sofern möglich, deren Beseitigung.

2. **Ausscheidung stärken**, d.h. die Ausscheidungsorgane mit natürlichen Massnahmen unterstützen, damit sie die belastenden Substanzen aus dem Bindegewebe und dem Blut zuverlässig ausleiten können.
   a) **Lösen** der Schlacken (Säuren) im Bindegewebe durch Bewegung, Massage, durch Trinken von reinem, energetisiertem, lebendigen Wasser usw. um Schlackendepots auszuräumen.
   b) **Neutralisieren** der sauren Schlacken durch ionisierte Basenstoffe und Sauerstoff sowie der freien Radikale durch Antioxidantien.
   c) **Ausscheiden** der sauren Schlacken durch Stärkung der Ausscheidungsorgane (Niere, Darm, Leber, Lunge, Haut usw.).
3. **Versorgung gewährleisten**
   a) Versorgung des Bindegewebes und der Zellen mit allen lebensnotwendigen Nährstoffen zur optimalen Energieproduktion.
   b) Versorgung des Bindegewebes und der Zellen mit Antioxidantien zur Unschädlichmachung der freien Radikale.

Wenn Sie krank sind oder sich so fühlen, bedenken Sie bitte, dass Ihre bisherige Denk- und Lebensweise verantwortlich ist für die aktuelle Situation. Wollen Sie die Situation ändern, ist eine Neu-Orientierung unumgänglich.

Wenn Sie unsicher sind, dann orientieren Sie sich an der Ordnung der Natur und befolgen Sie den Rat Ihres **inneren Arztes** mit Hilfe Ihres Verstandes. Dann machen Sie nichts falsch. Auch die zusätzliche Nutzung einer individuellen Beratung bei einem qualifizierten Therapeuten Ihres Vertrauens kann Ihre Entscheidungen unterstützen.

Betrachten Sie sämtliche Empfehlungen, die in diesem Buch bezüglich der besseren Ernährungs- und Lebensweise beschrieben sind, nicht als unveränderbares Dogma.

Auch Ernährungsempfehlungen kann man nicht für alle Personen vereinheitlichen, weil jeder Mensch auf Nahrungsmittel anders reagiert und andere Präferenzen hat. So kann es sein, dass ein wunderbares Olivenöl in den Ferien in Griechenland wunderbar schmeckt und sehr gut vertragen wird, wenn man es aber nach Hause mitnimmt, kann es sein, dass es nicht mehr gut vertragen wird. Auch gibt es Personen, die gesunde Rohkost wegen einer ungenügenden Verdauungsleistung nicht optimal verdauen können.

Wenn der Eine den vollen Teller wegputzt und dennoch schlank bleibt, wird der Andere schon von der halben Portion dick. Sie müssen selbst herausfinden, was Ihnen gut tut. Ihre eigene Erfahrung weist den Weg.

Wer dauerhafte Gesundheit anstrebt, dem bleibt Eigeninitiative daher nicht erspart. Dafür muss man:

1. sich informieren und eine eigene Meinung bilden
2. Entscheidungen treffen
3. Verantwortung für das eigene Tun oder Nichtstun übernehmen

Bedenken Sie: Der heutige Gesundheitszustand wird nicht so sehr von dem bestimmt, was wir in der Gegenwart dafür tun, sondern von dem, was wir in der Vergangenheit dafür getan haben. Das bedeutet aber nicht, dass sich ein gesundes Leben nicht lohnt. Im Gegenteil, der Umkehrschluss lautet:

Unsere Gesundheit in der Zukunft wird von dem bestimmt,
was wir in der Gegenwart dafür tun.
Ändern Sie noch heute Ihre Zukunft.
Entscheiden Sie sich für mehr Gesundheit und Lebensqualität.

9.1.1 Zusammenfassung der Grundsätze zur Ernährungs- und Lebensweise

Um die Grundregeln zur Schaffung idealer Heil-Bedingungen zu verstehen und anzuwenden, sind auch keine komplizierten und aufwendigen Diagnose- und Therapie-Verfahren notwendig. Meist reicht der normale Menschenverstand, etwas Intuition, unter Umständen erträgliche Veränderungen in der Lebensführung und eventuell das Abstellen und Ersetzen einiger alter Gewohnheiten.

Das innere Milieu folgt dem äusseren Milieu und umgekehrt.

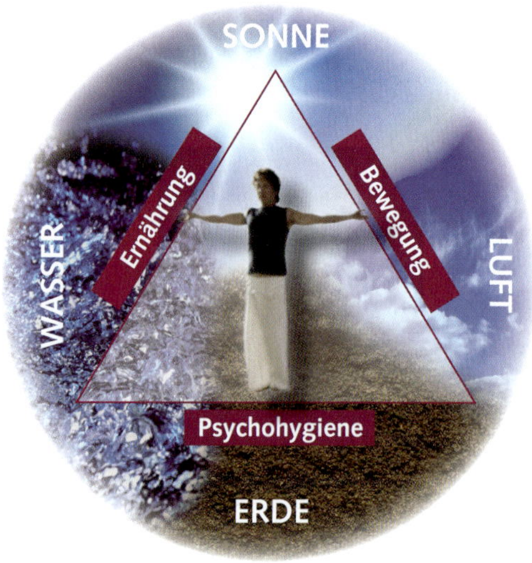

Mit dieser Lebensführung werden die fundamentalen Voraussetzungen erfüllt, die auch den Energie-Haushalt, den Säure-Basen-Haushalt, den Nährstoff-Haushalt und den Wasser-Haushalt im Gleichgewicht halten. Derart ausgeglichene Verhältnisse lassen eine harmonische Regulation sämtlicher Lebensfunktionen zu und unterstützen die natürlichen (bio-logischen) Selbstheilungskräfte in uns. So hat Gesundheit eine Chance.

Gib der Gesundheit eine Chance

DIE 4 UR-ENERGIEN	NATÜRLICHE QUELLEN	NUTZEN	ALTERNATIVEN
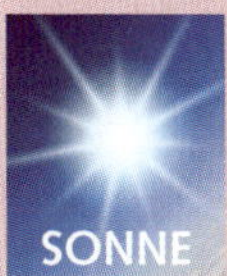 SONNE	Bewegung in der freien Natur	Sonnen-Licht-Energie tanken	- Vollspektrumlicht - Infrarot-Heizung
	Ernährung mit vollwertigen Lebensmitteln die in der freien Natur gewachsen und im Sonnenlicht gereift sind	Nährstoffe und Sonnen-Licht-Energie tanken	- Natürliche Nahrungsergänzung
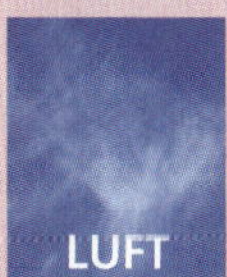 LUFT	Bewegung in der freien Natur	Luft tanken (O_2, N_2, ...)	Luftvitalisierung
	natürliches Quellwasser trinken	Luft tanken (O_2, N_2, ...)	z. B. Hechtl-Wasser
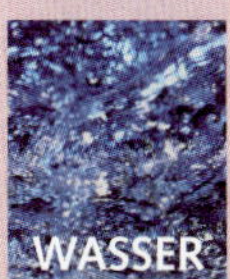 WASSER	natürliches Quellwasser trinken	Transport- und Lösungsmittel und Ordnung tanken	Energetisiertes und gefiltertes Wasser (z.B. Grander-Wasser, Umkehr-Osmose, Hechtl-Wasser)
 ERDE	Bewegung in der freien Natur	Erd-Magnet-Energie tanken	- Magnetfeldenergie
	Ernährung mit vollwertigen Lebensmitteln die in der freien Natur gewachsen und im Sonnenlicht gereift sind	Nährstoffe und Erd-Magnet-Energie tanken	- Natürliche Nahrungsergänzung

Die vier Urenergien Sonne – Luft – Wasser – Erde, aus denen das gesamte Universum, somit auch der Mensch besteht, müssen in unser Leben durch Bewegung/Schlaf, Ernährung/Trinken und die geistige Einstellung zum Leben (Psychohygiene) integriert werden.

In Anlehnung daran hier einige allgemeine, Richtung weisende Grundsätze in Stichworten, die bei einer „Umstimmung“ berücksichtigt werden müssen und unter Umständen an die jeweiligen individuellen Bedingungen anzupassen sind:

a) **Psychohygiene**; Lebensschule; Schulung und Kultivierung der geistigen Kräfte und der geistigen Einstellung zum Leben, die emotionales Gleichgewicht anstrebt. Besinnung auf das Wesentliche, psychische Dauerbelastungen meiden/reduzieren. Die innere Weisheit, die dem inneren Arzt vertraut, macht den Weg frei zum „Werde, was Du bist".

b) **Vollwertige natürliche Ernährung**,
   - mit ausgewogenen Lebensmitteln. Die Vielfalt ist ein Teil der Vollwertigkeit, je abwechslungsreicher die Lebensmittel ausgewählt werden, umso mehr und unterschiedliche Vitalstoffe stehen zur Verfügung.
   - Lebensmittel sollten in der freien Natur gewachsen, im Sonnenlicht gereift, naturbelassen und ohne Giftstoffe sein (Bioqualität).
   - Die Ernährung sollte einen hohen Anteil pflanzlicher Kost haben, unter Berücksichtigung des Säure-Basen-Gleichgewichts (ideal wäre eine 80 Prozent basen- und 20 Prozent säurebildende Ernährung) sowie der antioxidativen Wirkung der Lebensmittel.
   - Die Kombination konzentrierter Kohlenhydrate und Fett oder Eiweiss möglichst selten, somit z.B. Fisch auf Gemüse und vorher einen Salat oder dann bewusst einen Teller Spaghetti mit Peperoni-Tomaten- Zucchetti -Gemüsebeilage ohne Fleisch.
   - „Lass die Nahrung so natürlich wie möglich".
   - Fett ist nicht gleich Fett. Die mit der Nahrung aufgenommenen Fette spielen im Stoffwechsel wichtige Rollen: Energielieferant, Hormon-Bildung, Resorption fettlöslicher Stoffe (z.B. Vitamine A, D, E, K). Hochwertige Speiseöle mit einem hohen Anteil ungesättigter Fettsäuren sind zu bevorzugen, darunter kalt gepresstes Rapsöl, Leinöl, Hanföl, Kürbiskernöl, Olivenöl, oder Fisch aus kaltem Meerwasser.
   - möglichst wenig konservierte Nahrungsmittel (Konserven)

c) Ausgleich des Mangels an lebensnotwendigen Nährstoffen (Mineralstoffe, Vitamine, Enzyme, Spurenelemente, Antioxidantien, Biophotonen, ...). Insbesondere wenn Altlasten beseitigt werden müssen und zur Säurepufferung, sind ausgewählte **Ergänzungsmittel** unumgänglich.

d) Als Gegensatz zur Ernährung sind gelegentliche **Fastenzeiten** und Enthaltsamkeit angebracht.

e) **Belastende Substanzen meiden**, z.B. in Nahrungsmitteln, im Wasser, im Boden, in der Luft, ferner Umweltgifte (Wohnbereich, Beruf, Kleidung, Kosmetik, Tabak, Alkohol usw.) und in chemischen Medikamenten. Prüfen, ob chemische Medikamente wirklich notwendig sind oder ob sie nur noch aus Gewohnheit (Sucht) oder Angst eingenommen werden. Alle unnatürlich-chemischen Substanzen, ob in den Nahrungsmitteln, Körperpflegemitteln, in der Kleidung, in den Medikamenten oder in der Umwelt, sollten wir möglichst meiden, denn wir wissen nicht, was diese unnatürlichen Stoffe in uns bewirken.

f) **Ordnung der Lebensweise** in Beruf und Freizeit.

g) **Energetische Belastungen meiden** wie Erdstrahlen, Elektrosmog, Energie raubende Beziehungen, usw.

h) **Entgiftungskuren** – Sanierung des Bindegewebs-Milieus mit gezielter Ernährungsumstellung und/oder mit pflanzlichen/mineralischen/homöopathischen Mitteln, Ergänzungsmitteln, Tees, Fasten usw.

i) **Aktivierung und Unterstützung der Ausscheidungsorgane** Darm, Leber, Niere, Haut, Lunge, Schleimhaut mit entsprechenden Lebensmitteln wie Bitterstoffen, Ballaststoffen, Kräutern, Beeren, Getreide, Obst, Gemüse und/oder pflanzlichen/homöopathischen Mitteln, Darmsanierung mit Colon-Hydro-Therapie usw.

j) Ausreichend **Bewegung**, am besten in der freien Natur (Wandern, Jogging, Nordic Walking, Golf, Yoga, Pilates, …), mit der die Beweglichkeit erhalten und die Sauerstoffversorgung gewährleistet wird.

k) Als Gegensatz zur Bewegung, zur Aktivität ist für eine gute Schlafqualität zu sorgen (Tiefschlafphasen), genauso sind Ruhe- und Regenerationsphasen, Besinnung, Zeit zur Musse einzuplanen.

l) **Das Regelsystem trainieren**, Abwehrkräfte stärken mit Kneippschen Anwendungen, Wechselbädern, Kaltwasser-Güssen, Sauna, aktivem Schwitzen usw.

m) Ausreichend **reines, energetisiertes, lebendiges Wasser trinken** (Quellwasser, energetisiertes Umkehr-Osmose-Wasser oder Pi-Wasser).

n) Viel Zufuhr von frischer Luft/ Sauerstoff. Wenn wir wieder richtig und **tief atmen**, tanken wir mit dem Einatmen die in der Luft vorhandene Lebensenergie in Form von Sauerstoffionen. Mit dem Ausatmen befreien wir uns von Kohlendioxyd und Schlackenstoffen.

o) Ur-Energie tanken – Sonnenlicht- und Erdmagnet-Energie.

p) **Stress reduzieren**, falsche Glaubenssätze auflösen, Erholung.

q) Fördernde **soziale Beziehungen pflegen**, sich in das Netzwerk der Gesellschaft einbringen.

r) Unter Umständen **Gewohnheiten** zum Positiven ändern.
   - **Finden Sie selbst heraus, was Ihnen im Moment not-wendig erscheint,**
   - **was Ihnen wichtig ist, und vor allem, was Sie bereit sind zu ändern.**
   - Erweitern Sie diese Liste mit den Faktoren, die nach Ihren Vorstellungen zu den Voraussetzungen der Heil-Werdung zählen.
   - Es ist nicht notwendig, gleich die komplette Lebensweise zu ändern.
   - Fangen Sie mit dem an, was Ihnen am wichtigsten ist, alles Weitere

wird sich ergeben. Sie werden leicht herausfinden, was zu Ihnen passt und was Ihr Leben bereichert.

Wenn Sie bereit sind, den ersten Schritt zu tun, wird Sie der Erfolg allmählich veranlassen, die nächsten Schritte zu unternehmen.

Wenn Sie den Organismus komplett bereinigen,
wenn Sie alle Blockaden im System der Grundregulation beseitigen,
wenn alle zum Aufbau nötigen Stoffe zur Verfügung stehen,
heilt sich Ihr Körper selbst.
Denn Heil-Sein ist sein oberstes Bestreben.

9.1.2 Heilreaktion – Erstverschlimmerung

Beachten Sie auch: Sobald Sie eine Milieu bereinigende Massnahme anwenden, ob durch eine Ernährungsumstellung und/oder durch gezielte therapeutische Methoden, kann es immer zu einer so genannten Heilreaktion bzw. Erstverschlimmerung kommen.

Das bedeutet, dass es Ihnen zunächst möglicherweise eher schlechter geht. Diese Verschlechterung sollte Sie aber in der Regel nicht davon abhalten, den eingeschlagenen Weg weiter zu gehen. Im Zweifelsfall holen Sie sich Rat von einem erfahrenen Naturarzt, Heilpraktiker oder ganzheitlich arbeitenden Arzt.

Die Heilreaktion erklärt sich meist damit, dass bei beginnender Entsäuerungs- und Entgiftungsmassnahme die Schadstoffe aus dem Bindegewebe gelöst und ins Blut transportiert werden, wo sie hoffentlich schnell zur Ausscheidung kommen. Logisch, dass in dieser Phase der mehr oder weniger grossen Blutbelastung (z.B. durch Übersäuerung) alte Symptome wieder auftreten können und sich Unwohlsein breit macht. Auch Durchfall, Erbrechen, Fieber kann dazu kommen, schliesslich will der Körper bzw. das Blut den Dreck möglichst schnell loswerden. Deswegen ist es während dieser Heilkur noch wichtiger, diese Entgiftung mit etwa 40ml pro kg (dies entspricht 2 Liter pro Tag, bei 50kg Körpergewicht) mineralstoffarmem, reinem, energetisierten Wasser zu ermöglichen.

Der Unwissende gibt jetzt der Therapiemassnahme die Schuld für sein Unwohlsein, er unterbricht die Massnahme, kehrt wieder zur alten Lebensweise zurück und nimmt vielleicht weiterhin symptomunterdrückende Medikamente ein. Damit wird der Heilungsprozess unterbrochen, die Schadstoffe wandern wieder ins Bindegewebe zurück, das Blut ist wieder frei und es geht ihm wieder besser. Dieser scheinbare Erfolg bestätigt ihm, dass seine bisherigen Medikamente und seine Lebensweise ihn wieder gesund machen. Was für ein Trugschluss!

Der Wissende erkennt den beginnenden Heilungsprozess und setzt die Therapie fort. Ist die Erstverschlimmerung stark, wird er vielleicht mit der Umstellung einige Tage pausieren oder die Dosis der Massnahme reduzieren, um so einen sanfteren, wenn auch längeren Weg zu gehen. Und/oder er stärkt gleichzeitig die Funktionsfähigkeit der wichtigsten Entgiftungs- und Ausscheidungsorgane wie Darm, Leber, Niere mit natürlichen Massnahmen und beschleunigt so den Heilungsprozess.

Bei einer Erstverschlimmerung kann man also prinzipiell davon ausgehen: **Das Mittel bzw. die Methode ist richtig, nur die Dosis ist zu hoch.**

9.1.3 Checkliste

Mit der folgenden Checkliste lassen sich Schwachstellen Ihrer Lebensumstände erkennen und Wege zu deren Beseitigung einleiten, indem Sie Gewohnheiten ändern und/oder zusätzlich Alternativen nutzen.

Wie stark sind Ihre 7 Säulen der Gesundheit?

Die 7 Säulen der Gesundheit	Soll	Ist in %	Mangel in %	Meine Aktion für 100% Lebensqualität
Psychohygiene	Emotionales Gleichgewicht „Werde, was Du bist"			
Ernährung (Ggs. Fasten)	vollwertig, ausgewogen, Antioxidantien, Bioqualität, Säure-Basen 20:80			
Bewegung (Ggs. Schlaf, Musse)	Täglich mindestens 30 Minuten Bewegung in der freien Natur.			
Luft – Sauerstoff				
Wasser	pro Tag 2-3 Liter reines lebendiges Wasser trinken			
Erd-Magnet-Energie	Täglich mindestens 30 Minuten Bewegung in der freien Natur. Natürliche Lebensmittel			
Sonnenlicht-Energie				

Wie stark sind Sie schädigenden Einflüssen ausgesetzt?					
	Soll Richtung 0%	Ist in %	Über-schuss in %	Meine Aktion zur Reduzierung schädigender Einflüsse
Klassische Einflüsse	**Innere Einflüsse:** wie Angst, Depression, Minderwertigkeitsgefühle, emotionale Konflikte			
	Äussere Einflüsse: wie Stress, Überanstrengung, Kälte, Hitze, Wind, Feuchtigkeit, Geopathie			
Moderne Einflüsse	**Toxische Belastungen:** wie Umweltgifte, Wohngifte, Pflanzenschutzmittel, chemische Medikamente			
	Strahlenbelastungen: wie Elektrosmog, Sendestationen, Handy, radiologische Untersuchungen			
	Psychische Belastungen: wie Arbeits- und Freizeitstress, Mobbing, Single-Dasein, „giftige" Beziehungen zu energieraubenden Menschen			

9.1.4 Regulationstherapie – Reflexzonentherapie

Die Grundsubstanz des Bindegewebes verbindet alles mit allem; daher sind sämtliche Zellen aller Organe im ständigen gegenseitigen Informationsaustausch. Das System Mensch reagiert im ganzen Körper immer einheitlich.

Das bedeutet:
Ein Impuls oder Reiz an einer beliebigen Stelle löst schlagartig eine Reaktion im ganzen System aus.

Einflüsse in Form von inneren und äusseren Reizen wirken also immer ganzheitlich, sie beeinflussen Zellen und Organe auch in entfernten Bereichen. Dieses Phänomen lässt sich natürlich auch therapeutisch nutzen, was die Naturheilkunde mit einer Vielzahl von Möglichkeiten auch praktiziert.

Mit so genannten energetischen Therapiemassnahmen (Regulationstherapie) werden an der Körperoberfläche, an ausgewählten Zonen, z. B. Reflexzonen, Akupunkturpunkten, Triggerpunkten, Headschen Zonen usw., Reize gesetzt, die im gestörten Zielbereich Reaktionen auslösen. Dieselbe Art von Reiztherapie wird auch mit energetischen Informationen wie homöopathischen Mitteln verfolgt. Eine ideale Reaktion (Reizantwort) ist erreicht, wenn der sich entwickelnde Krankheitsprozess in einen ganzheitlichen Gesundheitsprozess „umgestimmt“ wird.

Als therapeutische Verfahren kommen alle Methoden in Frage, die das Grundregulations-System „bereinigen“ und die Regulationsfähigkeit anregen, z.B.

- Reflexzonentherapie (z.B. Fussreflexzonen, Ohrreflexzonen)
- Akupunktur, Akupressur
- Neuraltherapie
- Bio-Resonanztherapie (BIT Biophysikalische Informationstherapie)
- Zappen nach Frau Dr. Hulda Clark
- Triggerpunkttherapie
- Homöopathie (Einzel- und Komplexhomöopathie)
- Pflanzenheilkunde – Pflanzentinkturen – Aetherische Öle
- Entgiftungs-/Entsäuerungskuren mit pflanzlichen, homöopathischen Mitteln oder mit speziellen Nahrungs-Ergänzungsmitteln
- Schröpfen, pulsierende Schröpfmassage
- Baunscheidt-Verfahren
- Kneipp-Anwendungen (Wechselbäder)
- Lichttherapie und Farbtherapie
- Schallwellentherapie
- Einläufe, Darmspülung (Colon-Hydro-Therapie)
- Magnetfeldtherapie
- usw.

Die meisten der hier genannten Methoden wende ich in meiner Naturheilpraxis an. Sie haben sich seit Jahren bewährt.

Leider werden die oben angeführten sowie andere nebenwirkungsfreien Methoden der Erfahrungsheilkunde nicht in dem Masse zur „Ent-Störung“ genutzt, wie sie es verdient hätten. Oft werden sie sogar von bestimmten Medizinkreisen bekämpft, weil sie angeblich den so genannten wissenschaftlichen Prüfungen nicht standhalten, Begründungstext: „Es gibt für die Wirksamkeit keine wissenschaftlichen Beweise“. Wie sollen die Prüfungsergebnisse auch positiv sein, wenn die Prüfer so einfache Prinzipien wie das System der Grundregulation oder die Energetik nicht in ihre Überlegungen mit einbeziehen? Geschweige denn, dass solche Prüfungen überhaupt stattfinden, schliesslich kommt das Geld für die Forschung direkt oder indirekt von der pharmazeutischen Industrie.

Das bewährte Erfahrungsgut jahrhundertealter Methoden enthält mehr Wissenschaftlichkeit als die einseitigen Analysen an leblosen Objekten, die zwar Einblicke in die Krankheit gewähren können, aber nur wenig über Gesundheit vermitteln und schon gar nicht das Zusammenwirken alles Lebendigen erklären können.

Ich gebe die Hoffnung nicht auf, dass sich die Vorstellungen von Dr. Bernhard Aschner zu einer ganzheitlichen Medizin noch erfüllen:

„Bewährte Erfahrungen in möglichster Vollständigkeit zu erhalten, zu vermitteln und mit dem jeweiligen Zeitwissen in Einklang zu bringen."

Die Erfahrungsheilkunde in Verbindung mit den modernen Diagnose- und Therapietechniken wäre eine lohnenswerte Kombination für die Heilerfolge.

Wer heilt, hat Recht.

9.1.5 Ur-Medikament

Wenn Ihnen ein Freund ein bestimmtes Medikament empfehlen würde, das völlig frei von Nebenwirkungen wäre, mit dem Sie völlig gesund und nie mehr krank werden würden – würden Sie ein solches Medikament regelmässig einnehmen?

Sie werden vielleicht sagen: Das ist doch klar, auf ein solches Mittel warte ich schon lange, aber so ein Medikament gibt es doch nicht. Und wenn es so etwas geben sollte, wäre es so teuer, dass ich es mir nicht leisten könnte.

Ich kann Ihnen eine freudige Mitteilung machen: Dieses Mittel gibt es tatsächlich. Aber es hat einen Nachteil: Der Arzt kann es nicht per Rezept verordnen, und in der Apotheke kann man es auch nicht kaufen. Dieses Medikament steht nur demjenigen zur Verfügung, der selbstverantwortlich seine Gesundheit anstrebt. Dieses Wundermittel könnte man Ur-Medikament nennen, denn es enthält den einzigen Wirkstoff, der wirklich „Ur-Sachen" behandelt. Der Wirkstoff des Ur-Medikaments heisst: Leben und Denken nach der Ordnung und nach dem Rhythmus der Natur.

Gesund sein oder krank sein wird durch unsere Denk- und Lebensweise bestimmt. Wobei das Denken (Geist) die eigentliche Schöpferkraft ist, die ALLES Menschenmögliche erschafft. So bestimmt unser Denken auch die Art und Weise, wie wir leben, es entscheidet, an welchem „Wegweiser“ sich unser Leben orientiert. Das Ur-Medikament lässt sich deshalb über den Geist erschliessen. Dies verrät schon der Begriff Medikament – medica mentus – der aus dem Lateinischen stammt und „Heilen durch den Geist“ bedeutet.

„Behandle aber den Geist, dann wird der Leib gesunden.“
Paracelsus

Wir haben erkannt, dass Krankheitssymptome lediglich Zeichen sind, die auf tiefer liegende Ursachen hinweisen wollen. Warum tun wir uns so schwer, diese Hinweise zu verstehen und ihnen zu folgen? Meine Antwort auf diese Frage ist: Wir haben die ganzheitliche Sicht verloren. Wir sehen den Menschen isoliert von der Natur, wir sehen die menschlichen Organe isoliert vom Menschen, wir trennen bei unserer Betrachtung Körper, Geist und Seele. Wir sehen die Dinge einzeln und kompliziert, aber darin sind wir Spezialisten. Dabei ist das Wesentliche immer einfach.

„Die grösste Weisheit verrät sich in den einfachen und natürlichen Dingen und man erkennt sie nicht, eben weil alles so einfach und natürlich ist.“
Peter Hebel 1760–1826

Gelingt es uns, eine ganzheitliche Sichtweise einzunehmen, dann werden wir feststellen, dass es einen Rhythmus und eine Ordnung gibt, die das gesamte Universum lenkt. Betrachten wir den Menschen als Teil dieses Universums (wie das Tier, die Pflanze, den Stein, die Sonne, die Erde usw.), ergibt sich die Logik, dass sich der Mensch entsprechend dieser universellen Ordnung zu verhalten hat, wenn er gesund sein will. Der Mensch hat sich an der universellen Ordnung zu orientieren und nicht etwa umgekehrt.

Die Crux oder das Problem dabei ist: Der Mensch hat einen Verstand und einen freien Willen bekommen, mit deren Hilfe er selbst über seine Art zu leben entscheiden kann. Durch den freien Willen hat der Mensch die Wahl, sich entweder an die Naturgesetze zu halten oder eigene Regeln aufzustellen und wider die Natur zu handeln. Der Mensch hat die Freiheit, selbst zu wählen. Aber damit wählt er auch selbst die Folgen, die sein Verhalten auslösen. In Harmonie mit den Naturgesetzen zu leben, hat positive Folgen, sie zu verletzen negative. Es muss uns bewusst sein, dass wir mit dem Verhalten gegen die universelle Ordnung nicht nur gegen die äussere Natur, sondern auch gegen unsere eigene innere Natur handeln und uns von der Lebens-Energie-Quelle, die uns geboren hat und die uns nährt, trennen. Es muss uns bewusst sein, dass wir dadurch früher oder später unter einem Mangel an Lebens-Energie leiden werden. Und ein Mangel an Lebens-Energie verursacht immer Krankheiten.

Krankheitszeichen sind also bereits Folge-Erscheinungen von wesentlichen Verirrungen in unserer Denk- und Lebensweise. Unser Körper versucht, uns durch Krankheitssymptome mitzuteilen, dass wir in einer Weise denken und handeln, die uns selbst schadet.

Gesundheit und Wohlbefinden ist ein Symptom der
richtigen Denk- und Lebensweise.

Wollen wir also die eigentlichen Ursachen für unser „Nicht-Wohlfühlen", für unser „Krank-Sein" finden, müssen wir vor allem unsere Denk- und Lebensweise überprüfen. Bei ganzheitlicher Betrachtung kommen wir dann meist zu folgendem Ergebnis: Unsere Lebensweise orientiert sich nicht mehr an der Ordnung und am Rhythmus der Natur, sie orientiert sich heute vorwiegend an wirtschaftlichen Interessen.

„Krankheiten befallen uns nicht aus heiterem Himmel, sondern entwickeln
sich aus täglichen Sünden wider die Natur.
Wenn sie sich gehäuft haben, brechen sie scheinbar auf einmal hervor."

Hippokrates

Es leuchtet ein, dass auch der beste naturheilkundlich orientierte Therapeut die wirkliche Krankheitsursache, nämlich die Denk- und Lebensweise, nur beschränkt positiv beeinflussen kann. Nur die betroffene Person selbst ist dazu in der Lage, ihren freien Willen zum Umdenken einzusetzen und die Zeichen der Krankheit (Symptome) als Chance zur Wandlung zu nutzen.

Das Einzige, was der Therapeut zu einer echten Heilung beitragen kann, ist auf diese Verirrung hinzuweisen und ein Leben, das sich an der Ordnung und am Rhythmus der Natur orientiert, zu empfehlen („verordnen"). Der ideale Therapeut kann dem nach Lösungen suchenden Patienten ausserdem noch helfen, ein neues Bewusstsein zu schaffen, das ihm den Weg vom Problem zur Lösung sichtbar macht.

9.1.6 Warum Produktempfehlungen?

In meiner langjährigen Tätigkeit als Heilpraktiker habe ich viele sehr wirkungsvolle Naturheilmittel kennen gelernt, die entweder nach den Regeln der Pflanzenheilkunde oder der Homöopathie hergestellt wurden.

Meist sind die Hersteller kleinere Familienbetriebe, die aus einer Tradition der Erfahrungsheilkunde gewachsen sind und mit ethischer Motivation, ganzheitlicher Denkweise und viel Idealismus Produkte entwickeln, die sich an der Natur orientieren.

Im Laufe meiner Praxistätigkeit musste ich mit ansehen, wie immer mehr Naturheilmittel ihre Zusammensetzung veränderten. Vorher sehr wirksame Mittel zeigten plötzlich keine Wirkung mehr und manche waren plötzlich ganz vom Markt verschwunden. Auf Nachfrage bei den Herstellern bekam ich meist die Auskunft, dass diese Veränderung durch Auflagen der Behörden notwendig wurde.

Ich bekam den Eindruck, dass die Auflagen zur Veränderung umso massiver werden, je besser ein Mittel wirkt.

Entweder wurde der Wirkstoff oder die Dosierung beanstandet oder die Wirksamkeit wurde in Frage gestellt. Wenn das Mittel dann immer noch wirkte, tauchten plötzlich so genannte wissenschaftliche Studien auf, welche die angebliche Gefährlichkeit des natürlichen Wirkstoffes „nachwies". Obwohl dieses Naturprodukt (z. B. Stevia, Echinacea) über Jahrhunderte hinweg seine unschädliche Heilkraft unter Beweis gestellt hatte. Ist das nicht seltsam?

Aber das reicht immer noch nicht. Es wurden neue Gesetze geschaffen, nach denen Naturheilmittel nach so genannten „wissenschaftlichen" Kriterien neu bewertet werden müssen (Nachzulassungsverfahren). Wer die wissenschaftlichen Kriterien aufstellt, ist wohl klar, und somit ist auch das Ergebnis der Prüfung vorherzusehen. So wird Naturheilkunde unauffällig aber sicher unter dem Deckmantel der Wissenschaftlichkeit abgeschafft.

Diese Entwicklung zeigt, wie mächtig die Lobby der Pharma-Industrie ist. Dabei haben gemäss der Rath Health Foundation 80 Prozent der derzeit von Patienten eingenommenen Pharma-Präparate keinerlei Heilnachweis; sie lindern bestenfalls Symptome.

Tatsache ist, dass von den naturheilkundlichen Arzneimitteln, die anfangs der 1980er Jahre verordnet wurden, zwischenzeitlich über 90 Prozent vom Markt verschwunden sind. Aber nicht deshalb, weil die Mittel nicht wirken, sondern weil sich die mittelständischen Firmen den Kostenaufwand in Millionenhöhe für die neuen Auflagen der Nachzulassungsverfahren nicht leisten können.

Ein Jammer für die Therapeuten, aber ein Desaster für die Patienten und die Herstellerfirmen. Immer wieder neue Auflagen und finanzielle Belastungen bringen die Hersteller in immer neue Schwierigkeiten, die bald ihre Existenz bedrohen.

Die natürlichen Produkte und Methoden den interessierten Menschen bekannt und zugänglich zu machen, und im Rahmen meiner Möglichkeiten indirekt auch dazu beizutragen, dass uns diese Mittel erhalten bleiben, ist auch eines der Anliegen, das mich veranlasst hat, dieses Buch zusammen mit Günther Mayer zu schreiben.

Die meist jahrelangen positiven Erfahrungen, die wir mit diesen Produkten sammeln konnten, sind der Grund dafür, dass wir sie in unseren Praxen empfehlen und uns für sie engagieren. Sie entsprechen den Anforderungen, die wir an Produkte stellen, die der Bereinigung des Bindegewebe-Milieus sowie der Nährstoffversorgung dienen. Sie gehören zur Basistherapie und tragen ohne schädigende Nebenwirkungen zur Stärkung der Gesundheit bei.

Die Beschreibung der genannten Produkte erfüllt auch noch den Zweck, dass sie ergänzend zu den vorangegangenen Kapiteln Erklärungen enthalten, die zum besseren Verständnis der gesamten Thematik beitragen können.

Natürlich erfüllen diese Produkte und Methoden nicht den Anspruch alle Krankheiten sofort heilen zu können. Es ist auch selbstverständlich, dass es noch viele andere, vergleichbare Produkte gibt, die demselben Ziel dienen, auch wenn es bezüglich der Qualität und Verwertbarkeit erhebliche Unterschiede geben kann.

Diese Auflistung ist lediglich eine kleine Auswahl. Wer die Prinzipien des Systems der Grundregulation versteht, wird sich selbst ein Urteil bilden können und die für ihn richtigen Heilmittel und Heilmethoden entdecken.

Empfehlungs- und Freigabe-Vermerk für Hersteller

Im Rahmen dieses Buches können nicht alle nützlichen und sinnvollen Heilmittel und -methoden, die meinen Ansprüchen zur Förderung der Gesundheit gerecht werden, beschrieben werden. Deshalb biete ich den Herstellern der hier nicht genannten Mittel, Produkte und Methoden die Möglichkeit, diesem Buch ihre eigenen Informationen beizulegen. Voraussetzung: Meine schriftliche Zustimmung und meinen Empfehlungs- und Freigabe-Vermerk.

9.2 Eine kleine Auswahl an Methoden und Produkten aus der Erfahrungsheilkunde (Naturheilkunde)

Nachfolgend stelle ich hier einige Methoden und Produkte vor, die sich meist seit vielen Jahren in meiner Praxis und bei mir persönlich sehr bewährt haben. Erwarten Sie hier bitte keine Anweisungen, welche Methode oder welches Produkt Sie in Ihrer Situation anzuwenden haben. Wenn Sie die ganzheitliche Sicht erlangen, finden Sie die zu Ihrem Problem passende Lösung. Ihr Heilpraktiker, Arzt oder Gesundheitsberater, dem Sie Ihr Vertrauen schenken, wird Ihnen die für Sie passenden preis-werten Mittel empfehlen, abgeben oder verschreiben.

Sie erhalten die Produkte sowie weiterführende Informationen unter
www.heilpraktiker.ch
william@heilpraktiker.ch
heilpraktiker.ch gmbh
Ebni 14, CH-9053 Teufen
Tel: 0041 (0) 71 333 25 42

Newsletter

In unregelmässigen Abständen veröffentliche ich auf meiner Homepage unter www.heilpraktiker.ch einen kostenlosen Newsletter mit wertvollen Neuigkeiten zur Förderung der Gesundheit.

Den Newsletter können Sie formlos bei william@heilpraktiker.ch anfordern. Dazu benötige ich lediglich Ihre E-Mail-Adresse und Vor- und Nachnamen, die ich selbstverständlich vertraulich behandle, nicht an Dritte weitergebe und nur zum Newsletter-Versand verwende.

Wohl wissend, dass mit der Verbindung zwischen Empfehlung und Verkaufsangebot für manche Leser ein Zwiespalt entstehen kann, habe ich mich für diesen Weg der Produktempfehlung entschieden. Mit dieser Vorgehensweise möchte ich dem Anspruch gerecht werden, nicht nur Probleme aufzuzeigen, sondern auch ausgewählte und bewährte Lösungen vorzustellen und anzubieten.

9.2.1 Lichttherapie mittels Vollspektrumlicht

Welche Bedeutung das natürliche Licht der Sonne, und im Vergleich dazu die künstliche Beleuchtung, auf unser Leben und auf unsere Gesundheit hat, sind im Buch „Erwarte ein Wunder“ bereits ausführlich beschrieben.

Auch hierzu gibt es ergänzende Neuigkeiten. Erfreulicherweise (an)erkennen auch die Forscher der klassischen Medizinwissenschaften immer mehr den

Nutzen und die Wirkungen der natürlichen Energieformen Sonnenlicht und Erd-Magnetenergie. Sie gestehen ein, dass der Mensch mit der zivilisierten Lebensweise unter einem Mangel an Licht- und Magnetenergie leidet.

Mit Freude haben wir deshalb die neuesten Untersuchungen von Dr. Dr. Gosbert Weth zur Kenntnis genommen. Er hat die pharmakologischen Wirkeffekte des Lichts in jahrelangen Testreihen mit mehr als 100.000 Laboruntersuchungen und mit vielen Patienten untersucht. Mit diesen Erkenntnissen hat er die Heliolux-Therapieleuchte entwickelt, deren Leuchtmittel ein für den Menschen optimales, sonnenlicht-ähnliches Lichtspektrum (Vollspektrum) liefert. Auch Dr. Dr. Weth bestätigt, dass das Licht von Vollspektrum-Leuchtmitteln in allen Bereichen des Organismus positive Wirkungen zeigt, indem es die Regelsysteme harmonisiert und die lebensnotwendigen biochemischen Prozesse aktiviert. Das Teil-Spektrum herkömmlicher Leuchtmittel wirkt dagegen als Störfaktor.

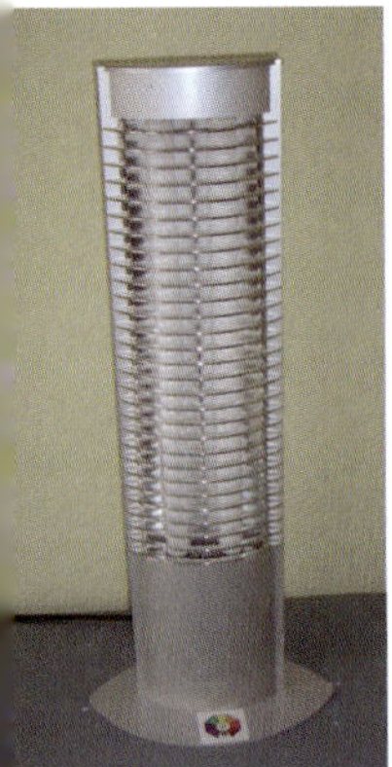

Heliolux-Lampe mit dem physiologischen Vollspektrum-Licht, welches die für unsere Gesundheit notwendigen Lichtfrequenzen enthält, die in den üblichen Lampen nicht enthalten sind. Weitere Informationen unter www.dr-weth.de.

Im Zusammenhang mit den in diesem Buch beschriebenen Themen, wie Übersäuerung, Fliesseigenschaft des Blutes, Ursachen und Vermeidung von Herzinfarkt usw., sei hier besonders erwähnt: Die Untersuchungen von Dr. Dr. Weth zeigen bei Anwendung seiner Vollspektrum- Lichttherapieleuchte unter anderem auch eine deutliche Verbesserung der Fliesseigenschaft des Blutes.

Daraus lässt sich schliessen:
Natürliches Sonnenlicht und das alternative Vollspektrumlicht

- üben einen harmonisierenden Einfluss auf das System der Grundregulation aus
- sind an der Erhaltung des Milieus im Blut und Bindegewebe beteiligt
- nehmen Einfluss auf die harmonische Regulation des Säure-Basen-Haushalts
- sind die Voraussetzung für geordnete biochemische Abläufe (Stoffwechsel), und damit Voraussetzung für Gesundheit.

Licht ist mehr als nur Helligkeit und Wärme.
Das volle Spektrum des Lichts steuert sämtliche Funktionen des Lebens.

Zur Erklärung der allgemeinen Bedeutung des Lichts lasse ich gerne Dr. Dr. Weth zu Wort kommen: *„Licht ist Leben. Das ist sicher keine neue Erkenntnis, denn jedes Jahr im Frühling erleben wir es wieder: Wenn die Tage länger werden, die Sonne öfter scheint, erwacht die Natur.*

Die Menschen werden fröhlicher, die so genannte „Winterdepression" ist wie weggeblasen.

Wie wichtig Licht für das Leben von uns allen ist, zeigt sich deutlich am Nord-Süd-Gefälle Europas. Nirgendwo gibt es so viele schwermütige Menschen wie in den skandinavischen Ländern, in Schottland oder Island, besonders in den dunklen Monaten. Krankheiten, wie zum Beispiel Herz-Kreislauferkrankungen, Osteoporose, Rheumatismus und Bronchial Asthma, treten dort gehäuft auf. Und nirgendwo greifen so viele Menschen erwiesenermassen zum Alkohol. Der Grund: Lichtmangel macht ihnen zu schaffen. Mindestens zwei Stunden Sonnenlicht braucht der Mensch pro Tag. Doch das bekommen die „Nordlichter" höchstens im Sommer. Selbst dann halten sie sich aber meistens zu wenig im Freien auf.

In südlichen Ländern, wie beispielsweise in Italien, Spanien, Südfrankreich, ist das ganz anders. Die Menschen haben wesentlich weniger unter Krankheiten zu leiden, sie sind fröhlicher und kontaktfreudiger. Auch mit Alkohol gehen sie natürlicher um. Ein Glas Wein zum Essen – kein Problem. Das ist kein Wunder. Das Leben im Süden findet zum grossen Teil im Freien statt. Das Licht, das diese Menschen regelmässig aufnehmen, hält sie gesund, fit und fröhlich. Wie in den nördlichsten Ländern Europas, so bekommen auch in unseren Breiten die Menschen zu wenig Sonnenlicht. Und das nicht nur in den tristen Wintermonaten. Wer kann sich schon unter der Woche täglich zwei Stunden im Freien aufhalten und Sonne tanken?

Zudem sind im Herbst, Winter und Frühling, wegen des grossen Neigungswinkels der Sonne, nicht alle heilenden Strahlen im Sonnenlicht enthalten.

Bedingt durch den Beruf oder das schlechte Wetter hält sich ein Grossteil unserer Bevölkerung während des Tages in geschlossenen Räumen auf. Nur wenige finden die Musse, sich einfach auf eine Parkbank zu setzen oder spazieren zu gehen. Wir werden daher sehr häufig Opfer der Zivilisationskrankheit Lichtmangel!

Die Folgen dieses Lichtmangels sind auch bei uns schwerwiegend: Stoffwechselstörungen, Depressionen, Hautkrankheiten, Allergien und Erkrankungen als Folge eines geschwächten Immunsystems nehmen immer mehr zu, weil wir nicht ausreichend Licht aufnehmen, um uns gegen eine geschädigte Umwelt zu schützen. Dies konnte laborchemisch exakt durch Untersuchungen von mir bestätigt werden. Die Bedeutung von Licht für unser Leben kann an dieser Stelle natürlich nicht erschöpfend dargestellt werden."

Weiteres Wissen über das Thema Licht finden Sie unter www.dr-weth.de

Licht beeinflusst direkt die Psyche des Menschen und die Nerven des Gehirns
Natürliches Sonnenlicht bewegt sich in den sich abwechselnden Farbtemperaturbereichen von 5500 K bis 6800 K. Die meisten künstlichen Lichtquellen, darunter auch COOL WHITE -Fluoreszenzlampen und Glühbirnen, beschränken sich auf einen kleinen Teilbereich des lebensnotwendigen gesamten Regenbogen-Spektrums.

Dazu kommt, dass es heute schwierig ist, in der Nähe von Städten, die eine Feinstaubbelastung in der Luft haben, natürliches, vollspektrales ungefiltertes Licht zu bekommen. Denken Sie nur an die Rachitis-Kinder anfangs des 20. Jahrhunderts unter dem Kohleheizungs-Smog in London!

Osteoporose geht in die gleiche Richtung: Viele ältere Frauen mit Knochenschwund haben zuwenig Bewegung, sind übersäuert und halten sich zuwenig unter Vitamin D-produzierendem und somit knochenaufbauendem vollspektralen Licht auf.

Ein gesundes Licht, das dem natürlichen Sonnenlicht nachgebildet ist und auch das nicht sichtbare UV-Licht enthält, verbessert die Sehfähigkeit, reduziert Müdigkeit bei Schülern und hat einen positiven Einfluss auf die Produktivität und Lernfähigkeit von Schülern und Lehrern. Es wurde nachgewiesen, dass Vollspektrum-Lampen nicht, wie herkömmliche Leuchtstoffröhren, negativ auf den Hormonhaushalt einwirken und zur Produktion von Stresshormonen wie Cortisol und Adrenalin und damit zu Dauerstress führen.

Handelsübliche Lampen fördern u.a. die Produktion des Schlafhormons Melatonin, was tagsüber zu Ermüdung und mangelnder Leistungsfähigkeit führt. Nachts treten wegen dem dann fehlenden Melatonin Schlafstörungen auf.

In fortschrittlichen Schulen sind daher meist Vollspektrum-Leuchten installiert. Studenten einer amerikanischen Universität blieben unter Vollspektrumbeleuchtung wacher und ermüdeten bei Wahrnehmungsaufgaben langsamer.

Studien beweisen: Bei Schülern, die „normaler“ ungesunder künstlicher Beleuchtung ausgesetzt sind, kommt es besonders im Winter zu Energielosigkeit, Reizbarkeit, zunehmender Ängstlichkeit und depressiver Verstimmung, wodurch die Lernmotivation und -leistung sinken.

Bei Beleuchtung mit Vollspektrum-Lampen zeigte sich ein signifikanter Rückgang der depressiven Symptome der Schüler gegenüber der Beleuchtung mit kalt-weissem Leuchtstofflampenlicht.

Vollspektrumlicht hilft auch bei Hyperaktivität
Die Verlängerung der visuellen Aufmerksamkeitsspanne war unter Vollspekt-

rum-Beleuchtung (viermal pro Woche jeweils 20 Minuten) bei der Versuchsgruppe von Schülern, die Jacob Liberman sechs Wochen lang durchführte, fast viermal so stark, wie bei der Kontrollgruppe, und ihr Erinnerungsvermögen war fast siebenmal stärker (vgl. Jacob Liberman, „Die heilende Kraft des Lichts. Der Einfluss des Lichts auf Psyche und Körper", Piper-Verlag).

Hyperaktive Kinder beruhigten sich durch die Behandlung, und alle Kinder wurden emotional offener. Bei 75 Prozent der Versuchsgruppe wurde eine Verbesserung der schulischen Leistung beobachtet, bei 40 Prozent fand eine sichtliche Verbesserung der Handschrift statt, und die Kinder, die regelmässig Ritalin einnahmen, brauchten es nicht mehr.

Schulisches Lernen und speziell Lesen stellt die höchsten Anforderungen an unsere visuellen Fähigkeiten und ist gleichzeitig mit dem stärksten Stress verbunden. *„Stress verengt das Sehfeld und ist für einen Rückgang der Lernfähigkeit verantwortlich."* (Liberman, a.a.O., S. 112).

Vollspektrumlicht-Studien liefern überwältigende Ergebnisse

Ergebnisse internationaler Studien, die eine Verbesserung der Situation von Schulkindern unter Vollspektrumlicht belegen, sind überwältigend. Hyperaktivität, Erschöpfung, Reizbarkeit und Aufmerksamkeitsstörungen gingen zurück. Kinder mit Lernstörungen und extremer Hyperaktivität wurden merklich ruhiger und überwanden teilweise ihre Lese- und Lernprobleme. In Schulen, in denen die Beleuchtung auf Vollspektrumleuchten umgestellt und die Wände in warmen Farben gestrichen wurden, verbesserten die Schüler ihren IQ und ihre schulischen Leistungen deutlich, Disziplinarvergehen gingen zurück, und die Kinder waren nur ein Drittel so oft krank wie die Kinder in der Vergleichsschule mit normalem Licht.

Auch bei Schichtarbeitern sind ähnlich gute Ergebnisse erzielt worden, also bessere Leistungsfähigkeit, es passierten weniger Arbeitsfehler und die krankheitsbedingten Absenzen gingen deutlich zurück.

Ich empfehle Ihnen, an dem Platz, an dem Sie häufig arbeiten (z.B. im Büro), ein Vollspektrum-Leuchtmittel (Leuchtstoffröhre oder Vollspektrum-Stromsparlampe) zu installieren und dasselbe zusätzlich zu Hause, an dem Platz, an dem Sie normalerweise lesen und arbeiten, auch in der Küche. Und selbstverständlich alle Kinder sollten nur unter Vollspektrumlicht lernen und spielen!

In den meisten Staaten der USA ist es glücklicherweise verboten, in Krankenhäusern, Altersheimen, Schulhäusern und Kindergärten ein minderwertigeres als ein Vollspektrumlicht zu verwenden. Eine solche, leicht bezahlbare Investition lohnt sich auf jeden Fall!

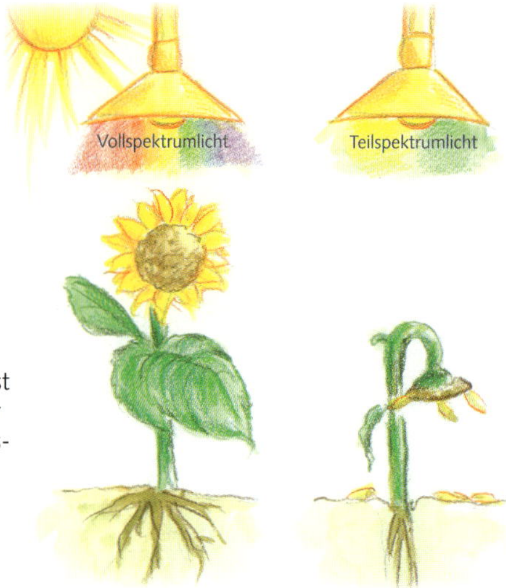

Die Pflanze wächst und gedeiht unter natürlichem Tageslicht oder unter Vollspektrumlicht

Die Pflanze verkümmert und degeneriert unter Teilspektrumlicht

Bei den Pflanzen sind uns die Zusammenhänge zwischen Licht und Gesundheit/Wachstum bewusst. Nicht anders ist es bei uns Menschen. Auch wir brauchen das volle Licht-Spektrum für Gesundheit und Wachstum.

Das Höchste, was uns die Sonne lehren kann,
ist die bedingungslose Liebe
zu allen Lebewesen und Dingen.
Die Sonne überlegt nicht, wen sie bestrahlen soll und wen nicht,
die Sonne sendet jedem und allen ohne Bedingung ihr Licht.
Die Sonne bestrahlt jeden ohne Unterschied,
ob er klug oder dumm, gut oder kriminell,
alt oder jung, reich oder arm ist.
Die Sonne unterscheidet nicht zwischen Rassen
und nicht zwischen Pflanze, Tier, Mensch oder anderen Dingen.
Die Sonne erleuchtet, erwärmt und belebt.
Sie fordert uns auf, sonnengleich zu sein,
und das Erleuchten, Erwärmen und Beleben weiterzugeben,
damit andere und wir selbst lichtvoll, warmherzig
und lebendig werden.

Günther Mayer

Wie würde sich unsere Welt verändern, wenn wir Menschen diese Einstellung der Sonne als Lebenseinstellung übernehmen könnten?

9.2.2 Massagen, Wirbelsäulenbehandlung und Triggerpunkttherapie

Der Tastbefund ist eine ausgezeichnete Methode, um Schlacken im Gewebe aufzuspüren. Diese druck-empfindlichen Schmerzpunkte werden als Triggerpunkte bezeichnet. Diese wirken oft als Störfeld in entfernte Körperbereiche. Beispiel: Arm- oder Ellenbogenschmerzen können durch Triggerpunkte im Schulter-Nackenbereich ausgelöst werden. Bei der Diagnose sollte man es jedoch nicht belassen, sondern die Schlacken auflösen.

Hierzu hat sich die Wahl einer oder einer Kombination der von mir praktizierten Behandlungsmethoden bestens bewährt. Folgende Methoden kommen in Frage: Rückenbehandlung nach Dorn und Breuss, Craniosakraltherapie, Wirbelsäulenbasistherapie nach Ott/Penzel, Entsäuerungsmassage nach Dr. Collier und andereergeben eine wirksame, ganzheitliche manuelle Therapie.

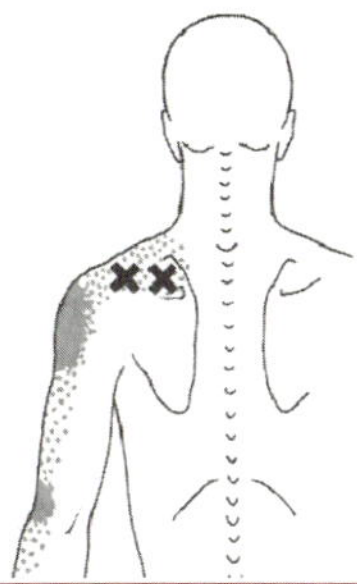

Druckempfindliche Schmerzpunkte (Triggerpunkte) wirken oft als Störfeld in entfernte Körperbereiche. Beispiel: Arm-/Ellenbogenschmerzen können durch Triggerpunkte im Schulter-Nackenbereich ausgelöst werden.

Viele Patienten haben einen sogenannten Beckenschiefstand. Dieser und auch Fehlstellungen z.B. im Atlasbereich sollten unbedingt durch geeignete Therapien korrigiert werden. Schmerzen in den Gelenken, wie Schulter, Arm, Bein oder im Rücken, Ischias, Hexenschuss oder im Kopf usw., sind meist komplexe Leiden, denen mehrere Ursachen aus dem körperlichen wie psychisch-energetischen Bereich zugrunde liegen können.

In der Umgangssprache hört man dann so treffend: Kann ich die Last des Lebens nicht mehr tragen? Was bricht mir fast das Kreuz? Wo bin ich nicht mehr im Lot, nicht genug standhaft (Beckenschiefstand)? Was liegt mir schwer auf dem Magen, was kann ich nicht verdauen?

Bei genauer Betrachtung landet man auch bei oben genannten Beschwerden nebst dem mentalen Ungleichgewicht immer bei einer Störung im System der Grundregulation. Deshalb bringt die örtliche manuelle Behandlung, ergänzt durch allgemein entschlackende Massnahmen und entsprechende Psychohygiene, den dauerhaften Erfolg.

9.2.3 Ultraschallbehandlungen, Hochfrequenztherapie, Schröpftherapie

Diese Behandlungsmethoden breiten sich in die tiefen Schichten des Gewebes aus und aktivieren dort den Blut- und Lymphfluss, den Stoffwechsel, lösen Schlacken und regen die Entgiftung an. Die Erfahrungen zeigen eine schnelle Besserung bei Muskelverspannungen, Gelenk-, Kopf- und Rückenschmerzen,

Verdauungsbeschwerden etc. bis hin zum Auflösen von Fettpölsterchen.

Folgende Wirkmechanismen werden in Gang gesetzt:

1. Die Therapien bewirken eine Mikro-Massage, dank der die Durchblutung verbessert und die Muskulatur entspannt wird. Gleichzeitig entsteht eine physikalische Druck-Sog-Wirkung, die das Gewebe zusätzlich lockert. Dadurch kommt es zu Synergie-Effekten:
   - Beseitigung von Regulationsblockaden, Erhaltung der Regulationsfähigkeit.
   - Lösen der Schlacken im Bindegewebe und Anregung der Ausscheidung. Dadurch wird die Transitstrecke frei und die Zellversorgung mit Sauerstoff und Nährstoffen verbessert.
   - Die Kollagen- und Elastinsynthese wird angeregt, das heisst, dass das Bindegewebe sich bei der Regeneration nach Verletzungen und bei kosmetischen Problemen erneuert.
   - Die Gefässe werden erweitert, die Durchblutung und der Lymphfluss dadurch verbessert.

2. Unterstützt werden können diese Effekte durch die gleichzeitige Anwendung von ausgewählten und aufeinander abgestimmten Pflanzenwirkstoffen. Die Summe all dieser Wirkmechanismen zielt auf die Bereinigung des Bindegewebe-Milieus. So ist der sowohl für den Patienten als auch für den Therapeuten manchmal verblüffende Erfolg nicht überraschend.

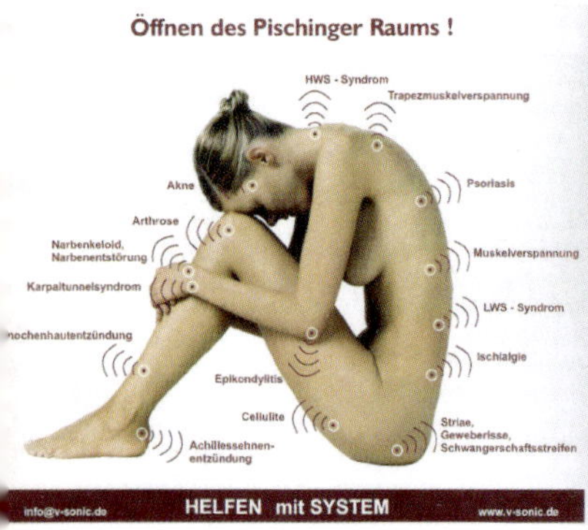

Infos und Bezugsquelle: www.v-sonic.de

3. Bei der Schröpftherapie können zusätzlich die Schröpfköpfe an ein Bioresonanzgerät angeschlossen werden (BIT=Biophysikalische Informationstherapie) und die individuell exakt bei diesem Patienten hervortretenden Schlackenstoffe über bestimmte Programme als Ausleitungstherapie behandelt werden.

Mit modernen Ultraschall-Geräten, z.B. v-sonic, kann speziell tiefgreifend behandelt werden. Die durch solch eine Therapie bewirkte Öffnung des Pischinger Raums ermöglicht bei vielen Beschwerden eine tiefgreifende Verbesserung und somit eine echte Ausheilung von Krankheiten.

9.2.4 Bioresonanztherapie/Biophysikalische Informationstherapie (BIT)

Die Bioresonanz-Therapie, die mittels Geräten der neuesten Generation Biophysikalische Informationstherapie (BIT) genannt wird, ermöglicht neue Ansätze in der Therapie. Sie ist besonders wirkungsvoll, da sie bei den echten individuellen Ursachen krankmachender Prozesse ansetzt. Diese empfehlenswerte Therapie hat sich seit über 25 Jahren bei hunderttausenden von Kindern und Erwachsenen bewährt. Speziell chronische Krankheiten sind damit von Grund auf therapierbar.

Besonders erfolgreich ist die BIT bei folgenden Krankheitsbildern: Allergien, z.B. Nahrungsmittelallergien, Neurodermitis, Asthma, Heuschnupfen, Problemen mit dem vegetativen Nervensystem (Stress, Nervosität, Schlaflosigkeit, Burnout, chronisches Müdigkeitssyndrom, Hyperaktivität (Stichwort: „Ritalin") wie auch bei Sportverletzungen.

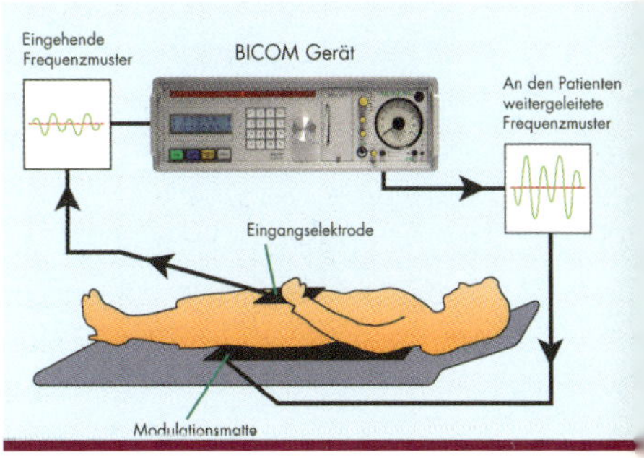

Bicom BIT-Therapiegerät

Die Therapiewirkung mit körpereigenen Schwingungen kann folgendermassen erklärt werden: Unsere Gewebszellen weisen üblicherweise ein Ladungspotential von -60 bis -100 Millivolt auf, mit rascher Folge von Entladung und Wiederaufladung. Im Krankheitsfalle kommt es durch multiple Dauerstressfaktoren zu einer starken Erniedrigung dieser Ladung, bis hin zur Dauerentladung ganzer Gewebsabschnitte. Damit kommt es zu gravierenden Stoffwechselstörungen (Energiemangel, blockierte Entgiftungsleistung der Zellen). Damit nimmt die Anpassungsfähigkeit an äussere Reize ab, es kommt zu einer zunehmenden Regulationsstarre, wodurch das Krankheitspotential steigt. Der Organismus hat die Eigenschaft, sich an länger dauernde Veränderungen zu gewöhnen und diese als normal anzusehen. Auch chronische Entzündungen können deshalb „einschlafen", weil sich der Körper damit abgefunden hat.

Bei Anwendung der endogenen BIT werden nun die elektromagnetischen Signale über Hautelektroden direkt vom Körper abgegriffen und in das BIT-Gerät geleitet. Die BIT verwendet auch Frequenzmuster von Substanzen, z.B. bei der Schröpftherapie austretende Schlackenstoffe, unverträgliche Lebensmittel, Parasiten, Viren, Bakterien und Pilze oder auch belastende Schwermetalle, Pflanzenschutzmittel, Umweltgifte und unverträgliche Zahnmaterialien. Wer mit diesen Stoffen belastet ist, bei dem können oft die negativen Auswirkungen auf den gesamten Körper ganz abgebaut werden, indem die Inversschwingung (genaue Gegeninformation, Spiegelbild) der entsprechenden Substanz übergeschwungen wird.

Die BIT funktioniert also wie ein uraltes Heilprinzip: Der Organismus wird mit all seinen Problemen in Resonanz gebracht und so zur erneuten Auseinandersetzung mit seinen vielen Belastungen angeregt. Dies führt bei jeder Behandlung zu einer Stärkung der Selbstheilungskräfte.

Dank der Entwicklung der Elektroakupunktur durch Voll wurde erstmals die Medikamententestung möglich. Der eigentliche Durchbruch empirischer Forschung gelang hiermit, denn es zeigte sich, dass ein Medikament bereits dann den Messwert veränderte, wenn es nur in der Hand gehalten wurde. Damit wurde deutlich, dass ein Heilmittel Schwingungen aussendet, die vom Organismus registriert und beantwortet werden können (Reizantwort), was auch mittels Kinesiologie eindrücklich aufgezeigt werden kann. Die Heilwirkung eines Medikamentes stellt eine elektromagnetische Schwingungs-Information dar, die auch auf energetischem Weg, also nicht-stofflich, übertragen werden kann.

Therapeutisches Vorgehen mit Hilfe der Biophysikalischen Informationstherapie:
Der Patient sollte in seiner Ganzheit erfasst und alle seine Problembereiche behandelt werden. Zuerst müssen Heilungsvoraussetzungen geschaffen werden, d.h. alle blockierten Systeme wieder regulationsfähig gemacht werden, und zwar im Bereich von Psyche, Zellstoffwechsel und Säuren/Basen-Regulation.

Folgendes Stufenschema hat sich bei dieser Therapieart bestens bewährt:

1. Heilungsvoraussetzungen schaffen durch Psycho-Regulation, Zellstoffwechselanregung und Neutralisation einer Übersäuerung.
2. Gewebeschlacken lösen und ausscheiden durch BIT Bindegewebs-Entschlackungsprogramm, Schröpftherapie, Massage, Sauna usw.
3. Konstitutionstherapie, also Stärkung des genetischen Schwachpunktes.
4. Entlastungstherapie, das bedeutet Bindegewebsentschlackung durch Toxinausleitung (Schwermetalle, Alkohole, Formaldehyd etc.), Parasitenbefreiung, Therapien bei Pilzen, Bakterien, Viren.
5. Orthomolekulare Unterstützung des Immunsystems durch Vitamine, Mineralstoffe, Organopräparate, Phytotherapie, Homöopathie etc.
6. Schlackenfrei im Säure-Basen-Gleichgewicht leben.

Die Kontrolle der Stoffwechsellage mit einem BIT-Gerät zeigt die Effizienz der

Behandlung an. Als Referenz für den Therapiefortschritt wird das Leitsymptom herangezogen (z.B. Kopfschmerzen oder entzündete Haut), welches nicht direkt behandelt wird, sondern sich unter der Therapie bessern muss. Als Abschluss der Behandlung erfolgt die Wiederherstellung der Akzeptanz des ursprünglichen Auslösers, z.B. eines Allergens. So kann z.B. eine Allergie auf das Eiweiss im Speichel der Katze vollständig verschwinden.

Die Kunst des Arztes und des Heilpraktikers besteht darin, die konstitutionellen Schwächen des Patienten zu erkennen, alle Belastungsfaktoren diagnostisch herauszuarbeiten, um zunächst stärkend, dann nach einer bestimmten Hierarchie eine stufenweise Entlastung durchzuführen, bis die Selbstregulation des Stoffwechsels wieder in Gang kommt. Es handelt sich dabei um ein ganz individuelles Vorgehen. Seit 1994 setzt sich die Ärztegesellschaft für Biophysikalische Informations-Therapie (SABIT) für eine in dieser Hinsicht umfassende Ausbildung von Therapeuten ein.

9.2.5 Darmreinigung mit der Colon-Hydro-Therapie

Diese Methode reinigt, entgiftet und saniert den Darm. Sie sollte immer kombiniert werden mit einem Einlauf von gesunden lebenden Darmbakterien. Der Dickdarm hat als Ausscheidungs- und Resorptionsorgan wesentlichen Anteil an der Aufrechterhaltung des inneren Milieus. Bei Darmproblemen wie Verstopfung und Blähungen, aber auch bei Hautkrankheiten, Allergien, Immunschwäche, Rheuma und Migräne wird ein Heilungsprozess in Gang gebracht.

B. Heidelberger bringt die Problematik in seinem Büchlein „Das Sieben-Kräuter-Erbe“ auf seine drastische Ausdrucksweise auf den Punkt: *„Der Mensch ist ein Misthaufen voll Unrat, Parasiten und allerlei Krankheitsstoffen. Daher finde ich, dass ein tüchtiges, aber unschädliches Abführmittel, das eben auch allen Schleim mitnimmt, jeweils im Frühling und Herbst einmal genommen werden sollte.“*

Mittels dieser Therapie, einem herkömmlichen Einlauf oder einem gut ausgewählten Abführmittel kann die gewünschte Darmreinigung vonstatten gehen. Alles, was nicht in den Darm gehört, wird beseitigt und das Gesamt-System entlastet.

9.2.6 Magnetfeldtherapie

Die Bedeutung und Wirkung des Magnetismus auf unsere Lebensfunktionen wurde im Buch „Erwarte ein Wunder“ ausführlich beschrieben. Heilmagnete bewirken eine verbesserte Durchblutung. Wenn ein Organ oder ein Muskel besser durchblutet werden, können die vorgesehenen Funktionen besser ausgeführt werden.

Aufgrund von biophysikalischen Forschungen ist es gelungen, die Qualität von Magneten ganz auf die natürliche Schwingung gesunder menschlicher Zellen und Organe abzustimmen. Heilmagnete müssen die richtige Frequenz bei entsprechender Feldstärke beinhalten.

Deren Anwendung ist denkbar einfach. Am Ort der Erkrankung bringt das Schwingungsfeld eines Therapie-Magneten den Stoffwechsel der Zellen in Bewegung.

Eine Doppelblindstudie von Dr. M. Weintraub vom New York Medical College beweist, dass Diabetiker, die aufgrund von Durchblutungsstörungen Schmerzen in den Zehen und an den Füssen haben, dank dem ganztägigen Tragen von Heilmagnet-Einlegesohlen eine grossartige Verbesserung spüren.

Dr. T. Laser in Bad Wiessee sieht die wirksamsten Einsatzgebiete der Heilmagnete in der Behandlung von Rücken-, Gelenk- und Muskelschmerzen.

Japanische Mediziner konnten die heilende Kraft der Magnete nachweisen. So behauptet K. Nakagawa, dass viele Menschen mit Beschwerden wie Nacken- und Kopfschmerzen, chronischer Erschöpfung, Weichteilrheumatismus und Vergesslichkeit in Wirklichkeit an einem Magnetfeld-Mangel-Syndrom und somit an Durchblutungsstörungen leiden. Bei einer Befragung von 11648 Patienten bezeichneten 94 Prozent die Heilmagnete als wirksam.

Dieses **Magnetfeld-Mangel-Syndrom** (genannt Weltraumkrankheit) erleidet auch ein Astronaut, wenn sein Raumschiff nicht mit Magnetfeldgeneratoren ausgestattet ist. Sie kommt daher, dass im Laufe der vergangenen 500 Jahre die Kraft des Erdmagnetfeldes in Mitteleuropa um etwa die Hälfte abgenommen hat und die meisten Menschen wegen den Stahlbetonböden in unseren Häusern vom natürlichen Erdmagnetfeld abgeschottet werden. Forscher sind heute der Meinung, dass dies eine Erklärung und auch ein Hauptgrund für die ständige Zunahme der Krankheiten in den Industrienationen darstellt. Die durchschnittliche Frequenz unseres Erdmagnetfeldes beträgt ca. 10 Hz, die Eigenfrequenz der Gehirnzellen des Menschen und aller Säugetiere beträgt ca. 7,8 bis 10 Hz.

Erklären können wir uns die Wirkung von Heilmagneten damit, dass jede lebende Zelle zur Verrichtung ihrer Aufgaben elektromagnetische Energie benötigt. Nährstoffe können ohne eine solche Energie nicht in die Zelle und Stoffwechselendprodukte des Zellinneren nicht heraus gelangen. Diese Spannung beträgt an der gesunden Zelle -60 bis -100 mV, wie bei der BIT-Behandlung beschrieben. Wenn eine energetisch erschöpfte Zelle nur noch ein Membranpotential von z.B. -30 bis -40 mV aufweist, verursacht dies enorme Veränderungen: Eine verringerte Zellteilung (gestörte Heilung), Absterben der Zellen, Zellentartung (Krebs), ein reduziertes Immunsystem, der Stoffwechsel verlangsamt sich und somit laufen Alterungsprozesse schneller ab.

Unter der **Therapie mit qualitativ guten Heilmagneten** kommt es zu einer Erhöhung des Sauerstoffpartialdruckes (PO2) von bis zu 40 Prozent. Es handelt sich hierbei um den Druck, mit dem Sauerstoff aus der Lunge in die roten Blutkörperchen und von dort in das Gewebe gelangt. Eine erhöhte Stoffwechselleistung (z.B. mehr Muskelarbeit) erniedrigt den Sauerstoffpartialdruck, was sich als Muskelkater oder Muskelverhärtungen zu erkennen gibt. Bei solcherart überlasteten Zonen bedeutet mehr Sauerstoff schnellere Regeneration und weniger Schmerzen! Somit können sich Muskelverhärtungen sehr rasch auflösen. Auch bei Knochenbrüchen können Heilmagnetfelder das Zellwachstum um fast 50 Prozent beschleunigen, da die Kallusbildung zwischen den Bruchstücken schneller stattfindet.

Die Anwendungsmöglichkeiten der Magnet-Therapie sind ausserordentlich vielfältig. Dazu gehören: Osteoporose, Bandscheibenvorfall, Lumbago, Ischiasschmerzen, Kreuzschmerzen, Arthrose, Arthritis, Rheuma mit Muskelverspannungen, Sportverletzungen, Wundheilungsstörungen, Entzündungen. Speziell gute Erfolge werden bei akuten und chronischen Schmerzen erzielt.

Auch Stoffwechselstörungen werden günstig beeinflusst: Diabetes, Fettleibigkeit und Verschlackung. Zusätzlich wirken Heilmagnete bei psychosomatischen Leiden wie Depressionen, Ängsten, bei Migräne und Spannungskopfschmerz, bei Asthma, Bluthochdruck, Kreislaufschwäche, Durchblutungsstörungen und Schlaflosigkeit.

Bela Vertesi, ein Münchner Medizinforscher hat mehr als 1500 Messungen durchgeführt, um die Wirkung statischer Magnetfelder auf den Blutfluss in den winzigen Blutgefässen (Kapillaren) bestimmen zu können. Ergebnis: Bei 70 Prozent der Personen wurde ein schlechter Blutfluss mit entsprechenden Folgeerscheinungen festgestellt.

Mit der Anwendung der von ihm entwickelten Heilmagnete, verbesserten sich die Fliesseigenschaften des Blutes bereits nach einigen Minuten um bis zu 300 Prozent.

Diese Veränderung ist auf eine verbesserte Vasomotorik (Blutgefäss-Erweiterung) durch das Magnetfeld zurückzuführen. Die lokale Anwendung bewirkt auch eine ganzheitliche Wirkung auf das gesamte vegetative Nervensystem.

Als Hauptgrund wird die entspannende Wirkung der Magnetenergie auf das vegetative Nervensystem und somit auf die Entspannung der Gefässe genannt. Ausserdem konnte die Säure reduzierende Eigenschaft der Magnetenergie nachgewiesen werden, die sich besonders positiv bezüglich der Auflösung der „Geldrollen“ bei den roten Blutkörperchen zeigt. Die meisten Menschen in den Zivilisationsländern haben eine Geldrollenbildung, was den Transport von Sauerstoff und Nährstoffen behindert. Diese auflösende Wirkung wurde eindrucksvoll von Dr. med. Klopp vom Institut für Mikrozirkulation mittels eines Videos aufgezeichnet. Dieses Video kann bei mir übers Internet bestellt werden.

Weiterführende Buchtipps: Günther Mayer „Erwarte ein Wunder“, PAZA Verlag; Dr. J. Zittlau „Schmerzen lindern mit Magneten“, Südwest-Verlag.

9.2.7 Optimales Schlafsystem mit integrierten Magneten/Keramikfasern

Einen Drittel unserer Lebenszeit verbringen wir beim Schlafen. Wenn wir uns dessen bewusst sind, ist es offensichtlich, dass jeder Mensch diesem Thema grosse Aufmerksamkeit zuwenden sollte. Deswegen empfehle ich dringend, die im Buch „Erwarte ein Wunder“ ausführlich beschriebenen wichtigen Hintergründe zu gesundem Schlaf gründlich zu lesen.

Aufgrund dieses Wissens kann dann jeder Einzelne positive Schlüsse auf die eigene, in Zukunft verbesserte Schlafqualität und somit Lebensqualität ziehen. Kinesiologisch kann bei jedem Lebewesen getestet werden, dass der Körper auf ein Schlafsystem mit integriertem, der Natur nachempfundenen Heil-Magnetfeldes mit mehr Lebensenergie reagiert. Beim Probeliegen kann man spüren, wie wunderbar erholsam es sich anfühlt, in einem solchen Schlafsystem regenerieren zu dürfen.

Dieselbe Erfahrung machte auch der Weltverband der Chiropraktiker, der Mitglieder in 81 Ländern hat: Er empfiehlt als das beste Schlafsystem eine Matratze und ein Kissen mit integriertem Magnetfeld mit einer Decke aus Biokeramikfasern, die eine gesunde Ferninfrarotwirkung hat, zu kombinieren. Diese Aussage resultiert aus unabhängigen Qualitätstests, denen Schlafsysteme unterzogen werden.

Alle Produkte, die den hohen Qualitätsansprüchen des renommierten Chiropraktikerverbandes entsprechen, sind als Qualitätssiegel mit dem WFC -Logo versehen. Der WFC Präs. Dr. A. Metcalfe: *„Dieses Schlafsystem zeichnet sich durch eine sehr hohe Qualität aus – es ist eines der besten, das unsere Organisation je kennen gelernt hat.“*

„Wir waren sehr beeindruckt von den Ergebnissen“, so der WFC General-

sekretär D. Chapman, *„besonders der leitende Forscher war von dem Kissen mit integrierten Heilmagnetfeldern so angetan, dass er zu Hause kein anderes mehr benutzt. Er stellte fest, dass ihm das Kissen bei seinen Problemen im Nacken- und Kopfbereich hilft und dieselbe Wirkung erreicht es auch bei anderen Menschen."*

„Die Tatsache, dass der WFC sich für dieses Schlafsystem ausspricht, ist ein aussagekräftiger Hinweis auf die Wirksamkeit der in diesen Schlafsystemen integrierten Heilmagnetfeldtechnik und auf ihren Nutzen für die Gesundheit der Menschen", sagt Dr. G. Nelson, Chiropraktiker.

Das Rückenmark verläuft innerhalb der gesamten Wirbelsäule. Alle Nervenendigungen führen von dort zu jedem einzelnen Organ im Körper. Das zentrale Nervensystem, das den Körper steuert und koordiniert, befindet sich im Rückenmarkskanal. Dieses Schlafsystem bewirkt, dass das Nervensystem entlang der Wirbelsäule richtig funktioniert und Muskelverspannungen gelöst werden.

Zusätzlich hat dieses Schlafsystem die Eigenschaft, dass sich dank dem trockenen Klima Milben und Pilze nicht ausbreiten. Bei der Entstehung vieler Krankheiten, insbesondere bei Allergien und Asthma, spielen diese eine sehr wichtige Rolle.

Feinstaub in Innenräumen – Raumluftfilter – Luftionisatoren

Ein weiteres, nicht nur beim Schlafen wichtiges Thema, ist die gesundheitsschädliche Feinstaubbelastung in der Atemluft. Alarmierend ist, dass in Innenräumen oft zehn Mal mehr Hausstaub mit bis zu 175 verschiedenen Chemikalien vorhanden ist.

Feinstaubpartikel bestehen aus Stoffen wie Metall, Russ und Ölen und auch aus Viren, Bakterien, Sporen, Pollen und Pilzen. Feinstäube wirken nach einem teuflischen Prinzip: Je kleiner die schwebenden Teilchen in der Atemluft sind, desto tiefer dringen sie in die Lungen vor, sogar bis zur Blutbahn und sorgen dort für grosses und schädigendes Unheil, wie z.B. Asthma. Tausende Menschen sterben jährlich durch Feinstäube. Quelle: Bundesverband Deutschland EPEA e.V. „Tod vom Allerfeinsten": *„Auch bei geringsten Feinstaubkonzentrationen muss noch mit krebserregenden Wirkungen gerechnet werden"*.

Der Wissenschaftler Peter Strähl vom Bundesamt für Umwelt gibt bekannt, dass in der Schweiz jährlich mehr als 3700 Menschen frühzeitig sterben, weil sie zu viel feinstaubverseuchte Luft eingeatmet haben. *„Feinstaub stellt von allen bekannten Umweltgiften die grösste Gefährdung für die Allgemeinheit dar"*.

40 Prozent der Bevölkerung sind in der Schweiz Feinstaub-Belastungen über dem Jahresgrenzwert von 20 Mikrogramm pro Kubikmeter ausgesetzt. Fast halb

so viele Menschen sterben an übermässiger Feinstaubbelastung wie an den Folgen von Tabak. Auch Staub und giftige Substanzen aus Laserdruckern und Kopierern können zu chronischem Husten und Asthma, Invalidität und Tod führen.

Ein Filter an der Abluftöffnung von Druckern und einen in den Raum gestellten Hepa-Filter, der 99.97% der Partikel (auch Bakterien und Viren) aus der Raumluft herausfiltriert und zusätzlich gesunde negative Ionen produziert, sind sehr empfehlenswerte Investitionen. In den Bergen und am Meer, wo wir uns wohlfühlen, hat es eine Konzentration von etwa 4000-8000 gesundheitsfördernden negativen Ionen, im Büro und in Innenräumen von Städten nur etwa 20 – 200. Negative Ionen binden Schmutzpartikel an sich und entfernen diese aus der Raumluft.

9.2.8 Vulkangesteine Zeolith, Klinoptilolith, Montmorillonit, Heilandit

Zur Behebung von Durchblutungsstörungen und der damit in Verbindung stehenden Übersäuerung hat sich die Kombination von Magneten mit guten Naturprodukten bewährt. Diese zielen bewusst auf die Behebung von Mängeln bei der Nährstoffversorgung und beim Säure-Basen-Haushalt, und zusätzlich auf die Eliminierung von Altlasten in allen Bereichen des Körpers ab.

Diese Kombination setzt wesentliche Wirkmechanismen in Gang: **Heilmagnete** haben eine entspannende, schmerzlindernde, durchblutungsfördernde und entsäuernde Wirkung.

Individuell für den Patienten ausgetestete **Mineralien- und Pflanzenprodukte** enthalten ausgewogene Mineralstoffkombinationen. Damit erreichen oder erhalten wir ein ausgeglichenes Säure-Basen-Gleichgewicht und können Mangelzustände bei Mineralstoffen und Spurenelementen beheben.

Die Inhaltsstoffe „normaler" Basenmittel (Basenpulver, Basentabletten, Mineralstofftabletten) werden aus verschiedenen Gründen vom Körper nicht oder ungenügend aufgenommen und wieder ausgeschieden oder werden Bestandteile von „verkalkten" Arterien oder Nierensteinen und Bindegewebsschlacken (z.B. Cellulite).

So kommt wohl kein Arzt auf die Idee, seinen Patienten Gipspulver (Calciumsulfat) in Wasser aufgelöst zu empfehlen, da er weiss, dass dieses „anorganische" Calcium zu Arterienverkalkung und Nierensteinen führt. Er ist sich auch bewusst, dass solches „anorganisches" Calcium praktisch nicht zum Einbau in die Knochen und Zähne vom Organismus verwendet werden kann. Wenn dieser Kalk von Pflanzen in die Pflanzenzellen eingebaut wurde (oder von Korallen, Algen oder anderen Lebewesen) und wir dann diese Organismen essen, ist dieser anorganische Kalk zu „organischem" Kalk umgewandelt worden und unser Organismus kann ihn für Knochen- und Zahnaufbau wirksam verwenden.

Der Hauptbestandteil von wertvollen Vulkangesteinen ist Siliziumdioxid (Kieselsäure). Dies ist nach dem Sauerstoff das zweithäufigste Element unseres Planeten. Beide brauchen wir zum leben! Diese Gesteinsmehle existieren unter diversen Namen, Qualitäten und Zusammensetzungen: Die Vulkangesteine Bentonit, Zeolith, Klinoptilolith, Montmorillonit, Heilandit u.a., sind verwandt mit der altbewährten Heilerde. Seit Jahrtausenden werden verschiedene Tonarten für Heilzwecke, z.B. in Form von essigsaurer Tonerde zu innerlichen und äusserlichen Heilanwendungen eingesetzt. Weltweit können Wildtiere beobachtet werden, denen instinktiv diese Wirkung bekannt ist. Mit den Pfoten wirbeln sie am Boden von Wasser befindliche Gesteinsmilch auf und trinken dann dieses angereicherte Wasser.

Klinoptilolith besteht aus einer bioaktiven Oberfläche, die eine entgiftende Wirkung im Sinne einer Reinigung des Organismus von unerwünschten Giftstoffen hat. Somit kann die Funktionsstruktur der flüssigen Kristalle in den Körperflüssigkeiten (im extrazellulären Gewebe) und in den Zellen regeneriert werden.

Klinoptilolith besitzt wegen des hohen Gehaltes an Siliziumtetraedern die Möglichkeit, in Ionenaustausch zu treten, nämlich Siliziumdioxid und andere wertvolle Mineralstoffe und Spurenelemente abzugeben und gleichzeitig Blei, Cadmium, Quecksilber oder andere Schwermetalle und Giftstoffe biophysikalisch zu adsorbieren und damit zur Ausscheidung (Entgiftung des Organismus) zu bringen.

Das für den Körper schädliche Verdauungsgift Ammonium und sogar Viren, Pilze und Bakterien können gebunden und abgeführt werden. Auch chemische Rückstände von Nahrungsmitteln (Radioaktive Substanzen, Konservierungsmittel, Farbstoffe, Insektizide und Pestizide) werden grössenteils eliminiert.

Somit haben wir eine einzigartige Kombination: Noch bevor Schwermetalle und andere Gifte im Bindegewebe eingelagert werden, bindet Vulkangestein diese im Darm an sich und bringt sie zur Ausscheidung, bevor sie freie Radikale und damit oxidativen Stress bewirken. Antioxidantien greifen erst dann in die oxidativen Prozesse ein, wenn diese bereits am Laufen sind, Vulkangestein beugt dem schon vor.

Auch wenn Sie einmal mit der Nahrung zuviel Eiweiss und andere säurebildende Nahrungsmittel oder Alkohol zugeführt haben, kann eine Extraportion

Vulkangestein zusammen mit viel Wasser die Fäulnisbildung im Darm und die Belastung der Leber entscheidend vermindern.

Bei der Verdauung von Eiweiss entsteht Ammonium, Ammoniak und Harnsäure, die Zellgifte sind und z.B. Rheuma und Gicht fördern. Der Allergiestoff Histamin hat eine molekulare Ähnlichkeit zu Ammonium und wird wie dieses von den Siliziumtetraedern direkt gebunden und unschädlich gemacht.

Die Leber, die übrigens pro Stunde so viel Säure wie die Niere pro Tag eliminieren muss, wird so hervorragend entlastet und kann den Körper noch besser entgiften. Dank dem somit weniger belasteten Bindegewebe kann die Versorgung aller Zellen mit Sauerstoff und lebensnotwendigen Stoffen besser gewährleistet werden. Auch die Entsorgung von Stoffwechselendprodukten der Zellen verbessert sich und somit verbessert sich die Zellteilung; der Alterungsprozess läuft weniger schnell ab und wir fühlen uns besser.

Nach einer solchen Kur kann die Leber mehr Gallensaft in einer besseren Qualität produzieren. Da bei dessen Bildung Cholesterin verbraucht wird und zusätzlich die Siliziumtetraeder überschüssiges Cholesterin im Darm „abfischen", sind die Werte für Fette und Cholesterin oft faszinierend besser.

Durch Studien belegt sind positive Wirkungen von Vulkangesteinen wie Klinoptilolith und Montmorillonit bei folgenden Beschwerden:

- Magen- und Darmbeschwerden (auch entzündeter Reizdarm).
- Bluthochdruck, erhöhtem Cholesterinspiegel und Diabetes.
- Leberbeschwerden, Nieren-Blasenproblemen und Immunschwäche.
- Hautproblemen wie Allergien, Ekzeme, Dermatitis und Neurodermitis.
- Chronischer Müdigkeit, verminderter körperlicher und geistiger Leistungsfähigkeit.
- Stresssymptomen und Schlafstörungen (Burnout), Konzentrationsstörungen.
- Pilzbelastungen, Bakterien- und Virenbefall mit allen Symptomen.
- äusserst positive Wirkung auf den Säure-Basen-Haushalt und auf die Mineralstoff- und Spurenelementversorgung.

Die Einnahme von Vulkangestein empfiehlt sich bei jeglicher Belastung der Leber und des Grundregulations-Systems und dringendst bei allen Entgiftungs- und Gewichtsabnahmekuren. Es hat keine Nebenwirkungen und wird zusammen mit den daran gebundenen Giftstoffen mit dem Stuhl ausgeschieden. Der Organismus hat mehr Energie, Belastungsfähigkeit und ein gestärktes Immunsystem.

9.2.9. Homöopathische Mittel

Seit Jahrzehnten setze ich in meiner Praxis-Tätigkeit mit grossem Erfolg homöopathische Mittel ein. Ganzheitliche Therapiemassnahmen sind unabdingbar, wenn man echte Heilung anstatt Scheinheilung anstrebt. Homöopathische Mittel helfen dabei ungemein. Speziell wenn das passende Konstitutionsmittel gefunden wird, sind ausserordentliche Heilvorgänge möglich und die Gesamt-Konstitution des Patienten kann enorm verbessert werden. Wer einmal solch eine eindrückliche umfassende Heilung erlebt hat, ist tief beeindruckt von diesen Naturheilmitteln.

Homöopathische Mittel können bis auf Zellebene Heilwirkung haben und somit auf alle körperlichen und geistigen Probleme positiv einwirken.

9.2.10 Spenglersan

Spenglersan Kolloide sind homöopathische, mikrobiologische Immunmodulatoren zur aktiven und passiven Immunisierung. Bedingt durch die Tatsache, dass viele Erkrankungen auf Mischinfektionen, Störungen des Immunsystems, Allergien oder auf Autoimmunkrankheiten beruhen, ist das Indikationsspektrum der Spenglersan Kolloide ausserordentlich breit. Diese Immuntherapie erschliesst besonders auch das Gebiet der chronischen Krankheiten mit so genannten „unbekannten Ursachen". Oft verbergen sich dahinter Tuberkulotoxikosen, über mehrere Generationen hinweg vererbte luetisch-toxische Erbschwächen.

Neueste Untersuchungen von Dr. med. Rainer Klopp vom Institut für Mikrozirkulation in Berlin belegen aber nicht nur die immunologische Wirkung der Spenglersan Kolloide, sondern auch deren Einfluss auf die Mikrozirkulation. Diese Studien machen deutlich, dass die Leistungsfähigkeit (Aktivität) des körpereigenen Abwehrsystems in direktem Zusammenhang mit der Mikrozirkulation steht. Im Buch „Faszination Mikrozirkulation" von Dr. med. Rainer Klopp, Verlagsgesellschaft Tischler, Berlin, sind diese Studien ausführlich beschrieben und durch eindrucksvolle Bilder belegt.

Hier ist nicht der Platz, alle Spenglersan Kolloide vorzustellen. Die meisten Erfahrungen habe ich mit:

1. **Spenglersan Kolloid G** hat sich bewährt bei allen Entzündungsprozessen, Erkältungskrankheiten, Grippe, Angina, Haut- und Schleimhautprozessen, Parodontitis.
2. **Spenglersan Kolloid K** bei Allergien wie z.B. Heuschnupfen, Asthma. Durch seine allgemein aktivierende Wirkung wird es auch als Konstitutionsmittel eingesetzt.

3. **Spenglersan Kolloid A** bei hohem Blutdruck, Herzerkrankungen, Stoffwechselstörungen, Erschöpfungszuständen.

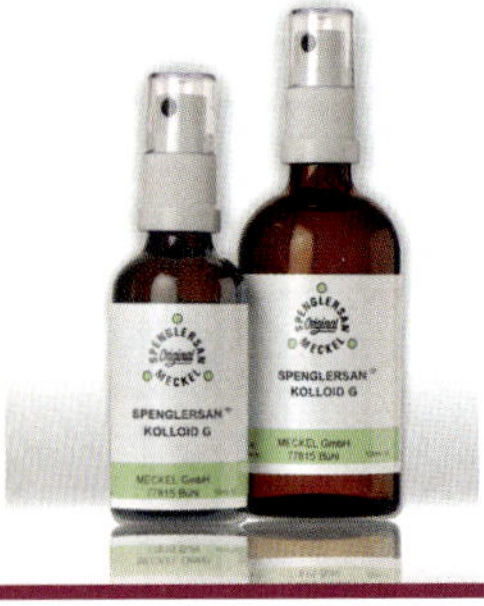

Als besonders angenehm beurteile ich die einfache Anwendung. Der Wirkstoff wird über die Haut oder Schleimhaut aufgenommen, indem das Mittel grundsätzlich in die Innenseite der Ellenbeuge oder auch lokal aufgesprüht und dann eingerieben wird. Ideal auch für Säuglinge und Kinder sowie für Frauen in der Schwangerschaft.

Weitere Informationen unter: www.spenglersan.de

9.2.11 Pflanzliche und homöopathische Entgiftungs-Kurpräparate

Verschiedene gute Naturheilmittelfirmen bieten ausgezeichnete pflanzliche Mittel an, mit denen die optimale Unterstützung für eine Entgiftungskur gewährleistet wird. Meist werden diese in Form von konzentrierten Pflanzentinkturen angewandt oder auch in Form von Kräutertee in guter Qualität.

Nicht nur unsere geistige Gesundheit, sondern auch unsere körperliche, hängt von einer guten Ausscheidung der Stoffwechselendprodukte (Abfallprodukte) ab. Demzufolge ist es für jeden Menschen wichtig, sich täglich darum zu bemühen, dass seine Entschlackungsorgane optimal funktionieren. Die wichtigen Reinigungsorgane sind: der Darm, das Nieren-Blasensystem, das Leber-Gallesystem, die Lymphe und die Schweissdrüsen der Haut. Wie ein Filter, der stündlich tausende von Litern Wasser filtert, entfernt unser Körper Urin, Schweiss, Gase, Harnstoff und andere Gifte. Gute Pflanzenpräparate bewirken die optimale Funktion aller Reinigungssysteme unseres Körpers und somit in indirekter Weise die Ausscheidung der Giftstoffe.

Sehr bewährt hat sich eine Ausleitungs- und Entschlackungskur, bei der folgendermassen vorgegangen wird: Etwa 45 Tage lang jeden Morgen früh und vor dem Schlafengehen je 30 Tropfen von einem guten lymphanregenden Mittel. Die ersten drei Tage dazu einen Esslöffel Leber-Gallemittel in eineinhalb Liter Wasser bis zum Abendessen austrinken. Die nächsten drei Tage ein Esslöffel Nieren-Blasenmittel auch in eineinhalb Liter Wasser und die dritten drei Tage auf dieselbe Art ein Bindegewebe-entgiftendes Mittel einnehmen und dann erneut mit dem Leber-Gallemittel drei Tage fortfahren usw. Während dieser Kur sollte täglich insgesamt pro kg Körpergewicht 40ml reines, energetisiertes, lebendiges Wasser getrunken werden.

Bewährte ausscheidungsfördernde Heilpflanzen, in Form von Pflanzentinkturen oder homöopathisch aufbereitet, sind: Wacholderbeeren, Brennnesselkraut, Kalmuswurzel, Anisfrüchte, Kümmel, Fenchel, Löwenzahn, Engelwurz, Artischockenblätter, Schafgarbenkraut, Enzianwurzel, Meisterwurz, Teufelskralle, Mariendistel, Birkenblätter, Indischer Nierentee, Goldrute, Zinnkraut und andere.

Eine Kur unter Mithilfe von guten Pflanzenpräparaten, die der Gesunde zweimal jährlich, der Kranke nach Bedarf, durchführen sollte, ist der erfolgreiche Weg zur Entschlackung, Blutreinigung und Regeneration des gesamten Organismus. Stoffwechselschlacken (Gifte, Toxine) werden bei gleichzeitiger Entsäuerung und genügend Wasserzufuhr aus Blut, Gewebe, Organen, Gelenken usw. schonend, aber gründlich gelöst und ausgeschieden. Zur Unterstützung dieses Prozesses werden durch die pflanzlichen Wirkstoffe gleichzeitig die Funktionen der Ausscheidungsorgane, vorrangig Lymphtätigkeit, Leber und Galle, Bauchspeicheldrüse, Niere und Darm gestärkt.

Dank der Auswahl der passenden Pflanzenheilmittel werden die Zellwände durchlässig und somit können die heilenden Wirkstoffe durch die Zellwand ins Zellinnere geschleust werden. Entgiftende Wirkstoffe sorgen für die Ausleitung von Stoffwechselendprodukten und von toxischen Substanzen (z.B. Quecksilber). Dann können aufbauende Wirkstoffe in die aufnahmebereite Zelle einfliessen, dort die Zellregeneration anregen und die Lebensfunktionen optimal wiederherstellen.

Speziell empfehlenswert sind Pflanzenpräparate mit einem hohen Anteil an Bitterstoffen, die in der modernen Ernährung oft zuwenig enthalten sind. Dabei sind gerade diese Stoffe für ein gut funktionierendes Stoffwechselgeschehen unersetzlich. Hier zeigt sich, wie dringend notwendig solche ganzheitlich wirkende Mittel heute sind, und dass es kein Luxus ist, sie als Ergänzung zur üblichen Nahrung einzunehmen.

„Die Natur unternimmt nichts, um sich selbst zu zerstören".
„Ausheilen statt Einheilen durch Öffnen, Reinigen und Regenerieren".
(Günter C. Stahlkopf, Biologe – Gründer der REGENA-Therapie)

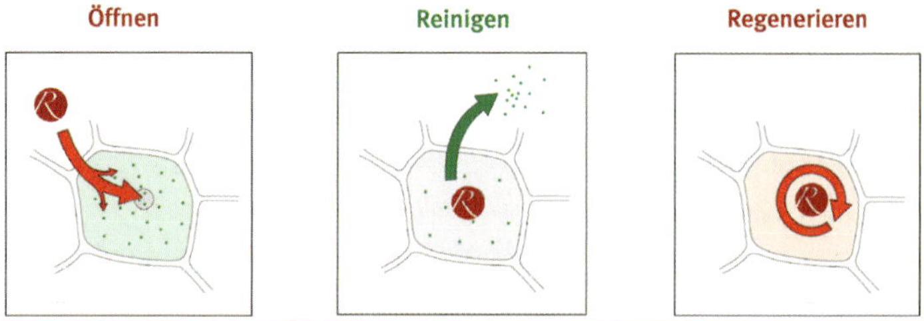

- Öffnende Wirkstoffe machen die Zellwände durchlässig. Dadurch können die heilenden Substanzen bis in den Zellkern vordringen.
- Reinigende Wirkstoffe sorgen dafür, dass pathogene Stoffe über die natürlichen Wege ausgeschieden werden.
- Regenerierende Wirkstoffe regen die Zellen dazu an, einen vollständig gesunden und vitalen Zustand wieder herzustellen.

9.2.12 Stärkung der Darmflora und somit des Immunsystems

Der Darm ist ein eigenes kleines Ökosystem mit etwa 100‘000 Milliarden unterschiedlichster Bakterien. Die Schleimhaut hat eine Oberfläche von etwa 400 Quadratmetern, was etwa der Grösse zweier Tennisfelder entspricht. Eine einzige Antibiotikatablette dezimiert diese Anzahl gewaltig. Auch Stress, Übersäuerung, Alkohol, Medikamente oder ballaststoffarme Kost wirken sich negativ aus. Dadurch können sich Pilze und unerwünschte Bakterien vermehren und die Menge der positiven Bifidobakterien und Laktobazillen bleibt langfristig ungenügend, wodurch die Darmflora nicht mehr in der Lage ist, sich gegen fremde schädliche Keime zu behaupten. Daneben ist die Flora mitverantwortlich für den Aufbau einer Toleranz gegenüber Nahrungsmitteln, so dass das Immunsystem gegen die körperfremden Nahrungsmittel keine überschiessenden Abwehrreaktionen entwickelt.

Darum achten wir bei der ganzheitlichen Gesundheitsvorsorge auf eine intakte Darmflora und somit auf ein optimal funktionierendes Immunsystem. Insbesondere „Candida-Pilze“ und das „Leaky-Gut-Syndrom“ (die zu Nahrungsmittelunverträglichkeiten führende, krankhaft „undichte“ Dünndarm-Wand) können damit als häufigste Quelle aller Arten von Allergien und Auto-Immunstörungen günstig beeinflusst werden. Ein gesunder Darm ist auch nötig, damit lebensnotwendige Substanzen, wie z.B. Vitamine, Eisen, Kalzium etc. aus dem Darm in die Blutbahn resorbiert werden können.

Mittels einer Stuhlanalyse können wir heute die Zusammensetzung der Schleimhautflora feststellen. Aufgrund dieses Resultates empfiehlt sich dann eine individuell abgestimmte mehrmonatige Gabe von ganz bestimmten lebenden Bakterien (Probiotikas). Diese können den Magen und den Dünndarm passieren und daher lebend in den Dickdarm gelangen und dort verschiedene gesundheitliche Wirkungen haben. Empfehlenswert sind Kapseln oder Pulver mit diesen Inhaltsstoffen: Lactobacillus acidophilus, Lactobacillus paracasei, Lactococcus lactis, Bifidobacterium bifidum, Bifidobacterium lactis, Lactobacillus salivarius, Lactobacillus plantarum, Lactobacillus sporogenes, Bifidobacterium longum, Lactobacillus casei, Lactoferrin.

9.2.13 Algen-Sango-Korallen-Komplex

Neu entwickelt wurde eine komplexe Korallen-Algen-Mischung in Form von gepressten Tabletten, deren geniale Zusammensetzung ein für den Menschen umfassendes Wirkspektrum bietet. Die Komposition der einzelnen Bestandteile konnte durch mediale Testung ermittelt werden. Innert kurzer Zeit gab es sehr erfreuliche Rückmeldungen und Heilungsberichte von hunderten zufriedenen Patienten.

Zusammensetzung:

- Sango-Korallen aus fossilierten Korallen von den Okinawa-Inseln vor Japan.
- AFA Uralgen vom Klamath-See (1400 m.ü.M.) in Oregon, USA.
- Kalkalgen = Rotalgen (Phymatolithon calcareum) von der Westküste Nordeuropas.
- Chlorella vulgaris aus kristallklarem Süsswasser vom sonnenverwöhnten Hawaii.
- Spirulina platensis aus kristallklarem Süsswasser vom sonnenverwöhnten Hawaii.

Dieser natürliche Korallen-Algen-Komplex orientiert sich an der Ordnung der Natur und entspricht in perfekter Weise den Anforderungen, die wir an eine Nahrungsergänzung stellen, wenn es um den Ausgleich unserer chronischen Nährstoff-Mangelernährung und um die Basenzufuhr mit einer entsäuernden Wirkung geht.

Beispiele der vielfältigen Wirkungsbereiche:

- die äusserst positive Wirkung auf den Säure-Basen-Haushalt.
- die hohe Entsäuerungs- und Entgiftungs-Fähigkeit (Schwermetallausleitung).
- die starke antioxidative Wirkung, die bei vielen Krankheiten sehr wertvoll ist.

- die komplette Nährstoff-Versorgung für die Zellen mit fast allen Stoffen, die für einen optimalen Stoffwechsel benötigt werden (Vitamine, Eiweisse, Mineralstoffe, Spuren-Elemente, essentielle Fettsäuren und andere wertvolle sekundäre Pflanzenstoffe).
- der umfassende Vitalstoff-Komplex, der in seiner Zusammensetzung optimal den Anforderungen des menschlichen Organismus entspricht.
- der unvergleichlich hohe Gehalt an Lichtenergie (Biophotonen).
- die hohe Verwertbarkeit (Bioverfügbarkeit) der Wirkstoffe.
- Weiter sind positive Wirkungen bekannt bei:
  - Störungen des Nervensystems, Schlafstörungen, Hyperaktivität.
  - Schwächung der geistigen, emotionalen und körperlichen Kraft.
  - Entzündungen, Rheuma, Gicht, Arthrose, Arthritis, Fibromyalgie etc.
  - Gewichtsreduzierung (durch die Stoffwechselharmonisierung).
  - Leistungssport und somit bei Mattigkeit, Lustlosigkeit, Depressionen.
  - Leber-Regeneration (Stärkung der Entgiftungsfunktion, verbesserte Verdauung).
  - Gastritis, saurem Aufstossen, Magen- und Darmbeschwerden, auch Verstopfung.
  - Hautausschlägen, geröteter Haut, allen möglichen Allergien, Neurodermitis.
  - brüchigen Fingernägeln, verbessert den Haarwuchs, graue Haare werden dunkler.
  - Bluthochdruck, erhöhtem Cholesterinspiegel und Diabetes.
  - Osteoporose, schwachem Knochenbau, Kariesanfälligkeit der Zähne.

Dieses komplexe Mittel ist in der Lage, das Milieu des Grundregulationssystems zu bereinigen, die Homöostase wieder herzustellen, den Stoffwechsel in Richtung Gesundheit umzustimmen, das Regulationssystem zu harmonisieren und damit die Abwehrkraft zu stärken.

Täglich sind wir stark gesundheitsschädlichen Belastungen ausgesetzt, die freie Radikale entstehen lassen und uns einem oxidativen Stress aussetzen. Diese Belastungen sind u.a. Schadstoffe aus der Umwelt, UV-Strahlung, ungesunde Ernährung, hohe körperliche oder psychische Belastung. Dies führt zu Zellschädigungen, Krankheiten und einem schnelleren Alterungsprozess. Es ist ein perfektes Ergänzungsmittel zu den üblichen Essgewohnheiten, das die notwendige Nährstoffversorgung für ein Leben in Gesundheit bei bester Leistungsfähigkeit gewährleistet.

Tipp zum Abnehmen mit dem Korallen-Algen-Komplex
Tagestrinkmenge während dem Abnehmen: 4 dl Wasser pro 10 kg Körpergewicht. Empfohlene Dosierung: Zehn Minuten vor jeder Mahlzeit jeweils vier Tabletten mit 0,5 Liter Wasser einnehmen. Es können auch zwischendurch bei auftretendem Hungergefühl vier Tabletten mit 0,5 Liter Wasser geschluckt oder zerkaut werden – das Hungergefühl verschwindet für ein bis zwei Stunden.

Nahrung:

- Essen Sie möglichst fast nur Salat und Gemüse, nur wenig süsse Früchte.
- dazu während dieser Abnehmkur ein- bis zweimal täglich eine Eiweissmahlzeit wie Soja (Tofu), grüne Linsen, Fisch oder wenig fettarmes Fleisch.
- konzentrierte Kohlenhydrate weglassen (Zucker, Getreide, Kartoffeln, Reis, Mais).
- wenig Milchprodukte, keine Milch, höchstens etwas Käse oder Quark, besser Soja.
- für beste Gesundheit bis ins hohe Alter: nach dem Erreichen des gewünschten Gewichtes die Eiweissmenge auf ein gesundes Mass reduzieren, Meeresfisch gegenüber dem Fleisch bevorzugen, dazu als beste Nahrungsergänzung Korallen-Algen-Komplex 2 x 3 Tabletten täglich.

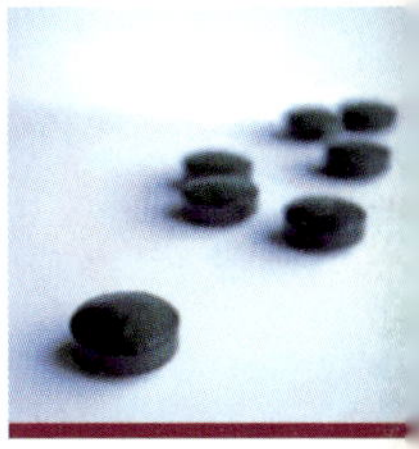

Beschreibung der einzelnen, sehr wertvollen Inhaltsstoffe:

1. Sango Korallen – Der grandiose Mineralstoff- und Spurenelementspender

In Japan gibt es eine Inselgruppe mit dem Namen Okinawa. Dort haben die Menschen die längste Lebenserwartung weltweit (im Durchschnitt über 105 Jahre) und dies bis ins höchste Alter bei bester körperlicher und geistiger Fitness. Mehr als 400 Personen auf diesen Inseln sind über 100 Jahre alt, die meisten davon leben bei bester Gesundheit.

Wissenschaftler unter der Anleitung von Professor Kobayashi von der Universität von Okayama untersuchten Hunderte von Wasserproben aus allen Gegenden Japans. Sie fanden heraus, dass die Okinawa-Inselbewohner ein Wasser tranken, das 20-mal mehr (und dazu ionisiertes!) Kalzium enthält im Vergleich zu anderen Quellen Japans.

Vor etwa 100 bis 300 Millionen Jahren sind in dieser Gegend im Urmeer unzählige Milliarden von Korallen gewachsen und haben sich in dutzenden

Metern hohen Schichten aufgetürmt. Dank Vulkanausbrüchen wurden über dem Meeresspiegel diese Inselgruppen gebildet, und alles Regenwasser fliesst durch diese fossilierten Korallenschichten. Die Bewohner dieser Inseln trinken somit Wasser, das auf natürlichem Weg mit über 70 Mineralstoffen und Spurenelementen der Ur-Korallen angereichert ist.

Wenn eine Koralle Mineralstoffe aus dem Wasser aufnimmt und in die Zellen einbaut, dann geschieht eine Umwandlung von „anorganischem" Kalzium zu ionisiertem „organischem". Dank diesem Einbau in die Organzellen ist dieses Kalzium erwiesenermassen viel besser (ca. zu 95%!) bioverfügbar als die meisten handelsüblichen Kalziumpräparate.

Alles Leben ist aus diesem Urmeer entstanden, das damals eine Salzkonzentration von 0,9% aufwies. Dieser Wert entspricht noch heute dem Blut-Salzgehalt aller Menschen und Säugetiere.

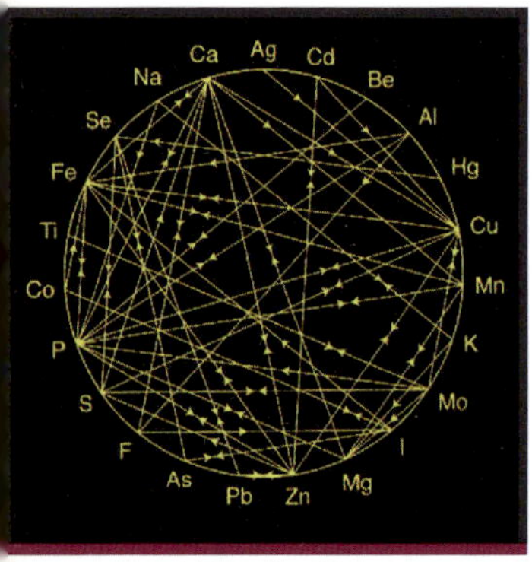

„Mineralstoffe-Spurenelemente-Rad"

Wir brauchen alle existierenden Mineralstoffe und Spurenelemente in unterschiedlichen Konzentrationen und alle haben eine Wechselwirkung untereinander.

Ein Mangel an Mineralstoffen wird sich immer negativ auf unseren Gesundheitszustand auswirken. Wir werden dann auf jeden Fall eine Übersäuerung mit allen dazugehörigen Beschwerden entwickeln. Wenn z.B. alle Mineralstoffe in ausreichender Menge vorhanden sind, aber der Kalziumspiegel in unserem Körper zu niedrig ist, dann funktionieren verschiedenste Stoffwechselvorgänge im Körper nicht mehr und wir werden unweigerlich krank und leiden z.B. an Wadenkrämpfen, Magenübersäuerung etc.

Fossilierte Sango-Korallen tangieren die lebenden Korallen im Meer in keiner Art und Weise und sind die Grundlage für das äusserst gesunde Quellwasser auf diesen Inseln. In kontrollierter Qualität sind sie eine der weltweit allerbesten Mineralstoff- und Spurenelementespender und können zu bester Gesundheit bis ins hohe Alter beitragen.

Es empfiehlt sich, täglich eine kleine Menge Sango-Korallenpulver einzunehmen. Dies kann auch zugeführt werden, indem wir Wasser trinken, das durch einen Wasserfilter mit einer Schicht Sango-Korallenpulver filtriert wurde (Pi-Water-System), um die unausweichlichen Mineralstoffdefizite unserer Nahrung auszugleichen. Frau Dr. med. Barbara Hendel beschreibt in ihrem Buch: „Wasser vom Reinsten", INA Verlag, ab Seite 100, wie die aufgrund jahrzehntelanger Forschung entwickelte Pi-Wasseraufbereitungstechnologie funktioniert. Nach der Reinigung fliesst das Wasser durch spezielle Keramik- und Sango-Korallenschichten. Zuerst werden Spuren von Eisenionen abgegeben, die bioenergetische Wellen bewirken, die wiederum mit der natürlichen Zellschwingung unseres Körpers in Resonanz stehen. Die in den Sango-Korallenschichten abgegebenen Mineralstoffe werden in organischer, also zellverfügbarer Form ans Wasser abgegeben.

Umfangreiche Studien belegen die Wirksamkeit dieser Technologie, die das Energieniveau des Wassers auf den für die energetische Koordination des menschlichen Körpers optimalen Wert einstellt.

2. Spirulina platensis – Das grüne Kraftwerk

Spirulina ist eine winzige, fadenförmige Süsswasser-Mikroalge, die u.a. in Hawaii kultiviert wird. Durch Photosynthese reichert sie „Sonnenkraft" in den wertvollen Inhaltsstoffen an. Ihre intensiv grüne Farbe kommt vom besonders hohen Chlorophyllgehalt, einem Pigment von großer Bedeutung für Blutbildung, Verdauung und Stoffwechsel.

Im Gegensatz zu anderen Pflanzen besitzt Spirulina keine Zellwand aus unverdaulicher Zellulose, sondern nur eine dünne Zellmembran. Dies ist einer der Gründe, warum die in ihr enthaltenen Vitalstoffe im Magen-Darmtrakt so gut aufgeschlossen werden können.

Der Anteil an essentiell lebenswichtigen Aminosäuren liegt weit über dem von Milchprodukten und anderen Nahrungsmitteln, die allgemein als Hauptlieferanten für diese Eiweisse gelten. Der basische Charakter von Spirulina wirkt der Übersäuerung des Körpers entgegen.

Die wichtigsten enthaltenen Vitalstoffe sind hochwertige Proteine, diverse Aminosäuren und Vitamine, so z.B. der gesamte Vitamin-B-Komplex, viel Vitamin B12, Kalium, Magnesium, Zink, Eisen, Beta-Karotin sowie essentielle Fettsäuren wie die Gamma-Linolensäure.

Diese riesige Vielfalt bei gleichzeitig hoher Verfügbarkeit macht Spirulina zum Kraftwerk für den gesamten Körper.

2. Chlorella vulgaris – Reinigung als Auftrag

Chlorella ist eine einzellige Süsswasserpflanze. Im Gegensatz zur Spirulina hat die Chlorella eine dreischichtige Zellwand, der entsprechend hohe Ballaststoffgehalt regt die Darmtätigkeit an. Ihr Chlorophyllgehalt mit allen genannten Vorteilen liegt noch über dem von Spirulina platensis.

Eine weitere Eigenschaft macht diese Mikroalge für die „moderne" Ernährung besonders interessant: Auf Grund ihrer einzigartigen Zellstruktur und speziell strukturierten Proteinen wird diese winzige Alge heute überall auf der Welt zum Binden und Ausleiten von Schadstoffen und Schwermetallen verwendet. Sinkt die Schadstoffbelastung im Körper, können Leber und Nieren besser ihren eigentlichen Reinigungsaufgaben nachgehen. Chlorella leistet so einen wichtigen Beitrag zur Gesunderhaltung und Selbstheilungsfähigkeit unseres Organismus.

3. Lithothamnium calcareum – die Baumeister

Die Lithothamnium-Alge (Kalkalge) wächst an der Westküste Europas in kristallklaren Gewässern. Lithothamnium calcareum besteht zu 35% aus organischem, natürlichem Kalzium, dem wichtigsten Mineral in unserem Körper. Kalzium ist unentbehrlich für die ständige Regeneration von Knochen, Zähnen, Haaren und Nägeln.

Der grosse Vorteil von natürlich gewachsenem Kalzium ist seine hohe Bioverfügbarkeit, denn anders als bei künstlichen Produkten ist das Kalzium der Lithothamnium-Alge durch den natürlichen Einbau in die Algenzellen an Aminosäuren gebunden. Lithothamnium ist neben den Sango-Korallen die effektivste Kalzium-Quelle für unsere Knochen und Zähne.

4. AFA-Algen – die Blau-Grüne Uralge aus dem Klamath-See

Die wild wachsende Blau-Grüne Uralge, Aphanizomenon Flos Aqua (AFA), stammt aus dem Klamath Lake (Oregon, USA), der ein einzigartiges Biotop vulkanischen Ursprunges in einem Naturschutzgebiet darstellt. Diese Alge besitzt unter allen bisher bekannten Lebensmitteln nebst allen B-Vitaminen den reichsten Gehalt an Vitalstoffen, z.B. 2- bis 3-mal soviel Vitamin B12 wie die Rinderleber, welche als wichtige Quelle des seltenen blutbildenden Vitamins gilt; ausserdem sind viele weitere Vitamine in natürlicher ausgewogener Zusammensetzung enthalten. Darunter das viel diskutierte Betakarotin, laut neuerer Forschung ein Immunsystemförderer, der nicht nur gegen Krankheiten, sondern sogar gegen radioaktive Strahlung schützen soll. Auch wertvolle Mineralstoffe bieten die Blau-Grünen Uralgen in ausgewogener, reicher Zusammensetzung.

Was sind Blau-Grüne Uralgen?

Blau-Grüne Uralgen sind noch immer diejenigen Organismen, die auf der Erde **die effektivste Photosynthese betreiben.** Sie erzeugen aus Licht, Gasen und Mineralstoffen eine hoch energetische Kombination von Proteinen, Kohlenstoffen (Stärken und Mehrfachzuckern), Lipiden (Fetten), Nukleinsäuren (DNS und RNS), Vitaminen, Chlorophyll und Pigmenten.

Die Biophotonen

Das auf der physischen Ebene entscheidende Bindeglied für den Transport von Informationen aus den energetischen Bereichen des Äther-Körpers sind die so genannten Biophotonen. Das sind Lichtteilchen, die die besondere Fähigkeit besitzen, Informationen aus diesen ätherischen Ebenen aufzunehmen und sie durch den Transport des Lichts in die Zellen zu geben, wo diese Informationen im Stoffwechsel umgesetzt werden können.

Messungen haben ergeben, dass wild gewachsene Lebensmittel von diesen Biophotonen etwa das 12fache im Vergleich zu konventionell angebauten Lebensmitteln enthalten, und immer noch doppelt so viel wie biologisch angebaute Lebensmittel. Millionen Menschen, die diese Uralgen zum festen Bestandteil ihrer Ernährung gemacht haben, berichten von einer bemerkenswert weiten Spanne von Vorteilen für ihr körperliches und psychisch-mentales Wohlbefinden. Blau-Grüne Uralgen enthalten Vitalstoffe in so hoher Konzentration, dass die meisten Menschen nur eine kleine Menge täglich benötigen, um bemerkenswert positive Auswirkungen zu spüren.

Die spezielle Wirkung der Blau-Grünen Uralgen auf das Gehirn

Auch für die Entwicklung unseres Gehirns ist dieser Anteil an Biophotonen ein ganz besonders wichtiger Faktor, denn je mehr Biophotonen unsere Ernährung enthält, umso leichter ist es für das Gehirn, diese neuronalen Querverbindungen aufzubauen.

Die Klamath-Lake-Algen aus diesem See haben einen so hohen Anteil dieser Biophotonen, wie wir das bisher bei keinem natürlichen Lebensmittel feststellen konnten. Unser Gehirn profitiert ganz besonders von den Biophotonen speziell dieser Algen, weil diese aufgrund ihres Farbspektrums auch ins Gehirn transportiert werden können. Somit wirken sie auch auf die wichtigen Energiezentren im Gehirn und damit indirekt natürlich auf alles, weil ja der gesamte Körper aus diesem Grundquantum Gehirn hervorgegangen ist.

Analysen zeigen ein optimales Profil an Aminosäuren, das genau auf den täglichen Bedarf zugeschnitten ist. Diese Proteine kann der menschliche Körper viel leichter aufnehmen als tierisches Eiweiss, und sie bilden auch keinen Eiweiss-Müll im Darm. Sie nähren nicht nur den Körper, sondern auch den Geist, indem sie das Gehirn mit Bausteinen für Neurotransmitter versorgen. Daher ist die Afa-Alge allen pflanzlichen und tierischen Eiweissquellen überlegen.

Bisher wurden mehr als 23 Mineralstoffe analysiert, die an Enzyme gebunden sind und daher ebenfalls besonders leicht vom Körper aufgenommen werden können. Die Afa-Algen enthalten ausserdem wertvolle mehrfach ungesättigte Fettsäuren wie Gamma-Linolensäure, eine der wertvollsten Fettsäuren in der Muttermilch, die bisher nur in wenigen Lebensmitteln gefunden wurde. Die Afa-Alge enthält als einziges Lebensmittel das gleiche Spektrum von aktiven essentiellen Fettsäuren wie die Muttermilch und sie enthält ebenso ein Peptid, das als „Substanz P" bekannt ist und das Immunsystem stärkt.

Ebenso enthält sie EPA- und DHA-Fettsäuren, Schlüssel-Substanzen für die Heranbildung des menschlichen Gehirns und somit der Intelligenz, alle Vitamine und mehr Chlorophyll als jedes andere Lebensmittel. Deshalb empfiehlt auch die Weltgesundheitsorganisation (WHO), diese Substanz der Babynahrung beizufügen.

Wer wünscht, dass das Gehirn und der gesamte Organismus besser funktionieren, dem wird die tägliche Einnahme Blau-Grüner Afa-Algen empfohlen.

Fordern Sie bei mir die genaue Zusammensetzung dieser Algen-Sango-Korallen-Komplextabletten an und Sie werden überrascht sein, wie fast unglaublich umfassend praktisch alle erwünschten Spurenelemente, Mineralstoffe, Vitamine, Fettsäuren und Aminosäuren in diesem Komplex enthalten sind.

9.2.14 Gerstengras

Ein ganzheitliches, vollwertiges Konzentrat zur Nahrungsergänzung ist auch das Gerstengras, das es in unterschiedlich guten Qualitäten meist in Pulverform zu kaufen gibt.

Kaufen Sie nur beste Qualität! Das biologisch angebaute Getreide wird kurz vor Eintritt der Ähre in den Halm geerntet, da dies der Zeitpunkt der grössten Nährstoffdichte ist. Danach wird das Gras bei niedriger Temperatur ausgepresst und getrocknet.

Das Gerstengras-Pulver wird zum Trinken in kohlensäurefreies Wasser oder in Fruchtsäfte oder Gemüsesäfte eingerührt.

Im Buch „Gerstengrassaft" vom Windpferd Verlag beschreibt Barbara Simonsohn das aussergewöhnlich breite Wirkspektrum dieses natürlichen Lebensmittels, das wir getrost als Heilmittel bezeichnen können.

Neben der basischen und antioxidativen Wirkung sowie den vielen Vitaminen, Mineralstoffen und Enzymen hat das **Chlorophyll** eine besondere Bedeutung bei der Heilwirkung des Gerstengrases, ähnlich wie bei der Blau-Grünen Alge.

Chlorophyll, der grüne Farbstoff der Pflanzen, wird als das blutbildende Element der Natur für alle Pflanzenfresser und Menschen betrachtet. In der Pflanze wird Chlorophyll als gespeicherte Sonnenenergie für neue Synthesen für Lebensvorgänge gebraucht. Halima Neumann: *„Chlorophyll ist die einzige Substanz, welche die gespeicherte Sonnenenergie über die Ernährung an die menschliche Zelle weitergeben kann. ... Ohne diesen grünen Pflanzenfarbstoff gäbe es kein Leben auf der Erde.“*

Chlorophyll entspricht vom Aufbau her dem roten Blutfarbstoff Hämin, nur, dass in der Mitte des Chlorophyllmoleküls ein Magnesium- und nicht ein Eisenatom sitzt. Deswegen hat es eine ausgezeichnete blutbildende und belebende Wirkung.

Gespeicherte Sonnen-Energie und all die anderen wertvollen Nährstoffe sorgen also für Regeneration und mehr Energie. Sie stärken die Verdauungsorgane und Abwehrkräfte und beeinflussen das System der Grundregulation auf positive Weise. Gerstengraspulver hilft bei Übersäuerung, Magenbrennen, Muskelkrämpfen, Allergien, Haarausfall und trägt dazu bei, den Blutzuckerspiegel und den Cholesterinspiegel zu senken.

9.2.15 Lactoferrin bei Osteoporose und bei Eisenmangel

Die erste Muttermilch aller Säugetiere, das Colostrum, enthält viel Lactoferrin. Es ist eine der stärksten antiviralen und antibakteriellen Substanzen und schützt das Neugeborene vor Infektionen. Es verhindert Augenentzündungen und wirkt gegen die Candida-Pilze auf allen Schleimhäuten. Es hemmt die Vermehrung pathogener Keime auch im Darm und fördert gleichzeitig die gesunde probiotische Bakterienflora.

Lactoferrin schützt vor Viruserkrankungen wie auch Herpesinfektionen, die mit Gebärmutterhalskrebs in Verbindung gebracht werden. Zudem ist Lactoferrin ein herausragend wirksames Antioxidans, das die schädliche Wirkung von den freien Radikalen, also von Krebsrisikofaktoren, abwehrt.

Bei zahlreichen klinischen Untersuchungen wurde festgestellt, dass Lactoferrin stärker als andere Immunglobuline gegen das HIV- und Zytomegalie-Virus wirkt, die Krankheitserreger nicht durch die Zellmembran dringen lässt und dadurch deren Fortbewegung verhindert. Es ist in allen Körperflüssigkeiten zu finden, wird ständig verbraucht und muss daher ständig ersetzt werden. Lactoferrin ist auf der Oberfläche der Schleimhäute und im Blutserum zu finden. Es wehrt in unserem Körper Krankheiten, Infektionen, krebsartige Tumore und AIDS-erregendes HIV ab.

Lactoferrin ist ein eisenbindendes Protein, das auch für den Eisentransport im Körper zuständig ist. Es sorgt somit für die Verwertbarkeit dieses wichtigen Stoffes im Körper. Bakterien und Tumore brauchen für die Reproduktion Eisenionen. Lactoferrin entzieht den Bakterien Eisen, kann sich direkt mit der Zellmembran der Bakterien verbinden und verhindert dadurch ihre Vermehrung. Es gibt dann dieses Eisen an die roten Blutkörperchen weiter und wirkt deswegen auch beim chronischen Müdigkeitssyndrom. Das Eisenmangelsyndrom bezeichnet Symptome, die durch Eisenmangel ausgelöst werden können: Erschöpfungszustände, Konzentrationsstörungen, depressive Verstimmungen, Schwindel, Schlafstörungen, Kopfschmerzen, Haarausfall und Nagelbrüchigkeit. Viele Menschen mit diesen Symptomen wurden bisher als psychosomatisch krank oder als an der so genannten vegetativen Dystonie leidend bezeichnet und dementsprechend irrtümlicherweise mit chemischen Antidepressiva behandelt.

Lactoferrin hat Schutzfunktionen im Zentralnervensystem und ist an der Kollagenbildung (Schmierstoff in den Gelenken und Bandscheiben) beteiligt. Darum sollte es immer bei Osteoporose, nebst gut verwertbarem Calcium, den Vitaminen D und K, Folsäure, Zink und Mangan, verordnet werden. Immer öfters gibt es, bevorzugt bei Frauen zwischen 50 und 80 Jahren, eine Durchblutungsstörung des Knochengewebes, eine Art Infarkt. Dabei stirbt ein Stück vom Knochen in Gelenknähe, meist Knie oder Hüfte, ab, und die Gelenkfläche bricht ein. Dann bleibt meist nur, ein künstliches Gelenk einzusetzen. Ein erhöhtes Risiko ergeben Kortisonbehandlungen, Bestrahlungen oder Chemotherapie.

Die üblichen Osteoporosemedikamente (ausser Calcitonin) verlangsamen zwar den Knochenabbau, fördern jedoch den Aufbau neuer Knochenmasse nicht und haben keine Hilfsstoffe, die die Wirkstoffe besser an ihren Zielort bringen. Neue Studien zeigen auf, dass moderne Osteoporosemittel, die als Hauptwirkstoff Lactoferrin mit lebenden Molekülen enthalten, im Vergleich zur Kontrollgruppe den Verlust an Knochenmasse um 25 Prozent verlangsamen konnten. Noch viel besser ist das Ergebnis, dass die Bildung neuer Knochenmasse um 50 Prozent gesteigert werden konnte!

Lactoferrin ist ein wunderbares Mittel, das den Körper regenerieren lässt und ihn vor vielfältigen Belastungen schützt. Die besten Produkte enthalten lebende Moleküle und sind deswegen minderwertigeren vorzuziehen. Sie sind laktosefrei und auch für laktoseintolerante Personen sehr empfehlenswert.

9.2.16 Soja-Isoflavone gegen Osteoporose, Wallungen und Herz-Kreislaufprobleme

Bei der Menopause sind die Ovarialfunktionen vermindert, was zu einem Verlust von Östrogen (auch Estrogen oder Follikelhormon) führt. Dieses Östrogendefizit bewirkt das verstärkte Auftreten von Osteoporose und von erhöhtem Cholesterinspiegel mit daraus resultierenden Herz-Kreislauferkrankungen. Dann steigen die Hormone FSH und LH an, die zu den bekanntlich plötzlich auftretenden Hitzewallungen und nächtlichen Schweissausbrüchen führen. Soja-Isoflavone vermindern das Ansteigen von diesen beiden Hormonen.

Bei Wechseljahrbeschwerden wurden und werden oft Hormone zur Behandlung eingesetzt. Seit der Veröffentlichung der Women`s-Health-Studie im Jahr 2002 sind die Patientinnen und die Ärzte aufgeschreckt. Mehr als 16000 gesunde postmenopausale Frauen wurden entweder mit Östrogenen plus Progesteron oder mit Placebo behandelt. Da bei den Hormonanwenderinnen rasch höhere Raten an Lungenembolien, Thrombosen, Herzkrankheiten, Schlaganfällen, Gallenblasen- und Lebererkrankungen und vor allem Brustkrebs auftraten, musste die Studie vorzeitig abgebrochen werden.

Als Ersatz werden seitdem oft Serotonin- oder kombiniert mit Noradrenalin-Wiederaufnahmehemmern (SSRI/Venlafaxin) eingesetzt, die aber als Nebenwirkungen oft zu Schlafstörungen, Erregung, Übelkeit und Verstopfung führen.

In China und Japan, wo viel Soja konsumiert wird (bei sehr geringem Verzehr von Milchprodukten!), treten bei Frauen viel weniger Wechseljahrsymptome, Osteoporose, Krebs und Herz-Kreislauferkrankungen auf. Soja enthält grosse Mengen an pflanzlichen Östrogenen und ist die zurzeit einzige bekannte Pflanze, die Isoflavone in grossen Mengen herstellen kann.

Das American College of Obstetricians and Gynecologists (ACOG) stellte fest, dass diese ähnlich wie vom Körper hergestellte Östrogene wirken und innerhalb von 3-6 Wochen deutlich Wechseljahrbeschwerden vermindern.

Östrogen vermittelt seine Wirkung auf zwei verschiedene Arten:

- Die Östrogen-alpha-Rezeptoren (Kontaktstellen) finden sich vor allem im Brustgewebe, Eierstöcken, Gebärmutter und Leber. Hier schirmen die Soja-Isoflavone den Rezeptor gegen Östrogen ab und schützen so vor der potentiellen Gefahr typisch weiblicher Krebsarten.
- Die nur gesundheitsförderlichen Östrogen-beta-Rezeptoren sind bevorzugt in Blutgefässen, Lunge, Blase, Thymus und Knochen, deren Funktionen auch nach dem Abfallen der Östrogenspiegel durch die Soja-Isoflavone unterstützt werden.

Soja-Isoflavone werden im Darm nur von Bakterien zum Teil zu Equol metabolisiert. Equol hat eine bemerkenswerte östrogenähnliche Wirkung und ist als Antioxidant äusserst wirksam und somit z.B. Herz-Kreislauf schützend. Erst diese durch Bakterien aufbereiteten Isoflavone vermitteln die günstigen Wirkungen im Körper. Auch darum ist eine gesunde Darmflora äusserst wichtig!

Eine Studie an 1242 Männern und 3596 Frauen konnte nachweisen, dass der Gesamtcholesterinspiegel und der LDL-Cholesterinspiegel umgekehrt proportional mit der Sojaproteinaufnahme korrelierten. Es wurde festgestellt, dass ein potentieller Schutz gegen das Oxidieren von LDL gegeben war.

Bei einer anderen Studie wurde festgestellt, dass der anerkannte „Kupperman Menopause index score", der eine Übersicht über all die bekannten Symptome darstellt, während einer Periode von nur 12 Wochen von einem Wert von 30.0 (starkes Unbehagen verursachende Symptome) auf 11.4 (milde Symptome) sank. Es handelt sich bei den Störungen um Hitzewallungen, Herzklopfen, sexuelle Probleme, Schlafstörungen, Müdigkeit, Konzentrationsstörungen, Gedächtnisstörungen, Depressionen, Rastlosigkeit und Reizbarkeit.

Eine andere placebokontrollierte Doppelblindstudie von Nahas et al (publiziert in Maturitas, 48 (2004) 372-380) mit 50 Frauen, die 12 Monate lang täglich 60mg Soja-Isoflavone einnahmen, zeigte folgendes Ergebnis:

- 44 Prozent der Isoflavon-Gruppe hatten überhaupt keine Hitzewallungen mehr (gegen 12% der Placebo-Gruppe)
- 80 Prozent der Isoflavon-Gruppe hatten eine Reduktion der Stärke und der Anzahl der Hitzewallungen (gegen 40% der Placebo-Gruppe) und eine signifikante Reduktion im Kupperman Menopause index
- Die Isoflavon-Gruppe zeigte darüber hinaus eine Reduktion des LDL- („schlechten") Cholesterins und einen Anstieg des HDL- („guten") Cholesterins gegenüber keiner Änderung bei der Placebo-Gruppe

Es wurde festgestellt, dass die Kombination verschiedener Sojabestandteile eine bessere synergistische Wirkung aufweist als isolierte Soja-Isoflavone, die oft aus chemisch konzentrierten Extrakten gewonnen werden. Nach über 20-jähriger Forschung gibt es heute Präparate, die natürlich gewonnene bioaktive Sojaproteine, Sojaballaststoffe und Sojakeimlinge mit einer Tagesdosis von 50mg Soja-Isoflavonen in bester Qualität enthalten. Die Qualität „normaler" Sojapulver-Kapseln erreicht bei weitem nicht diese durch wissenschaftliche Studien belegten positiven Wirkungen.

Die Einnahme vermindert die genannten Beschwerden und hilft zusätzlich, die normale Knochenstärke aufrecht zu erhalten, die Cholesterinwerte im grünen Bereich zu halten und somit das Herz-Kreislaufsystem mit den über 100`000 km Kapillargefässen und die Durchblutung aller Organe zu schützen. Dadurch ist die Einnahme für alle Frauen ab mittlerem Alter sehr zu empfehlen.

Darüber hinaus zeigten sich auch bei jüngeren Frauen mit prämenstruellem Syndrom weniger Beschwerden.

9.2.17 Natürliches Vitamin E gegen Entzündungen, z.B. bei „Rheuma"

Die Gelenke sind einem Abnützungs- und Alterungsprozess unterworfen, die zu Arthrose führen. Arthrosen sind im übertragenen Sinne die „grauen Haare" unserer Gelenke. Der Alterungsprozess muss nicht mit Entzündungen und Schmerzen verbunden sein.

Sehr viele schmerzhafte Krankheiten sind stark durch entzündliche Prozesse geprägt. Bei Entzündungsprozessen werden durch überschiessende Phagozytose und gesteigerte Prostaglandinsynthese vermehrt Sauerstoffradikale gebildet, die im Arachidonsäure-Metabolismus ein Vitamin-E-Defizit bewirken. Natürliches Vitamin E ist ein sehr wirksamer Radikalfänger, was Alterungsprozesse und, wie schon an anderer Stelle erwähnt, alle oxidativen Prozesse wirksam vermindern kann. Der besondere Wert der Vitamin-E-Therapie beruht auf der optimalen Verträglichkeit.

Sehr viele Studien belegen, dass hochdosiertes natürliches Vitamin E – täglich 800-1200 mg – eine ausgezeichnete Wirksamkeit und eine sehr gute Verträglichkeit aufweist, keine unerwünschten Nebenwirkungen hervorruft und besser und schneller wirkt als synthetisch hergestelltes (z.B. McAlindon: Do antioxidant micronutrients protect against the development and progression of knee osteoarthritis? Arthritis & Rheumatism. Vol. 39, No4, 1996).

Die hochdosierte Gabe kann zur Einsparung von chemischen, meist stark magenbelastenden Schmerz- und Rheumamitteln beitragen. Bei allen rheumatischen Erkrankungen werden die Symptome, Schmerzen und Schwellungen deutlich gebessert und die Einschränkungen der Bewegungsfunktionen stark vermindert. Ich empfehle allen Patienten, dieses hervorragende Naturheilmittel bei allen Entzündungen und chronischer Polyarthritis, Knie- und Hüftarthrose, Morbus Bechterew, Wirbelsäulenbeschwerden etc. jahrelang täglich einzunehmen.

Die Erfolgsaussichten sind noch besser, wenn zusätzlich Lactoferrin mit Calcium und Vitamin D verabreicht wird. Meist sind Kombinationen mit Chondroitinsulfat, MSM und Glucosaminsulfat am hilfreichsten. Chondroitinsulfat ist ein Hauptbestandteil der Knorpelgrundsubstanz und macht den Knorpel widerstandsfähiger. MSM ist ein wichtiger, natürlich vorkommender Schwefel, dessen Gehalt in den Gelenken mit zunehmendem Alter abnimmt. Glucosamin ist ein natürlich vorkommender Aminozucker, der in hoher Konzentration in den Gelenken sein sollte. Dank der regelmässigen Einnahme von Glucosamin konnte ein verzögerter Knorpelabbau und eine messbare Reduktion der Kniegelenkspaltverschmälerung erreicht werden. Studien ergaben, dass es den nichtsteroidalen Antirheumatika ebenbürtig und durch die länger anhaltende und erst noch nebenwirkungsfreie Wirkung überlegen ist.

9.2.18 Früchte und Fruchtsäfte, Gemüse und Gemüsesäfte, Mikrowellen

Von allen Ernährungsempfehlungen die wichtigste Aufforderung lautet: Essen Sie vor allem sehr viel Gemüse und bereiten Sie es richtig zu. Rohes Gemüse und Salate (mit gesundem Öl in der Sauce) und Früchte, möglichst mit der Schale, eignen sich besser für die Mittagsmahlzeit. **Gegartes Gemüse** wird am besten abends gegessen.

Im richtig zubereiteten Gemüse sind viele gute Faserstoffe (Zellulose) vorhanden. Diese sollten unzerstört durch den Dünndarm in den Dickdarm gelangen und erst dort den gesunden Dickdarmbakterien als Nahrung dienen, was zu einer gesunden Darmflora beiträgt. Wenn die Zellulose durch ungesundes Kochen verändert wurde, verklumpt sie schon im Dünndarm. Dies führt zu Gährung und Erschlaffung der Darmperistaltik und stört die Darmflora in ihrer wichtigen Funktion. Schon eine einzige Gemüsemahlzeit aus dem Mikrowellenofen oder aus dem Dampfkochtopf stört die Darmflora für etwa 3 Tage. Dies gilt auch für mit nur wenig Wasser gekochtes oder im Steamer und auf einem Gitter im Dampf zubereitetes und für jedes tiefgekühlte und Büchsengemüse sowie für aufgewärmtes Gemüse.

Gemüse sollte nur bei 75-95 Grad auf diese Weise gegart werden: Kurz gewaschenes und abgetropftes Gemüse kommt in einen guten Topf mit einem dicht schliessenden Deckel. Etwas Fett und Salz (am besten Himalayasalz) beifügen. Geeignet sind z.B. Olivenöl, Rapsöl, Butter, Kokosfett. Den Deckel aufsetzen und die Kochplatte nur auf Stufe 1-2 während etwa 15-45 Minuten Garzeit einstellen. Es sollte kein Dampf entweichen. Gemüseresten können mit wenig konservierendem Essig aufbewahrt und später als Salat gegessen werden.

Auf eine Kochtechnik sollte jeder gesundheitsbewusste Mensch verzichten: Die Erhitzung im **Mikrowellenofen.** Die technisch erzeugten Mikrowellen entstehen durch Wechselstrom, eine Erscheinung, die in der Natur nicht existiert. Diese führen in organischen Geweben zu starken Resonanzschwingungen, wodurch Reibungswärme entsteht. Im Gewebe führt dies zu starken Veränderungen der Struktur vieler Moleküle; es kommt zu sogenannten Isomerisierungen. Diese stellen unlösbare Anforderungen an den Stoffwechsel und wirken noch deutlich nachteiliger als die durch konventionelle Erhitzung erzeugten artfremden Substanzen.

Der Schweizer Biochemiker Dr. Hertl konnte mit Blutuntersuchungen nachweisen, dass das Essen oder Trinken von mit Mikrowellen erhitzter Nahrung zu sofortigen krankhaften Reaktionen des Immunsystems führt: *„Die zweifellos bewiesenen zerstörenden Eigenschaften der Mikrowellen wirken somit nicht nur bei direkter Bestrahlung, sondern auch auf indirektem Weg über das Essen bestrahlter Nahrung schädlich auf den Menschen.“*

Gemäss dem US-Forscher William Kopp, der Resultate aus russischen Untersuchungen zusammenfasste, wurden von diesen Teams u.a. die folgenden Auswirkungen von mikrowellenbestrahlter Nahrung beobachtet: Beim Erwärmen von Fleisch wurde d-Nitrosodiethanolamin, ein krebserregender Stoff erzeugt. In Milch und Getreide wurden krebserregende Stoffe gebildet. Das katabolische Verhalten von Pflanzen-Alkaloiden in Gemüse veränderte sich bereits nach sehr kurzer Bestrahlungszeit. In rohem Wurzelgemüse entstanden krebserregende Säuren und radikale Wasserstoffionen. Chemische Veränderungen führten zu Fehlfunktionen im lymphatischen System und schwächten dadurch das Immunsystem und führten zu Beschwerden im Verdauungstrakt. Bei Personen, die ihre Nahrung mittels Mikrowellen erhitzten, wurde ein statistisch häufigeres Auftreten von Magen- und Darmkrebs nachgewiesen sowie eine Degeneration des Verdauungszellgewebes. Ausserdem verursachte Mikrowellenstrahlung einen Rückgang der biologischen Verfügbarkeit von Vitaminen, Mineralstoffen und Fettsäuren sowie eine Beschleunigung der Zersetzung aller Lebensmittel. Gemäss dem Ernährungswissenschaftler Dr. Robert O. Young haben Mikrowellen einen säuernden Effekt auf Nahrungsmittel und Getränke. Als Folge dieser Forschungsergebnisse wurden Mikrowellengeräte in Russland 1976 verboten. Das Verbot wurde jedoch unverständlicherweise nach der Perestroika aufgehoben.

Bewährte Nahrungsergänzungsmittel aus Früchten und Gemüse
In den folgenden Kapiteln werden einige bewährte, aus Früchten und Gemüsen hergestellte Nahrungsergänzungsmittel, die reich an **wertvollen Antioxidantien** sind, vorgestellt. Mehr als 200 Erkrankungen, die auf eine erhöhte Belastung mit freien Radikalen und damit auf Oxidation zurückgeführt werden, hätte man wahrscheinlich verhindern, zumindest aber abschwächen können.

Diese aggressiven Substanzen bilden im Körper biologisch nicht vorgesehene Stoffe und richten Schaden an. Sie attackieren empfindliche Aminosäuren, Fette, Zellmembranen, Blutgefässe und sogar die Erbsubstanz DNS. Dabei entstehen Schlacken im Körper wie z.B. oxidiertes LDL-Cholesterin. Folge davon sind degenerative Erkrankungen wie kapillare Duchblutungsstörungen, Venenprobleme, schwere Beine, Lymphstauungen, Konzentrationsmangel, Augenprobleme, Tinnitus, Diabetes II, arthritische Entzündungen, Immunschwäche, vorzeitiges Altern und viele andere Krankheiten.

Immer, wenn bei einem Mittel die antioxidative Wirkung hervorgehoben wird, wirkt es somit gegen sehr viele Beschwerden, deren Ursachen im Kapitel 3.5 ausführlich beschrieben sind.

Es existieren von verschiedenen Herstellfirmen unterschiedlich gute Frucht- und Gemüsepräparate. Achten Sie darauf, dass bei Säften möglichst ein 100% Anteil von Frucht- oder Gemüseanteil drin ist und bei gepressten Tabletten auch auf einen möglichst hohen Anteil von Wirksubstanzen. Sie sind sehr unterschiedlich zusammengesetzt und können dank der individuell richtigen Wahl und Dosierung ganz hervorragende Heilwirkungen oder einfach ein viel besseres Wohlbefinden bewirken.

Oft leisten dickflüssige Säfte einen guten Beitrag zur Grundversorgung, denn alle wichtigen Vitamine und Nährstoffe sind darin konzentriert enthalten. Die in den besten, wertvollsten Fruchtsäften enthaltenen Früchte können viele Isoflavonoide (sekundäre Pflanzenstoffe) und eine reiche Polyphenolvielfalt mit protektiven Wirkungen aufweisen: Zusammen mit den Vitaminen wirken sie bestens als Antioxidantien.

In der NZZ vom 24.9.2008 wurde über eine interessante Studie berichtet. Mediziner verabreichten 50 Patienten, die einen Hirnschlag erlitten hatten, zwölf Wochen lang täglich Nahrungsergänzungsmittel, die 80mg pflanzliche Isoflavonoide enthielten. Dies habe die Arbeit von Endothelzellen, die den Blutdruck steuern, in den Adern von Patienten erheblich verbessert. Die Naturstoffe ahmen den Effekt des Hormons Östrogen nach und dieses schützt vor Herz- und Kreislauferkrankungen. Bemerkenswert war vor allem die entzündungshemmende Wirkung der Isoflavonoide. Die Wissenschaftler überprüften ihre Ergebnisse, indem sie diese wunderbare Wirkung mit Patienten verglichen, die ein wirkstoffloses Scheinmedikament erhielten.

Die antioxidative Wirkung von Nahrungsmitteln kann durch die sogenannte ORAC-Prüfung, wie im Kapitel 3.5.5 aufgeführt, ermittelt werden. Je höher der ermittelte Wert, desto wertvoller und gesundheitsfördernder ist das Produkt. So können bei den besten Säften Werte von über 25000 ORAC pro Liter nachgewiesen werden. Zusätzlich gibt es Messungen, die aufzeigen, wie hoch der Wert bezüglich Immununterstützung und Herz-Kreislaufunterstützung liegt. Oft ergibt sich aus einer optimalen Zusammensetzung ein synergistischer Effekt, d.h. die Kombination aller Inhaltsstoffe wirkt noch besser als die Summe aller Einzelteile.

9.2.19 Fasten nach Rudolf Breuss

Der Naturheilkundler Rudolf Breuss gibt in seinem Büchlein „Krebs und Leukämie“ sehr wertvolle Ratschläge zur Vorbeugung und Behandlung vieler, auch scheinbar unheilbarer Krankheiten, mit einfachen Mitteln.

Im Vordergrund steht seine spezielle Fastenkur mit einer Säfte-Mischung aus Rote Rübe, Möhren, Sellerieknollen, Rettich und Kartoffeln.

Fasten ist eine sehr wertvolle Art der Therapie, mit der die gerade in unserer Zeit des Überflusses notwendige, bewusste Enthaltsamkeit praktiziert wird. Beim Fasten scheidet der Organismus all das aus, was ihn stört und was er nicht braucht. Er trennt das Krankmachende vom Gesundmachenden.

Voraussetzung für den Erfolg sind vier wesentliche Aspekte:

1. Das System der Grundregulation besitzt noch die notwendige **Regulationsfähigkeit**, das System ist also noch nicht durch schwere chemische Mittel lahm gelegt.
2. Der Betroffene ist reif für diese Massnahme und bringt die notwendige **geistig-seelische Einstellung mit.**

3. Nur durch die Zufuhr ausreichender **Basenstoffe**, hier mit dem „Breuss-Saft“, können die Schlacken und Gifte gelöst und ausgeschieden werden.
4. Der **Zeitfaktor**. Der Körper benötigt zur Überwindung der Krankheit und Bereinigung des Milieus, je nach Schwere, eine gewisse Zeit. Breuss empfiehlt bei schweren Erkrankungen wie Krebs, 42 Tage lang zu fasten.

Sind diese Voraussetzungen gegeben, dann erfüllt die Breuss-Fastenkur alle Anforderungen einer ganzheitlichen Milieu-Sanierung und entspricht in allen Belangen dem Leitsatz dieses Buches: **Gesundheit stärken – statt Krankheit bekämpfen**

„Nach der Medizin greifst Du und gehst dem Fasten aus dem Wege, als ob es ein besseres Heilmittel geben könnte.“

Der heilige Ambrosius 245 n. Chr.

Wie kann es sein, dass ein Mensch 42 Tage ohne Essen und ohne Eiweissaufnahme auskommen kann? Breuss beschreibt dazu in seinem Büchlein eine interessante Hypothese: *„Da die Entwicklung des karzinogenen Geschehens, das heisst die Geschwulstentartung und Wucherung durch das Eiweiss genährt wird, sehe ich in der Behandlung meiner Säftekur folgenden Vorteil: Durch die Säftekur wird die Eiweisszufuhr von aussen abgestoppt, das heisst, das Eiweiss wird in der täglichen Nahrung ausgeschaltet. Da aber der Organismus ohne diesen Stoff nicht leben kann, nagt nun das eiweisshungrige Blut im Körper an allem Überflüssigen, wie Wucherungen, Schlackenansammlungen und Geschwülsten. Es ist dies eine Operation ohne Messer, welche der rote Körpersaft selbst fein dosiert vornimmt.*

Einen zweiten Gesichtspunkt sehe ich im Mineralstoffreichtum der Pflanzensäfte. Es ist nachweisbar, dass während des karzinogenen Geschehens der Mineralstoffwechsel in den Zellen gestört ist. Die mineralreichhaltigen Pflanzensäfte können diese Störung günstig beeinflussen und ausgleichen. … Die Tätigkeit der Ausscheidungsorgane wird durch Teekombinationen gefördert … Die ganze Säftekur ist also in diesem dreifachen Gefüge (Eiweiss, Mineralstoffe, Ausscheidung) zu beurteilen“.

Für eine intensive Fasten-/ Entgiftungskur ist das Büchlein „Krebs und Leukämie“ (Krebskur nach Breuss - Neuausgabe 2005) eine wirklich empfehlenswerte Lektüre. Bezug über die Versandbuchhandlung Walter Margreiter, Im Hag 23, A-6714 Nütziders, Tel +43(0)5552/64290).

„Willst du den Körper heilen, dann reinige seine Säfte!“

Paracelsus

9.2.20 Granatapfelsaft

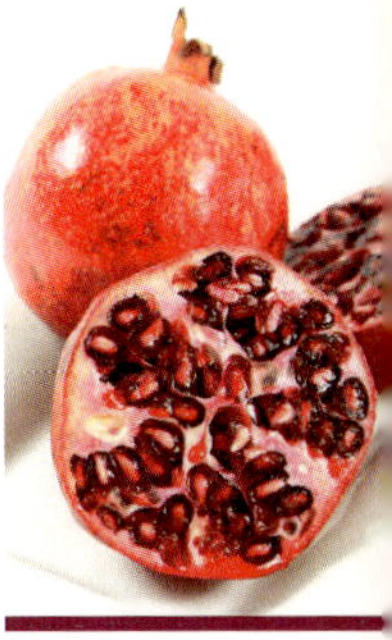
Granatapfel

Über positive Wirkungen der Granatäpfel sind über 200 wissenschaftliche Studien veröffentlicht worden. Granatäpfel sind eine natürliche Quelle für Kalium, Vitamin C, Kalzium, Eisen, Phytoestrogenen, essentielle Fettsäuren, Antioxidantien und sekundären Pflanzen¬stoffen wie Polyphenole (Flavonoide, Tannine), die das Herz-Kreislauf-System unterstützen.

Ein besonders interessanter Inhaltsstoff der Polyphenole ist die Ellagsäure, die antioxidativ, antiviral, antimikrobiell und antikarzinogen wirkt und eine besonders hohe Schutzwirkung hat. Sie findet sich sonst nur in relativ wenigen Obstarten wie Erdbeeren, Himbeeren, Brombeeren, Heidelbeeren, Trauben und Walnüssen, nicht aber in Gemüsen! Der Mediziner Lansky, ein Pionier der Granatapfel-Forschung, kommt zu folgendem Schluss: „Nicht die einzelnen chemischen Verbindungen im Granatapfel spielen die entscheidende Rolle, sondern vielmehr das Zusammenspiel und die gegenseitige Verstärkung der Inhaltsstoffe mit östrogene, antioxidativer und antientzündlicher Wirkung."

Die Leistungen des Granatapfels auf medizinischem Gebiet sind beeindruckend:

1. Granatapfelsaft reduziert die Oxidation des sich an den Gefässwänden ablagernden LDL-Cholesterins und beugt damit Herz-Kreislauf-Erkrankungen vor.
2. In einer durchgeführten wissenschaftlichen Studie mit Versuchspersonen, die an einer Verengung der Halsschlagader litten, nahm in der Kontrollgruppe diese Verengung im Schnitt um neun Prozent zu. Bei der Versuchsgruppe, die täglich 10 Milliliter konzentrierten Granatapfelsaft trank, verringerten sich dagegen die verengenden Gefässablagerungen – und zwar im Durchschnitt um 30 Prozent! Zusätzlich gelang es, den zu hohen Blutdruck der Patienten um 21 Prozent zu senken.
3. In einer kontrollierten Doppelblindstudie an 45 Teilnehmern mit koronarer Herzkrankheit konnte bereits nach drei Monaten eine um 17 Prozent verbesserte Durchblutung des Herzmuskels festgestellt werden. Die Zahl der Angina-Pectoris-Anfälle sank um 50 Prozent.
4. Eine japanische Untersuchung aus dem Jahr 2004 zeigte, dass Granatäpfel Frauen in der Menopause eine spürbare Linderung ihrer Beschwerden bringen. Die Frucht enthält pflanzliche Östrogene, auf die diese Verbesserung zurückgeführt wird. Ausserdem zeigt der Granatapfel in pharmakologischen Studien eine wirksame Bekämpfung von Brustkrebszellen.

5. Verblüffende Ergebnisse zeigten sich bei Männern, die bereits mit Prostatakrebs in Behandlung waren. Das Prostata-spezifische Antigen PSA gilt als der wichtigste Indikator bei Prostatakrebs. Je langsamer der PSA-Wert steigt, desto besser ist die Prognose und Lebenserwartung. Durch die regelmässige, tägliche Einnahme von Granatapfelsaft höchster Qualität gelang es, die durchschnittliche Verdoppelungszeit des PSA-Wertes von 15 Monaten auf eine Spanne von 54 Monaten zu verlängern!

9.2.21 Heidelbeersaft

Diese Schwarzbeeren enthalten Karotin, Magnesium, Vitamin B6, E, C und vor allem auch Ellagsäure und Anthocyane, die als sehr wertvolle Antioxidantien bekannt sind. Sie haben im Vergleich zu Vitamin C oder E eine wesentlich höhere antioxidative Kapazität und sind darum in hohem Masse geeignet, oxidativen Stress zu verhindern und einer vorzeitigen Zellalterung sowie Harnwegsinfekten vorzubeugen.

Wissenschaftler der Universität in Boston haben herausgefunden, dass bei älteren Menschen, die täglich Myrtillus-Beeren einnahmen, deren Blutgefässe innerhalb von 12 Wochen von Plaques und Kalk befreit wurden und somit wieder Sauerstoff in die kleinsten Gefässe gelangte. Das Gehirn war weniger vergesslich, das Herz besser durchblutet und Venenprobleme besserten sich. Auch Tinnitus und die Sehkraft besserten sich und bei einer Vielzahl von Männern stieg die Potenz.

9.2.22 Grünteeextrakt

Die im Grüntee reichlich vorhandenen Flavonoide Catechin und Epicatechin erhöhen die Konzentrationen von Vitamin E im Blut und verhindern die Zerstörung vom wichtigen Vitamin E (siehe 9.2.16). Die Polyphenole des grünen Tees schützen vor oxidativer Hautalterung und beugen somit der Entstehung von Hautkrebs vor. Tee hat einen positiven Effekt auf das Cholesterin im Blut, indem das schädliche LDL gesenkt, HDL jedoch erhöht wird. Grüntee-Catechine führen zu einer bedeutenden Gewichtsreduktion sowie zu einer ebenfalls bedeutenden Verringerung des Körperfetts. (Wissenschaftliche Studie: Tsuchida, T. Progress in Medicine, 2002.9 p.2189-2203). Bei Vielteetrinkern wurde eine lebensverlängernde Wirkung um rund viereinhalb Jahre beobachtet (Nakachi, 2000).

9.2.23 Aloe-Vera-Saft

Aloe Vera heilt und pflegt unseren Körper wie kaum ein anderes Gewächs. Sie stärkt die Selbstheilungskräfte in einzigartiger Weise. Den Menschen gilt die Pflanze mit dem herausragenden gesundheitsfördernden Wirkungsspektrum seit Jahrtausenden als Symbol für Unvergänglichkeit. Seit jeher wurde die unscheinbare Aloe Vera mit wohlklingenden Namen geschmückt: Afrikanische Nomaden bezeichneten sie als **„Lilie der Wüste“** und die Mayas sahen in ihr die **„Quelle der ewigen Jugend“.**

Inhaltsstoffe: Aminosäuren, Mineralien (wie Eisen, Selen, Mangan, Magnesium, Calcium, Zink, Kupfer, Phosphor, Kalium), Vitamine (Vitamin A, C, E und B-Vitamine), Enzyme, Flavonoide, Glykoproteine.

Wirkung von Aloe Vera Gel und Anwendung: Einer der Hauptwirkstoffe ist das Acemannan. Diese Substanz aktiviert das Immunsystem. Er wirkt antibakteriell, antiviral und antimykotisch. Daneben enthält die Aloe vera Mineralstoffe (Calcium, Magnesium, Zink, Selen u. a.), Vitamine, Aminosäuren und sekundäre Pflanzenstoffe (Flavonoide). Insgesamt sind mehr als 300 verschiedene Inhaltsstoffe bekannt.

Bewährte Anwendungsgebiete:

- Äusserlich: bei Zahnfleischblutungen, Abszessen, Akne, Fusspilz, Herpes, schlecht heilenden Wunden, Ekzemen, Neurodermitisbeschwerden und zur Linderung von Verbrennungen
- Innerlich: immunmodulatorische Wirksamkeit: zur Stärkung des Immunsystems und bei Rheumaleiden wie Arthritis, Gicht, Ischias, Fibromyalgie sowie bei Problemen des Magens, der Nieren und der Bauchspeicheldrüse, auch bei Arteriosklerose und Angina Pectoris.

9.2.24 Noni-Saft

Lateinisch heisst die Noni-Pflanze „Morinda citrifolia.“ In der Volksmedizin der Hawaianer und der Heiler Polynesiens hilft sie gegen viele Krankheiten – von Abszessen bis zu Wechseljahresbeschwerden. Der Noni-Saft enthält viele Nähr- und Vitalstoffe und eine Reihe essenzieller Aminosäuren und aktiver Pflanzenenzyme, die den Stoffwechsel jeder Zelle anregen. Somit ist er eine Hilfe bei stoffwechselbedingten Depressionen. Auch Serotonin, das den Wach-Schlaf-Rhythmus und die Schmerzwahrnehmung mitsteuert und die schon beschriebenen Flavonoide kommen darin vor. Viele Studien wurden an der Universität von Hawaii durchgeführt. Man fand heraus, dass der Saft der Noni-Frucht tonisierend wirkt, die eigenen Körperkräfte anregt und den Schlafbedarf senkt. Noni-Saft unterstützt die Nierentätigkeit, die Leberfunktion und den

Lymphfluss. Aufgrund klinischer Studien wurde festgestellt, dass Noni dank des blutgefässerweiternden Wirkstoffes Scopoletin als Blutdrucksenker wirkt. Auch entzündungshemmende und schmerzstillende Wirkungen wurden nachgewiesen. Forscher haben herausgefunden, dass die Wirkung eines Extraktes der Wurzel der Noni bis zu 75 Prozent der schmerzstillenden Wirksamkeit von Morphium erreichen kann.

9.2.25 Preiselbeeren

Die Preiselbeeren (lat. Vaccinium vitis-idaea) gelten seit alters her als sehr gesund. Sie zeichnen sich nebst anderen wertvollen Inhaltsstoffen durch einen hohen Kalium- und Vitamin C-Gehalt aus, der weit höher liegt als der anderer heimischen Obstarten. Die darin enthaltenen Anthocyane haben ein hohes antientzündliches und antioxidatives Potential. Sie sind in dieser Hinsicht sogar dem Vitamin C und dem Vitamin E überlegen, d. h. sie schützen die Zellen noch stärker vor freien Radikalen als die bekannten Vitamine. Studien in den USA haben gezeigt, dass Preiselbeersaft einen hervorragenden Schutz vor **Harnwegsinfektionen** darstellt. Das liegt vor allem an dem Gerbstoff Tannin, der verhindert, dass sich E. coli-Erreger im Urogenital-Trakt einnisten. Anthocyane verbessern auch das **Sehen bei Nacht**, denn sie sind selbst Baustein des Sehpurpurs. Ausserdem verhindern sie Trübungen der Augenlinse.

9.2.26 Lycopin

Tomaten, Paprika und Wassermelonen haben eine tiefrote und Karotten und rote Grapefruits eine orange Farbe, die durch Lycopin gebildet wird. Diese Substanz gehört zu den Carotinoiden. Mit Hilfe dieses Farbstoffes schützen sich diese Pflanzen vor den schädlichen Wirkungen der UV-Sonnenstrahlung. Seine antioxidative Wirkung ist doppelt so hoch wie die von Beta-Carotin. Freie Radikale werden im ganzen Körper unschädlich gemacht. Besonders für die Prostata, die Lycopin konzentriert aufnimmt, ist eine gesundheitsfördernde Wirkung nachgewiesen worden. Lycopin ist einer der Hauptbestandteile der gesunden Mittelmeerkost.

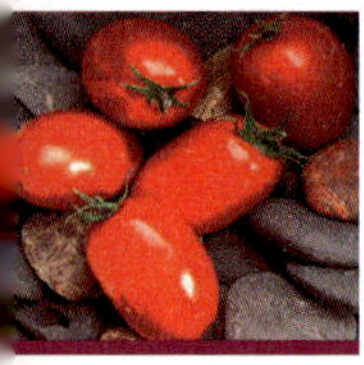

Tomaten mit dem Inhaltsstoff Lycopin

9.2.27 Traubensaft

Blaue Beeren enthalten Polyphenole und Anthocyane, die beide zu den sekundären Pflanzenstoffen (Flavonoiden) zählen. Viele degenerative Prozesse, auch die Zellalterung, können auf einen Mangel an diesen wichtigen, antioxidativ wirkenden Inhaltsstoffen zurückgeführt werden. Man kann sagen, dass sie wie ein Schutzengel oxidative Angriffe auf unsere Zellen abwehren. Somit bieten sie einen effektiven Schutz gegen den sogenannten oxidativen Stress, der eine „korrosive“ Wirkung auf unseren Körper hat – unsere Zellen „rosten“ sozusagen. Mehrere Forscherteams von der Society for Neuroscience (SfN) bestätigen, dass Polyphenole aus Trauben die Demenzerkrankungen verlangsamen oder gar stoppen. Sogenannte A-Eiweisse sollen hauptverantwortlich für die Alzheimererkrankung sein. Mäuse, die im Trinkwasser dunklen Rotwein erhielten, hatten weniger toxische A-Verklumpungen im Gehirn und waren geistig fitter als Mäuse, die Wasser ohne Wein tranken. Die Anteile des Cholesterins, die Arteriosklerose mitverursachen, sind die oxidierten LDL-Partikel. Ein Polyphenolextrakt aus Rotwein schützt die LDL-Partikel des Blutes wirksam vor der für uns schädlichen Oxidation.

9.2.28 OPC – Oligomere Proantho Cyanidine

OPC werden aus Weinblätterextrakt oder aus Trauben-, Kiefern- und Grapefruitkernextrakt gewonnen. OPC sind hochkonzentriert an den Stellen der Pflanzen, wo ihre Abwehrkräfte gegen äussere Einwirkungen am stärksten sein müssen. Die bisher wirksamsten OPC sind rund 50-mal so stark wie Vitamin E. OPC binden sich an Kollagen und Elastin und verbessern so die Eigenschaften der Haut und der Blutgefässe.

OPC sind Katalysatoren, welche die Wirkungen von Vitamin A, C und E verstärken. Somit haben wir einen ausgezeichneten “Fänger” der unerwünschten freien Radikale. Die “American Society for Cancer Research” bescheinigt OPC krebshemmende Eigenschaften. Die Wirkstoffe schützen auch das Zentralnervensystem vor den Schädigungen durch toxische Metalle und Umweltbelastungen. OPC-Mangel kombiniert mit Vitamin C-Mangel verursacht brüchige Blutgefässe, man denke an Skorbut bei den früheren Seefahrern, die nach anfänglichem Zahnfleischbluten innerlich verblutet sind. Das Risiko eines Herzinfarktes oder Hirnschlags wird dank OPC drastisch kleiner. Studien zeigen, dass auch Jetlag-Symptome nach mehrstündigen Flügen weniger als halb so häufig auftreten.

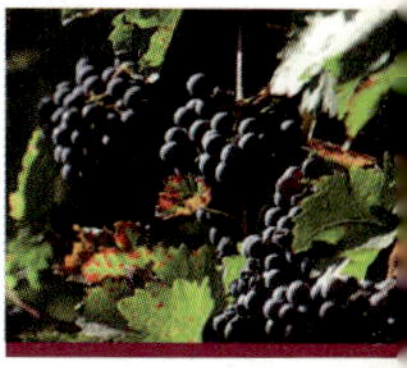

Rote Trauben mit dem Inhaltsstoff OPC

Unter Punkt 9.2.17 ist nachzulesen, wie Antioxidantien bei über 200 Krankheiten helfen können. OPC haben hochkonzentriert diese wertvollen Eigenschaften. Dank OPC werden diese Erkrankungen erst gar nicht auftreten, zumindest aber beherrschbar sein.

Verlangen Sie nur beste Qualität, da es grosse Unterschiede gibt.

9.2.29 Coenzym Q10

Q10, das in der Leber produziert wird, ist in allen Zellen für die Energieversorgung und für den Zellschutz lebensnotwendig. Fast 100% der gesamten Körperenergie werden über das als Katalysator wirkende Q10 umgesetzt. Es liefert selber keine Energie, aber dank Q10 kann Energie aus der Nahrung verfügbar gemacht werden. Bei ausgewogender Ernährung kann die Leber junger Menschen genug Q10 synthetisieren. Mit steigendem Alter geht die körpereigene Q10-Produktion deutlich zurück. Darum sinkt der Q10-Gehalt im Blut und vor allem im Herzmuskel deutlich ab.

Auch Patienten mit Bluthochdruck haben meist einen Mangel an Q10. Medikamente, Krankheiten, Stress und körperliche Belastungen erhöhen den Q10-Bedarf.

Bei erhöhtem LDL-Cholesterinspiegel werden von den Medizinern meist cholesterinsynthesehemmende Statine eingesetzt. Nebst anderen schweren Nebenwirkungen wird die körpereigene Biosynthese des Q10 reduziert. Wenn die Statin-Einnahme unumgänglich ist, sollte dringend täglich Q10 zusätzlich eingenommen werden.

Ab dem 40. Lebensjahr wirkt sich die Einnahme des Coenzyms Q10 bei einer Vielzahl von Beschwerdebildern positiv auf den Gesundungsprozess aus, vor allem bei Herzrhythmusstörungen, Herzmuskelschwäche, Diabetes, Zahnfleischbluten, Krebs und Infektionskrankheiten. Besonders übergewichtige Menschen, deren Q10-Defizit oft bis zu 50 Prozent beträgt, berichten von positiven Effekten wie weniger Atemnot, ruhigerem Puls und Gewichtsabnahme. Durch Fermentation erzeugtes hochqualitatives Coenzym Q10 ergibt eine bis zu 6-mal höhere Konzentration im Blut im Vergleich zu normaler Qualität.

9.2.30 Ballaststoffkomplexe zur Gewichtskontrolle

Gesundheit als Weg bedeutet für viele Menschen, dass es oft ein schwerer Weg ist, sein Idealgewicht zu halten. Übergewichtige darf man kaum darauf ansprechen: Das negative Image und das schlechte Gewissen, sich ungesund zu ernähren, wird in Errinnerung gerufen und erweckt Schuldgefühle.

In früheren Phasen der Evolution sicherte ein grosses Fettpolster das Überleben in Zeiten längerer Hungerphasen. Diesen „Vorteil“ schleppen wir heute noch mit uns herum, er ist zum Ballast geworden. Bald sechs von 10 Menschen in Mitteleuropa sind übergewichtig. Ein Drittel dieser Gruppe gilt als adipös, das heisst stark übergewichtig. Da diese alle übersäuert und deren Bindegewebe stark verschlackt ist, stellt dies ein sehr grosses Risiko für ernsthafte Krankheiten dar, wie zum Beispiel Herz-Kreislauferkrankungen, Diabetes und Stoffwechselstörungen.

Warum jeder, der den Wunsch hat, bis ins hohe Alter fit zu sein, auf seinen Bauchumfang achten sollte, wird hier zum Verständnis etwas genauer auf die Zusammenhänge eingegangen: Alle Fettzellen zusammen bilden das grösste endokrine Organ. Wenn es übermässig gross ist, gilt es als grösster Risikofaktor für Herz-Kreislauferkrankungen und für Typ-2-Diabetes. Dieses Risiko wird durch eine subakute chronische Entzündung hervorgerufen, da Zellen im viszeralen Bauchfettgewebe vermehrt entzündungsfördernde Zytokine produzieren, die als erhöhte Werte von CRP oder Interleukin-6 gemessen werden können.

Durch den Fettanteil des Körpers hat der Mensch Reserven, um bis zu 42 Tage ohne Nahrungszufuhr auszukommen. Der Wert kann von 10 Prozent Fettanteil bei einem schlanken Sportler bis weit über 50 Prozent bei Fettleibigen betragen. Die wichtigste Funktion der Fettzellen ist die Speicherung von Triglyzeriden. Das Wechselspiel von Lipogenese (Fettbildung/Fettspeicherung) und Lipolyse (Energiegewinnung durch Fettverbrennung) unterliegt einer strengen hormonellen Regulation.

Insulin, das wichtigste lipogenesewirksame Hormon, regt den Stoffwechsel der Fettzelle zur Glucoseaufnahme an. Wenn wir einfache Kohlenhydrate essen (Zucker, Weissbrot mit Marmelade, weisser Reis, Kartoffeln, Nudeln etc.), die einen hohen glykämischen Index haben, ist der Blutzuckerspiegel in kürzester Zeit sehr hoch.

Blutzuckerverlaufskurven verschiedener Kohlenhydrate

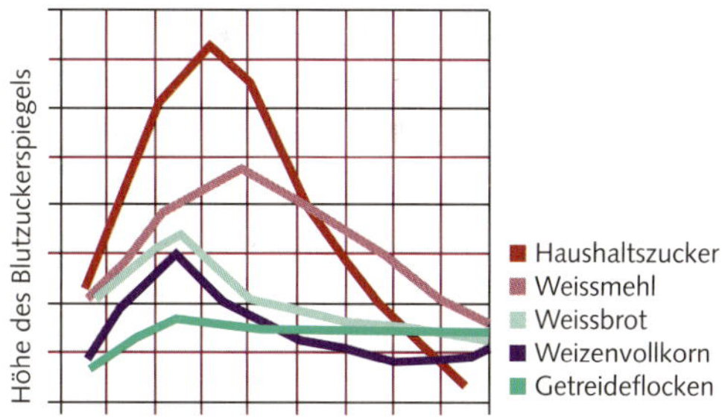

Da viele Menschen oft einfache Kohlenhydrate essen, haben die meisten ständig hohe Glucosewerte und der Körper produziert vermehrt Insulin. Um diesen zu hohen Blutzuckergehalt zu senken, schüttet der Körper hohe Insulinmengen aus, was den Wert möglichst schnell wieder normalisieren soll.

Insulin öffnet die Zellen, damit Glucose hinein gelangen kann. Die Zellen verbrennen den Traubenzucker zu Energie, während der Blutzuckerspiegel wieder auf das Normalmass sinkt. Gleichzeitig schliesst Insulin die Fettzellen und verhindert, dass Fett zur Verbrennung in die Blutbahn gelangt – es wird als Reserve eingelagert. Insulin ist also der Schlüssel zu verschlossenen Fettzellen und da damit für den Körper dieser Energiespender nicht zur Verfügung steht, lebt er mit einem ständigen Hungergefühl. Und was macht ein Lebewesen, das

Hunger hat? Es isst! Und was essen die meisten Menschen? Anstelle einer Gurke, Tomate oder Rettich bevorzugen sie industriell verarbeitete Lebensmittel wie Schokolade, Brot, Energieriegel etc., was den Teufelskreis der konzentrierten Kohlenhydrate wieder schliesst.

Nur wenn der Insulinspiegel mangels Kohlenhydraten niedrig ist, verbrennt der Körper Fett – sowohl aus der Nahrung als auch, wenn der Bedarf höher ist als das Angebot, aus den Reservepolstern an Bauch und Hüften. Wenn also ein Butterzwieback dick macht, liegt das mehr am Weissmehl des Zwiebacks als an der Butter.

Übergewichtige nehmen normalerweise mehr Nahrung auf und haben mehr Körperzellen als Schlanke. Sie brauchen deshalb ständig mehr Insulin, um alle Körperzellen mit einer ausreichenden Menge Insulin zu erreichen. Doch die Kapazität der Bauchspeicheldrüse ist begrenzt. Wer ihr zuviel zumutet, riskiert, dass die Insulinproduktion den Bedarf nicht mehr decken kann. Gleichzeitig verringern die Zellen ihre Empfindlichkeit gegenüber Insulin (Insulin-Resistenz). Die Folge ist ein konstant erhöhter Blutzuckerspiegel. Bei Überzuckerung sprechen die Ärzte von Glukose-Intoleranz, wenn die Insulinproduktion versiegt, entwickelt sich eine insulinabhängige Diabetes mellitus.

Insulin hat also einen gewichtssteigernden Effekt, der auch bei gut eingestellten Diabetikern nicht ganz zu vermeiden ist.

Leptin (griech. Leptos = dünn) ist ein Hormon das bei einem Übergewichtigen, der zuviel viszerales Bauchfettgewebe hat, vermehrt gebildet wird. Nach dem Insulin-Teufelskreis haben wir einen zweiten – das ist der Fett-Teufelskreis. Viele Mahlzeiten sind grösser als der Energiebedarf und enthalten eine zu grosse Fettmenge pro Portion.

Proportional zur Bauchfettmasse hat es mehr oder weniger Leptin im Blutserum. Dieser Serumleptinwert ist ein Indikator für den Energiestatus des Körpers, das heisst, es stellt dem Hunger- und Sättigungszentrum Informationen über die vorhandenen Fettdepots, also über die Energiereserven des Körpers, zur Verfügung. Kinder mit einem angeborenen Leptindefizit weisen schon in den ersten Lebensjahren massives Übergewicht auf. Es ist erwiesen, dass übergewichtige Menschen die Sensibilität für dieses Fettsignal, das uns melden soll, dass wir genug gegessen haben mit der Zeit verloren haben. Das Hungergefühl wird nicht mehr unterdrückt, das bedeutet, dass in den Sättigungszentren im Gehirn die Information: Jetzt ist mehr als genug Fett da, jetzt kann Fett verbrannt werden, ungenügend ankommt.

Übliche Diäten fokussieren sich darauf, von allem weniger zu essen oder überhaupt keine Kohlenhydrate zu essen. Die meisten Diäten funktionieren über kurze Zeit, in der eine Gewichtsabnahme erreicht wird. Danach ist der bekannte Jo-Jo-Effekt der Grund dafür, dass man wieder an Gewicht zulegt. Unser Körper ist darauf ausgelegt, Energie für schlechte Zeiten zu speichern. Wenn wir verzichten, schaltet unser Körper ganz einfach in einen Überlebensmodus. Das bedeutet, dass der Stoffwechsel stark verlangsamt wird, um den täglichen Kalorienbedarf zu reduzieren. Fette und Kohlenhydrate aus unserer Nahrung zu verbannen, ergibt ein übermässiges Verlangen danach. Viele schaffen es, ein paar Monate die Diät einzuhalten, aber dann werden sie verständlicherweise schwach und essen die köstliche Pizza oder die Sachertorte. Und dann werden, aufgrund des verlangsamten Stoffwechsels, die gesamten Kalorien daraus direkt in die Fettspeicher transportiert. So führt auch nur wenig dieser Delikatessen zum Anstieg des Gewichtes.

Es existieren Präparate, die diesen Insulin-Teufelskreis bei vernünftiger Ernährung durchbrechen können und die gleichzeitig bewirken, dass in den Sättigungszentren die hungervermindernde Leptin-Botschaft wieder erkannt und umgesetzt wird und so auch der Fett-Teufelskreis durchbrochen werden kann. Diese bestehen aus viskosen, löslichen Ballaststoffen, die vor einer Mahlzeit eingenommen werden und vor dem Eintritt der Nahrung Wasser adsorbieren, im Magen reichlich Schleim bilden und so früher zum Sättigungsgefühl führen. Sie steigern die eingenommene Ballaststoffmenge im Magen auf die 8-fache Gelmenge und verhindern so die schnelle Resorption von Kohlenhydraten ins Blut und das bewirkt weniger Insulinausschüttung. Und wie vorher erwähnt, führen niedrigere Insulinwerte dazu, dass das Fett aus den Fettzellen als Energiequelle freigegeben wird. Und gleichzeitig wird bei Übergewichtigen das Signal für überschüssiges Fett wiederhergestellt und sie verspüren sofort weniger Verlangen nach Kalorien. Das kommt daher, dass das Gehirn nun weiss, dass man genug gegessen hat und das Hungersignal abgestellt wird. Zusätzlich haben wir nun die Stimulation der Fettzellen, damit diese das gespeicherte Fett zur Verbrennung als Energiequelle freigeben.

Wir haben also eine synergistische Wirkung: Zuerst wird durch die Reduzierung des Insulinspiegels das Fett aus den Zellen freigegeben und an die Fettzellen wird aktiv das Signal gegeben, jetzt die Fettverbrennung zu starten. Zusätzlich werden Hunger und Verlangen unterdrückt.

Resorptionsverzögerung von Zucker aus dem Darm durch lösliche Ballaststoffe Insulinausschüttung nach Einnahme von 150g Traubenzucker mit (3g Pulver) und ohne Ballaststoffe

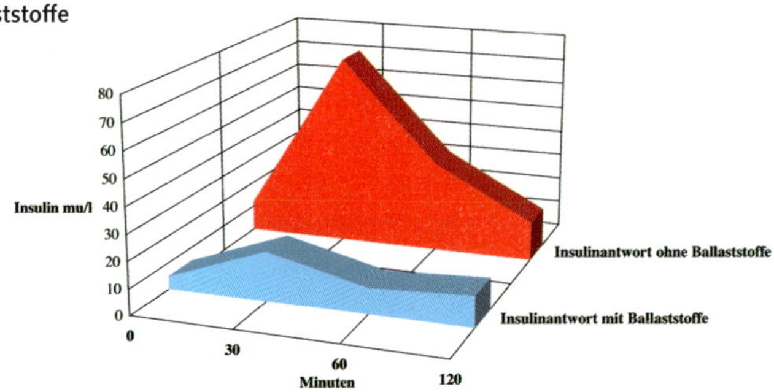

Ein herrliches Wohlbefinden und andererseits ein Sich-unwohl-Befinden hängen sehr oft vom Körpergewicht ab. Wir können immer wieder feststellen, dass Übergewichtige, die dieses Problem loswerden, vom Zustand des Krank-Seins in den Zustand des Sich-gesund-Fühlens wechseln können.

Zu hohe Blutdruckwerte, erhöhte Blutzuckerwerte und erhöhte LDL-Cholesterinwerte mit allen lebensbedrohenden Folgekrankheiten können sich dank Körperfettabnahme normalisieren.

Das Körpergewicht allein lässt keine aussagekräftigen Schlüsse auf die Gesundheitsgefährdung zu. Wenn man aber seinen Taillenumfang und seinen Körperfettanteil kennt, kann man errechnen, ob man ein Gesundheitsrisiko mit sich herumträgt. Ein schlankes Model kann einen höheren Körperfettanteil aufweisen als eine gesunde Sportlerin mit mehr Körpergewicht.

In zahlreichen wissenschaftlichen Studien wurde festgestellt, dass vor allem das Fett, das sich in der Körpermitte ablagert, von entscheidender Bedeutung für die Gesundheit ist. Zwischen dem Bauchumfang und dem inneren Bauchfett besteht ein Zusammenhang.

Die Empfehlung aufgrund der Studienergebnisse lautet: „Frauen sollten einen Taillenumfang mit weniger als 80 cm und Männer mit weniger als 94 cm anstreben. Eine sogenannte **„Birnenform“** ist gesünder als eine **„Apfelform“** (Bierbauch).“

Warum ist das so? Bauchfett setzt sich anders zusammen als Fettablagerungen an anderen Körperpartien. Das Bauchfettgewebe ist sehr stoffwechselaktiv, das heisst, es werden mehr Fettsäuren freigesetzt und in der Leber in das gesundheitsschädigende oxidierte LDL-Cholesterin umgewandelt als im Fettgewebe an anderen Stellen. Dieses ist noch lange nach der Nahrungsaufnahme im

Blut unterwegs und lagert sich schliesslich als Plaque an den Gefässwänden ab (Arteriosklerose) und das ist gefährlich. Viel Bauchfett produziert somit ständige Entzündungszustände in den Blutgefässen, die für den Körper eine Stresssituation darstellen.

So kann folgende Faustregel aufgestellt werden: Drei Zentimeter weniger Bauchumfang sind besser für den Körper als drei Kilogramm weniger auf der Waage.

Es ist wichtig, zu realisieren, dass lösliche Ballaststoffe zuerst die Fettreduzierung bewirken. Fett hat ein wesentlich grösseres Volumen als Muskelgewebe. Nachdem zuerst eine deutliche Reduzierung der Körperumfänge gemessen werden kann, folgt anschliessend die Gewichtsreduzierung auf der Waage. Die Erfahrung zeigt, dass es langfristig Erfolg bringt, wenn wir den „Brennofen Körper“ richtig einstellen.

Das bedeutet, dass wir eine Zeitspanne (ohne Zwischenverpflegung) von vier bis fünf Stunden zwischen Frühstück und Mittagessen, vier bis fünf zwischen Mittag- und Abendessen, und mindestens 12 Stunden zwischen Abendessen und Frühstück einhalten.

Manche Menschen glauben, wenn sie eine oder zwei Mahlzeiten pro Tag auslassen, es zu einer Erhöhung der Fettverbrennung während des Tages kommen wird, weil sie dabei hungern. Das stimmt aber nicht. Der Metabolismus (Nahrungsverwertung) wird auf einem schwachen Level eingestellt. Sobald dann eine reiche Mahlzeit voller Kalorien gegessen wird, wird der Stoffwechsel so schlecht funktionieren, dass er nicht in der Lage ist, die Kalorien aus ihrem Körper effizient zu verbrennen; diese bleiben in ihren Fettschichten gespeichert. Bei drei kleineren Mahlzeiten wird der „Ofen“ regelmässig gefüttert und bleibt somit am Brennen.

Zur Gewichtsreduktion hat sich ein eiweissreiches Frühstück bewährt, da diese Proteine nicht so schnell vom „Ofen“ verwertet werden, so dass dieser den ganzen Tag auf einem hohen Brennwert eingestellt wird. Und achten Sie darauf, dass die produzierte Energie im Laufe des Tages wirklich verbrannt wird, indem sie sich wirklich genügend bewegen.

Die erwähnten, natürlichen, löslichen Ballaststoffe bestehen aus Guarkernmehl, Gummi Arabicum, Johannisbrotkernmehl, Pektin, Haferfasern, Beta-Glucan u.a. Wissenschaftlich gesichert ist ausserdem, dass sie zusammen mit Policosanol aus dem Wachs des Zuckerrohrs und Sojawirkstoffen das „schlechte" LDL-Cholesterin und die Triglyceride senken und gleichzeitig das „gute" HDL-Cholesterin erhöhen, indem sie Nahrungs-Cholesterin sowie cholesterinhaltige Gallensalze an sich binden und sie zur Ausscheidung bringen. Zusätzlich ist es, nicht nur für an Verstopfung Leidende, sehr angenehm, die auflockernde, gleitverbessernde Wirkung beim täglichen Stuhlgang zu bemerken.

9.2.31 Blut- und Urinanalysen

Ein guter Heilpraktiker, Arzt oder Gesundheitsberater bietet eine kompetente, persönliche Beratung an. Er verordnet umfassende Blut-, Speichel, Stuhl-, Haar- und Urin-Analysen, wobei der Ist-Zustand mit gleichaltrigen Gesunden verglichen wird. Vitalstoffdefizite werden exakt erfasst und aufgrund der gemessenen Laborergebnisse und weiteren Faktoren, wie Körpergewicht, Medikamente, sportliche Betätigung usw. eine individuelle Vitalstoffrezeptur errechnet. So entsteht eine komplexe und dem tatsächlichen Bedarf angepasste Vitalstoffmischung mit 20 bis 50 Einzelsubstanzen, die in ein rein pflanzliches, hochquellfähiges und wasserlösliches Guarhydrokolloid eingearbeitet sind. Über- und Unterdosierungen werden vermieden und der Nutzen sowie die Wirksamkeit der Vitalstoffe optimiert.

9.2.32 Vitalstoffmittel – Vitamine, Mineralstoffe, Mikronährstoffe

Die propagierten täglich fünf Portionen Obst und Gemüse, beziehen sich auf den Vitalstoffbedarf von gesunden Erwachsenen ohne Rauchen, Alkoholgenuss, Medikamenenneinahme, Stress oder Umweltbelastungen. Alle anderen haben eine permanente Unterversorgung an Vitalstoffen und sollten deshalb ihren Bedarf analysieren lassen und täglich in der richtigen Menge in bester Qualität (z.B. nur Vitamin E, das **aus natürlichen Quellen** hergestellt wurde), einnehmen.

9.2.33 Bioenergetische Diagnose- und Therapiesysteme

Die Quantenphysik hat der Menschheit eine völlig neue Sicht auf die Welt eröffnet. Sie zeigt: Alles ist Schwingung, auch Materie ist Schwingung. Diese Erkenntnis hatten deutsche Physiker bereits in den 30er Jahren des letzten Jahrhunderts gewonnen.

Ihre Forschungsergebnisse gelangten nach dem Zusammenbruch des 3. Reiches nach Russland. Dort entwickelten Weltraummediziner das komplexe Wissen weiter und setzten es zur Gesunderhaltung ihrer Kosmonauten um.

Die Quantenmedizin nutzt die Wellen- und Informationseigenschaften von Körperzellen, die mit diesen Systemen „abgetastet" werden. Dies ermöglicht, den menschlichen Körper auf Herz und Nieren zu untersuchen. Das ist in etwa vergleichbar mit dem Frequenzsucher eines Radiogerätes, der die Sender abtastet.

Dabei werden von diesen TÜV-zertifizierten, bioenergetischen Diagnosesystemen nicht nur die chemisch-physikalischen Prozesse sondern der gesamte energetische Zustand des Organismus erfasst und bildlich dargestellt. Völlig schmerzfrei, ohne jeglichen Eingriff wird so das gesamte Energiesystem erfasst.

Jedes Organ schwingt in einer spezifischen Frequenz. Durch die bildhafte Darstellung aller Organe, des Bindegewebes, des Nerven- und lymphatischen Systems bis hin zu den Blutzellen und Chromosomen, können so alle Belastungen erkannt werden. Es kann direkt gezielt therapiert werden oder der Befund zeigt auf, dass weitere fachärztliche Untersuchungen angebracht sind.

Mittels einer sechsteiligen Skala werden mit farbigen Punkten der aktuelle energetische Zustand, Abweichungen davon und Belastungen dargestellt. So bekommt man ein sehr präzises Bild der aktuellen körperlichen Verfassung; eine Wiederholung nach einem angemessenen Zeitraum kann Therapieerfolge sichtbar machen oder bei neuen Beschwerden aufzeigen, woran nun vordringlich gearbeitet werden muss.

Sich so durchchecken zu lassen, macht vor allem auch dann Sinn, wenn noch keine konkreten Krankheiten aufgetreten sind, aber Befindlichkeitsstörungen die Lebensqualität beeinflussen. Störungen werden bereits in ihrem Anfangsstadium präzise aufgezeigt, sodass Therapien schon sehr früh begonnen werden können, bevor es zu organischen Veränderungen kommt. Darüber hinaus kann unmittelbar überprüft werden, was für Belastungen bei einem Patienten vorhanden sind, z.B. bestimmte Umwelteinflüsse (Elektrosmog, Schwermetalle, Amalgam, Pestizide u.a.), Bakterien, Viren oder Parasiten. Auch Medikamente, Lebensmittel, Nahrungsergänzungsprodukte, pflanzliche- oder homöopathische Arzneimittel können auf deren Wirksamkeit überprüft werden.

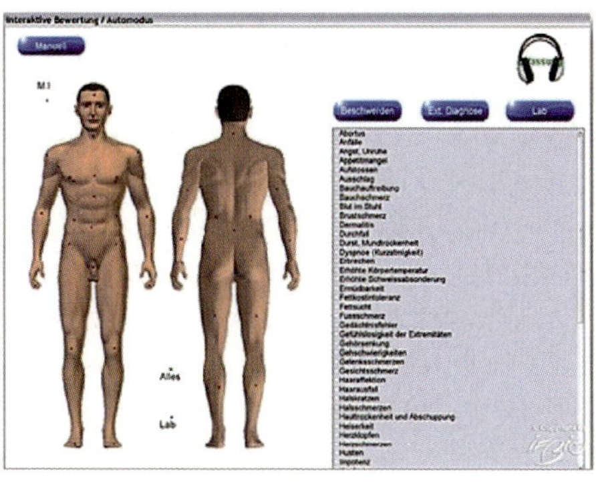

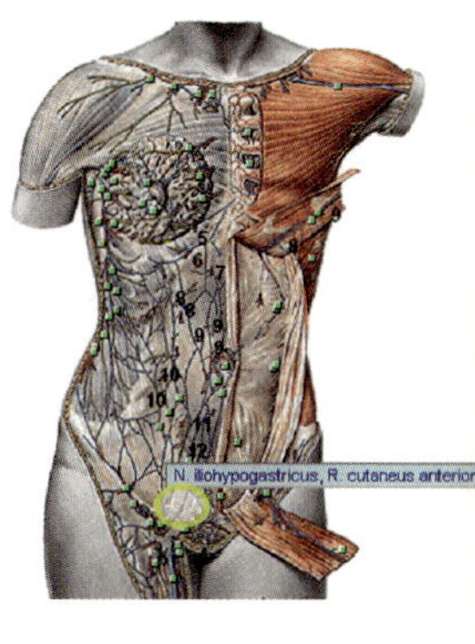

10. Vertraue Deinem inneren Arzt

Bei jeder ganzheitlich orientierten Therapiemassnahme ist der Betroffene selbst der wichtigste Faktor. Er muss erkennen, dass er sich selbst-verantwortlich mit seiner Denk- und Lebensweise an diesem Prozess aktiv beteiligen muss, um den Weg zu dauerhafter Gesundung zu gehen. Was die Denkweise betrifft, müssen wir uns Folgendes vorstellen:

Positive Gedanken (optimistische) bewirken positive Gefühle, so wie negative Gefühle auch negative Gedanken (pessimistische) erzeugen. Entweder richtet man seine Aufmerksamkeit eher auf die Sonnenseite des Lebens oder beklagt sich über die bedrückende und deprimierende Seite des Lebens. Die Pessimisten denken an Schlechtes und an Krankheiten, sehen sie kommen, erwarten sie und erhalten auch, was sie mit dieser Erwartungshaltung angezogen haben.

Gefühle und Denken existieren nicht für sich getrennt. Es gibt kein Denken ohne dazugehörige Gefühle. Jeder von uns hat einen freien Willen und kann wählen, ob er ab sofort - durch Bewusstwerden und angemessene Anstrengungen, den eigenen Lebensstil zu verändern - seine eher negative Persönlichkeit in eine eher positive Persönlichkeit verwandeln will.

Der Lebensweg des Menschen soll zur erfüllten Vollkommenheit führen. Vollkommener wird man, wenn man noch Fehlendes hinzufügt. Es gibt zwei Möglichkeiten, um auf diesem Weg physisch und mental voranzukommen:

1. Das bewusste Lernen: Dies erfordert, dass wir stets bereit sind, freiwillig jedes auftretende Problem durch Aktivität zu erlösen.
2. Das unbewusste Lernen: Es tritt automatisch in Form von Schmerzen, Unzufriedenheit oder einem Unfall in Kraft, wenn wir es versäumen, ein Problem bewusst zu lösen.

Die Mehrzahl der Menschen beschränkt sich größtenteils auf die zweite Möglichkeit. Unbewusstes Lernen ist jedoch immer Lernen durch Leid. Solange der Mensch bereit ist, alte Paradigmen (Glaubenssätze) in Frage zu stellen, neue zu lernen, sein Bewusstsein zu erweitern, solange braucht er sich vor allzu grossen Schicksalsschlägen oder Krankheiten nicht zu fürchten. Werden die Probleme jedoch verdrängt, beginnt das Schicksal uns in den nicht wahrgenommenen Lernprozess zu zwingen. Der Mensch wird vermeintliches Opfer einer Situation, in der er dann zwangsläufig das Problem durch Erleben (Erleiden) löst.

Wenn wir geboren werden, wird unser Ego erweckt. Das Ego ist bei allen Ereignissen in unserem Leben stets als Erstes zur Stelle, um zu reagieren. Die meisten Menschen schenken dem Ego viel zuviel Aufmerksamkeit. Es sind Gedanken und Gefühle, die auf Angst basieren. Das Ego wird stärker und grösser, wenn ich es mit wiederkehrenden Gedanken füttere, wie: „Ich bin nicht so gut und habe nicht so viel wie andere. Ich bin ein Sünder und ein Opfer", oder indem ich denke: „Ich bin besser und schöner und besitze mehr und Besseres als andere. Ich bin etwas ganz Besonderes." Dadurch kann es so mächtig werden, dass ich keine Kontrolle mehr darüber habe und ich fast nur noch solche Gedanken und Gespräche habe.

Haben Sie schon einmal einen Menschen erlebt, bei dem die kleinste Enttäuschung genügte, um völlig „auszurasten"? So wirkt das Ego, und die Intelligenz bleibt in solchen Situationen völlig unberücksichtigt. Das Ego lebt als Opfer der Vergangenheit und in der Angst vor der Zukunft. Es blockiert und leugnet unser inneres Potential und unsere Bemühungen weiterzuwachsen und uns auf höhere Ebenen zu begeben. Das Ego sendet uns Gedanken, die auf Vorurteilen, Urteilen, Kritik, Unsicherheit, Trennung, Entbehrung, Opferhaltung und Angst beruhen.

Wenn wir auf das Ego hören, ergeben sich ständig Stress, Streit, Aufruhr und Verstrickungen. Solche Gedankengänge können als überholte, veraltete Glaubenssätze einer Ellbogengesellschaft bezeichnet werden. Dann fühlen wir uns von allem Möglichen gebeutelt und haben Überlebensangst.

Wir versuchen, unser gesamtes Umfeld und alle Bereiche unseres Lebens zu kontrollieren – vor allem, um möglichst viel materielle Sicherheit zu erlangen.

Wir schliessen jede Menge Versicherungen ab für das, was wir nicht kontrollieren können, und ängstigen uns, dass etwas Unerwartetes passiert. Und wenn doch, fühlen wir uns vollends als Opfer der Umstände und sind am Boden zerstört.

Wir sollten dem Ego keine Aufmerksamkeit geben, damit es möglichst klein bleibt und ihm nichts anderes übrig bleibt, als uns zu gehorchen. Wenn der Geist in uns durch unsere Konzentration auf Freude, Frieden, Fülle und Licht in unserem Leben gestärkt wird, wird unser Ego schwächer und schwächer. Wir sind nicht mehr konfrontiert mit all den Konflikten, dem Aufruhr und dem Konkurrenzdenken, die unser früheres Ego immer nährten, wenn es ein anderes Ego traf. Wenn wir über das Ego selbstbewusst bestimmen können, werden wir ein unbeschwertes Leben in Frieden, Glück und Erfüllung finden.

Wir sind dann über die endlosen Bestrebungen, den Hunger des Egos zu stillen, hinausgewachsen und haben auch gelernt, wie wir das geben können, was sich unsere Seele am meisten ersehnt. Und jetzt bleibt uns nur, die immer bedingungslose und immerwährende Liebe des Himmels zu empfangen, die jetzt darauf wartet, von uns angenommen und weitergegeben zu werden.

In der DNS, in unserem genetischen Code, der in jeder Zelle als Baumeister wirkt, ist das Muster für den gesamten Körper enthalten. Er unterscheidet sich von jedem anderen „Fingerabdruck". Die Wissenschaftler des HeartMath-Institutes haben bewiesen, dass bei jedem körperlich wahrgenommenen Gefühl chemische Veränderungen, zum Beispiel im pH-Wert (ich bin „sauer") und im Hormonhaushalt des Körpers, stattfinden, die unsere Gefühle spiegeln, und darüber hinaus, dass menschliche Gefühle sogar etwas an unserer DNS verändern können.

Durch „positive" Erfahrungen wie Liebe, Mitgefühl und Vergebung und „negative" Gefühle wie Hass, Neid und Ablehnung verfügen wir über die Mittel, in jedem Augenblick unsere Existenz zu bestärken oder zu verleugnen (schwächen). Und das gleiche Gefühl, welches uns **in** unserem Körper Kraft verleiht, strahlt diese Kraft auch in die Welt **jenseits** unseres Körpers aus. Je mehr wir uns dieser Gesetzmässigkeiten bewusst sind, desto mehr werden wir unsere Fähigkeiten gezielter einsetzen und mehr Freude, Heilung und Frieden in unser Leben und in die Welt bringen.

Das grösste Hindernis bei der Verwirklichung unserer Träume ist die Neigung, uns aufgrund von Ereignissen aus der Vergangenheit, die für uns noch mit Enttäuschung, Bedauern, Wut, Groll, Trauer usw. verbunden sind, als Opfer zu sehen.

Alte Glaubenssätze, die durch unsere Eltern, unsere Lehrer oder sonst von unserer Umwelt geprägt wurden, schränken unsere Gedanken ein. Das gilt auch für allzu massive traumatische Erlebnisse (z.B. Folter, Vergewaltigung, der Verlust eines Kindes). Unabhängig von der Schwere der physischen oder psychischen Verletzungen des Opfers, ein schmerzliches Ereignis wirkt hier im eigentlichen Wortsinn „traumatisierend".

Die Information, die sich auf die Traumatisierung bezieht, wird nicht „verdaut", sondern bleibt im Nervensystem in ihrer ursprünglichen Gestalt eingeprägt. Bilder, Geräusche, Gerüche, körperliche Empfindungen und Überzeugungen, von denen man selbst überzeugt ist, sind dann in einem neuronalen Netz gespeichert, das ein Eigenleben führt. Verankert im emotionalen lymbischen Gehirn und von allen rationalen Einsichten abgeschnitten, wird dieses Netz zu einem unverarbeiteten, dysfunktionalen Informationspaket, das von der kleinsten Erinnerung an das ursprüngliche Trauma reaktiviert wird.

Jede beliebige Situation, die auch nur einen kleinen Aspekt einer von uns erlebten Begebenheit aufweist, kann die gesamte (traumatische) Erinnerung wachrufen und zu einer Panikattacke führen. Als Erstes werden alle Eindrücke von aussen von diesem lymbischen Gehirn analysiert. Es arbeitet viel schneller und ist besser für elementare Überlebensreaktionen geeignet als die vordere Grosshirnrinde, die der Sitz unseres selbstbewussten Denkvermögens ist. Der selbstbewusste Geist kann aktiv wählen, ob und wie wir auf die meisten Umweltsignale reagieren wollen.

Die Fähigkeit des Bewusstseins, die vorprogrammierten Verhaltensweisen des Unterbewusstseins zu verändern, ist die Grundlage unseres freien Willens. Dies kann jedoch auch eine Schwäche sein.

Die Lernfähigkeit des Gehirns ist so weit entwickelt, dass wir Wahrnehmungen auch indirekt von unseren Eltern und Lehrern übernehmen können. Und wenn wir dann diese Wahrnehmungen anderer erst einmal als „Wahrheiten" akzeptiert haben, verankern sich diese Glaubenssätze in unserem eigenen Gehirn und werden zu unserer eigenen „Wahrheit".

Doch was passiert, wenn die Wahrnehmung unserer Lehrer falsch ist? Dann wird unser Gehirn mit unzutreffenden Glaubenssätzen gefüttert. Da diese unser Unterbewusstsein nie auf die Richtigkeit überprüft, werden wir uns in manchen Begebenheiten immer wieder auf unangemessene Weise verhalten.

Den meisten Menschen ist eingeprägt, dass Schlangen giftig und lebensgefährlich sind. So kann ein Holzstück, das auf dem Boden liegt und einer Schlange gleicht – vom lymbischen Gehirn ausgehend – eine nicht kontrollierbare Panikreaktion auslösen. Dies ist eine massive Stresssituation und wir wissen, dass Stress bei den allermeisten Krankheiten mitbeteiligt ist.

Wenn ein Eindruck von aussen im Gehirn als gefährlich, ärgerlich oder stressig wahrgenommen wird, werden Stresshormone wie Adrenalin freigesetzt. Die Blutgefässe im Verdauungstrakt kontrahieren, damit das nährende Blut bevorzugt die Arme und Beine versorgt, was eine Kampf- oder Fluchtreaktion unterstützt. Gleichzeitig werden die Wachstumsprozesse und das Immunsystem in jeder Zelle reduziert. Die meisten zivilisierten Menschen leben durch ihre Lebensweise, ihre Umweltbedingungen und dadurch, dass sie dem Ego und allen möglichen Sorgen viel zu viel Aufmerksamkeit widmen, ständig in mehr oder weniger Stress. Dies führt zu einem chronisch hohen Stresshormonspiegel, der den Körper übersäuert und die Blutgefässe im Vorderhirn verengt, was zu einer geminderten bewussten Wahrnehmung, einer reduzierten Intelligenz und zu depressiven Verstimmungen führt.

Darum ist es heute notwendiger denn je zu überprüfen, welchen Einfluss unsere alten Glaubenssätze, Sorgen und Ängste und die daraus folgenden Schutzhaltungen auf unser Leben und unseren Alterungsprozess haben (Sorgenfalten). Wir müssen uns von den alten, eingetrichterten „falschen" Glaubenssätzen lösen und uns neu programmieren. Diese alten Paradigmen loszulassen, ist der als erster zu erledigende, enorm wichtige Schritt zu einem erfüllteren, zufriedeneren Leben.

Klaus Medicus vom www.psych-k-center.de, bei dem ich die Ausbildung zum PSYCH-K®-Coach absolviert habe, zeigt auf, dass die in unserem Unterbewusstsein und desgleichen auch in unseren Zellen abgespeicherten Grundüberzeugungen verantwortlich sind für unser Verhalten. Damit erklärt er auch, warum positives Denken nur etwas bringt, wenn die verwendeten Affirmationen zur Zielerreichung den wirklichen inneren Überzeugungen des Unterbewusstseins entsprechen. Der Schlüssel liegt genau an dem Punkt, an dem die Augen zu strahlen beginnen – bei dem Gedanken, dem Gefühl daran, einen bestimmten Herzenswunsch erreichen zu können.

Mit Hilfe der PSYCH-K®-Methode können wir alte Glaubenssätze umwandeln und in diesem Augenblick die Intelligenz der Zellen unmittelbar nutzen und die gewünschten, befähigenden Überzeugungen im Unterbewusstsein verankern.

Damit ergibt sich der dadurch möglich gewordene Schritt: Aus guten Vorsätzen und Zielen unmittelbar die konkreten, beglückenden äusseren Handlungen entstehen zu lassen. Dann haben wir nicht mehr das Gefühl der Unfähigkeit, wichtige Aspekte unseres mentalen, körperlichen und spirituellen Wohlbefindens selber zu beeinflussen.

PSYCH-K® ist ein Prozess der Mitarbeit, der vor allem auf die innere Weisheit jener Person aufbaut, die sich Veränderung wünscht. Er aktiviert die inneren Ressourcen des Unterbewusstseins und des Überbewusstseins und hilft uns, den eigenen Weg zu unserem Potential mit innerer Leichtigkeit zu finden. Der Prozess gibt jedem Einzelnen die Möglichkeit, einschränkende Programmierungen und Paradigmen in eine positive, lebens- und wachstumsbejahende Befähigung zu transformieren.

Bei den ausserordentlich inspirierenden Seminaren und in den Büchern von Bob Proctor, Wolfgang Sonnenburg und Helene Meyer (www.psych-k-center.de) wird ein symbolisches Bild unseres Geistes, das Dr. Thurmann Fleet 1934 entwarf, verwendet. Er benutzte es, um seinen Patienten zu zeigen, wie sie ihren Körper heilen können, indem sie lernen, ihre Gedanken und Gefühle zu steuern.

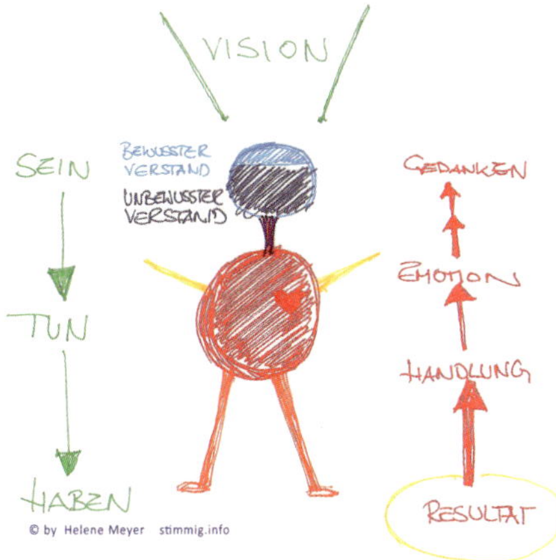

Wolfgang Sonnenburg und Bob Proctor sagen aus, dass 97% der Menschen sich gemäss der roten Linie verhalten und nur 3% gemäss der grünen Linie.

Mit unserem bewussten Verstand haben wir einen freien Willen und die Fähigkeit, selber zu bestimmen, was wir wirklich denken wollen. Unser unbewusster Verstand (Unterbewusstsein) hat nicht die Fähigkeit, einen Gedanken oder Glaubenssatz abzulehnen oder zwischen richtig und falsch zu unterscheiden.

Jeder Gedanke ist im Unterbewusstsein mit einer Emotion verbunden und unsere Emotionen entscheiden, wie wir handeln. Und unsere Handlungen bestimmen, welche Resultate wir erzielen. Wenn wir ein begeisterungswürdiges Ziel haben und uns in die entsprechenden Emotionen hineinfühlen, wie wenn wir unser Ziel schon erreicht hätten, können wir alle Gedanken ablehnen, die uns unserem Ziel nicht näher bringen. Diese Zielprogrammierung muss mit der entsprechenden Emotion verbunden sein und in der sicheren Erwartung, dass das, was gewünscht wurde, eintreten wird.

Die Frage, die wir uns alle stellen sollten, lautet: „Was will ich wirklich, wofür bin ich hier, was ist meine wirkliche Berufung, meine Aufgabe in diesem Leben?“ Wünsche haben wir alle, doch „Wie soll das gehen?“ ist die normale Reaktion der meisten.

Sobald wir uns Sorgen machen, wie das „WIE“ gehen soll, uns also gedanklich auf der roten, vom Resultat ausgehenden Linie bewegen, lähmen uns die negativen Emotionen, die die Symptome bei uns auslösen, und wir haben das Gefühl, im „Hamsterrad“ zu sein: z.B. als Resultat: „Ich bin zu dick und habe darum Kreislaufbeschwerden und Rheumaschmerzen und wenig Selbstwertgefühl und alle Abmagerungskuren haben immer nur einen Jo-Jo-Effekt gehabt". „Ich bin zu dick"– „Ich darf nur noch die Hälfte essen", Panik, Stress, Schutzfunktion, das Negative manifestiert sich noch mehr!

Wir müssen immer vom Ziel her denken (grüne Linie). Gemäß Wolfgang Sonnenburg tun das nur 3% der Menschen. Dann haben wir die Möglichkeit, durch die bewusste Einhaltung der richtigen Reihenfolge (Denken – Unterbewusstsein – Emotion – Handlung - Resultat) immer die gewünschte, dazugehörige massive Emotion auszulösen. Das Gesetz der Anziehung beginnt zu wirken.

Wenn wir die Einschränkungen, die uns daran hindern, unsere Wünsche zu leben, in die Befähigung setzen, ohne über das „WIE" nachzudenken, wenn wir also bereits „SIND" (und bestätigen, dass wir es bereits „HABEN" und die damit verbundene Dankbarkeit spüren), was wir uns wünschen, dann unsere ZIELE definieren und HANDELN, sind wir und damit unsere Zellen im Wachstum, und das „SEIN" manifestiert sich. Dann werden wir zur perfekten Handlung geführt oder inspiriert, die genau den Prozess anziehen wird, der uns dahin bringt, wonach wir streben, ohne dass es nötig ist, zu wissen, WIE wir es erreichen werden.

Gedanken, die mit einer starken entsprechenden Emotion verbunden sind, haben eine magnetische Anziehungskraft. Statt überstürzt alles Mögliche zu tun, um nur raschmöglichst das zu bekommen, was wir wollen, sollten wir das Gewünschte ins SEIN denken. Sieh es, visualisiere es, verbinde es mit positiven Emotionen und erwarte es, dann wird es sein.

> „Man muss erst jemand sein, bevor man etwas tun kann."
>
> J.W. von Goethe

Heilerfolge hängen enorm davon ab, ob Patient und Therapeut den Heilungserfolg wirklich erwarten! Wenn wir mit unseren Resultaten nicht zufrieden sind, dann müssen wir unsere Gedanken und unsere Gefühle ändern! Wenn jemand Übergewicht hat, könnten die Gedanken z.B. etwa so sein: „Ich fühle mich gerne wohl und erfreue mich an meinem sich wohlfühlenden, schlanken Körper, der vollkommen gesund ist. Ich erinnere mich an das wunderbare Wohlgefühl in meinem perfekten Körper, das ich bestens kenne. Ich freue mich auf die stolzen Blicke meines Mannes und meiner Kinder, wenn ich an ihrer Hochzeit in einem schönen Kleid bewundernswert tanzen werde. Ich kenne viele schlanke Menschen, die eindeutig bei bester Gesundheit sind, und es ist unübersehbar, wie sehr sie sich am Wohlbefinden ihres Körpers erfreuen. Wenn ich solche schöpferischen Gedanken habe, fühle ich mich wohl und weiß, dass diese Gedanken in Harmonie mit meinem Körper stehen."

Wolfgang G. Sonnenburg (www.win-win.ag): „Leben bedeutet entweder Entwicklung, Veränderung und Wachstum oder aber Rückschritt und Tod. Stillstand gibt es in der Natur nicht. Auch wenn Menschen gerne sagen: ‚Ich wünschte, es bliebe immer so'. Jeder Ausdruck von Leben bewegt sich entweder in die eine oder in die andere Richtung. Was nicht wächst, stirbt langsam ab. Das ist das harte Gesetz der Natur. Nichts bleibt so, wie es ist. Entweder Sie verbessern Ihre Lebensqualität oder Sie verringern sie".

„Wenn Du tust, was alle (99%) tun, dann hast Du, was alle (99%) haben."
Wolfgang G. Sonnenburg

Dies ist gültig für Deine Gesundheit, Deine Beziehungen, Deine Finanzen etc. Jeder Einzelne entscheidet in jedem Moment, im „Hier und Jetzt", wie er sein Leben gestaltet.

Das Gesetz der Anziehung reagiert auf die Schwingung unserer Gedanken. Alles, dem wir unsere Aufmerksamkeit widmen, verstärken wir und ziehen es an, ob es uns gefällt oder nicht. Damit wir nicht ständig jeden unserer Gedanken überwachen müssen, können wir unser emotionales Leitsystem nutzen.

Es gibt zwei Emotionen: Eine fühlt sich gut an, die andere schlecht. Wenn wir etwas denken, sagen oder tun, das mit den Zielen, die wir erreichen wollen, harmonisch übereinstimmt (positive Resonanz), wird in uns ein gutes Gefühl entstehen und andernfalls wird ein schlechtes Gefühl aufkommen. Wenn wir einen Gedanken haben und ihm Aufmerksamkeit widmen, werden wir den Gegenstand unseres Denkens anziehen. Wenn wir uns intensiv mit Erscheinungsformen von Krankheiten und deren Schmerzen beschäftigen, entstehen oder verstärken wir diese eher in unserem eigenen Geist und schließlich in unserem Körper. Wenn wir statt Krankheit Gesundheit anstreben, dann müssen wir an Gesundheit denken. Wenn unser Körper krank ist, braucht es Kraft, um an Gesundheit zu denken, und es bedarf des innigen Wunsches und der schöpferischen Zuversicht und Bereitschaft, über das hinaus zu denken, was gerade in unserem Körper geschieht. Wenn wir uns einen gesünderen Körper in der Zukunft vorstellen und uns an eine Zeit erinnern, als wir noch gesünder waren, deckt sich unser Denken mit unserem Wunsch und wir lassen es zu, dass unser Zustand sich verbessert. Die Gesundung erfordert, dass wir Gedanken haben, die sich besser anfühlen. Schöpferisch wirksam können nur Gefühle werden, und nur solche, die frei von Ego und Urteilen sind. Nebst dem Glaubenssatz, dass etwas rechtes oder unrechtes Tun ist, gibt es einen urteilsfreien, konfliktfreien Gedankenort.

Wenn für die Genesung einer Person inständig gebetet wird, ist es normalerweise an eine starke Zielsetzung (dass eine Heilung unbedingt notwendig ist) gebunden, auch wenn es mit bester Absicht geschieht. Solche Bemühungen, eine Heilung herbeizuführen, verstärken auf gewisse Weise den Zustand der Krankheit weiter. Wir müssen Heilung und Frieden zuerst in unserem Herzen so empfinden, als wären sie bereits vorhanden, bevor sie sich in unserem Leben manifestieren können. Erst wenn wir uns von Heilung umflossen und in Frieden eingehüllt **fühlen**, erst wenn wir uns so wahrnehmen, als habe unsere Heilung bereits stattgefunden, sind Wunder möglich. Die erfolgsversprechendsten Gefühle sind: „Wie werde ich mich fühlen, wenn der Arzt, der von der unglaublichen Genesung völlig überrascht ist, einige Male wiederholt: Es ist ein Wunder geschehen!"

Das Beste, was Sie für die ganze Welt tun können, ist das meiste aus sich selbst zu machen. Sie können Gott und ihren Mitmenschen auf keine wünschenswertere Weise dienen, als indem Sie sich ständig schöpferisch erweitern und sich Schritt für Schritt auf immer höhere Bewusstseinsebenen entwickeln.

11. Schluss

Gesundheit ist im menschlichen Wesen die Vollkommenheit der körperlichen Ordnung, der gesteigerten Lebensenergie und der moralischen Ethik. Gesundheit ist der wertvollste Ausdruck aller in vollkommener Harmonie zusammenwirkenden Fähigkeiten und Leidenschaften des Menschen und bedeutet die vollkommene Befreiung von körperlichen Schmerzen und geistiger Disharmonie. Gesundheit ist jener Zustand, in dem der Mensch der höchste Ausdruck von Lebensenergie, Schönheit, Reinheit und Glück ist, den man sich vorstellen kann. Wenn ein Mensch in seinem Wesen, seinem Körper und seiner Seele vollkommen ist, vollendet in seinen schöpferischen Handlungen und in vollkommener Harmonie mit seinen Mitmenschen, der Natur und der universalen Energie lebt, kann man von ihm sagen, dass er sich im Zustand der Gesundheit befindet.

Ich wünsche allen Menschen viel Erfolg bei der anspruchsvollen Aufgabe, den Weg zur Gesundheit und der gesteigerten Lebensenergie das ganze Leben lang zu gehen, respektive auf diesen Weg zurückzufinden. Ich freue mich, wenn dieses Buch jedem Leser inspirierende Impulse auf dem Weg zum Heil-Sein geben kann. Wenn wir das Gesetz von Ursache und Wirkung: „Wer ernten will, muss säen!" bewusst umsetzen, dann sind wir auf dem besten Weg dazu.

Ich bin dankbar für alles, was ich bin und für alles, was kommen wird.

William Burkhardt

Literaturverzeichnis

- Alix, Jean-Claude: „Zukunft ohne Krebs", Wolfl and Verlag, Ratingen
- Aschner, Dr. Bernhard: „Technik der Konstitutionstherapie", Haug Verlag, Heidelberg
- Bachmann, Christian und Vester, Frederic: „Die Krebsmafia – Intrigen und Millionengeschäfte mit einer Krankheit", Fischer Taschenbuch Verlag, Frankfurt
- Batmanghelidj, Faridun: „Wasser – die gesunde Lösung", VAK Verlag, Freiburg
- Blüchel, Kurt G.: „Heilen verboten – töten erlaubt", C. Bertelsmann Verlag, München
- Breuß, Rudolf: „ Krebs und Leukämie" , Neuauflage 2005, Krebskur nach Breuß, Versandbuchhandlung Walter Margreiter, A-6714 Nüziders
- Clark, Hulda: „Heilverfahren aller Krebsarten", ProMotion Publishing, San Diego
- Glaesel, Karl O.: „Gesundheit biologisch gesteuert", Labor Glaesel Verlag, Konstanz
- Berner, Hans-Günter: „An vollen Töpfen verhungern", Pomedico Verlag, Hamburg
- Hartenbach, Prof. Dr. med. Walter: „ Die Cholesterin-Lüge", Herbig Verlagsbuchhandlung, München
- Hauser / Karl / Stolz: „Iridologie 1 - Informationen aus Struktur und Farbe", Felke Institut, Heimsheim
- Hechtl, C., Hechtl, O.: „Die neue Wasserformel für Gesundheit und Fitness", Verlag Deutsche Gesellschaft für gesundes Wasser
- Heidelberger, Bertrand: „Das Sieben-Kräuter-Erbe", Günter Albert Ulmer Verlag, Tuningen
- Heine, Prof Dr. rer. nat. med. habil. Hartmut: „Lehrbuch der biologischen Medizin", Hippokrates Verlag, Stuttgart
- Klopp, Dr. med. Rainer: „Faszination Mikrozirkulation", Verlagsgesellschaft Tischler, Berlin
- Krafeld, Karl / Lanka, Stefan: „Impfen und Aids: Der Neue Holocaust", klein-klein-verlag, Langenargen
- Kronberger, Hans und Lattacher, Siegbert: „Auf der Spur des Wasserrätsels", Uranus Verlagsgesellschaft, A-Wien
- Lanka, Stefan / Widmer, Veronika u.a.: „Alles über Grippe, die Influenza und die Impfungen", klein-klein-verlag, Langenargen

- Lipton, Bruce H.: „Intelligente Zellen", KOHA-Verlag, Burgrain
- Loewe, Jens: „Das Wasser-Syndikat", Pforte-Verlag, Dornach
- Mayer, Günther: „Erwarte ein Wunder", PAZA-Verlag, Sachsenheim
- Mayer, Günther: „Entdecke das Glücksprinzip im Network-Marketing", PAZA-Verlag, Sachsenheim
- Medicus, Klaus: www.psych-k-center.de, München
- Müller-Wohlfahrt, Dr. H.-W.: „So schützen Sie Ihre Gesundheit", Verlag Zabert Sandmann, München
- Oetinger / Beck / Ebeling: „Von Mikrowelle bis Ayurveda", Buchdienst Oetinger
- Pischinger, Prof. Dr. med. Alfred: „Das System der Grundregulation", Haug Verlag, Heidelberg
- Schnitzer, Dr. Johann Georg: „Das volle Leben", Azeb Schnitzer, Zeppelinstr. 88, 88045 Friedrichshafen
- Schünemann, Michael: „Ableiten, Ausleiten, Entgiften", Foitzick Verlag, Augsburg
- Simonsohn, Barbara: „Gerstengrassaft", Windpferd Verlagsgesellschaft, Aitrang
- Sonnenburg, Wolfgang G.: „Basic Millionaire Spirit"
- Volkmer, Dr. Dietrich: „Herd, Focus, Störfeld - Beiträge zu einem brennenden Thema", Verlag Books on Demand
- Vertesi, Bela: „Die wahre Krankheit – Unsere Gesundheit in der Sackgasse", Verlag Books on Demand

Wenn Sie das hier beschriebene Wissen vertiefen und erweitern wollen, dann besteht die Möglichkeit meine Vorträge und Seminare zu besuchen. Außerdem finden Sie auf unserer Internetseite Informationen und Beiträge zu Gesundheitsthemen.

Sie erreichen mich unter folgender Adresse:

www.heilpraktiker.ch
william@heilpraktiker.ch
heilpraktiker.ch gmbh
Ebni 14, CH-9053 Teufen
Tel: 0041 (0) 71 333 25 42

Danke

Allen, die direkt und indirekt dazu beigetragen haben, dieses Buch entstehen zu lassen, auch den Buchautoren, Vortragsrednern und Lehrern, die hier nicht namentlich erwähnt werden, deren Essenzen zu diesen Themen aus meinem ganzen Leben in den letzten Monaten in Worte gefasst wurden. Ein solches Buch ist ein Bruchteil des Werkes all jener, die Anteil an der Entwicklung des Wissens des Autors hatten.

Meinem Freund Günther Mayer, der mit dem Basiswerk „Gib der Gesundheit eine Chance", in gut verständlicher Sprache, eine überragende, wertvolle Autorenarbeit vollbracht hat, gebührt der grösste Dank! Günther bot mir die Möglichkeit, die für meine Arbeit wichtigen Themen in meiner Anschauungsweise integrieren zu dürfen.

Danke an Andrea Zagmester, sie hat die gesamte Gestaltungs- und Umsetzungsarbeit geleistet und Mirjam Trautz, die das Buch künstlerisch illustriert hat.

Prof. Dr. Hechtl für das Vorwort und für seine Impulse zum Thema Wasser.

Dem Künstler Wolfgang Maschek, der meine Yin-Yang-Schöpferkugel auf der Umschlagfrontseite, die sich als Bild in meinen Gedanken kristallisiert hatte, wunderschön realisieren konnte.

Meinen Mitarbeiterinnen Delia Käufeler und Marie-Theres Bless, die mir beim Feinschliff dieses Buches sehr geholfen haben.

Meiner Mama und meinem Vater, der zu jedem Thema intelligente Verständnisfragen gestellt hat.

Meiner Frau Cornelia, die mir wertvolle Impulse gab und meinen Kindern Carmen, Bianca, Simon und Flavio für ihr Verständnis, dass ich in den letzten Monaten weniger Zeit für sie aufbringen konnte.

Und meinen „Flammenentzündern“: Igor Gründel, Wolfgang Sonnenburg, Mo Maass, Volker Gätz, Markus Spiegelhalder, Rainer Tornow, Christiane von Bredow, Klaus Medicus, Bruce Lipton, Jürgen Karsten, Hans Weber, Roland Vontobel, Erika Fleischmann, Reinhard K. Sprenger, Anthony Robbins, Bob Procter, Raymond Holliwell, Ursula von Heimendahl und den vielen ungenannten.

„Jeder von uns hat in tiefem Dank derer zu gedenken,
die Flammen in ihm entzündet haben.“

Albert Schweizer

Die Autoren

Günther Mayer, Jahrgang 1945. Das Studium der Naturheilkunde und der Lebensphilosophien anderer Kulturen führten ihn auf den Weg zum „Werde, was Du bist". Dazu gehören u. a. auch Ausbildungen zum Ernährungsberater, Yogalehrer, Qigonglehrer und Heilpraktiker. Seit 1990 leitet er als Heilpraktiker eine Naturheilpraxis, in der er seine Erfahrung und sein Wissen weitergibt.

Eines seiner großen Anliegen ist, das Bewusstsein zu vermitteln, dass die Menschen wieder mehr ihrem inneren Arzt folgen und sich befreien von der Umklammerung fremder Interessen, indem sie sich in alle Richtungen informieren, und wieder bereit sind, ihr Leben und damit ihre Gesundheit selbstverantwortlich und selbstbewusst in die Hand zu nehmen.

William Burkhardt, Jahrgang 1960, kant. approb. Heilpraktiker, eidg. dipl. Drogist, PSYCH-K Coach und Ernährungsberater. Seit 1976 bildet er sich ständig weiter in Richtung Naturheilkunde und Persönlichkeitsentwicklung. Während 11 Jahren führte er eine eigene Drogerie und seit 1995 eine Naturheilpraxis in Teufen ob St. Gallen.

Er engagiert sich für die Verbreitung des Bewusstseins, dass dank positiver mentaler Einstellung und daraus resultierendem Verhalten körperliche und geistige Gesundheit und Lebensfreude erreicht und ständig weiterentwickelt werden können. Sein Bestreben ist, dass seine Patienten mit möglichst wenig Konsultationsterminen beschwerdefrei werden und dank Änderung ihres Verhaltens und der Einnahme natürlicher Nahrungsergänzungsmittel nur noch ganz selten zur Sprechstunde kommen müssen.

Hinweis

Die in diesem Buch vorgestellten Informationen sind sorgfältig recherchiert und werden nach bestem Wissen und Gewissen weitergegeben. Dennoch übernehmen Autoren und Verlag keinerlei Haftung für Schäden irgendeiner Art, die direkt oder indirekt aus der Anwendung oder Verwendung der Angaben in diesem Buch entstehen.

Die in diesem Buch vermittelten Gedanken und Methoden können und wollen kein Ersatz sein für die individuelle Beratung durch Personen, die zur Ausübung von Heilberufen zugelassen sind.

Register

F

G

H

N

O

P

R

S

T

U

V

W

Z